疑难与急危重病例解析

孙同文　张玉想　主编

图书在版编目（CIP）数据

疑难与急危重病例解析 / 孙同文 , 张玉想主编 . — 北京 : 清华大学出版社 , 2022.4

ISBN 978-7-302-60163-0

Ⅰ . ①疑… Ⅱ . ①孙… ②张… Ⅲ . ①疑难病—病案 ②险症—病案 Ⅳ . ① R442.9 ② R459.7

中国版本图书馆 CIP 数据核字（2022）第 030441 号

责任编辑：孙　宇
封面设计：吴　晋
责任校对：李建庄
责任印制：朱雨萌

出版发行：清华大学出版社
　　　　网　　址：http://www.tup.com.cn，http://www.wqbook.com
　　　　地　　址：北京清华大学学研大厦 A 座　　邮　　编：100084
　　　　社　总　机：010-83470000　　　　　　邮　　购：010-62786544
　　　　投稿与读者服务：010-62776969，c-service@tup.tsinghua.edu.cn
　　　　质量反馈：010-62772015，zhiliang@tup.tsinghua.edu.cn
印　刷　者：三河市龙大印装有限公司
经　　销：全国新华书店
开　　本：185mm×260mm　　　　印　张：25.5　　字　数：467 千字
版　　次：2022 年 4 月第 1 版　　　　印　次：2022 年 4 月第 1 次印刷
定　　价：189.00 元

产品编号：092168-01

《疑难与急危重病例解析》
编委会

主　编　孙同文　张玉想
副主编　张晓娟　丁显飞
编　委　（按照姓名首字母排序）

艾尔肯·斯依提	白桂云	曹利军	柴瑞峰	陈　虎
陈文腾	崔玉青	丁显飞	董建光	段晓光	方　勤
冯丽芝	付　路	付　云	葛　赟	顾　炎	郭　驹
郭正武	韩　冰	韩建伟	韩小彤	贺智杰	胡秋源
胡晓波	胡妍婷	黄　磊	黄　曼	黄丽萍	贾秀珍
姜小敢	居来提·肉扎洪	黎命娟	李　晨	李　昊
李　颖	李青颖	李荣府	李晓玲	李晓鹏	李亚辉
李叶宁	李怡玲	李银平	林　灵	林天来	刘　音
刘京涛	刘韶华	刘向迪	刘仲英	柳彦涛	芦乙滨
鲁卫华	鹿中华	罗　宁	罗永刚	马　龙	马尚超
马玉祥	裴　辉	彭立悦	祁羽鹏	邱泽武	尚　游
石秦东	时学秀	史新格	宋云林	苏瑾文	孙　昀
孙同文	孙玉宝	孙云亮	万有栋	王　栋	王　鹏
王　琴	王　岩	王　毅	王蓓蕾	王春亭	王海旭
王佳兴	王启志	王士富	王晓达	王艳华	王正凯
吴　旻	吴永然	西　娜	谢宝松	谢志毅	熊申明

徐　成　徐　敏　徐前程　徐亚楠　徐芝君　许　明

薛　静　薛晓艳　杨　翔　杨春波　易省阳　尹　东

尹　路　尹子涵　于朝霞　于湘友　余　旭　余　追

余春林　云春梅　詹　峰　张　鹏　张继承　张京岚

张频捷　张汝敏　张瑞芳　张晓凡　张晓娟　张艳艳

张玉想　郑　亮　郑冠英　周丽丽　朱海云　朱红昌

朱志强　訾亚楠

文稿整理　曹俊姿　刘京涛

《疑难与急危重病例解析》
专家委员会

序

　　重症医学是一门新兴、交叉、融合的学科，2005年成立了中华医学会重症医学分会，2008年国家标准化管理委员会批准重症医学为二级学科，2009年国家卫生部批准重症医学为一级诊疗科目，重症医学进入了快速发展的轨道。在历次重大突发公共卫生事件的救援中发挥重要作用，尤其是新型冠状病毒肺炎的暴发流行，呼吸与危重病医学和重症医学的从业者发挥"生命至上，举国同心，舍生忘死，尊重科学，命运与共"的伟大抗疫精神，为疫情防控的胜利做出了巨大的贡献。

　　重症患者病情复杂，同种疾病，不同患者、不同阶段可以有不同的临床表现和体征，同一患者也会有多种合并症和并发症，出现多个脏器功能障碍。重症医学科的医生要熟知每位患者的基础病情、病情演变、生理病理变化及可能出现的并发症，既要做到针对病因的治疗、基于病理生理的干预、可能并发症的预防等等，又要减轻患者的痛苦，让患者可以享受治疗，等待痊愈。这就要求重症科医生要有全面的医学专业知识，扎实的临床基础功底和丰富的临床经验。

　　我国重症医学的发展存在地域差异，需要加强老少、边区和基层的重症医学人才培养。我国已经实行重症医学住院医师规范化培训和危重症医学专科医师规范化培训，重症医学科医生的培养走向规范化、专科化、同质化，年轻医师在带教老师的指导下，救治更多的危重、复杂、疑难病例。收集临床特色案例，编辑成书，供全国同道学习借鉴，不失为互相学习、共同提高的有效途径。因此，中国研究型医院学会危重医学专委会组织全国知名三甲医院的临床一线医师，撰写特色案例，专家分析点评，形成该书。

　　本书适合重症医学、急诊医学、全科医学的临床医师使用，可以帮助提高临床思维、鉴别诊断、分析决策的能力，是一本指导用书，值得阅读。

中国医学科学院协和医学院院校长、中国工程院副院长、
国家呼吸疾病临床医学研究中心主任
王　辰
2022年4月

前　言

我国重症医学始于 20 世纪 80 年代中期，1984 年北京协和医院陈德昌教授建立第一个加强治疗病房，开启了我国重症医学的先河。1997 年，陈德昌教授牵头成立中国病理生理学会危重病医学专业委员会。2003 年 SARS 的暴发流行，极大地促进了重症医学的发展，三级甲等医院均建立重症监护病房（ICU）。2005 年，北京协和医院刘大为教授牵头成立中华医学会重症医学分会。2008 年汶川大地震，在危重伤员的救治中，重症医学工作者发挥了重要作用。2009 年，陈德昌教授牵头成立中国医师协会重症医学医师分会。2017 年，郑州大学第一附属医院孙同文教授牵头成立中国研究型医院学会危重医学专业委员会。2020 年在抗击新冠肺炎的战斗中，重症医学再一次发挥至关重要的作用，国家卫生健康委员会批准设立重症医学住院医师规范化培训基地，教育部批准设立重症医学硕士学位点和博士学位点，重症医学迎来了快速发展的春天。

重症医学的发展需要各方平台的支持，不同的学术组织各有所长，且特色鲜明：中国病理生理学会危重病医学专业委员会是重症医学第一个学术组织，强调临床医生应该把握危重病患者病理生理机制，知其然知其所以然，才能稳定生命体征；中华医学会重症医学分会主要任务是重症医学的学科建设和学术引领；中国医师协会重症医学医师分会主要任务是重症医学的住院医师和专科医师的规范化培训、行业自律和维权；中国研究型医院学会是新兴学会，重视研究和成果转化，危重医学专业委员会主要任务是开展多中心临床研究、制定专家共识和指南。在中国研究型医院学会的正确领导下，严格遵守学会章程，找准定位，锚定目标，团结一心，奋发有为，先后组织开展多项临床研究，制定《重型和危重型新冠肺炎诊治专家共识》等多个共识，持续开展"百名医学专家健康服务行"活动，先后走到革命圣地延安学习"延安精神"，浙江嘉兴学习"红船精神"，江西瑞金学习"长征精神"等，提高专家政治站位，服务老区百姓健康，多次被评为"先进分支机构""优秀专家会员""优秀主任委员"和服务基层"十大示范项目"等荣誉。

本书充分结合临床实际工作，撰写临床特色案例，以期能指导重症医学医生的培养和发展。全书共收集 54 个临床实际案例，有多脏器功能障碍、休克、脓毒症、急性呼吸窘迫综合征、重症胰腺炎、体外膜肺氧合（ECMO）临床应用等；同时本书也涉及呼吸科、急诊科、消化科、肿瘤科、内分泌科、风湿免疫科、妇产科、外科等多学科。书中病例来自郑州大学第一附属医院、河南科技大学第一附属医院、安徽医科大学第二附属医院、西安交通大学第一附属医院、浙江大学医学院附属第二医院、首都医科大学附属北京安贞医院等三甲医院，结合临床实际，图文并茂，通俗易懂，相信会对同行的临床工作有一定帮助！此外，病例均附有重症医学专家的点评，非常适合青年医师学习参考。

由于书中病例来自不同的医院，由多位医生撰写，表达可能会有所不同，亦可能存在一些疏漏及欠妥之处，真诚希望大家不吝赐教，我们将虚心学习和改进。

孙同文　张玉想

2022 年 2 月

目　录

重型破伤风合并感染性休克
致多器官功能障碍综合征

破伤风的病原体为破伤风梭菌，芽孢广泛分布于土壤及环境中。尽管破伤风的发病率不高，但是在自然灾害发生时，破伤风将对公共健康产生潜在的威胁。临床中以全身型破伤风多见，重度及极重度患者常需入住重症监护病房（ICU），治疗期间易发生感染、多器官功能障碍等并发症，部分患者可致死亡。积极针对原发病治疗及强大的重症支持治疗对减少病死率至关重要。

1. 病例摘要

患者，男性，53岁，汉族，以"左手外伤21天，全身肌肉强直伴意识障碍14天"为主诉入院。患者2017年4月6日因左手外伤伴活动性出血，于当地医院行清创缝合处理（预防破伤风治疗不详），一周后出现咀嚼无力，伴吞咽困难，呈进行性加重；2017年4月14日上述症状明显加重，不能进食，伴张口受限，颈部肌肉强直，意识障碍，再次就诊于当地医院，因病情影响患者呼吸，转入重症监护病房（ICU）后行气管插管，机械通气辅助治疗，同时给予再次清创、青霉素、破伤风抗毒素等对症治疗，治疗期间病情未见明显好转。2017年4月27日患者为求进一步诊治，就诊于我院急诊科，以"破伤风、左手外伤"为初步诊断收住我院急诊外科抢救室。发病以来，患者神志模糊，精神差，经鼻饲管进食，大便正常，小便导尿管引流。近期体重降低5kg。既往有"痛风"病史10年，2012年因胰腺炎行"胰十二指肠手术＋胆囊切除术"，吸烟、饮酒史30年。

专科检查：患者神志模糊，精神差，气管插管处接呼吸机辅助通气，定向定位不能，言语不能，查体不合作，苦笑面容，牙关紧闭，颈部强直，腹肌紧张，躯干呈角弓反张，四肢肌张力高，间断有痉挛发作，左手小指可见2cm伤口，已结痂愈合（图1-1）。心电监护示：体温（T）39.5℃，脉搏（P）129次/分，呼吸频率（RR）30次/分，血压（BP）178/89mmHg（1mmHg=0.133kPa）。血气分析：pH 7.25，氧分压（PO_2）107mmHg，二氧化碳分压（PCO_2）57mmHg，碱剩余（BE）–8mmol/L，乳酸（Lac）4.7mmol/L。

2. 诊疗经过

经重症医学科会诊后，2017年4月27日17:30转入重症医学科继续治疗。转入重症医学科后继续完善相关检查，患者肝肾功基本正常，胸部CT提示肺部感染（图1-2）。明确诊断为"左手外伤、破伤风、肺部感染、胰十二指肠术后、胆囊切除术后状态"。继续给予抗感染、反复清创、破伤风抗毒素、镇痛镇静、更换中心静脉导管、尿管、纤维支气管镜治疗和肠内营养等对症治疗。患者转入第5天出现感染加重，白细胞计数（WBC）42.8×10⁹/L，中性粒细胞百分比（NE%）96.8%，降钙素原（PCT）17.89μg/L，第7天患者病情持续加重，出现感染性休克（图1-3），伴有高热、持续低血压、酱油色尿、肾功能损害等多器官功能障碍表现。虽然按照《拯救脓毒症运动：脓毒症与脓毒性休克治疗国际指南（2016）》内容积极抢救治疗，但患者病情快速进展，心排血量快速下降，心脏指数（CI）1.8～3.2L/（min·m²），每搏量指数（SVI）15～25mL/m²，全心舒张末容积指数（GEDI）1045mL/m²），血压难以维持，在去甲肾上腺素1μg/（kg·min）、肾上腺素0.5μg/（kg·min）；多巴酚丁胺8μg/（kg·min）维持下血压最低53/29mmHg。考虑患者感染性休克合并心功能障碍，因患者在传统治疗下，血压难以维持，随行主动脉内球囊反搏术（intra-aortic balloon counterpulsation，IABP）（图1-4）。IABP后，患者血流动力学逐渐改善，因患者急性肾功能衰竭，同时行连续肾脏替代治疗（continuous renal replacement therapy，CRRT）（图1-5）。经过治疗后，患者一般情况较前好转，但停用镇静药物后，患者仍有颈部强直，间断痉挛发作，继续给予清创等对症治疗。

转入ICU第24天，患者出现感染反复，同时伴有消化道出血，急性胃肠道损伤（acute gastrointestinal injury，AGI）分级3级，患者白细胞、血小板、血红蛋白浓度进行性下降，最低时白细胞计数（WBC）1×10⁹/L，血红蛋白（Hb）34g/L，血小板（PLT）20×10⁹/L，继续给予抗感染、输血等对症治疗，此后经历了长达15天的三系降低过程，期间白细胞计数（WBC）：（1～3）×10⁹/L，中性粒细胞百分比（NE%）20%～30%，血红蛋白（Hb）34～90g/L，血小板计数（PLT）（20～40）×10⁹/L，此期间患者感染反复，合并有气道出血、泌尿道出血（图1-6）、腹泻等并发症，经过积极抗感染、营养、康复等对症治疗后，患者一般情况较前明显好转。

转入ICU第44天，患者感染学指标基本正常，生命体征平稳，肝肾功基本恢复正常，肠内营养1800kcal（2000ml/d），患者极度虚弱，体重较病前下降20kg，获得性肌无力，脱机困难，给予加强床旁康复治疗（图1-7）后，逐步脱机成功。在后期康复期间患者因并发不全肠梗阻再次手术治疗（图 1-8），以及急性脑梗死，延缓了恢复过程，后期经过长时间的康复锻炼，患者于 2017 年 9 月 12 日由 ICU 转入普通病房继续治疗，于 2017 年 10 月 7 日完全康复出院，总计住院时间 167 天。2018 年 7 月随访，患者生活正常，未留有后遗症。

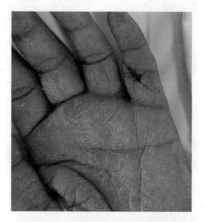

图 1-1　患者左手小指伤口

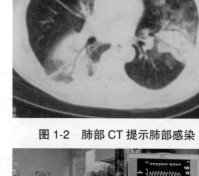

图 1-2　肺部 CT 提示肺部感染

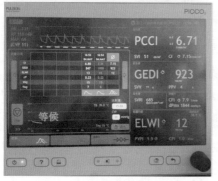

图 1-3　PiCCO 提示感染性休克

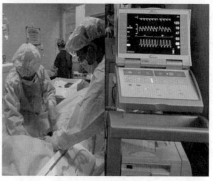

图 1-4　主动脉球囊反搏泵术（IABP）

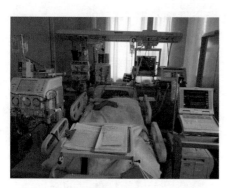

图 1-5　持续肾脏替代治疗（CRRT）

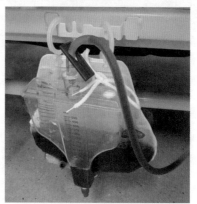

图 1-6　泌尿道出血

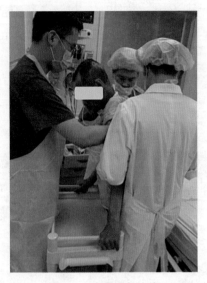

图 1-7　床旁康复治疗

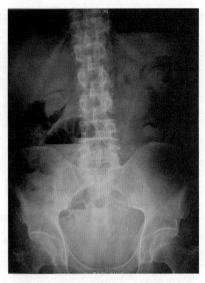

图 1-8　腹部立位平片提示肠梗阻

3.分析与讨论

破伤风治疗防大于治,如经早期确诊和恰当治疗预后一般较好,重型破伤风患者,病死率较高,为 10% ~ 40%,与受伤部位、处理是否及时恰当、潜伏期及初痉期长短等相关[1]。患者死亡多由于窒息、难治性感染、多器官功能衰竭等[2]。

脓毒症和感染性休克是重型破伤风患者死亡的重要原因之一,约 40% 的脓毒症和感染性休克患者会出现不同程度的心脏功能障碍[3],使得病死率进一步增高。脓毒性心肌病(sepsis-induced cardiomyopathy),即脓毒症导致的心肌功能障碍,主要表现为左心室扩张、舒张末期容积增大、射血分数下降、舒张功能障碍、对液体治疗和血管活性药物的反应性差,但这些改变在存活者中 7 ~ 10 天内可恢复。脓毒性心肌病的发病机制尚不完全明确,在脓毒性心肌病中,心脏作为感染的受累器官之一,并不是始动因素,因此目前尚未发现针对心脏的特异性治疗方案,其治疗原则包括感染源的控制、液体复苏、改善心肌功能、其他器官功能支持,以及必要时给予血管活性药物等。对于血管活性药物治疗无效的循环抑制状态,继续加大血管活性药物剂量往往会增加心肌耗氧以及心律失常等不良反应的发生率,应及时给予综合性辅助治疗,尤其是循环支持治疗措施如 IABP 或可以暂时改善循环状态,为抗生素发挥作用争取时间。IABP 理论上可以改善感染性休克患者血流动力学指标,减轻心脏后负荷,提高心排血量,减少血管活性药物用量,该方法已被美国食品和药品管理局(FDA)批准用于感染性休克的辅助治疗。已有少数研究支持 IABP 用于脓毒性心肌病患者,但它的安全性和有效性尚不能肯定,这一技术尚处于探索阶段[4]。

早期对脓毒症发病机制的研究认为，失控的全身炎症反应是引起脓毒症患者死亡的主要原因。但随着支持治疗手段的提高，绝大部分患者能够度过严重的全身炎症反应阶段即免疫亢进期，进入更加复杂的免疫抑制（麻痹）期[5]。脓毒症后期常表现为严重的免疫麻痹，且持续数天甚至数周。免疫麻痹导致后期出现继发性感染，无法控制的感染最终导致患者死亡。近年来已经认识到免疫麻痹是严重脓毒症患者死亡的主要原因。本例患者在后期反复感染，三系降低持续近 15 天，期间多器官功能障碍，感染、出血等并发症严重威胁到了患者的生命。后期治疗经验表明：加强营养支持及康复锻炼对患者恢复自身免疫功能至关重要。

ICU 内脓毒症及多器官功能障碍患者经常会发生获得性肌无力[6]，这会延长待机时间、延长 ICU 滞留时间、增加并发症、增加病死率、增加医疗费用。ICU 内早期康复锻炼对防治获得性肌无力至关重要，当然现在 ICU 内的疼痛评估预防及管理、每日唤醒和自主呼吸试验、镇痛镇静的选择、谵妄的评估及预防、早期活动、家庭成员参与和集束化治疗措施都有助于减少 ICU 内谵妄和肌无力的发生。

综上所述，重型破伤风的病死率较高，后期难治性感染是其重要死亡原因之一。感染性休克患者早期经常合并心肌功能障碍，合并脓毒性心肌病的患者病死率明显增加，在传统治疗方法无效的情况下，机械辅助装置如 IABP 可能是挽救患者生命的最后防线。脓毒症后期的免疫抑制状态持久且并发症多，常常合并有获得性肌无力，加强营养、康复锻炼以及集束化治疗措施对重症患者恢复至关重要。

（王毅，宋云林，于湘友　新疆医科大学第一附属医院）

专业点评

患者中年男性，因手部外伤感染破伤风，起病急骤，疾病早期即出现典型的咀嚼肌受累及颈部强直等表现，后因呼吸衰竭应用有创机械通气，患者进一步发生脓毒症和脓毒性休克，而后序贯出现了多脏器功能衰竭。病程中前期，在积极抗感染和充分的高级别生命支持下，患者先是挺过了凶险的重症感染、多脏器功能障碍，然后艰难地度过了免疫麻痹期。后期，全面的营养支持和及时的康复锻炼对患者的最终康复至关重要。该病例带来了以下几点重要提示：①外伤后注射破伤风抗毒素预防破伤风极其重要；②在脓毒症并发心功能障碍且常规手段难以改善的情况下，果断及时地应用 IABP 等循环支持手段对于帮助患者度过急性进展期十分关键，必要时可应用体外膜肺氧合（extracorporeal membrane oxygenation，ECMO）替代治疗；
③应充分认识到合理的营养支持和早期康复锻炼对于患者最终恢复情况和生活质量
具有重要价值。

（毛毅敏，张咏梅　河南科技大学一附院）

参考文献

［1］中国医师协会急诊医师分会，等 . 成人破伤风急诊预防及诊疗专家共识［J］.
临床急诊杂志，2018, 19(12): 801-811.

［2］Yen LM, Thwaites CL. Tetanus［J］. Lancet, 2019, 393: 1657-1668.

［3］Beesley SJ, Weber G, Sarge T, et al. Septic Cardiomyopathy［J］. Crit Care Med,
2018, 46(4): 625-634.

［4］Ravikumar N, Sayed MA, Ravikumar N, et al. Septic Cardiomyopathy: From Basics
to Management Choices［J］. Curr Probl Cardiol, 2021, 46(4): 100767.

［5］Poll TV, Veerdonk FL, Scicluna BP. The immunopathology of sepsis and potential
therapeutic targets［J］. Nat Rew Immunol, 2017, 17(7): 407-420.

［6］Vanhorebeek I, Latronico N, Berghe GV, et al.ICU-acquired weakness［J］.
Intensive Care Med, 2020, 46(4): 637-653.

体外膜肺氧合成功治疗重症脓毒性心肌病

脓毒症是由于机体对感染的反应失调而导致的危及生命的器官功能障碍，可快速进展为脓毒性休克[1]，20%～65%的脓毒性休克患者伴有短暂、可逆性心肌功能障碍，且进展迅速，脓毒症心肌功能障碍所致心源性休克患者的病死率超过80%。随着体外膜肺氧合（ECMO）在临床应用的增加，为脓毒症所致难治性脓毒性心肌病患者的治疗提供了更多选择，本文报道一例脓毒性心肌病继发心搏骤停，在ECMO支持下最终康复的病例，并结合文献进行讨论。

1. 病例摘要

患者，女性，39岁，以"左侧腰痛4天，发热3天，意识障碍3小时"为主诉于2021年1月26日入院。入院4天前无明显诱因出现左侧腰痛，持续性绞痛，至当地医院行B超检查示：左侧输尿管结石（未见报告），遂行"输尿管结石体外碎石术"，术后腰痛缓解。3天前出现发热，体温最高达40℃，伴寒战、恶心、呕吐、头晕、头痛，伴血尿、尿量减少，自服布洛芬后退热，后反复发热，均自服药物退热。1天前再次发热，体温38℃，伴寒战、头痛、头晕，无尿，自行用药无效，遂急诊至当地医院，给予对症治疗（具体不详）；3小时前突发血压下降至60/30mmHg，伴意识障碍，遂急转至我院。急诊以"①意识障碍查因：脓毒症脑病？缺血缺氧性脑病？②脓毒性休克；③发热查因；④输尿管结石体外碎石术后"收入我科。自发病以来，患者食欲欠佳，睡眠欠佳，大便正常，小便减少、血尿，精神差，体重无减轻，既往病史无特殊。

入院时查体：体温37.5℃，脉搏131次/分，呼吸37次/分，血压64/39mmHg，指脉氧饱和度60%（面罩吸氧10L/min）；神志模糊，口唇发绀，全身皮肤湿冷，散在青紫瘀斑，双侧瞳孔等大等圆，对光反射存在，双肺未闻及明显啰音，心律齐，各瓣膜听诊区未闻及杂音。腹平软，肝脾肋缘下未触及，左侧肾区叩击痛，移动性浊音阴性，病理反射未引出。

入院诊断：①脓毒性休克；②Ⅰ型呼吸衰竭；③急性肾功能衰竭；④泌尿道感

染；⑤输尿管结石；⑥代谢性酸中毒，高乳酸血症；⑦电解质代谢紊乱，低钠血症，低钾血症。

2. 诊疗经过

入院后立即给予经口气管插管呼吸机辅助呼吸，完善血培养、气管分泌物培养、尿液培养及相关辅助检查，血管活性药物维持血压［去甲肾上腺素 2.5μg/（kg·min）+ 间羟胺 50mg/h］；入科 1 小时，患者出现心率下降至 37 次 / 分，立即给予心肺复苏术及抢救药物应用，抢救 11 分钟后患者自主心律恢复，大剂量血管活性药物持续泵入［加用肾上腺素 1μg/（kg·min）］维持血压 92/65mmHg 左右，同时予以补充胶体保持灌注压。①急查血气分析提示：pH 值 7.00，二氧化碳分压 46.0mmHg，氧分压 304.0mmHg，钠 125.0mmol/L，钾 3.0mmol/L，葡萄糖 9.4mmol/L，乳酸 8.5mmol/L，碱剩余 –19.6mmol/L。②查血常规：白细胞计数 35.11×10^9/L，血红蛋白 119.0g/L，血小板计数 93×10^9/L，中性粒细胞百分比 93.3%↑；C 反应蛋白 265.8mg/L，降钙素原 > 100ng/mL。③尿常规：白细胞阳性（+++）；超敏肌钙蛋白 T 0.861ng/mL，N 端脑利钠肽前体 7860pg/mL；心电图：窦性心动过速；急查胸部 DR 可见多发大片渗出影（图 2-1）。④心脏超声示：左室射血分数（left ventricular ejection fraction，LVEF）21%，左室壁弥漫性搏动减弱，二尖瓣中 - 重度关闭不全，左心功能减低（收缩 + 舒张）。患者有行 ECMO 适应证，无禁忌证，紧急给予静脉 - 动脉 ECMO（V-A ECMO）支持治疗，支持条件：转速 3300 转 / 分，血流速 3.0L/min；调整呼吸机模式：压力控制模式，压力支持 15cmH$_2$O（1cmH$_2$O=0.098kPa），呼气末正压 10cmH$_2$O，氧浓度 60%，指脉氧饱和度维持于 100%。予以亚胺培南西司他丁 1.0g/ 次，每 8 小时 1 次（Q8H）抗感染治疗，同时床旁连续肾脏替代治疗（continuous renal replacement therapy，CRRT）并调节液体平衡，减轻心脏负荷，稳定内环境；亚低温脑保护、镇痛镇静及对症支持治疗。治疗至第 6 天，患者病情好转，降钙素原、C 反应蛋白等感染指标进行性下降至 3.22ng/mL、50.1mg/L，休克纠正，双肺渗出明显减少（图 2-2），监测心脏超声提示 EF 值逐渐升高至 58%（图 2-3），逐渐减低 ECMO 支持条件，拟撤离 ECMO。然而，患者再次出现休克，血压 89/56mmHg［去甲肾上腺素 2μg/（kg·min）+ 肾上腺素 1μg/（kg·min）+ 间羟胺 25mg/h］，心率 162 次 / 分，监测血常规示血红蛋白下降明显（由 104g/L 降至 52.7g/L）。⑤凝血功能：凝血酶原时间 17.3 秒，凝血酶原时间活动度 53%，活化部分凝血酶原时间 45.4 秒，纤维蛋白原测定 1.68g/L，凝血酶时间不凝。考虑活动性出血，失血性休克，查体见腹部膨隆，可触及包块，腹腔诊断性穿刺抽出不凝血，诊断腹腔出血，立即给予申请输血补充红细胞及凝血因子、止血药物应用，同时补液纠正休克，请外科及介入科等多学科会诊均建议保守治疗。经治疗患者出血停止，循环稳定，监测凝血功能恢复正常，升压药物明显减量［去甲肾上腺素 0.25μg/（kg·min）］，监测心功能无明显波动，于入院第 8 天顺利撤离 ECMO；行 CT 检查示：左侧肾周、腹膜后包裹性积液，考虑积血（图 2-4），给予超声引导下包裹性血肿穿刺置管引流，并间断尿激酶应用促进引流；逐渐减少镇痛镇静药物观察患者意识，入院第 12 天行气管切开，加强拍背排痰，逐渐下调呼吸机参数；入院第 16 天患者神志较前好转，呼之可应，简单遵嘱，但嗜睡，给予床旁康复训练，于 2 天后患者神志转清并顺利脱机，期间监测感染指标逐渐下降，腹腔引流液减少，复查 CT 示右侧肾周、腹膜后包裹性积液明显减少（图 2-5）；于入院第 25 天拔除气切管，患者可下床活动，转入泌尿外科继续治疗后康复出院。

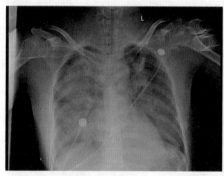

图 2-1 治疗第 6 天胸部 DR 示双肺渗出明显减少　　图 2-2 入院急查胸部 DR 可见多发大片渗出影

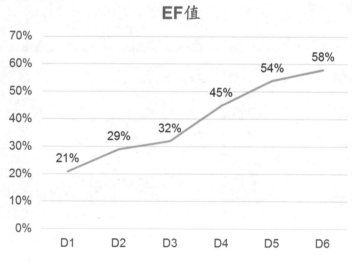

图 2-3 治疗第 6 天心脏超声提示左室射血分数逐渐升高

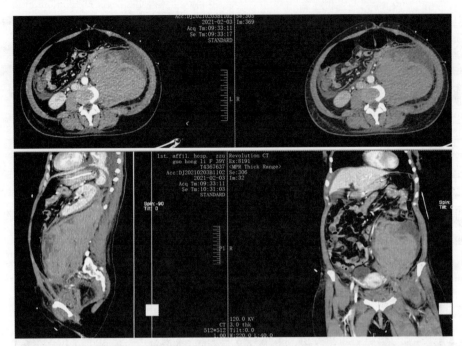

图 2-4　第 8 天撤离 ECMO 后行腹部 CT 检查示左侧肾周、腹膜后包裹性积液、积血

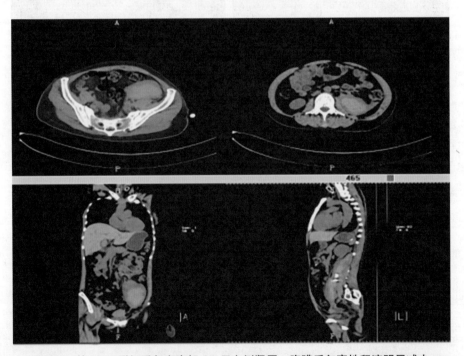

图 2-5　第 18 天脱机后复查腹部 CT 示左侧肾周、腹膜后包裹性积液明显减少

3. 分析与讨论

此例患者腰痛起病，明确输尿管结石体外碎石手术病史，术后出现高热伴寒战，已有泌尿系感染迹象，但患者未予以重视，仅给予退热药物应用，后出现尿量减少甚至神志改变等严重脓毒症表现，自服药物治疗无效后就诊于当地医院，但病情进展迅速，出现血压下降，至我科时血压已难维持。入我科后立即启动"拯救脓毒症1小时集束化治疗"[2]：①测定乳酸水平，若初始乳酸＞2mmol/L，应在2～4小时内再次测定，将乳酸降至正常水平作为指导复苏的目标；患者入科血气分析提示乳酸8.5mmol/L，给予密切监测。②在应用抗生素之前获取血培养，但不应为了获取血培养标本而延迟抗生素的给药治疗。③应用广谱抗生素，患者明确泌尿系手术病史，考虑感染来源于泌尿系，给予亚胺培南 - 西司他丁钠抗感染治疗。④对低血压或乳酸≥4mmol/L的患者以30mL/kg开始快速补充晶体液。⑤为维持平均动脉压≥65mmHg，需在1小时内使用升压药物。

脓毒症常累及心血管系统，可逆性心肌功能障碍是脓毒性休克的一个常见特征，目前认为造成这种功能障碍的原因包括线粒体功能障碍、毛细血管渗漏、过度释放的炎性细胞因子、自由基及儿茶酚胺诱导的心肌病[3-4]。近50%的脓毒症患者并发心力衰竭，主要表现为左心室扩张、射血分数降低及舒张末期容积指数增加，其病死率高达70%～90%。

ECMO，又称体外生命支持，近年来开始应用于常规生命支持无效的各种急性循环和（或）呼吸衰竭。V-A ECMO是将血液从中心静脉引出氧合后，从动脉泵入，同时提供了呼吸和循环支持。目前我国循环衰竭接受ECMO辅助的患者中，大多数为心源性休克患者（难治性），病因多为急性心肌梗死、心脏压塞、暴发性心肌炎、严重心律失常等。ECMO可以使室壁的张力下降，减少细胞因子的活化，使肌细胞的收缩功能得到改善；有数据表明[5] V-A ECMO可改善心源性休克的生存率。V-A ECMO在难治性脓毒性休克中的应用仍存在争议，一项多中心回顾性队列研究表明[6]，V-A ECMO可以通过恢复重要脏器的灌注和减少儿茶酚胺的剂量来阻断导致不可逆多器官功能衰竭的恶性循环。与未接受ECMO治疗的患者相比，接受V-A ECMO治疗的脓毒症所致严重心源性休克患者的生存率显著提高。V-A ECMO可能逆转脓毒症所致心源性休克的发展进程。

ECMO术后最常见的并发症是出血，其原因主要是术中大量应用肝素等抗凝药物，以及血液体外循环过程中血小板损伤消耗。再者，V-A ECMO模式的患者，由于流经心肺的血流减少，血液瘀滞，随着V-A ECMO时间的延长，出现血栓的可能性逐渐增大。有专家共识[7]推荐：维持适当的激活凝血时间（activated clotting time，ACT）水平，并结合活化部分凝血酶原时间、抗凝血因子Ⅹa水平、凝血功能测定结果以及患者病情等综合判断所需的抗凝强度，在血栓栓塞风险与出血并发症之间找到合适的平衡点。

虽然 V-A ECMO 在脓毒性心肌病中应用的研究较少，但成功的经验告诉我们，在患者脓毒性休克并发心源性休克，甚至心搏骤停复苏成功后，仍可考虑使用 V-A ECMO 支持治疗，为心肌功能的恢复争取时间，为患者的生存争取机会。

（张瑞芳，万有栋，段晓光　郑州大学第一附属医院）

专业点评 1

脓毒症是重症医学科收治的常见危重症，也是引起 ICU 患者发生多器官功能衰竭乃至死亡的常见原因之一。脓毒性心肌病是脓毒症发病过程中常见的并发症，如进一步发生心源性休克将显著增加患者病死率。在脓毒性心肌病并心源性休克治疗中，除了积极治疗脓毒症本身外，在短时间内、有效的纠正心功能、维持循环稳定、保证重要脏器的有效灌注是提高救治成功率的关键。

近年来，ECMO 技术在重症患者救治中的作用受到越来越多的关注。临床数据表明，静脉-动脉 ECMO（V-A ECMO）对各种原因引起的急性心源性休克疗效显著。本文患者在脓毒症基础上并发脓毒性心肌病，急性心源性休克，超声监测发现左室 EF 值显著减低，左室壁弥漫性搏动减弱，是 ECMO 治疗的最佳适应证。通过积极的 ECMO 治疗，患者心功能短期内得到了显著改善。但治疗过程中发生了腹腔出血、失血性休克，其原因可能与穿刺损伤血管、肝素抗凝导致凝血功能平衡失调等有关。在 ECMO 治疗中加强凝血指标（如 PT、APTT、纤维蛋白原、抗凝血酶Ⅲ、抗Ⅹa、蛋白 C、蛋白 S 等）和血栓弹力图等监测，及时调整肝素剂量、补充凝血因子、输注血小板等，可最大限度减低出血风险。

（沈锋　贵州医科大学附属医院）

专业点评 2

世界范围内，如何降低脓毒症病死率依然面临巨大困惑。脓毒性心肌病（SICM）

是患者死亡的主要原因，表现为液体复苏后仍然存在明显的心肌功能障碍，对心血管活性药物持续的低反应性，逐渐发展为多器官功能衰竭。心室辅助装置在既往主要用于充血性心力衰竭，但近来有研究支持其用于脓毒性心肌病的挽救性治疗。如 Sato 等证实 ECMO 成功救治 23 例脓毒性心肌病患者中的 18 例[8]；Vogel 等在回顾性研究中证实 ECMO 的生存率达到 75%[9]；在近期的多中心回顾性研究中，Bréchot 等[10]初步证实 ECMO 治疗具有更好的 90 天生存率（60% vs 25%，RR= 0.54，95% CI =0.40 ~ 0.70；$P < 0.0001$）。尽管仍需进一步的 RCT 研究评价 ECMO 用于脓毒性心肌病的临床价值，但已有的临床数据和"无助的"治疗困惑让我们认为 ECMO 治疗是目前较好的选择。我们面临的问题是 ECMO 上机时机的选择和并发症的预防与处理。上机时机的选择尤为重要，决定着 ECMO 治疗的效果评价。当然，确定时机的前提是我们首先需要统一脓毒性心肌病的确切定义、影像和生化指标。

（姚立农　空军军医大学唐都医院）

参考文献

［1］Singer M, Deutschman C S, Seymour C W, et al. The Third International Consensus Definitions for Sepsis and Septic Shock（Sepsis-3）［J］. JAMA, 2016, 315（8）: 801-810.

［2］Levy M M, Evans L E, Rhodes A. The Surviving Sepsis Campaign Bundle: 2018 Update［J］. Crit Care Med, 2018, 46（6）: 997-1000.

［3］Hollenberg S M, Singer M. Pathophysiology of sepsis-induced cardiomyopathy［J］. Nat Rev Cardiol, 2021, 18（6）: 424-434.

［4］Pan P, Wang X, Liu D, The potential mechanism of mitochondrial dysfunction in septic cardiomyopathy［J］. J Int Med Res, 2018, 46（6）: 2157-2169.

［5］Robson A. V-AECMO improves survival in cardiogenic shock［J］. Nat Rev Cardiol, 2020, 17（11）: 680.

［6］Bréchot N, Hajage D, Kimmoun A, et al. Venoarterial extracorporeal membrane oxygenation to rescue sepsis-induced cardiogenic shock: a retrospective, multicentre, international cohort study［J］. Lancet, 2020, 396（10250）: 545-552.

［7］杨峰，王粮山. 成人体外膜氧合循环辅助专家共识［J］. 中华医学杂志, 2018, 98（12）: 886-894.

［8］Sato R, Nasu M. A review of sepsis-induced cardiomyopathy［J］. J Intensive Care,

2015, 3: 48.

［9］Vogel D J, Murray J, Czapran A Z, et al. Veno-arterio-venous ECMO for septic cardiomyopathy: a single-centre experience ［J］. Perfusion, 2018, 33（1）: 57-64.

［10］Bréchot N, Hajage D, Kimmoun A, et al. Venoarterial extracorporeal membrane oxygenation to rescue sepsis-induced cardiogenic shock: a retrospective, multicentre, international cohort study ［J］. Lancet, 2020, 396（10250）: 545-552.

金黄色葡萄球菌感染导致中毒性休克综合征

金黄色葡萄球菌（以下简称金葡菌）是院内感染的常见细菌之一，根据菌株对甲氧西林是否耐药分为甲氧西林敏感金黄色葡萄球菌（methicillin-sensitive staphylococcus aureus，MSSA）和耐甲氧西林金黄色葡萄球菌（methicillin-resistant staphylococcus aureus，MRSA）。同时金葡菌亦是人类化脓性感染中最常见的致病菌，可引起局部化脓感染，也可引起肺炎、伪膜性肠炎、心包炎、骨髓炎等，重者进展为脓毒症和脓毒症休克。本文就一例金葡菌重症感染后致中毒性休克的诊治经过进行分析讨论。

1. 病例摘要

患者，男性，58 岁，祖籍安徽绩溪；发病前有山区林地活动史和种植蘑菇史。因"左髋部疼痛伴活动受限一周"于 2019 年 5 月 9 日入住我院骨科；患者入院前一周无明显诱因下出现行走时左髋及臀部疼痛，疼痛逐渐加重，不能下地活动，就诊于我院。X 线摄片检查提示：左髋关节面密度增高，关节面不光整（图 3-1）；髋关节磁共振成像提示：左侧髋臼骨髓水肿，两侧髋关节少量积液（图 3-2）；诊断考虑"左髋骨关节炎、左股骨头坏死？"收住入院。既往有慢性阻塞性肺疾病、原发性高血压、泌尿系结石、痛风等基础疾病。

入院查体：神志清楚，心肺听诊未见异常，腹软，全腹无压痛、反跳痛，脊柱无畸形、无压痛，活动可，四肢末端血运良好，双下肢皮肤可见多处陈旧性色素沉着、双侧足趾灰指甲改变；骨盆外观正常，左髋关节周围肌肉轻度萎缩。

辅助检查：白细胞计数 $9.22 \times 10^9/L$，中性粒细胞百分比 77.9%；纤维蛋白原 8.05g/L↑；红细胞沉降率（血沉）73mm/H、C 反应蛋白 272.2mg/L、类风湿因子抗"O"正常。

入院诊断：①左髋关节病（快速进展型破坏型）；②左股骨头无菌性坏死；③原发性高血压；④痛风；⑤泌尿系结石；⑥慢性阻塞性肺疾病。

2. 诊疗经过

于骨科入住期间 2019 年 5 月 10 日出现发热一次，体温 38.4℃，发热时大汗明显，1 小时后自行缓解；5 月 11 日下午患者主诉胸闷胸痛，伴有血压下降至 80/51mmHg，血氧饱和度降至 94%；急查动脉血气分析：氧分压 79mmHg、二氧化碳分压 26mmHg；B 型利钠肽 273ng/L ↑、血浆 D- 二聚体 12.11μg/mL ↑；肌酸激酶 661U/L ↑，肌酸激酶同工酶 34U/L ↑，肌红蛋白 438.6ng/mL ↑，肌钙蛋白 0.02ng/mL，高敏 C 反应蛋白 232.9mg/L ↑；急查肺动脉 CT 成像（图 3-3 ~ 图 3-5）提示：①双肺上叶肺动脉分支内少许栓子形成；②双肺内散在异常密度，考虑肺梗死？③双侧胸膜增厚；④主动脉粥样硬化。

5 月 11 日夜间患者经吸氧、补液、抗凝等治疗后呼吸、循环仍不稳定，遂由急诊转入重症监护病房（intensive care unit，ICU）进一步治疗，入 ICU 生命体征：体温 36.5℃；呼吸 40 次 / 分；心率 112 次 / 分；血压 97/61mmHg；查体：神清，精神差，大汗明显，呼吸急促，双鼻塞吸氧下指脉氧 98%（吸氧浓度 40%），双肺听诊呼吸音粗，未闻及干湿啰音，窦性心律，无病理性杂音；腹软，无明显压痛及反跳痛，阴囊皮肤可见 1cm×2cm 破损，双下肢可见斑片状皮肤色素沉着，双下肢周径基本一致，双脚趾可见灰趾甲样改变；神经系统未见明显异常。心电图：窦性心律，ST-T 变化；下肢血管彩超：未见明显血栓形成；心脏彩超：未见右心增大、三尖瓣轻度反流及肺动脉压力 27mmHg，左心室射血分数 63%，下腔静脉内径 14mm；血气分析：pH 7.403，氧分压 79mmHg，碳酸氢盐 19.4mmol/L，乳酸 4.03mmol/L。结合病史及辅助检查，诊断肺栓塞（中低危），予以低分子肝素 3200U 每 12 小时一次抗凝治疗，动态监测心脏彩超；患者夜间发热一次，体温 38.8℃，留取血培养，经验性予以美罗培南及替考拉宁抗感染治疗；动态监测并维持血压等生命体征，谨慎补液，无创呼吸机辅助呼吸；夜间患者血压一度好转，但尿量一直较少（＜30mL/h），心率增快（120 ~ 140 次 / 分），呼吸困难（30 ~ 40 次 / 分），氧合下降（氧合指数＜100）；5 月 12 日凌晨 3:00 患者血压再次下降（70/40mmHg），血管活性药物持续加量 [去甲肾上腺素＞1.0μg/（kg·min）]；动态评估心脏彩超：下腔静脉宽度（14 ~ 21mm）、肺动脉压力（27 ~ 48mmHg）、左心室射血分数（63% ~ 55%）、中心静脉压 13mmHg；肺部 B 超提示：双肺融合性 B 线，未见胸腔积液；置入脉搏指数持续心排血量监测导管行血流动力学监测提示：①胸腔内血容量指数 1404mL/m^2 ↑；②全心舒张末容积指数 1123mL/m^2 ↑，血管阻力↓，心指数 3.35L/（min·m^2），血管外肺水指数 18.6mL/kg ↑；此时患者四肢末梢花斑、高代谢状态、全身湿冷、休克、大剂量升压药物［去甲肾上腺素 1.2μg/（kg·min）］维持血压；同时实验室检查提示血小板 $75×10^9$/L ↓，C 反应蛋白 381.1mg/L ↑，降钙素原 31.83ng/mL ↑，考虑感染性休克可能性大。同时抗生素使用前予以留取多部位培养（血、痰），因患者以关节病变就诊，予以骨髓穿刺，留取培养；因患者脚趾皮肤糜烂、分泌物较多（图 3-6），考虑皮肤软组织感染不能排除，亦留取分泌物培养；结合患者发病前存在林区活动、种植蘑菇史，非典型病原体亦不能排除。5 月 12 日晨，患者氧合指数持续下降（58mmHg），呼吸频率增快，立即予以气管插管接呼吸机辅助呼吸，同时患者无尿，肾功能持续恶化（肌酐 458μmol/L ↑，尿素氮 38.1mmol/L ↑），且感染性休克难以纠正，予以行床边连续性肾脏替代治疗，同时继续予以大剂量升压药物维持血压。夜间患者突发室颤，心肺复苏 40 分钟后患者恢复自主心率，去甲肾上腺素一度加量至 18μg/（kg·min），复苏后予以亚低温脑保护治疗，次日患者神志竟逐渐转清，继续予以维持内环境、电解质及脏器功能等支持治疗；患者病情危重，考虑感染性休克诊断明确，但非典型病原体感染不能排除，如流行性出血热、钩端螺旋体病、立克次体病、布尼亚病毒感染等；但高度怀疑革兰氏阳性球菌感染，因病灶不明确，积极寻找病原学证据，加强抗球菌的治疗；调整抗生素方案为美罗培南 1.0g 8 小时 / 次、万古霉素 1.0g 12 小时 / 次、卡泊芬净 50mg 1 次 / 日、米诺环素 100mg 1 次 / 日；5 月 14 日实验室检查提示：血培养 + 骨髓培养均革兰氏阳性球菌阳性；考虑患者存在血流感染，予以加强抗球菌治疗，加用达托霉素 0.36g 1 次 / 日；5 月 16 与 17 日血、痰、骨髓培养均回报为 MSSA；对于 MSSA，可选用苯唑西林等耐酶青霉素、第一代 β 内酰胺类等药物；但结合该患者感染较重，表现为肺部、骨髓、皮肤软组织、血流等多部位侵袭，抗球菌治疗方案为达托霉素 0.36g+ 万古霉素 1.0g 12 小时 / 次暂不予调整；同时 5 月 16 日非典型病原体检验结果回报为阴性；5 月 18 日晨患者突发氧合指数下降，听诊右肺呼吸音低，行胸片检查提示右肺大量气胸，急予以胸腔闭式引流术；5 月 18 日下午患者突发双侧瞳孔不等大（左 2mm，右 2.5mm），停用镇静镇痛并促醒观察 12 小时，刺痛时患者只存在痛苦表情，无肢体反应；5 月 19 日行 CT 检查提示左侧额叶异常密度（图 3-7 ～图 3-9），肺部为多发肺气囊（图 3-10）；结合病史，考虑金黄色葡萄球菌感染可表现为中枢神经系统、肺部、骨髓、血流等多部位的侵袭；此次 CT 检查也进一步得以证实；抗感染治疗期间，多次送检血培养均为阴性，同时考虑患者肾功能尚未恢复，调整抗生素方案为（5 月 20 日）：头孢哌酮舒巴坦 3.0g 8 小时 / 次 + 利奈唑胺 600mg 12 小时 / 次 + 达托霉素 0.36g 1 次 / 日；同时患者尿培养提示热带念珠菌，故卡泊芬净继续使用；结合患者意识状态及头颅 CT 结果，短期内不具备拔除气管插管可能，与家属沟通后予以行气管切开术（5月21日），动态评估患者神志，5月24日患者神志完全转清；治疗期间，患者生命体征亦逐渐平稳，炎症指标进行性下降，病情趋于稳定；5月25日予复查头颅及髋关节磁共振（图3-11、图3-12）提示：左侧额叶异常信号，考虑菌栓所致出血性梗死改变；左髋关节腔积液。5月27日复查胸部CT：双肺多发的肺气囊（图3-13）；6月2日患者成功脱离呼吸机，6月5日患者神志清楚，生命体征平稳，肾功能有所恢复（24小时尿量＞800mL），顺利转出ICU继续治疗。

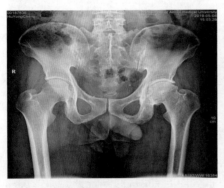

图3-1 髋关节X线

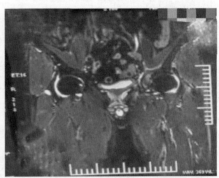

图3-2 髋关节磁共振成像

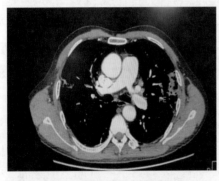

图3-3 左肺动脉内栓子形成

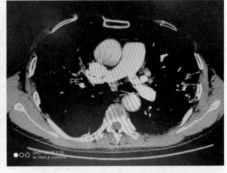

图3-4 右肺动脉内栓子形成

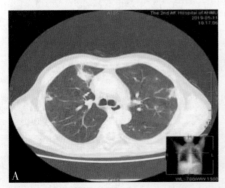

图3-5 双肺异常密度影

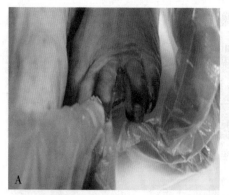
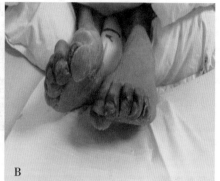

图 3-6 双足趾发黑，皮肤黏膜糜烂

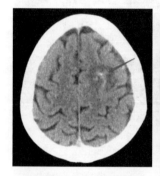
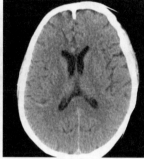
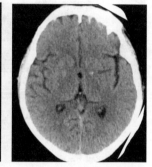

图 3-7 额叶异常密度　　图 3-8 胼胝体异常密度　　图 3-9 左脑室旁异常密度

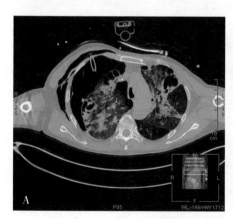
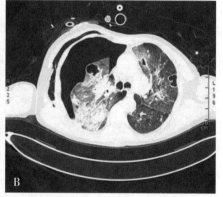

图 3-10 双肺多发肺气囊

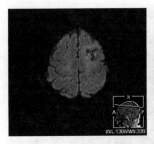 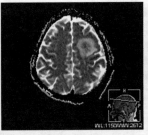 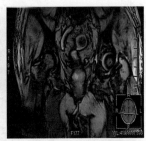

图 3-11　头颅磁共振左额叶异常密度　　　图 3-12　左髋关节腔积液

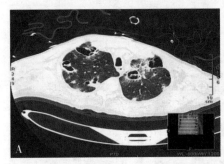 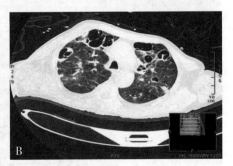

图 3-13　复查双肺多发肺气囊

3. 分析与讨论

该患者以髋关节疼痛起病，存在卧床、制动等血栓形成危险因素，住院期间出现呼吸、循环衰竭等生命体征不稳定表现，急诊肺动脉 CT 成像明确诊断肺栓塞，但经积极治疗后临床改善不明显，生命体征一度难以维持，动态复查心脏彩超均未发现右心扩大、左室 "D" 型改变等血栓性肺栓塞征象，因此当临床生命体征恶化程度与血栓性肺栓塞严重程度不成比例时，需积极寻找其他可能病因。脓毒症肺栓塞（septic pulmonary embolism，SPE）[1] 是肺栓塞的一种少见类型，病情严重，其特征为含有病原体的栓子脱落后随血流进入肺血管系统导致肺栓塞（或梗死）和局灶性肺脓肿，SPE 诊断依靠临床、微生物学和影像学的证据，包括以下几点：①发现胸膜下外周结节、< 3cm 的楔形影和滋养血管征 CT 表现；②作为可能的脓毒栓子来源，存在活动性肺外感染；③排除其他可能引起肺部浸润影的疾病；④经恰当的抗生素治疗，肺部浸润影吸收。该患者胸部 CT 表现为肺周边多发大小不等结节影、楔形影，存在肺外感染的证据，同时经动态复查相关检查排除血栓性肺栓塞，且经抗生素治疗有效，临床需高度考虑 SPE。根据休克的四大分型，该患者需重点考虑分布性休克中的感染性休克；按照"脓毒症 1 小时集束化治疗"，治疗上予以积极补液、应用广谱抗生素、留取血培养等、测定乳酸、应用血管活性药物等。最重

要的是抗生素应用前留取一切培养证据，包括血、痰、骨髓、皮肤分泌物等，为后续治疗方案的调整提供一定依据。

金葡菌根据菌株对甲氧西林是否耐药分为 MSSA 和 MRSA，金葡菌是形成菌血症的常见致病菌[2-3]，可形成血源性播散，侵犯机体多个器官。最新年度的中国细菌耐药监测数据显示，金葡菌位于革兰氏阳性球菌感染的第 1 位。金黄色葡萄球菌因其毒力强、易传播、多重耐药等特点对患者危害极大，一旦细菌入血形成菌血症将明显增加治疗难度，延长住院时间，增加医疗费用[4-5]。该患者入科时循环极不稳定，结合病史及辅助检查考虑感染性休克，在无病原学依据前提下，针对临床严重的脓毒症休克，经验性使用抗生素：美罗培南＋万古霉素；后实验室检查提示痰、骨髓、血培养均为 MSSA；针对 MSSA，可选用苯唑西林等耐酶青霉素、第一代 β 内酰胺类等药物；但对于合并脓毒血症、多脏器功能衰竭的金葡菌血流感染，指南推荐万古霉素和达托霉素仍然是一线用药[6]；因此针对该患者 MSSA 血流感染，调整抗生素方案为万古霉素 1.0g 12 小时 / 次＋达托霉素 0.36g 1 次 / 日。金葡菌血流感染可播散、侵犯多个器官，此病例亦表现为骨髓、肺部、颅内等多发侵袭病灶，肺部 CT（图 3-13）亦提示：双肺沿支气管血管束分布的肺气囊样改变。肺气囊为金葡菌肺炎的典型影像学表现，是支气管周围脓肿使终末细支气管和肺泡发生坏死，当与支气管相通后坏死物质排空形成直径 1 ~ 2.5cm、壁厚 1 ~ 2mm、圆形或类圆形薄壁空腔，多发者似蜂窝肺。头颅（图 3-11）磁共振提示：左侧额叶异常密度，考虑菌栓导致的出血性梗死改变。

金葡菌的致病力强弱主要取决于其产生的毒素和侵袭性酶，主要有葡萄球菌溶血素，其可引起各种器官的化脓性感染，中耳炎、脑膜炎、心瓣膜炎、化脓性骨髓炎，败血症等；杀白细胞素（panton-valentine leukocidin，PVL）可导致全身的感染和脓毒血症等；中毒性休克综合征毒素可引起中毒性休克综合征（toxic shock syndrome，TSS）。TSS 是一种暴发性革兰氏阳性菌感染，通常由金葡菌或化脓性链球菌所引起。金葡菌 TSS 以发热、严重低血压、皮疹为主要表现，其病理生理和发病机制与感染性休克有关。目前尚无单一标准足以诊断金葡菌 TSS，美国疾病预防控制中心拟定的 TSS 诊断标准[7]如下：①突发高热；②皮疹常为弥漫性红色斑疹；③发病后 1 ~ 2 周出现皮肤脱屑；④低血压或直立性晕厥；⑤全身有 3 个或 3 个以上器官受损；⑥血、咽拭子、脑脊液细菌培养阴性，亦可阳性。以上各点均符合，可以确诊，缺某一项则视为可疑病例，但使用这些严格的标准可能会低估该综合征的发生率，因此临床需高度警惕金葡菌 TSS。该患者起病急，病程中出现高热、多器官功能衰竭（呼吸、循环、肾脏、中枢神经系统）、脓毒血症等临床表现，需高度怀疑 TSS。

回顾该患者整体病情变化过程，在初始肺动脉 CT 成像诊断肺栓塞予以积极正规的治疗后，患者病情无明显好转，反而生命体征进行性恶化，病程中出现多个脏器功能受损。因此临床上出现初始诊断不能解释病情演变时，适时地转变思维，正确地寻找证据，分析病情，合理地用"一元论"来解释病情的发生发展，为抢救生命赢得宝贵的时间。

（黎命娟，曹利军，杨翔，鹿中华，

胡秋源，孙昀　安徽医科大学第二附属医院）

专业点评

本病例是由于髋关节的金葡菌感染致菌血症，造成典型的脓毒性肺栓塞以及多个脏器受累，最终救治成功。非常值得大家学习与借鉴。

脓毒性肺栓塞（septic pulmonary embolism，SPE）是一种少见疾病，不同于血栓性肺栓塞。SPE 是由来源于肺外感染灶的包含病原微生物的菌栓，造成的肺动脉及其分支的机械堵塞及炎症反应，从而引起脓毒症和肺局部脓肿。SPE 诊断标准：①发现胸膜下外周结节、< 3cm 的楔形影和滋养血管征 CT 表现。滋养血管征为一支血管影连接肺部周边病灶，在 2/3 以上的患者中出现，可作为高度提示 SPE 的征象；②作为可能的脓毒栓子来源，存在活动性肺外感染；③排除其他可能引起肺部浸润影的疾病；④经恰当的抗生素治疗，肺部浸润影吸收。脓毒症患者，若出现发热、呼吸道症状和相应的胸部影像学改变时，应考虑 SPE 的可能。早期诊断，有效的抗生素治疗，积极控制肺外感染，多数患者预后良好。

（张玉想　解放军总医院第八医学中心）

参考文献

［1］Ufuk F, Kaya F, Sagtas E, et al. Non-thrombotic pulmonary embolism in emergency CT［J］. Emergency Radiol, 2020, 27（3）: 343-350.

［2］李曙光，廖康，苏丹虹，等. 2018 年中国 11 所教学医院院内感染常见病原菌分布和耐药性［J］. 中华医学杂志, 2020, 100（47）: 3775-3783.

［3］袁莉莉, 李光辉. 甲氧西林耐药金黄色葡萄球菌感染临床治疗现状及进展［J］. 中华临床感染病杂志, 2016, 9（4）: 299-306.

［4］Choo E J, Chambers H F. Treatment of Methicillin-Resistant Staphylococcus aureus Bacteremia［J］. Infect Chemother, 2016, 48（4）: 267-273.

［5］Reddy P N, Srirama K, Dirisala V R, et al. An Update on Clinical Burden, Diagnostic Tools, and Therapeutic Options of Staphylococcus aureus［J］. Infect Dis, 2017, 22: 10.

［6］Holland T L, Arnold C, Fowler V G. Clinical management of Staphylococcus aureus bacteremia:a review［J］. JAMA, 2014, 312（13）: 1330-1341.

［7］Wilkins A L, Steer A C, Smeesters P R, et al. Toxic shock syndrome-the seven Rs of management and treatment［J］. J Infection, 2017, 74（1）: S147.

病例 4

肝脓肿侵袭综合征

1. 病例摘要

患者，男性，56岁，因"发热15天，意识模糊5天，加重1天"，于2011年4月21日入住西安交通大学第一附属医院。患者15天前因进食冰箱放置多日的牛奶后出现发热，为不规则热，体温最高达39.0℃，并伴有腹泻及恶心、呕吐。就诊于当地医院，查白细胞计数19.1×10⁹/L，中性粒细胞百分比86.6%，诊断为"急性胃肠炎"，给予抗感染、补液等对症支持治疗，后腹泻及恶心、呕吐稍好转。但体温仍高，在38.5℃左右。5天前出现意识模糊，处于嗜睡状，头颅CT未见明显异常；腹部CT提示肝内低密度灶，肝脓肿可能；痰培养回报：肺炎克雷伯杆菌。据药敏结果给予头孢哌酮舒巴坦钠（2.0g，12小时/次）及左氧氟沙星（0.3g，1次/日）联合抗感染治疗，体温无明显下降，血常规提示白细胞仍高（图4-1）。1天前意识障碍加重，仍发热，为求进一步诊治入我院。发病以来，精神、夜休差，食欲缺乏，小便正常，大便如前述。既往血糖未监测，糖尿病不详。个人史无特殊。父亲因"肺癌"去世，母亲患"2型糖尿病"。

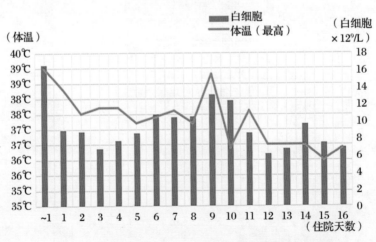

图 4-1 患者体温及白细胞计数随入院天数的变化趋势

24

体格检查：体温 38.3℃，脉搏 108 次 / 分，呼吸 22 次 / 分，血压 121/66mmHg。嗜睡状态，双眼睑红肿，结膜充血，球结膜充血水肿，瞳孔直径2.5mm，对光反射迟钝，双侧外耳郭皮肤溃烂，左眼眶压痛，双肺听诊呼吸音粗，双肺底可闻及少许湿啰音，心律齐，108 次 / 分，脉细速，肝脾肋下未及，肝区叩击痛阳性，双下肢及全身低垂部位轻度凹陷性水肿，颈抵抗可疑，布氏征与巴氏征（ – ）。

实验室检查如下。①血常规：白细胞计数 16.62×10^9/L，中性粒细胞百分比83.4%，红细胞计数 3.33×10^{12}/L，血红蛋白 102g/L（表 4-1）。②肝肾功及电解质：谷丙转氨酶 33U/L，谷草转氨酶 39U/L，白蛋白 25.5g/L，总胆红素 21.5μmol/L，直接胆红素 14.2μmol/L，尿素氮 3.95μmol/L，肌酐 61.6μmol/L，葡萄糖 10.51mmol/L，钠132mmol/L，钾 3.8mmol/L。③血气分析：pH 7.507，二氧化碳分压 31.3mmHg，氧分压 83.7mmHg，碳酸氢根浓度 24.4mmol/L，碱剩余 2.1mmol/L。凝血：D- 二聚体 3.0ng/L，纤维蛋白原降解产物 5.7ng/L。

入院诊断：发热原因待查，重症肺炎？肝脓肿？左眶蜂窝织炎？入院后行腰椎穿刺见脑脊液色清亮，压力 130 滴 / 分（390mmH$_2$O），白细胞增高（28.0×10^6/L）。腹部 B 超：肝右叶多发囊肿性包块，多考虑肝脓肿（脓肿液化不全），脾大。头颅磁共振：双侧基底节区、侧脑室体周围、胼胝体体部、丘脑、小脑、脑干多发类圆形异常信号（图 4-2）。胸部及全腹 CT：双肺感染，多发空洞形成，双侧胸腔积液；肝右叶前段大片低密度影；双肾多发低密度影。左眼超声提示玻璃体混浊、视网膜脱落。痰培养：肺炎克雷伯杆菌。行肝脓肿穿刺置管术引流脓液，共引流出 92mL黏稠脓液。肝脓肿引流液培养：肺炎克雷伯杆菌。

2. 诊疗经过

入院后予美罗培南、利奈唑胺、氟康唑抗感染治疗，后根据痰液及引流液培养药敏结果给予头孢曲松抗感染治疗。住院期间同时给予左眼玻璃体腔注药术控制眼内感染及改善眼部不适，患者体温逐渐恢复正常，病情平稳，转出重症监护室，至神经内科继续予头孢曲松抗感染治疗，连续应用 37 天后痰培养为头孢曲松耐药的肺炎克雷伯杆菌，更改抗感染方案为美罗培南，同时继续留取标本送培养，至出院前未再培养出肺炎克雷伯杆菌。腰椎穿刺测脑脊液压力降至正常（135mmH$_2$O），白细胞计数正常。出院时复查颅脑磁共振提示脓肿数量及密度均较前减少。肝脏及肾脏脓肿灶消失。出院诊断：①严重脓毒症，多发脑脓肿，多发肺脓肿，多发肝脓肿，多发肾脓肿，眼内炎（左）；② 2 型糖尿病。

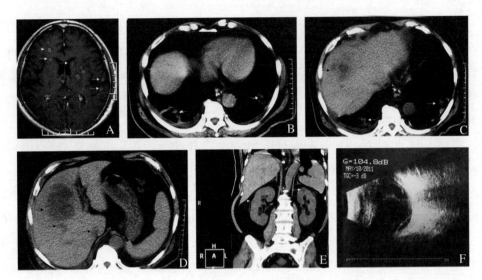

图 4-2 头颅磁共振

A. 为颅脑磁共振，颅内见多发类圆形病灶，边界清，增强扫描示环形强化；B ～ D. 为胸腹部 CT 纵隔窗，双肺散在分布斑片状高密度影，内可见空洞形成，壁薄厚不均，双侧胸腔可见液性密度影，胸膜增厚，右侧胸腔可见包裹性积液，以及肝实质内不规则低密度影，密度不均匀，边界欠清晰；E. 可见肾实质内见多个小类圆形低密度影，边界清晰；F. 为左眼 B 超，可见玻璃体混浊及视网膜脱落改变。

3. 分析与讨论

这是一例由肺炎克雷伯杆菌引起的肝脓肿，伴多处、多发脓肿，包括多发肝脓肿、肺脓肿、脑脓肿、肾脓肿以及转移性眼内炎。肺炎克雷伯菌感染引起肝脓肿及肝外播散性病灶，临床上称为肝脓肿侵袭综合征[1]。肝脓肿侵袭综合征最早在 20 世纪 80 年代，由我国台湾地区医师报告，描述了糖尿病患者在感染肺炎克雷伯菌后由于菌血症的传播而导致肝脓肿、肺脓肿、膈下脓肿、肾脓肿、脑脓肿、眼内炎、坏死性筋膜炎等病例[2]。近年来，在我国和亚洲其他地区由肺炎克雷伯菌引起的肝脓肿病例逐渐增多，有取代大肠埃希菌成为导致细菌性肝脓肿主要病原菌的趋势[3]。且除外亚洲国家，来自欧洲、美洲和澳大利亚的一些西方国家也陆续报道了这种疾病。不难发现，这一罕见疾病呈现出了全球流行的趋势。回顾近年来各国研究人员对该病的诊治，我们发现这是已有文献报道的首例同一患者出现克雷伯肺炎侵袭性肝脓肿综合征并发大于 3 处的肝外脓肿转移，特别是同时合并脑脓肿及眼内炎的病例。

在接诊该患者后，我们根据其病史资料、体格检查及相关辅助检查结果，对疾病的诊断考虑有如下两个方面：①李斯特菌感染。鉴于患者的不洁饮食史以及发热、恶心呕吐等非特异性症状，我们考虑到食源性细菌感染，而冷藏牛奶这样特殊的食物又会带我们去寻找李斯特菌的痕迹，特别是意识障碍的出现以及左眼外展受限，

表4-1 肝脓肿侵袭综合征患者入院后各项血生化指标检查结果

项目	第0天	第1天	第2天	第3天	第4天	第5天	第6天	第7天	第8天	第9天	第10天	第11天	第12天	第13天	第14天	第15天	第16天	第17天
白细胞（×10^9/L）	16.62	8.98	8.78	6.79	7.72	8.6	10.8	10.43	10.57	13.13	12.36	8.64	6.12	6.74	9.65	7.5	6.94	7.32
中性粒细胞百分比（%）	78.9	80.2	81.5	83.8	81.9	81.4	82.5	74.3	75.4	86.7	80.4	75.5	68.9	75.6	74	65.3	63.3	64.3
血小板（×10^9/L）	240	240	260	262	251	266	260	257	259	216	187	164	152	168	191	199	219	257
血红蛋白（g/L）	92	93	93	92	86	94	96	96	94	90	78	81	80	92	92	88	82	87
白蛋白（g/L）		23.5	25.6	27.2	23.6	29.7	33.77	30.33	32.8	32.3	29.57	29.27	31.27	29.63	33.4		31.59	33.6
C反应蛋白（mg/L）				131		107												
培养类型及结果				痰（-）	引流液（-）	脑脊液（-）	血（-）	引流液（KP）	引流液（KP）			引流液（KP）	痰（-）	引流液（-）			血（-）	脑脊液（-）

更加让人怀疑李斯特菌感染引起脓毒血症以及李斯特菌脑炎的可能。包括入院第2天行腰椎穿刺提示颅内压明显升高，脑脊液白细胞轻度升高，以及颅脑磁共振回报多发环形强化病灶。患者的这些表现让我们不能轻易排除李斯特菌感染。于是我们给予广谱抗生素联合抗感染及降颅压等对症治疗，并在此过程中积极送检病原学标本，以期尽早明确感染类型。虽然后期培养结果明确病原菌为肺炎克雷伯杆菌，但在当时的阶段，无论是诊疗方案或是流程都是合适的。②肝占位性病变。患者在当地医院曾行痰培养提示肺炎克雷伯杆菌，并给予头孢哌酮舒巴坦钠及左氧氟沙星抗感染治疗，效果不佳，且病情进展迅速，短时间内出现了意识障碍。入院后我们一方面明确了肺部感染的存在，另一方面，结合其上腹部CT检查提示肝内低密度灶，肝脓肿、肝吸虫病、肝脏肿瘤等也被纳入我们的鉴别诊断范围。但当我们了解到患者无肝炎病史，甲胎蛋白不高，无疫区居住史及疫水接触史，肝吸虫病和肝脏肿瘤的可能性减小，反而高热难降，对抗生素反应不佳，病情反复且进行性加重等表现，深部感染——肝脓肿诊断可能最大。当然，这在后期的影像学检查及B超引导下穿刺等检查中都被证实。

对于这个病例我们的救治体会如下：①当患者临床表现为高热、寒战、恶心、呕吐等非特异性感染表现，且无明显阳性体征时，通常需要及时进行影像学检查来帮助诊断，CT和超声是首选的成像方式，但当感染灶不明确但又有可疑表现时，重复也是必要的，特别是一些深在部位的感染，脓肿早期未形成或体积较小，感染灶不易被发现。同时，为了防止感染进一步地转移扩散，需要进行早期微生物学评估，尽早留取病原学标本进行培养，包括血液、痰液及引流液等，这是明确感染源最重要的方式之一。②感染初期，因缺乏有效的方式判断其感染类型，广谱抗生素通常是首选。特别是当患者病情危重，为免疫力低下人群时，为降低病死率，缩短病程，减少耐药，应尽早联合用药，谨防病情急转直下、凶险发展，病原学结果回报后可依据具体情况调整为窄谱抗生素的降阶梯治疗[4]。初始经验性抗感染治疗方案应该结合当地流行病学特点，根据患者既往用药史及相关指南选择，可采用能够覆盖所有可能致病菌［细菌和（或）真菌］且在疑似感染源组织内能达到有效浓度的单药或多药联合治疗。该病例在最初入我院之前当地医院曾予经验性抗感染治疗，病情出现了反复，后痰培养提示肺炎克雷伯杆菌，虽然根据药敏给予了头孢哌酮舒巴坦钠及左氧氟沙星，但治疗效果不佳，病情出现反复和进展，考虑虽然是依据药敏给药，但在重症感染状况下，兼顾肝肾功时，头孢哌酮舒巴坦钠可予最大剂量3g 8小时/次控制感染。综合本例患者的特点，病情进展迅速，接诊后不允许也不存在太多机会反复更改抗生素，为尽快控制病情，减少耐药和交叉感染的可能，治疗之初经验性地应用覆盖面广、杀菌力强的抗生素十分重要。于是我们优先选用美罗培南联合利奈唑胺和氟康唑联合抗感染治疗。其中，美罗培南具有广谱、强效、耐酶、抑酶的特性，对大多数革兰氏阳性菌、革兰氏阴性菌敏感，尤其对革兰氏阴性菌有很强的抗菌活性，且可透过血-脑屏障至脑脊液，对于本例伴发意识障碍，考虑合并中枢神经系统感染的患者，是合适的。病情得到控制后，我们根据药敏并遵循降阶梯治疗方式及时换用同样能够穿过血-脑屏障的头孢曲松抗感染治疗。这既减少了限制级抗生素的使用，也缩短了广谱抗生素的疗程，减少重症监护室患者耐碳青霉烯类肠杆菌的发生。③必要的营养支持应被重视。转移性感染是一种消耗性疾病，常伴有贫血、低蛋白血症等，少数合并有腹腔积液、胸腔积液，这与感染的消耗及肝脏功能受损有关，加强营养支持治疗、纠正电解质紊乱和低蛋白血症，需引起足够重视，必要时可输血浆或人血白蛋白等。因为这有助于提高机体的免疫力，促进感染的控制和脓肿的局限化，增加疾病的治愈率。④血糖的控制可预防和阻止肝外器官的感染。众所周知，糖尿病增加了常见感染的风险，糖尿病患者与感染的共存率明显大于非糖尿病患者，甚至高血糖状况下导致感染加重[5]。本例患者入院时存在意识障碍，既往有无糖尿病并不明确，入院后发现血糖高，此时尚不能除外应激所致血糖升高，后续多次监测血糖高于 11.1mmol/L，糖化血红蛋白为 10.3%，提示近 3 个月内血糖状况均不佳，诊断"2 型糖尿病"。回顾文献不难发现，高血糖可以抑制吞噬细胞的趋化性、吞噬作用和杀菌活性，这会损害宿主防御系统，同时高血糖能够增加血管脆性，导致局部血供变差，有助于细菌的繁殖和远处转移，不利于病原菌的消除[5]。糖尿病不仅增加了肺炎克雷伯杆菌性肝脓肿的发病率，也是诱发其侵袭性感染的危险因素。糖尿病环境中典型的吞噬功能损伤已被证明可以增加肺炎克雷伯杆菌高毒力血清型的逃避性，从而提高其进入血液的可能性及远距离传播的倾向[6]。但是对于伴有高血糖的重症感染患者，不推荐强化胰岛素降糖治疗，因其不能降低重症监护室患者病死率，反而增加了严重低血糖事件的发生，皮下胰岛素注射亦不推荐，特别是由于重症感染或其他原因导致血流动力学不稳定，存在灌注不足的患者[4]。在本例患者治疗过程中，因其连续两次血糖＞10mmol/L，属于伴有高血糖的严重脓毒症患者，结合指南中目标血糖上限≤10mmol/L 的建议，我们将血糖控制在 8 ～ 10mmol/L 的范围内，这为控制感染提供了良好的基础条件。⑤脓肿早期引流对预后至关重要。目前克雷伯肺炎杆菌性肝脓肿的治疗主要包括内科保守治疗、经皮肝脓肿穿刺引流和手术治疗，而脓肿的早期引流和适当抗生素应用相结合是肝脓肿侵袭综合征的标准治疗方法。近年来，经皮穿刺导管充分引流术凭借其操作简单安全、可持续引流、避免反复穿刺、技术成功率高且并发症较少的优点越来越多地被应用于临床，如胆管囊肿、肾囊肿以及细菌性肝脓肿等疾病治疗中，目前已经明确其是治疗细菌性肝脓肿的一种安全有效的治疗方式。在临床上的使用率逐渐超过外科手术，目前已成为最常用的治疗手段[7]。本病例中，肝脏超声提示肝右叶内探及一大小约 88mm×55mm 异常低回声区，脓肿直径大于 3cm，在这种情况下，单用抗生素的保守治疗可能会延长治疗时间，增加耐药菌株产生的概率。于是当我们明确肝脓肿的存在后，立即联系超声科医师给予超声引导下肝脓肿穿刺置管引流，共引流出脓液 92mL，并送病原学标本，后续培养出本次疾病的致病菌——肺炎克雷伯杆菌。我们可以发现，针对于肝脓肿来说，穿刺引流一方面可以加快脓液通畅引流，有助于感染灶的消除，减少远处转移的概率，这自然也削弱了其侵袭性转移的能力，可以大大降低脑脓肿、眼内炎等致死、致残率高的并发症；另一方面，引流液培养能够快速、准确地获得病原学证据及药敏结果，对于治疗方案的决定，降阶梯的时机，至关重要。⑥重视侵袭性综合征的并发症。面对细菌性肝脓肿，我们往往只关注其感染本身，而忽视其引起转移性感染的可能性，特别是由肺炎克雷伯杆菌引起的侵袭性感染。不可否认的是，只有大概三分之一的患者在入院时会出现转移性并发症，这也增加了诊断的难度。随着报道病例的逐渐增多，我们逐渐总结出侵袭综合征的危险因素，包括控制不佳的糖尿病、肝胆疾患、亚洲血统、癌症、酒精中毒和慢性肾功能衰竭等。而并发症中最常见的是肺部感染，部分可伴存胸腔积液，预后最差的是眼内炎，最凶险的则是脑脓肿。在本病例的治疗过程中，由于前期患者存在意识障碍，查体虽发现睑结膜红肿，结膜充血，但视力检查无法配合，后期患者意识好转后，查体发现患者左眼视物不见，行超声检查及眼科会诊，诊断"左眼内炎"，立即给予"左眼玻璃体腔注药术（头孢他啶 2.5mg/0.1mL+2mg/0.1mL+250μg/0.1mL）"两次及球周注射"妥布霉素 20mg+ 地塞米松 2.5mg"的治疗，患者眼部不适症状消失，但遗憾的是视力并未恢复。回顾文献可以发现，内源性眼内炎最初多无明显的特异性症状，早期诊断困难，误诊率为 16% ~ 50%，且近 30% 的患者延误诊断为 4天甚至更长时间[8]。虽然目前肺炎克雷伯菌性肝脓肿大多可成功治愈，但其引起的眼内炎预后差、致残率高仍很棘手。66% ~ 78% 的肺炎克雷伯菌性肝脓肿伴内源性眼内炎患者的患眼预后只能达到手动或光感，严重者失明甚至需要摘除眼球。在眼内炎的治疗中，早期诊断、早期行玻璃体内注射抗菌药或玻璃体切割术是改善预后的关键[8]。

世界范围内越来越多的相关病例报道，这让我们对这一疾病的认识也逐渐增多，这种高病死率相关的疾病正在成为一种全球性疾病。而且这种由肺炎克雷伯菌感染引起肝脓肿及肝外侵袭性播散病灶，不仅好发于糖尿病及免疫缺陷人群，也可发生于免疫正常人群。其中，肺炎克雷伯菌肝脓肿相关眼和中枢神经系统并发症引起的灾难性残疾也在逐渐增多[9]。我们汇报的这一病例，是希望能引起临床医师对这一侵袭性综合征更多关注，也为了强调临床医师急需正确认识这一特定病原体的临床表现，包括其非典型表现和侵袭性，重视和优化学科间的协作，从而尽早诊断、早期干预，尽可能地预防严重的转移性并发症，减少不可逆的后遗症。

（李怡玲，李昊，石秦东　西安交通大学第一附属医院）

专业点评

这是一例非常典型的高毒力肺炎克雷伯菌杆菌导致多部位侵袭性脓肿的患者；诊断依据：①患者有糖尿病史；②曾进食冰箱放置多日的牛奶；③主要症状体征高热、意识障碍，肝区叩击痛阳性，双眼睑红肿，结膜充血，球结膜充血水肿，瞳孔直径2.5mm，对光反射迟钝，双侧外耳郭皮肤溃烂，左眼眶压痛；④腹部 CT：肝内低密度灶。从以上表现可高度怀疑社区获得性肺炎克雷伯杆菌可能导致肝脓肿。进一步获得血液、肝脓肿引流液的培养得到病原菌的证实，可致健康人群严重的侵入性感染。

高毒力肺炎克雷伯菌往往发生在健康人群，有严重的侵入性感染，表现为社区获得性肝脓肿，发生于无肝胆疾病病史的患者。容易出现远处转移倾向（如眼睛、中枢神经系统、肺），有更强的增殖能力、极少量菌株就可以致病、宿主病死率更高。糖尿病是主要的易感人群。

早期诊断非常重要，对于有糖尿病患者，出现不明原因的多个部位脓肿尤其是肝脓肿表现，一定要高度怀疑高毒力肺克可能，及时穿刺引流获得病原菌。根据毒力基因预测高毒力肺炎克雷伯菌（hvKp），高黏膜黏液表型，可导致脓液极其黏稠，肺炎克雷伯菌肝脓肿＞5cm，对治疗反应延迟，关键部位脓肿（脑和硬膜外腔）或脓肿破裂需要外科手术干预，非关键部位的大脓肿可以通过经皮引流，眼内炎患者除了接受全身性抗生素治疗外，还应接受玻璃体内抗生素治疗及玻璃体切割术。

高毒力肺炎克雷伯菌对大部分抗生素均敏感，可选择的范围较大，如果合并有颅内感染，最好选择可穿透血－脑屏障的药物。

（王瑞兰　上海市第一人民医院）

参考文献

［1］Siu L K, Yeh K M, Lin J C, et al. Klebsiella pneumoniae liver abscess: a new invasive syndrome［J］. Lancet Infect Dis, 2012, 12（11）: 881-887.

［2］Prokesch B C, Tekippe M, Kim J, et al. Primary osteomyelitis caused by hypervirulent Klebsiella pneumoniae［J］. Lancet Infect Dis, 2016, 16（9）: e190-e195.

［3］Gupta A, Bhatti S, Leytin A, et al. Novel complication of an emerging disease: Invasive Klebsiella pneumoniae liver abscess syndrome as a cause of acute respiratory distress syndrome［J］. Clin Pract, 2018, 8（1）: 1021.

［4］曹钰, 柴艳芬, 邓颖, 等. 中国脓毒症/脓毒性休克急诊治疗指南（2018）［J］. 感染·炎症·修复, 2019, 20（1）: 3-22.

［5］Van Niekerk G, Van Der Merwe M, Engelbrecht A M. Diabetes and susceptibility to infections: implication for COVID-19［J］. Immunology, 2021, 164: 467-475.

［6］Lee C H, Chen I L, Chuah S K, et al. Impact of glycemic control on capsular polysaccharide biosynthesis and opsonophagocytosis of Klebsiella pneumoniae: Implications for invasive syndrome in patients with diabetes mellitus［J］. Virulence, 2016, 7（7）: 770-778.

［7］徐圣, 朱海东, 陈荔, 等. 经皮穿刺引流术在细菌性肝脓肿治疗中的作用［J］. 介入放射学杂志, 2018, 27（2）: 181-185.

［8］Van Keer J, Van Keer K, Van Calster J, et al. More Than Meets the Eye: Klebsiella pneumoniae Invasive Liver Abscess Syndrome Presenting with Endophthalmitis［J］. J Emerg Med, 2017, 52（6）: 221-223.

［9］Chinen K. Klebsiella pneumoniae liver abscess［J］. J Gen Fam Med, 2017, 18（6）: 466-467.

成功救治急性肺栓塞致心搏骤停患者

急性肺栓塞（acute pulmonary embolism，APE）是以各种栓子阻塞肺动脉系统为发病原因的一组疾病或临床综合征的总称，包括肺血栓栓塞症、脂肪栓塞综合征、羊水栓塞、空气栓塞症等。其中，肺血栓栓塞症为急性肺栓塞最常见的类型，是常见的致死性心血管疾病，严重威胁着人类的健康，APE 通常指此种类型。急性大面积肺栓塞患者往往伴有严重的呼吸和循环衰竭，治疗难度大。此时，ECMO 是一个比较好的选择。我们在静脉 - 动脉体外膜肺氧合（veno-arterial extracorporeal membrane oxygenation，V-A ECMO）支持下成功救治一例急性大面积肺栓塞致心搏骤停的患者，现报道如下。

1. 病例摘要

患者，男性，41 岁，以"右小腿肿胀 10 余天，胸痛 5 天"为主诉于 2020 年 11 月 16 日入住我院介入科。患者于 10 天前出现右小腿疼痛、肿胀，未行特殊处理，5 天前出现持续胸痛，逐渐加重，无发热、胸闷、咳嗽、咳痰、呼吸困难等不适，就诊于当地医院，行肺动脉血管造影（computed tomography angiography，CTA）提示双肺动脉主干栓塞，遂转至我院，急诊以"急性肺栓塞"收入介入科。患者既往体健，无外伤、骨折、手术等病史。入院时生命体征体温 36.5℃，脉搏 85 次 / 分，呼吸 15 次 / 分，血压 130/72mmHg。患者神志清楚，发育正常，步入病房，查体合作，全身皮肤黏膜无黄染，浅表淋巴结未触及肿大，颈软，颈静脉无怒张，肝颈静脉回流征阴性，气管居中，双侧甲状腺无肿大，双侧瞳孔等大等圆，对光反射灵敏、胸廓对称无畸形，听诊双肺呼吸音清，未闻及干湿啰音，心率 85 次 / 分，律齐，未闻及病理性杂音。腹软，无压痛以及反跳痛，肝脾肋下未触及，未触及腹部包块，双肾区无叩击痛，四肢活动自如，生理反射存在，病理反射未引出。外院 CTA 提示：双肺动脉主干以及分支栓塞。下肢静脉超声：右侧胫后静脉血栓形成。入院查血常规未见明显异常，凝血功能：凝血酶原时间 11.6 秒，凝血酶原时间活动度 93%，国际标准化比值 1.0，活化部分凝血酶原时间 38.4 秒，D- 二聚体 19.46mg/L；心肌酶：肌酸激酶同工酶 2.77ng/mL，肌红蛋白 33.68μg/L，肌钙蛋白 0.27ng/mL；脑钠肽 108pg/mL。

入院诊断：急性肺栓塞，右下肢深静脉血栓形成。入院后给予抗凝、溶栓治疗（依诺肝素钠注射液 6000U 12 小时 / 次，皮下注射；注射用纤溶酶 100U 静脉滴注，注射用阿替普酶 50mg 静脉泵入）。入院当天完善肺动脉 CTA（图 5-1）示：双侧肺动脉主干骑跨型血栓形成。心脏超声提示：右室增大，肺动脉压增高（45mmHg）。下肢静脉超声提示：右侧股深静脉下段、股浅静脉、腘静脉及胫后静脉血栓形成。

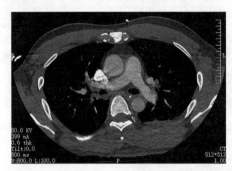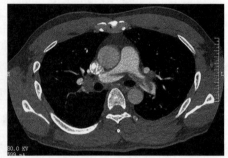

图 5-1　双侧肺动脉主干骑跨型血栓形成

2. 诊疗经过

入院当天下午患者在介入科病房突发意识丧失、氧饱和度下降至 80%，血压下降至 78/42mmHg，予以氧疗、补液、升压处理后紧急转我科继续抢救。入科查体：患者神志昏迷，心率 40 次 / 分左右，血压和血氧饱和度测不出，双侧瞳孔4mm，对光反射消失，颈动脉及股动脉搏动弱。血气分析示：酸碱度 7.16，氧分压8mmHg，二氧化碳分压 61.5mmHg，血氧饱和度 5%，碱剩余 –8mmol/L。入科诊断：急性肺栓塞；右心衰竭，休克；右下肢深静脉血栓形成。

入我科后立即给予胸外心脏按压，反复推注肾上腺素，气管插管 / 机械通气及升压（去甲肾上腺素、多巴酚丁胺）等抢救措施，并给予抗凝和溶栓治疗。经上述处置后，患者自主心率恢复，但血压仍需血管活性药物去甲肾上腺素 [1.0μg/（kg · min）] 联合多巴酚丁胺 [20μg/（kg · min）] 维持，且收缩压最高 88mmHg左右，血氧饱和度测不出。

与家属充分沟通后行 V-A ECMO 治疗。消毒铺巾后在超声引导下行床边 ECMO置管，于右侧股动脉置入 18F 动脉导管，于左侧股静脉置入 20F 静脉导管，经超声定位导管尖端位置后，缝合固定导管，分别连接 ECMO 静脉端和动脉端，转速为2500 转 / 分，血流量为 1.5L/min。半小时后，患者生命体征渐趋稳定，心电监护示心率 137 次 / 分，呼吸频率 15 次 / 分，血氧饱和度 95%，血压 106/71mmHg［去甲肾上腺素 0.8μg/（kg·min），多巴酚丁胺 15μg/（kg·min）］。复查血常规示：白细胞计数 21.7×10⁹/L，中性粒细胞百分比 84.9%，淋巴细胞百分比 7.3%，血红蛋白 111g/L，血小板计数 200×10⁹ 个 /L；凝血功能示：凝血酶原时间大于 180 秒，活化部分凝血酶原时间大于 180 秒，D- 二聚体 341.99mg/L；心肌酶示：肌酸激酶同工酶 25.86ng/mL，肌红蛋白 323.06μg/L，肌钙蛋白 40.32ng/mL；脑钠肽 394pg/mL。ECMO 插管时给予首剂肝素（100U/kg）后，开始持续微量泵泵注肝素，以维持活化凝血时间在 180～200 秒的范围内，肝素输注速度为每小时 25～100U/kg。

入我科第 2 天（2020 年 11 月 17 日）在 V-A ECMO 支持下至介入室行肺动脉造影 + 下腔静脉滤器植入术。肺动脉造影显示肺动脉主干管壁光滑，未见明显充盈缺损，部分肺动脉分支可见充盈缺损，以上肺明显。患者两肺动脉主干血栓已溶解，溶栓治疗效果显著。患者 V-A ECMO 及呼吸机支持参数逐渐下调，血管活性药物逐渐减量至停用。2020 年 11 月 18 日复查心脏彩超提示：右心大小及功能、肺动脉压均在正常范围内（右房压 8mmHg，肺动脉压 29mmHg），停 ECMO 后 2 小时复查心脏彩超提示：患者右心大小、功能及肺动脉压较停机前无明显变化，遂决定撤除 ECMO，拔除股动脉导管及股静脉导管，拔管后患者生命体征平稳。

2020 年 11 月 19 日复查肺动脉 CTA（图 5-2）示：右中肺动脉外侧段分支、左肺动脉分叉部及分支栓塞，余主肺动脉干、右肺动脉主干、右下肺动脉及各级分支血管形态大小正常，管壁光整，造影剂充盈均匀，腔内未见明显充盈缺损。患者生命体征稳定，呼吸机支持力度较低（同步间歇指令通气模式，吸气压力 12cmH₂O，呼气末正压 3cmH₂O，吸入氧浓度 35%），脱机试验成功后拔除气管插管。患者 2020 年 11 月 24 日转出重症医学科，2020 年 11 月 27 日于介入科行双下肢静脉造影 + 下腔静脉造影术，术中发现滤器下拦截大量血栓，行置管溶栓术，2020 年 12 月 3 日患者康复出院。

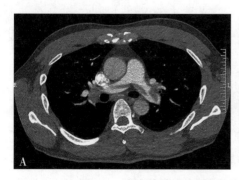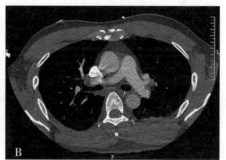

图 5-2　右中肺动脉外侧段分支、左肺动脉分叉部及分支栓塞

3. 分析与讨论

静脉血栓栓塞（venous thromboembolism，VTE）临床表现为深静脉血栓（deep venous thrombosis，DVT）和肺栓塞（pulmonary embolism，PE），是仅次于心肌梗死和脑卒中的全球第三大心血管疾病[1]。流行病学研究表明，PE 的年发病率为（39～115）人/10 万人口，美国每年约有 30 万人死于肺栓塞，是心血管疾病死亡的主要原因之一，严重威胁着人类的健康[2]。

本例患者为中年男性，既往体健，无下肢骨折、心脏疾病、创伤等病史，患者为肥胖体型，体重指数为 30kg/m^2。患者以右小腿肿胀、疼痛发病，起初未予重视，未行相关诊治，第 5 天出现持续胸痛不能缓解，无呼吸困难，晕厥等不适。凝血功能 D-二聚体 19.46mg/L，异常升高，心脏彩超示右室增大，肺动脉压增高至 45mmHg，肺动脉 CTA 提示双肺动脉主干栓塞，患者虽无明确的发病诱因，但肥胖为肺栓塞的危险因素之一，患者肺栓塞诊断明确。

在急性肺栓塞 APE 的急性期，最为重要的是稳定患者的血流动力学及呼吸功能。患者入院时血流动力学及呼吸功能尚稳定，但很快进展至呼吸循环衰竭，由于存在严重的通气血流比例失调，常规氧疗已无法纠正低氧血症，所以我们采取了气管插管机械通气，但麻醉诱导、插管以及正压通气会进一步加重 APE 患者的右心功能衰竭。为了尽量减少机械通气对血流动力学的影响，我们设置潮气量约为 6mL/kg，使吸气末平台压小于 30cmH$_2$O。尽管已行机械通气，但患者血流动力学及低氧血症仍无法纠正，考虑与右心功能衰竭以及心搏骤停后心肌损伤有关，我们果断行 V-A ECMO 进行心肺功能支持。血流动力学不稳定患者一旦确诊肺栓塞，应迅速启动再灌注治疗，由于伴有心源性休克的患者靶血管的灌注较差，溶栓药物难以达到有效血药浓度，单纯溶栓效果不佳，而经导管介入溶栓可以去除肺动脉及主要分支内的血栓，促进右室功能恢复，改善症状和存活率，因此，我们在 V-A ECMO 支持下行肺动脉造影，造影显示患者肺动脉主干及主要分支内的血栓已溶解，故未放置肺动脉导管，并行下腔静脉滤器植入术，并继续给予抗凝、溶栓治疗。V-A ECMO 心肺支持的第 2 天顺利撤除该设备，并于第 3 天拔除气管插管。

APE 为临床急危重症之一，APE 的临床症状和体征无特异性，在大多数病例中，当患者有呼吸困难、胸痛、先兆晕厥或晕厥、咯血时，可怀疑为肺栓塞。在某些病例中，肺动脉栓塞可能是无症状的，或在对其他疾病的诊断检查中偶然发现[3]。发生 APE 时肺动脉管腔堵塞，血流减少或中断，可引起不同程度的血流动力学和呼吸功能改变。轻者临床上无明显症状或仅轻微焦虑不适，当肺血管床堵塞超过

30% ~ 50% 时，堵塞的栓子可以突然增加肺血管阻力，超过右室所能承受的后负荷水平，出现右室扩张，右室舒张末压力升高，致使右室室壁张力增加，右室耗氧量增加，导致右室缺血，右心收缩功能降低。当右室压力急剧增高时，室间隔向左室侧膨隆偏移，从而导致收缩性左室功能不全，患者表现为晕厥或全身性低血压，进一步发展为休克，甚至死亡[4]。近年来，ECMO 的广泛运用在常规治疗无效的大面积肺栓塞患者的救治中取得了客观效果。ECMO 作为一种持续体外生命支持手段，用于短期部分或完全替代患者心肺功能，使患者全身氧供和血流动力学处于相对稳定的状态，从而为原发病的诊治争取时间，对原发病本身没有直接治疗作用。因此在给予 ECMO 支持之前，应综合判断原发疾病的潜在可逆性、严重程度及进展情况，根据条件选用。高危 APE 患者血流动力学不稳定的主要原因是急性肺动脉高压、右心功能不全和低氧血症。当 APE 患者使用 ECMO 辅助时，患者的静脉血被引入 ECMO 管路中，通过膜式氧合器氧合后再将血液灌入体内，肺血流量减少，肺动脉压力和右心负荷降低，右心功能得到辅助支持，而膜式氧合器提供更多的氧供，有效改善低氧血症，避免机械通气所致的气道损伤，改善全身循环灌注，保证循环和呼吸稳定。高危 APE 患者 ECMO 辅助期间也需要抗凝，以防止体外循环管道出现凝血。主要的抗凝剂是普通肝素，ECMO 插管时给予首剂肝素（通常为 100U/kg）静注后，开始持续微量泵泵注肝素，以维持活化凝血时间在 180 ~ 200 秒的范围内，一般肝素输注速度为每小时 25 ~ 100U/kg。ECMO 运行过程中，应关注与血管通路相关的出血风险会增加，特别是对于正在溶栓的患者，同时应密切关注患者的自身循环和呼吸功能恢复情况，适时过渡到自身呼吸循环，避免长时间辅助。在 ECMO 运行过程中需要全面的监测适时调整 ECMO 参数，维持患者内环境稳定，一旦出现神经系统不可逆的严重损伤或重要器官衰竭，应考虑放弃 ECMO 辅助。如果 4 ~ 5 天的 ECMO 辅助后，肺血流及右心功能仍未恢复，可行肺血管造影明确栓塞的范围并考虑行外科取栓术。如果经过短期的 ECMO 辅助后，血流动力学稳定、肺动脉血氧饱和度和全身动脉血氧饱和度上升、右心功能恢复和血栓溶解，可以考虑停止 ECMO。在 ECMO 试行停止后，应继续观察患者 1 ~ 3 小时，病情稳定后方可拔除 ECMO 置管。

ECMO 在 APE 中的应用仍存在争议。Mina Karami 等学者认为目前没有足够的证据表明 V-A ECMO 治疗可以提高 APE 患者的短期生存率，这可能是由于需要 V-A ECMO 治疗的患者相较于无须 V-A ECMO 支持的患者病情以及血流动力学受损更重，此外，V-A ECMO 治疗相关的严重并发症可能抵消了其治疗所带来的益处[5]。根据欧洲心脏病学会指南，出现循环衰竭或心搏骤停的高危 APE 患者可考虑行 V-A

ECMO 支持，但尚没有随机对照试验证实这些设备在高危 APE 患者中使用的有效性和安全性，ECMO 的使用可能与并发症发生率增加有关，即使是短期使用的患者，且 ECMO 的使用结局与患者的选择以及使用中心的经验关系密切[4]。

综上所述，ECMO 能为血流动力学不稳定的高危 APE 患者提供快速有效的心肺支持，稳定循环和呼吸状态，挽救生命，为患者赢得进行一步诊治的机会。但迄今为止，APE 患者使用 ECMO 尚无明确统一的适应证，ECMO 在高危 APE 患者治疗的有效性评估也缺乏大样本的对照性研究，还需要积累更多的临床经验，以便选择最佳的治疗时机和方案。

（冯丽芝，余追　武汉大学人民医院）

专业点评

肺栓塞是临床较为常见的危重症。患者一旦发生大面积肺栓塞往往威胁生命。而大面积的肺栓塞救治非常困难。以往的救治多应用肝素或者低分子肝素进行溶栓治疗，如果出现呼吸衰竭采用气管插管进行呼吸机正压通气，出现心功能衰竭多用药物治疗但有的患者效果不佳。本病例应用 V-A ECMO 成功救治一例大面积急性肺栓塞患者。V-A ECMO 既可以支持呼吸功能，改善患者的低氧状态又可以支持心功能改善心衰。本例大面积肺栓塞患者得到成功救治，为后续发生大面积肺栓塞患者应用 ECMO 治疗积累经验提供了范例。

（张西京　空军军医大学附属西京医院）

参考文献

［1］Raskob G E, Angchaisuksiri P, Blanco A N, et al. Thrombosis: a major contributor to global disease burden［J］. Arterioscler Thromb Vasc Biol, 2014, 34（11）: 2363-2371.

［2］Wendelboe A M, Raskob G E. Global burden of thrombosis: epidemiologic aspects［J］. Circ Res, 2016, 118（9）: 1340-1347.

［3］Pollack C V, Schreiber D, Goldhaber S Z, et al. Clinical characteristics, management, and utcomes of patients diagnosed with acute pulmonary embolism in the emergency department: initial report of EMPEROR （Multicenter Emergency Medicine

Pulmonary Embolism in the Real World Registry）［J］. J Am Coll Cardiol, 2011, 57（6）: 700-706.

［4］Konstantinides S V, Meyer G, Becattini C, et al. 2019 ESC guidelines for the diagnosis and management of acute pulmonary embolism developed in collaboration with the European Respiratory Society（ERS）［J］. Eur Heart J, 2020, 41（4）: 543-603.

［5］Karami M, Mandigers L, Miranda D D R, et al. Survival of patients with acute pulmonary embolism treated with venoarterial extracorporeal membrane oxygenation: A systematic review and meta-analysis［J］. J Critical Care, 2021, 64: 245-254.

病例 6

间质性肺炎合并脓肿诺卡菌感染

1. 病例摘要

患者，男性，60岁，因"反复胸闷、气促4年，加重7个月，发热10天"于2018年8月10入院。既往高血压病史6年，服用"科素亚片"控制血压，血压控制可。患者4年前无明显诱因下出现胸闷、气急，伴咳嗽，咳嗽为间断性，偶有咳痰，色白，量少，无发热，无口干眼干，无关节肿痛，无皮疹。至上海胸科医院就诊，诊断为"间质性肺炎"，治疗给予泼尼松片30mg每日口服，胸闷、气急症状有好转，后定期到上海胸科医院复诊，泼尼松减量至5mg口服。4年来胸闷、气急症状无加重。7个月前患者出现流涕、咽痛，伴畏寒、发热，体温最高达39℃，胸闷、气急加重，稍有活动即感气急明显，无黄脓痰，至我院就诊，查血常规：白细胞计数5.2×10⁹/L、中性粒细胞百分比76.0%↑、C反应蛋白92.0mg/L↑，予头孢曲松治疗后体温较前下降，胸闷、气急改善不明显，伴纳差、乏力，影响日常生活。1个月前（2018年7月2日）因"胸闷气急"入住我院呼吸科，2018年7月3日肺功能CT显示（图6-1）：①重度限制性肺通气功能障碍；②肺弥散功能无法测得，治疗上予激素加量甲泼尼龙40mg 2次/日静脉滴注后减量出院时（7月12日）予甲泼尼龙（美卓乐）40mg 1次/日，后为行肺移植在我院胸外科住院完善肺移植前的检查，住院期间甲泼尼龙减量至20mg。10天前患者出现发热，最高体温38.3℃，我院门诊先后予"头孢唑肟钠、莫西沙星、头孢哌酮舒巴坦"抗感染后仍有发热，最高达39.4℃，伴咳嗽、咳痰，痰为淡黄色，量多，拟"间质性肺炎，肺部感染"收治呼吸内科。

查体：脉搏97次/分，呼吸18次/分，血压127/63mmHg，体温38.6℃；鼻导管3L/min吸氧，指脉氧饱和度维持在90%；神志清，精神差，口唇发绀，皮肤、黏膜未见黄染。双肺呼吸音粗，可闻及少许干湿啰音。心律齐，各瓣膜区未闻及病理性杂音。腹软，无压痛、反跳痛。肝脾肋下未及。肾区无叩击痛。双下肢未见水肿。病理征阴性。

初步诊断：①间质性肺炎合并感染；②原发性高血压。

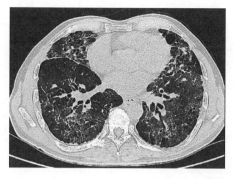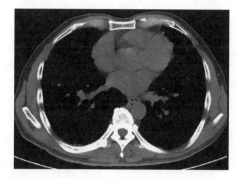

图 6-1　肺部 CT（2018 年 7 月 3 日）

两肺弥漫分布粗网状模糊影，间隔增厚，间杂牵拉性支扩，局部支气管壁增厚。纵隔窗显示两肺门无增大，气管支气管通畅，纵隔内可见多发肿大淋巴结影。

血常规（2018 年 8 月 10 日）：白细胞计数 11.8×10^9/L ↑、中性粒细胞百分比 85.5% ↑；C 反应蛋白 173.9mg/L ↑；降钙素原 1.112ng/mL ↑；糖化血红蛋白 9.9% ↑；甲状腺激素全套：总三碘甲状腺原氨酸 TT_3 0.66nmol/L ↓、游离三碘甲状腺原氨酸 FT_3 2.18pmol/L ↓、高敏促甲状腺素 0.17mU/L ↓；红细胞沉降率 49.00mm/h ↑、血液隐球菌抗原阴性、肝肾功能和凝血谱基本正常；血气分析：血液酸碱度 7.506 ↑、二氧化碳分压 29.80mmHg ↓、氧分压 49.70mmHg ↓、碳酸氢根浓度 19.1mmol/L、碱剩余 4mmol/L、乳酸 0.8mmol/L；肿瘤标志物全套：糖类抗原 19-9 88.8U/mL ↑、糖类抗原 12-5 103.6U/mL ↑、细胞角蛋白 19 片段 7.7ng/mL ↑，HIV、乙肝、梅毒、丙肝抗体均阴性，GM 试验阴性；结核菌涂片阴性；痰培养：少量白念珠菌；8 月 10 日胸部 CT：两肺弥漫分布粗网状模糊影，间隔增厚，间杂牵拉性支扩，局部支气管壁增厚，右肺下叶团片状高密度影。纵隔内可见多发肿大淋巴结影。两肺间质性肺炎；纵隔内多发肿大淋巴结（图 6-2）。

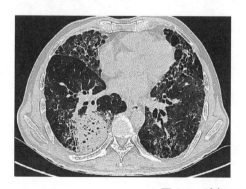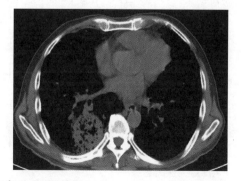

图 6-2　肺部 CT（2018 年 8 月 10 日）

两肺弥漫分布粗网状模糊影，间隔增厚，间杂牵拉性支扩，右肺下叶团片状高密度影。纵隔内可见多发肿大淋巴结影。

2. 诊疗经过

患者发热，血炎症指标明显升高，肺部 CT 提示右下肺炎性渗出，细菌感染不能排除，门诊已予抗感染治疗多日，体温下降不明显，考虑合并耐药菌感染，且患者既往长期使用激素治疗，不排除真菌感染，入院后给予亚胺培南联合伏立康唑抗感染，但患者病情进一步加重，2018 年 8 月 15 日因氧合恶化，储氧面罩 15L/min 吸氧，氧合难以上升至 90%，气管插管转监护室，入住监护室后患者气管插管接呼吸机纯氧维持，氧合指数小于 100，立即行静脉 - 静脉体外膜肺氧合（vein-vein extracorporeal membrane oxygenation，V-V ECMO）治疗，并马上行肺泡灌洗，纤支镜可见左右支气管主气道内见大量白色稀水样、泡沫痰，予吸出，气管黏膜水肿，局部可见散在鲜红色瘀斑，于右肺基底段背段灌洗，肺泡灌洗液送二代基因测序，抗感染方案调整为亚胺培南西司他丁 + 利奈唑胺 + 伏立康唑抗感染治疗；8 月 17 日患者肺泡灌洗液病原学结果提示为脓肿诺卡菌，立即更改抗生素方案为亚胺培南西司他丁 + 利奈唑胺 + 复方磺胺甲噁唑片 + 阿米卡星抗感染治疗（图 6-3）；8 月 18 日行肺移植，于 2018 年 8 月 18 日行"开胸探查 + 双全肺切除 + 双肺移植 + 胸腔闭式引流术 + 胸腔粘连松解术"，术中予留置脉波指示剂连续心排血量（pulse indicator continuous cardiac output，PICCO）监测血流动力学，手术过程顺利，术后转入 ICU 监护治疗。转入后患者呼吸状态较前改善，患者 8 月 19 日撤离 ECMO，8 月 20 日评估后予拔除气管导管，改鼻导管吸氧，期间无创呼吸机及高流量吸氧间断辅助呼吸；结合患者术前病原学结果，抗感染方案为亚胺培南 1g 静脉滴注 8 小时 / 次 + 利奈唑胺 600mg 静脉滴注 12 小时 / 次 + 复方磺胺甲噁唑片 0.96g 口服 4 次 / 日 + 卡泊芬净 50mg 静脉滴注 1 次 / 日 + 两性霉素 B 脂质体 10mg 12 小时 / 次，雾化吸入抗感染，8 月 21 日患者巨细胞病毒核酸回报阳性，治疗上加用更昔洛韦 0.3g 静脉滴注 12 小时 / 次，复查结果巨细胞病毒核酸转阴。期间动态复查纤支镜检查，提示术区吻合口愈合尚可。患者病肺病理回报为"左肺：肺组织慢性化脓性炎伴肺泡间隔增宽，纤维化，肺泡腔扩张，腔内多量渗出物，支气管扩张、鳞化，肺间质弥漫纤维化，符合晚期间质性肺炎伴感染；右肺：肺组织慢性化脓性炎伴肺泡间隔增宽，纤维化，肺泡腔扩张，腔内多量渗出物，支气管扩张、鳞化，肺间质弥漫纤维化，化脓性肉芽肿形成，符合晚期间质性肺炎伴感染，特殊染色未提示特异病原菌感染。病理报告备注：①特殊染色结果：E1 片：PASM 阴性（−），PAS 阴性（−），抗酸染色阴性（−）；E2 片：PASM 阴性（−），PAS 阴性（−），抗酸染色阴性（−）。②请结合临床及实验室检查除外诺卡菌感染可能。患者肺移植术后，予甲泼尼龙针和他克莫司抗排异治疗，患者术后出现广泛皮下气肿，胸外科医师拔除术中放置的胸腔闭式引流管，并予双侧锁骨中线第三肋间放置胸引管，接水封瓶小负压吸引，患者皮下气肿改善（图 6-4）。患者生命体征平稳后开始康复锻炼、下床活动、自主进食营养支持，目前患者生命体征平稳，2018 年 9 月 3 日转普通病房；转科诊断：①间质性肺炎伴感染（诺卡菌感染＋巨细胞病毒混合感染）；②Ⅰ型呼吸衰竭；③高血压；④类固醇糖尿病。

3. 分析与讨论

本例老年患者，既往有间质性肺疾病史，并长期服用激素史，以呼吸道症状加重，伴随发热、咳痰，经过广谱经验性抗感染效果不佳，结合患者的临床表现和抗生素的治疗效果，临床上需考虑特殊的病原体感染可能。需要与多种疾病进行鉴别诊断：肺部真菌感染，包括曲霉菌病、毛霉菌病、组织胞浆菌病、芽生菌病、隐球菌病；放线菌病，马红球菌或者一些其他的肺部细菌感染；分枝杆菌感染，包括结核分枝杆菌和非结核分枝杆菌感染；肺部恶性肿瘤（包括原发性和继发性）。

该疾病诊治过程中的难点：①病因学的快速明确诊断至关重要。我们应用了肺泡灌洗液二代基因测序，立即找到了肺部病原菌的真凶——脓肿诺卡菌。这给我们制订治疗方案提供了极大帮助，在原先的抗感染基础上立即加用复方磺胺甲噁唑片＋阿米卡星加强抗感染，早期和快速确定病原微生物从而选择有效的抗生素是治疗的重症肺炎治疗成功的关键。微生物培养和 PCR 检测等方法已经广泛应用到重症肺炎的诊断中，但培养的方法阳性率低，容易漏诊或误诊，并且耗时长，难以快速诊断，PCR 方法通量低，仅能针对已知病原体，不能检测未知感染。二代基因测序技术，也被称为高通量技术，在重症领域的应用越来越广，解决了部分肺部疑难感染的病原学诊断问题，进而缩短感染确诊时间，促进目标性抗感染，为危重患者的抢救赢得时间[1-3]。在这个病例中，二代测序在肺部感染的应用体现了很大价值，为感染性疾病的精准诊断打下基础。②因患者间质性肺疾病的基础上继发感染，气管插管机械通气后氧合仍无法维持，立即行 V-V ECMO 改善患者氧合，等待肺移植。庆幸的是在入监护室的第 3 天就有了供体肺，行肺移植手术后，成功脱离呼吸机和 ECMO，顺利转到普通病房。

诺卡菌是革兰氏染色阳性的丝状杆菌，感染常见于免疫力低下人群，诺卡菌感染者存在影响免疫功能的基础疾病，如艾滋病感染、糖尿病、慢性肝肾疾患、恶性肿瘤、结缔组织病，长期大量应用糖皮质激素或免疫抑制剂等，也有少数患者没有

靶向DNA测序鉴定细菌

| 靶向DNA测序鉴定细菌 | 基因测序法 | Nocardia abscessus |

结果分析

1. 16S rRNA基因扩增可见单一清晰目的条带，测序结果经BLAST比对显示，与其他菌株序列相似度为：

Nocardia abscessus（GenBank No. NR_117347.1）99.87%

Nocardia asiatica（GenBank No. NR_117244.1）99.37%

2. 本次送检标本序列与Nocardia abscessus相似度最高，为99.87%，高于第二相似度菌株Nocardia asiatica 0.4%，因此该标本可鉴定为Nocardia abscessus。附序列：

CCTTCGGGAGGCAGCAGTGGGGAATATTGCACAATGGGCGCAAGCCTGATGCAGCGACGCCGCGTGAGGGATGACGGCCTTCGGGTTGTAGGTAAGACAGTAACGTCGGGAAACTTGGTGTTCACGTGTGACTTGACGGTACCTGCAGAAGAAGCACCGGCTAACT
GGGTCTAATACCGGATATGACCTGCTGTCGCATGGCGATGGTGGGAAAGATTTATCGGTGCGAGATGGGCCCGCGGCCTA
TCAGCTTGTTGGTGGGGTAATGGCCTACCAAGGCGACGACGGGTAGCCGGCCTGAGAGGGTGACCGGCCACACTGGGACT
GAGACACGGCCCAGACTCCTACGGGAGGCAGCAGTGGGGAATATTGCACAATGGGCGAAAGCCTGATGCAGCGACGCCGC
GTGAGGGATGACGGCCTTCGGGTTGTAAACCTCTTTCAGCATTGACGAAGCGTAAGTGACGGTACCTGCAGAAGAAGCGC
CGGCTAACTACGTGCCAGCAGCCGCGGTAATACGTAGGGTGCGAGCGTTGTCCGGAATTACTGGGCGTAAAGAGCTCGTA
GGCGGTTTGTCGCGTCGTCTGTGAAATCTGGGGGCTCAACCCCCAGCCTTGCGGGTGGGATACGGGCAGACTTGAGTACTCA
GGGGAGACTGGAATTCCTGGTGTAGCGGTGAAATGCGCAGATATCAGGAGGAACACCGGTGGCGAAGGCGGGTCTCTGGG
CAGTACTGACGCTGAGGAGCGAAAGCGTGGGGAGCGAACAGGATTAGATACCCTGGTAGTCCACGCCGTAAACGGTGGGCG
TACTAGGTGTGGGTTCCTTCCACGGAGTCGCAGCTAACGCATTAAGTACCCCGCCTGGGGA

感染病原高通量基因检测报告单

检测结果

检出细菌列表

类型[a]	属			种		
	中文名	拉丁文名	检出序列数[b]	中文名	拉丁文名	检出序列数[b]
G^+	诺卡菌属	*Nocardia*	8	化脓诺卡菌	*Nocardia abscessus*	3
G^-	奈瑟菌属	*Neisseria*	4	-	-	-

类型：G^+（革兰氏阳性菌）/G^-（革兰氏阴性菌）

图 6-3　质谱检测结果提示脓肿诺卡菌

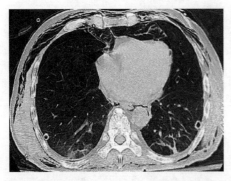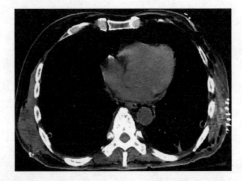

图 6-4　肺移植术后

两侧胸腔见引流管影，两侧气胸，左侧为著；两肺散在渗出，两肺下叶为著；两侧颈部、胸壁间及纵隔积气（2018 年 8 月 26 日）。

上述高危因素[4]。Peleg 等研究发现泼尼松每日 20mg 超过 1 个月或甲泼尼龙 1g 冲击治疗连续超过 2 次为诺卡菌独立的高危因素[5]，诺卡菌主要经呼吸道或破损皮肤、黏膜形成局部的感染，部分可播散至脑、肝、肾等部位。由于诺卡菌感染的微生物学、影像学和临床表现不典型，易与结核分枝杆菌和曲霉菌等引起的感染混淆。诺卡菌的诊断主要依据病原学结果，其培养基和培养周期与普通细菌不同，故培养阳性率较低。所以容易造成误诊、漏诊。磺胺类药物长期作为诺卡菌病治疗的一线用药[6]，随着抗菌药物的发展，阿米卡星、头孢曲松、亚胺培南、利奈唑胺等抗菌药物也被推荐用于诺卡菌病的治疗[7]。

药敏情况：国内外研究报道发现，诺卡菌种属多样化及地域差异是导致药敏多变的主要原因，在多个国家均出现诺卡菌属对磺胺类耐药的报道，耐药率为24%～61%[8]。由此可见，除重症肺炎引起脓毒症、低氧血症以及全身多器官功能障碍等导致病情过重的因素，单独应用磺胺类药物导致病原菌耐药也可能是重症诺卡菌肺炎疗效欠佳的原因之一。故该病例我科使用多种药物联合治疗诺卡菌，取得较好的效果。

通过对本病例的回顾和文献的学习，让我们深刻认识到临床上遇到肺部感染，特别是免疫抑制患者，当一般抗细菌药物及抗真菌药物治疗效果不理想时，需注意考虑诺卡菌病，二代测序方法提高了重症感染诊断水平。

（胡妍婷，黄曼　浙江大学医学院附属第二医院）

专业点评

诺卡菌感染常见危险因素包括肿瘤、器官移植、慢性阻塞性肺疾病、人类免疫缺陷病毒感染、长期使用激素及免疫抑制剂等，其中激素治疗是诺卡菌感染的主要风险因素；确诊有赖于病原学培养。诺卡菌生长速度偏慢，且常被快速生长细菌所抑制，培养阳性率低。二代基因测序技术（NGS）可显著提高抗感染治疗的精准度和成功率。本病例充分体现 NGS 在感染性疾病临床诊疗中的价值。磺胺类药物本是诺卡菌病治疗的首选，但近年来耐药率有增加趋势，且药敏结果与实际疗效有差距。阿米卡星和利奈唑胺体外敏感性可达 100%，因此有学者提出，阿米卡星可替代磺胺成为诺卡菌感染的首选，且主张在病情危重及免疫功能抑制患者联合用药。本病例就采取这种治疗策略，最终取得救治成功。

（张泓　安徽医科大学第一附属医院）

参考文献

［1］Goldberg B, Sichtig H, Geyer C, et al. Making the leap from reseach laboratory to clinic: challenges and opportunities for next generation sequencing in infection disease diagnostics［J］. MBio, 2015, 6（6）: e01888-01815.

［2］FIore R N, Goodman K M. Precision medicine ethics: selected issues and developments in next generation seqnenciong clinicaloncology and ethics［J］. Current Opinion in Oncology, 2016, 28（1）: 83-87.

［3］Luthra R, Chen H, Roy-Chowduris S, et al. next-generation sequencing in clinical molecular diagnosetics of cancer:advantages and challenges［J］.Cancer（Basel）, 2015, 7（4）: 2023-2036.

［4］Ambrosioni J, Lew D, Garbion J. Ncoardiosis: updated clinical review and experience at a tertiary center［J］. Infection, 2010, 38（2）: 89-97.

［5］Peleg A Y, Husain S, Qureshi ZA, et al. Risk factors, clinical characteristics, and outcome of Nocardia infeetion in organ transplant recipients: a matched case-control study［J］. Clin Infect Dis, 2007, 44（10）: 1307-1314.

［6］Welsh O, Vera-Cabrera L, Salinas-Carmona M C. Current treatment for Nocardia infection［J］. Expert Opin Pharmaco, 2013, 14（17）:2387-2398.

［7］Uhde K B, Pathak S, Mccullum I, et al. Antimicrobial-Resistant Nocardia isolates, Uuint States, 1995-2004［J］. Clinlinfect Dis, 2010, 51（12）: 1445-1448.

［8］宋秀杰, 路聪哲, 顾珏, 等.84 例肺诺卡菌病文献回顾性分析 1979—2011［J］. 临床肺科杂志, 2013, 18（12）: 2280-2282.

中年女性进行性呼吸困难

1. 病例摘要

患者，女性，42 岁，主因"咳嗽、咳痰 1 个月余，加重伴喘憋、发热半月"于 2018 年 8 月 7 日收入航天中心医院重症医学科。患者入院前 1 个多月无明显诱因出现咳嗽、咳痰，为白色黏痰，易咳出，伴乏力、胸闷。自服咽炎片及中药治疗，效果不佳。7 月 24 日就诊当地县医院，完善胸部 CT 检查提示双肺渗出性改变（图 7-1），给予头孢类抗生素治疗，痰量减少，转为干咳，余无明显好转。7 月 27 日就诊于山西医科大学第二医院，查 C 反应蛋白 28.72mg/L，红细胞沉降率 98mm/h；血常规：白细胞计数 12.21×10^9/L，中性粒细胞百分比 82.4%，淋巴细胞百分比 8.2%。抗核抗体 1: 320cs，抗 Ro-52 抗体强阳性，胸部 CT 提示间质性改变，且胸膜增厚（图 7-2），结合辅助检查考虑间质性肺炎，给予美罗培南、替考拉宁及甲泼尼龙 40mg 每 12 小时静脉输注一次。治疗期间患者逐渐感喘憋，并间断发热，最高体温达 39℃，呼吸困难逐渐加重。8 月 6 日转诊至北京某三甲医院，复查胸部 CT 提示肺部感染（图 7-3），甲流、乙流抗体及核酸筛查阴性。查血气提示氧分压明显降低，为进一步治疗，转入我科。发病以来精神差，纳差，大小便正常，体重减轻 3kg。既往体健，个人婚育及家族史均无特殊。

入我科查体：体温 39℃，脉搏 102 次 / 分，呼吸 46 次 / 分，血压 115/72mmHg，意识清，精神差，口唇发绀，呼吸急促，肋间隙无增宽、狭窄，双肺叩诊过清音，可闻及干湿啰音，未闻及胸膜摩擦音。心律齐，各瓣膜听诊区未闻杂音，未闻及心包摩擦音。腹部及四肢无异常。双下肢无水肿。血气分析：pH 7.54，二氧化碳分压 28mmHg，氧分压 47mmHg（吸氧浓度 61%）。血常规：白细胞计数 15.39×10^9/L；淋巴细胞百分比 4.1%；中性粒细胞百分比 91.3%；红细胞计数 3.37×10^{12}/L；血红蛋白 107g/L；血小板计数 317×10^9/L。生化：钾 3.37mmol/L ↓；钠 133.5mmol/L ↓；氯 98.0mmol/L ↓；尿素 2.3mmol/L；肌酐 50.8μmol/L；尿酸 154.1μmol/L；谷丙转氨酶 49.1U/L ↑；谷草转氨酶 29.5U/L；总蛋白 53.90g/L ↓；白蛋白 34.20g/

L↓；γ谷氨酰转肽酶 55.0U/L↑；总胆红素 19.2μmol/L↑；直接胆红素 8.2μmol/L↑；间接胆红素 11μmol/L；肌酸激酶 230U/L。凝血：纤维蛋白原 4.74g/L；凝血酶原时间 19.7 秒↑；活化部分凝血活酶时间 27 秒；D- 二聚体 1022μg/L↑；纤维蛋白原降解产物 10.1μg/mL。24 小时尿蛋白定量 0.502g/24h↑；C 反应蛋白 142.1mg/L↑；红细胞沉降率 78mm/h↑；铁蛋白 346ng/mL↑。免疫相关：抗核抗体 1 160cs，抗 Ro-52 抗体阳性，其余抗磷脂抗体、抗双链 DNA 抗体、抗中性粒细胞胞质抗体、抗着丝点抗体、抗核小体抗体、组蛋白抗体、抗增殖细胞核抗原抗体均阴性。类风湿因子、抗核周因子、抗角蛋白抗体、抗环瓜氨酸肽抗体、抗突变型瓜氨酸波形蛋白抗体阴性。抗 SSA/SSB 抗体、抗 Jo-1 抗体、抗 Scl-70 抗体、抗 Sm 抗体均阴性。补体 C3、C4 正常，B 因子 0.46g/L↑（参考值 0.1 ~ 0.45g/L）。免疫球蛋白：IgA 406.0mg/dL↑（参考值 70 ~ 400mg/dL），IgE 107.0U/mL↑（参考值 0 ~ 100U/mL），IgG 1050mg/dL（参考值 700 ~ 1600mg/dL），IgM 257mg/dL↑（参考值 40 ~ 230mg/dL），β1 球蛋白 5.8%（参考值 4.7% ~ 7.2%），β2 球蛋白 7.2%↑（参考值 3.2% ~ 6.5%），ALB 44.4%↓，α1 球蛋白 7.5%↑（参考值 2.9% ~ 4.9%），α2 球蛋白 16.2%↑（参考值 7.1% ~ 11.8%），γ 球蛋白 18.9%↑（参考值 11.1% ~ 18.8%）。细胞因子：白介素 -2（IL-2）1.71pg/mL（参考值 0.08 ~ 5.71pg/mL），白介素 -4（IL-4）6.80pg/mL↑（参考值 0.10 ~ 2.80pg/mL），白介素 -6（IL-6）36.11pg/mL↑（参考值 1.18 ~ 5.30pg/mL），白介素 -10（IL-10）10.99pg/mL↑（参考值 0.19 ~ 4.91pg/mL），γ 干扰素（IFN-γ）8.42pg/mL↑（参考值 0.16 ~ 7.42pg/mL），肿瘤坏死因子 α（TNF-α）3.72pg/mL↑（参考值 0.10 ~ 2.31pg/mL）。真菌 D- 葡聚糖正常、降钙素原正常、Torch 病毒 IgM 均为阴性，呼吸道病原体 IgM 九联均阴性，巨细胞病毒 IgG 阳性。心肌标志物、脑利钠肽均正常。追问病史，患者近半年出现眼干、口干，平素无明显关节肿痛、脱发、光过敏等症状。未予重视。诊断：Ⅰ型呼吸衰竭；间质性肺炎；结缔组织病；肝功能异常；电解质紊乱。

2. 诊疗经过

患者呼吸困难，入我科后尝试储氧面罩吸氧，氧流量 10L/min，患者仍呼吸急促、费力，即给予无创呼吸机辅助呼吸，吸氧浓度 90%。从患者前三次外院影像学检查来看其肺部纤维化呈逐步进展过程，前期应用中小剂量甲泼尼龙治疗，效果欠佳，故入我科后给予大剂量甲泼尼龙 160mg/d［＞2mg/（kg·d）］静脉滴注，加用碳酸钙及骨化三醇及胃黏膜保护剂。同时给予环磷酰胺 400mg 静脉滴注，隔日一次，抑制免疫炎症反应及肺纤维化进程。使用期间给予水化、碱化，美司钠预防膀胱炎，患者已间断应用抗生素及糖皮质激素治疗 1 个余，现在还需继续免疫调节治疗，不排除肠道菌群紊乱或易位，且继发感染的风险较大，故给予亚胺培南 - 西司他丁钠联合万古霉素、卡泊芬净抗生素广覆盖抗感染治疗。给予小剂量肝素抗凝、改善循环、保肝、适当营养支持及调节电解质平衡等全面综合治疗。经治疗，患者体温峰值有所下降，体温波动在 37.5℃ 左右，呼吸频率降至 30 次 / 分以下。但仍需无创呼吸机吸氧，吸入高浓度氧来维持氧合，C 反应蛋白、红细胞沉降率、铁蛋白等炎性指标无明显下降。入院第 5 天调整甲泼尼龙至 500mg/d 冲击治疗，患者呼吸困难逐渐减轻，氧合指数逐渐升高，入院第 8 天起无创呼吸机吸氧浓度开始下调，激素减量至 240mg/d，氧合指数由最低时 67 升高至 230。停用万古霉素，继续亚胺培南 - 西司他丁钠及卡泊芬净抗感染治疗。入院第 10 天，患者体温再次升高至 39℃，呼吸困难再次加重，无创呼吸机吸氧浓度提高至 80%，氧合指数降至 180，进行细菌、真菌及病毒等病原体筛查，结果显示巨细胞病毒（cytomegalovirus，CMV）脱氧核糖核酸（deoxyribonucleic acid，DNA）载量 9.72×10^3 copies/ml。复查胸部 CT，双肺可见弥漫磨玻璃影，局部可见多发小结节模糊影。对比前片渗出减少，实变及纤维化加重（图 7-4）。考虑巨细胞病毒复燃，补充诊断巨细胞病毒感染。加用更昔洛韦 0.25g，每 12 小时一次静脉输注抗病毒治疗，同时给予抗人免疫球蛋白，增强被动免疫，减轻炎症反应。暂停环磷酰胺治疗。第 12 天体温恢复正常，呼吸较前明显稳定，无创呼吸机吸氧浓度下调至 60%。激素减量至 160mg/d。同时恢复环磷酰胺治疗，用法、剂量同前。第 15 天患者呼吸状况逐渐平稳，无创呼吸机更换为经鼻高流量吸氧，氧流速 40L/min，吸氧浓度 50%；停用抗真菌药物卡泊芬净，抗细菌药物降级为莫西沙星，抗巨细胞病毒药物更昔洛韦治疗持续。患者未在出现发热，呼吸平稳，无明显喘憋，第 18 天激素减量至 120mg/d，3 天后减量至 80mg/d。环磷酰胺累积剂量至 4g 停用。第 24 天激素减量至 60mg/d。抗巨细胞病毒治疗已足疗程，停用更昔洛韦。复查巨细胞病毒载量为 0copies/mL。第 27 天，改为鼻导管吸氧，氧流量 2L/min，激素减量至 40mg/d，停用莫西沙星。经 1 个月的治疗，患者氧合指数恢复至正常，复查胸部 CT 示双肺散在磨玻璃及实变影（图 7-5），较前片明显好转。激素改为口服制剂甲泼尼龙片，拟每周减一片，带药出院，定期复诊。

3. 分析与讨论

本例患者呼吸衰竭、间质性肺肺炎诊断明确，考虑是具有自身免疫特征的间质性肺炎（interstitial pneumonia with autoimmune features，IPAF）。

表 7-1 患者主要治疗情况

住院天数	1~4	5~7	8~9	10~11	12~14	15~17	18~20	21~23	24~26	27~30
体温（℃）	39~37.5	37.5~38	37.5~38	39~38	38~37	37	正常	正常	正常	正常
氧合指数	108~67	67~230	230	180	200	280	300	300	>300	>300
氧疗方式	无创呼吸机	无创呼吸机	无创呼吸机	无创呼吸机	无创呼吸机	高流量	高流量	高流量	高流量	鼻导管
吸氧浓度（%）	100~90	90~70	70	90	60	50	45	40	40	30
糖皮质激素（mg/d，qd）	160	500	240	240	160	160	120	80	60	40
环磷酰胺（mg/d，qod）	400				暂停	400				
抗生素	亚胺培南-西司他丁钠									
	万古霉素									
	卡泊芬净									
						莫西沙星				
				更昔洛韦						

注：qd：每日一次；qod：隔日一次。

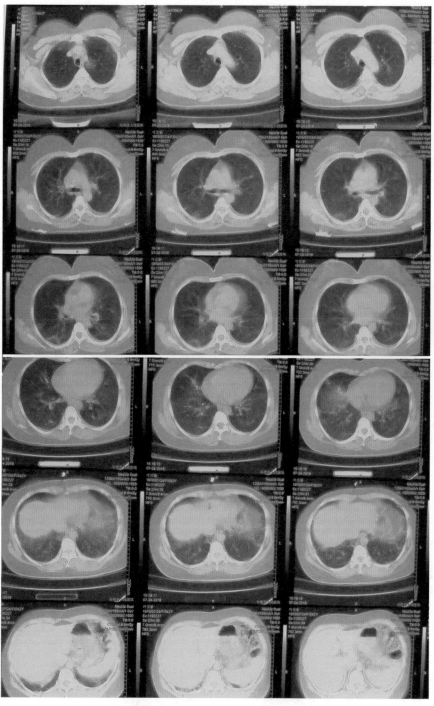

图 7-1　双肺渗出性改变（2018 年 7 月 24 日胸部 CT）

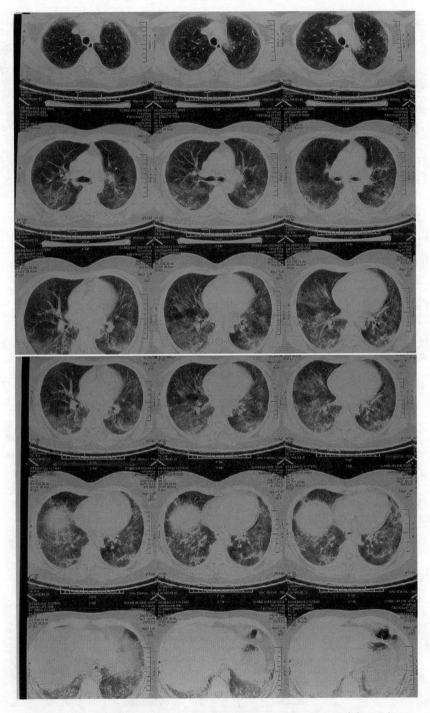

图 7-2　双肺间质性肺炎，双侧胸膜增厚（2018 年 8 月 3 日胸部 CT）

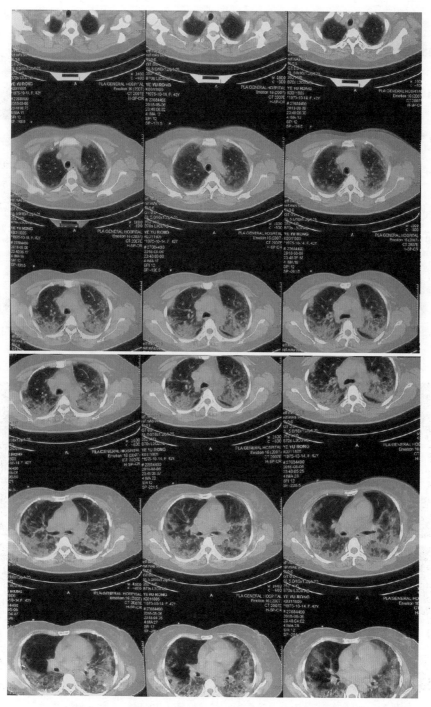

图 7-3　双肺感染性病变，双肺胸腔积液（2018 年 8 月 6 日胸部 CT）

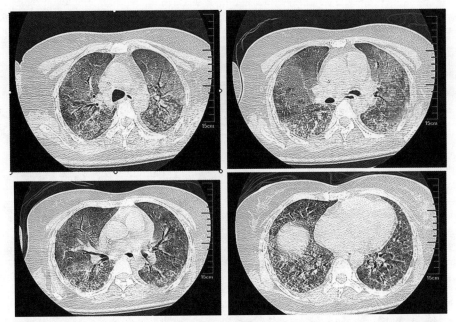

图 7-4　双肺弥漫磨玻璃影，局部可见多发小结节模糊影（2018 年 8 月 17 日肺部 CT）

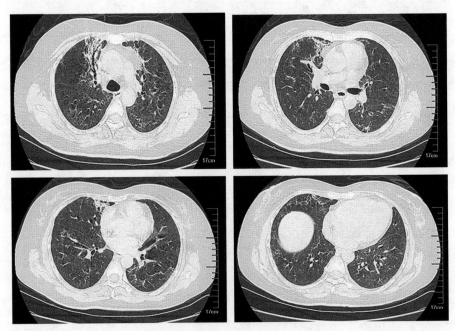

图 7-5　双肺散在磨玻璃及实变影，较前好转（2018 年 9 月 6 日肺部 CT）

间质性肺疾病（interstitial lung disease, ILD）是一类病因各异的弥漫性炎性和（或）纤维化性肺部疾病，它们具有相似的临床、影像学和组织病理学特征。发病机制尚不清楚，可能与免疫、感染、药物、化学、射线以及遗传等有关。由自身免疫紊乱引起的间质性肺疾病包括结缔组织相关性间质性肺疾病（connective tissue disease-interstitial lung disease，CTD-ILD）和具有自身免疫特征的间质性肺炎等。CTD-ILD占所有ILD患者的19%~34%，IPAF大约占所有ILD的25%[1]。

结缔组织病主要病理基础是血管和结缔组织的慢性炎症，可侵及全身多个系统，累及多个脏器。肺脏因血管等结缔组织丰富，是较易受侵犯的脏器之一。侵及呼吸系统时，疏松结缔组织可出现黏液水肿、小血管炎性坏死及类纤维蛋白变性等损伤，导致间质性肺疾病。其中约15%的CTD患者表现出ILD，多见于系统性硬化症（systemic sclerosis，SSc）、多发性肌炎/皮肌炎（polymyositis/dermatomyositis，PM/DM）、类风湿关节炎（rheumatoid arthritis，RA）、干燥综合征（sicca syndrome，SS）、系统性红斑狼疮（systemic lupus erythematosus，SLE）等结缔组织病。国外报道CTD-ILD的发生率约为[2]：SSc 40%~75%，PM/DM 5%~65%，RA 10%~50%，SS 10%~30%，SLE 3%~13%。而国内相关研究提示其中皮肌炎相关性ILD和类风湿关节炎相关性ILD最常见[3]。

临床上还有部分ILD患者除了间质性肺炎的表现外，还具备一些临床、血清学或影像学特征提示其存在潜在的自身免疫过程，但这些特征又不足以达到既定的结缔组织病的诊断标准。2015年美国胸科协会/欧洲呼吸协会将未分化结缔组织病相关间质性肺疾病命名为具有自身免疫特征的间质性肺炎[4]。IPAF患者呼吸系统症状多表现为咳嗽、咳痰及呼吸困难，少数出现发热，肺部影像多表现为非特异性间质性肺炎（nonspecific interstitial pneumonia，NSIP），以多发磨玻璃影、实变影表现为主。肺外表现包括特异性的，如常见的雷诺现象、手掌或指腹毛细血管扩张、远端手指皮肤裂纹（技工手）、手指背侧固定性皮疹（Gottrons征）等，及其他一些特异性不高的特征，如脱发、口腔溃疡、干燥症、光敏、关节痛等。老年女性为主要患病人群，欧美一些研究报道，雷诺现象和抗核抗体阳性分别是最常见的临床和血清学特征[5]。国内的研究报道则称肺外多系统表现主要为关节炎、技工手、干燥症状，血清学抗体阳性主要存在于抗核抗体、抗SS-A抗体、抗Ro-52抗体[6]。这可能暗示了地域及种族差异的影响。既往研究结果显示，随着病情进展，特异性血清学指标逐渐由阴性转为阳性，病理类型由非特异性间质性肺炎逐渐表现为普通型间质性肺炎，部分最初被诊断为IPAF的个体有可能随着时间的推移成为某种明确的CTD-ILD。同时符合IPAF诊断标准中自身免疫相关症状、血清学、形态学三方面表现的女性 IPAF 患者，提示自身免疫状态异常更为显著，转化为 CTD 的可能性更大。

有研究报道趋化因子、细胞因子等生物活性因子异常表达在 IPAF 疾病发生、发展过程中起着促成疾病或加速病情恶化的作用[7]。这些因子参与炎性反应和免疫反应，可改变血管通透性。共同作用于成纤维细胞，使成纤维细胞激活增生，成纤维细胞分化为肌成纤维细胞，产生大量胶原蛋白，可以凭借多种通路诱导肺纤维化，最终导致肺纤维化的形成，大量肺泡结构破坏。IFN-γ、TNF-α 为 Th1 细胞分泌的标志性细胞因子，IL-4、IL-6、IL-10 为 Th2 细胞的主要细胞因子之一，Th1/Th2 平衡状态在 IPAF 疾病发展中有着重要的作用，故检测 IPAF 患者血清中的细胞因子含量对于判断疗效或预测患者预后转归具有积极的作用。

该患者有口干、眼干的临床表现，无皮疹、光过敏、脱发、雷诺现象、晨僵、关节痛等典型结缔组织病相关症状。但患者从发病初至后续多次复查抗核抗体及抗Ro-52 抗体阳性。其他如肌炎自身抗体谱、肌酶谱均为阴性。抗核抗体是一组多种成分的自身抗体，在多种结缔组织病中如系统性红斑狼疮、类风湿关节炎、干燥综合征、硬皮病可呈阳性。50% 以上的 IPAF 中可发现 ANA 阳性。抗 Ro-52 抗体亦不具有特异性，IPAF 患者中 30% 能检测到抗 Ro-52 抗体。该患者高分辨肺 CT 表现为磨玻璃影及实变影，符合非特异性间质性肺炎影像学特征，同时实验室检查提示红细胞沉降率增快、铁蛋白升高，轻中度的蛋白尿，综合考虑诊断为具有自身免疫特征的间质性肺炎。

该患者氧合指数最低时仅为 67，我们 24 小时床旁监护，尽量使用无创呼吸机，实时调节呼吸机参数及面罩位置，气体可准确进入病变肺泡内部，缓解患者通气不良等临床症状，使气体在肺泡内部分布达到最佳状态，改善通气与血流比例，缓解支气管痉挛等症状。避免气管插管及体外膜肺氧合等一些有创的救治措施，保持患者的气道黏膜屏障完整，避免更严重的继发感染。

IPAF 的治疗目前无专家共识和指南推荐，治疗方法主要来源于结缔组织病相关的间质性肺疾病的经验，足量激素联合免疫抑制剂治疗为常用的治疗方案。糖皮质激素缓解间质性肺炎患者肺泡损伤程度，降低趋化因子、炎性因子、黏附因子生成量，对机体炎性反应多个环节产生抑制。同时，糖皮质激素可降低促炎酶表达能力，缓解机体炎性反应，用药早期可减轻白细胞浸润、水肿、渗出，舒张体内毛细血管，进而实现缓解临床症状的效果。该药对早期以炎性渗出为主的肺间质病变具有较为显著的治疗效果，但对肺部已病变为肺纤维化的患者治疗效果略差。而环磷酰胺作为经典的免疫抑制剂，其间断静脉用药治疗轻中度的肺间质纤维化具有较为显著的临床效果，尽早使用，可改善 IPAF 患者的肺功能。早在 2000 年美国胸科协会与欧洲呼吸学会就推荐糖皮质激素联合环磷酰胺或硫唑嘌呤作为特发性肺间质纤维化治疗的临床方案。该患者的初始治疗我们即给予激素联合环磷酰胺，抑制剧烈的全身炎症反应及肺纤维化，在炎症反应不能控制时及时给予增加激素剂量，同时给予抗生素保驾，避免继发感染。该患者入我院时 IL-4、IL-6、IL-10、TNF-α、IFN-γ 含量均为升高状态，随着治疗病情好转，复查这些指标均恢复至正常范围，符合病情病生理转归。

患者入科时查呼吸道病原九项及 Torch 病毒 IgM 均为阴性，巨细胞病毒 IgG 阳性，至入院第 10 天，患者再次发热，呼吸困难加重，胸部 CT 较前实变及纤维化加重，复查病毒相关检查，发现巨细胞病毒 DNA 载量升高。考虑为体内的潜伏病毒复燃。危重症患者机会性感染除常见的细菌、真菌，还应考虑到机会性病毒如巨细胞病毒、EB 病毒（Epstein-Barr virus，EBV）等。CMV 是疱疹病毒组的双链 DNA 病毒，人类是 CMV 的唯一自然宿主，在人群中感染很普遍，其血清阳性率为 45% ~ 100%。CMV 导致的原发性感染一般无症状或在健康人群中呈现为轻度单核细胞增多症样综合征，随后终生处于潜伏阶段。当患者免疫功能低下，如移植接受者、获得性免疫缺陷综合征和应用免疫抑制剂或激素的患者，病毒可以重新激活。CMV 病是实体脏器或是造血干细胞移植患者的最常见的感染和重要的死亡原因，也是获得性免疫缺陷综合征患者主要的机会性感染之一。CMV 在危重症疾病中复燃的比例达 22% ~ 42%，多发生在入 ICU 的 1 ~ 3 周内，而病毒复燃与较差的临床结果（病死率、重症监护病房和住院时间长、机械通气时间长、继发感染增加）相关[8]。肺受累典型表现是间质性肺炎，少数表现为肺空洞。但由于其临床表现缺乏明显特异性，且部分感染患者与基础疾病病情活动难以区分，因此病原学检查对临床上确诊 CMV 感染十分重要。这种机会性感染与机体免疫状态密切相关，该患者随着风湿活动进展及免疫抑制治疗，后期病情反复为 CMV 复燃所致。治疗上更昔洛韦是治疗 CMV 的首选药物。有研究指出更昔洛韦静脉用药两周较一周静脉或两周口服效果好[9]。多数器官或血液移植中心对 CMV 进行常规预防、监测及抢先抗病毒治疗。但对于存在免疫异常，且常需要糖皮质激素冲击治疗及免疫抑制剂联合治疗的自身免疫性疾病，目前尚缺乏针对性的 CMV 预防或是抢先治疗的指导方案。该患者在入 ICU 第 10 天，出现 CMV 复燃，治疗上应用更昔洛韦清除病毒血症，同时加用丙球来调节整体的免疫状态。随着病情稳定，激素逐渐减量，抗生素降阶梯治疗，最终逆转患者肺纤维化，病情恢复。

回顾该患者的诊疗过程，自身免疫病往往以危重病形式来到我们面前，从事急危重症救治的我们应该有准备。对于间质性肺疾病的患者尽量避免气管插管等有创操作，以保护气道黏膜屏障完整。糖皮质激素及免疫抑制剂治疗间质性肺病的疗效是肯定的，应早期且足量应用，但应预防性补钙、补钾、抗凝、保护胃黏膜，监测血象、肝肾功能，避免发生药物的毒副反应。应重视免疫抑制治疗导致的继发感染，病情变化时，除了细菌、真菌外，还应考虑到机会性病毒复燃。抓住引起病情变化的关键点，才能使患者迅速转危为安。

（刘音，薛晓艳　北京航天中心医院）

专业点评

目前经常收治影像学表现酷似肺炎但实为非感染性疾病引起的"类肺炎"病例，比如自身免疫特征的间质性肺炎（IPAF），它同时存在间质性肺病和潜在的全身性自身免疫性疾病，但是尚达不到结缔组织病的诊断标准。本例患者经治医师结合临床、血清学、肺部形态学特征及时做出 IPAF 的可能诊断，为下一步治疗打开了思路。

IPAF 的治疗要依据病情评估，若存在间质性肺炎急性加重，要考虑肺组织免疫性损伤加重，及时给予足量激素或者联合免疫抑制剂。该患者的初始治疗即给予激素联合环磷酰胺，在炎症反应控制不佳时及时增加激素剂量，显著抑制了炎症因子的释放，改善了肺功能。

IPAF 急性加重或者病情改善后再次加重，不可忽视免疫抑制治疗导致的继发感染。除应用广谱抗生素覆盖典型、非典型病原体，还要考虑病毒、肺孢子菌和真菌等感染可能。该患者病情改善后再次发热，呼吸困难加重，肺实变及纤维化进展，经治医师及时发现巨细胞病毒复燃，给予抗病毒治疗，是本病例治疗成功的关键。

（秦秉玉，王存真　河南省人民医院）

参考文献

［1］蒋捍东，陈碧 . 间质性肺疾病的再认识［J］. 中华医学杂志，2021，101（20）：1453-1457.

［2］Kawano-Dourado L, Lee J S. Management of Connective Tissue Disease- Associated Interstitial Lung Disease［J］. Clin Chest Med, 2021, 42（2）: 295-310.

［3］周明远 . 结缔组织病相关的肺间质病变临床特点分析［J］. 中外医疗，2017，3（7）：

68-70.

［4］Fischer A, Antoniou K M, Brown K K, et al. An official European Respiratory Society/American Thoracic Society research statement: interstitial pneumonia with autoimmune features［J］. Eur Respir J, 2015, 46: 976-987.

［5］Santhanam S, Mohanasundaram K, Krishnan S. Interstitial pneumonia with autoimmune features［J］. J R Coll Physicians Edinb, 2020, 50（3）: 247-255.

［6］陈健聪, 吴锡平. 具有自身免疫特征的间质性肺炎的特点［J］. 国际呼吸杂志, 2018, 38（4）: 306-310.

［7］Sambataro G, Sambataro D, Torrisi S E, et al. State of the art in interstitial pneumonia with autoimmune features: a systematic review on retrospective studies and suggestions for further advances［J］. State Eur Respir Rev, 2018, 27（148）: 170139.

［8］Imlay H, Limaye A P. Current Understanding of Cytomegalovirus Reactivation in Critical Illness［J］. J Infect Dis, 2020, 221（Suppl 1）: S94-S102.

［9］Gugliesi F, Pasquero S, Griffante G, et al. Human Cytomegalovirus and Autoimmune Diseases: Where Are We?［J］. Viruses, 2021, 13（2）: 260.

上气道梗阻 – 反复脓毒症休克
致急性呼吸窘迫综合征

1. 病例摘要

患者，女性，62 岁，主因"间断喘憋 1 天"于 2020 年 2 月 15 日急诊收入我院。患者 1 天前开始出现间断喘憋，吸气困难为主，气管异物感，伴咳嗽。"120"急诊入院后行胸部计算机化 X 线体层摄影（computerized tomography，CT）检查，示甲状腺左叶 4cm 囊实性肿物，气管受压。既往史：甲状腺肿，但因无明显症状未行特殊治疗；高血压；过敏性鼻炎。入院查体：体温 36.3℃，心率 103 次 / 分，呼吸频率 26 次 / 分，血压 116/55mmHg；喘息貌，颈部左侧可触及一光滑肿物，双肺听诊未及干湿啰音，心律齐，听诊无杂音，腹软，无压痛反跳痛，双下肢无水肿。

血气分析：酸碱度（pH）7.39，二氧化碳分压（PCO_2）41.7mmHg，氧分压（PO_2）67.6mmHg，乳酸（Lac）1mmol/L，碱剩余（BE）0.4mmol/L；血常规：白细胞计数（WBC）11.2×10^9/L，中性粒细胞百分比（NE%）78.4%，血红蛋白（Hb）135g/L，血小板（PLT）202×10^9/L。

生化：谷丙转氨酶（ALT）11U/L，谷草转氨酶（AST）19U/L，总胆红素（TBIL）18.4μmol/L，直接胆红素（DBIL）3μmol/L，肌酐（CREA）51.5μmol/L；心肌标志物：心肌肌钙蛋白 I（cTnI）0.33ng/mL，肌酸激酶 -MB 同工酶（CKMB）3.31ng/mL，肌红蛋白（MYO）< 20ng/mL；脑钠肽（BNP）19pg/mL；凝血功能：凝血酶原时间（PT）11.6 秒，活化部分凝血活酶时间（APTT）25.2s，D- 二聚体（D-Dimer）527ng/mL。

胸部 CT 检查：气管左侧可见类圆形占位，密度均匀，直径约 40mm，边界较清晰，气管受压向右侧移位（图 8-1）。诊断：急性上气道梗阻、左侧甲状腺肿物、I 型呼吸衰竭、高血压、过敏性鼻炎。

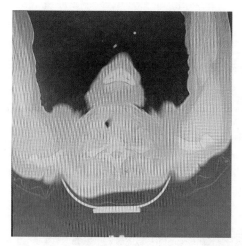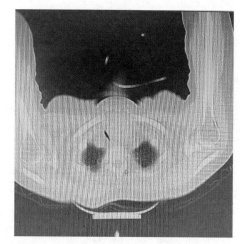

图 8-1　胸部 CT

气管左侧可见类圆形占位，密度均匀，直径约 40mm，边界较清晰，气管受压向右侧移位。

2. 诊疗经过

入急诊后第 2 天，患者症状快速进展，喘憋加重，予紧急气管插管，插管过程困难，使用儿童气管插管反复插管多次，插管内吸出粉红色泡沫痰。插管后辅助检查：血气分析（呼吸机辅助通气，吸氧浓度 100%）：pH 7.14，$PaCO_2$ 74.2mmHg，PaO_2 95.1mmHg，Lac 4.1mmol/L，BE –0.8 mmol/L；血常规：C 反应蛋白（C-Reactive Protein，CRP）71.86，WBC 6.84×10^9/L，NE% 89.6%，Hb 159g/L，PLT 302×10^9/L；生化：ALT 61U/L，AST 63U/L，TBIL 8.9μmol/L，DBIL 2.1μmol/L，CREA 73μmol/L；心肌标志物：cTnI 1650ng/mL，CKMB 17.1ng/mL，MYO 66.8ng/mL；BNP 459pg/mL；凝血功能：PT 17.2 秒，APTT 27.2 秒，D- 二聚体 3379；胸片：双侧肺水肿。突发肺水肿考虑与上气道梗阻窒息相关。

紧急经口气管插管呼吸机辅助治疗，并由耳鼻喉科医师为患者行急诊手术，术式：左侧甲状腺次全切除术，考虑患者肺部情况可能需要长时间使用呼吸机辅助通气，故同期行气管切开，并将气切口处气管软骨边缘与皮肤缝合，以避免气道分泌物污染甲状腺切口。术后入监护室情况：生命体征：心率 144 次 / 分，呼吸频率 18 次 / 分，血压 104/66mmHg［多巴胺 8μg/（kg·min），肾上腺素 0.1μg/（kg·min），去甲肾上腺素 0.12μg/（kg·min）］；血气分析（呼吸机模式 A/C，潮气量 500mL，呼吸频率 18 次 / 分，吸氧浓度 100%，呼气末正压 $8cmH_2O$）：pH 7.372，$PaCO_2$ 53.6mmHg，PaO_2 44.3mmHg，Lac 7.3mmol/L，BE 4.1mmol/L；血常规：CRP 104.8mg/L，WBC 12.19×10^9/L，NE% 87.8%，Hb 158g/L，PLT 273×10^9/L；生化：

ALT 106U/L，AST 90U/L，TBIL 14.2μmol/L，DBIL 4.9μmol/L，CREA 96.3μmol/L；心肌标志物：cTnI 1540.4ng/mL，CKMB 18.6ng/mL，MYO 106ng/mL；BNP 1671pg/mL。术后诊断：急性上气道梗阻，左侧甲状腺次全切除术＋气管造瘘术后、急性呼吸窘迫综合征（acute respiratory distress syndrome，ARDS），急性呼吸衰竭（氧合指数 44），急性非 ST 段抬高型心梗？全身炎症反应综合征，多器官功能不全（急性肾损伤、急性肝损伤）。

术后 3 小时，患者突然出现右侧面部肿胀，急拍胸片见图 8-2，考虑纵隔、皮下气肿。耳鼻喉科医师予解除颈部敷料并拆开气管造瘘缝线后仍无效，气肿快速蔓延至全身及纵隔，考虑存在气管损伤。

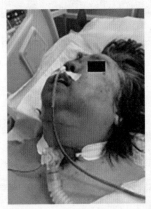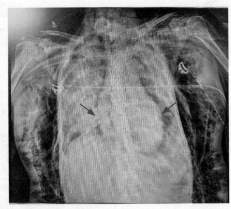

图 8-2　皮下及纵隔气肿（箭头所示）

针对气管瘘及由此出现的并发症，我们采取以下治疗方案。

（1）积极寻找气管破损位置：使用气管镜探查，但因气管插管阻碍，无法进行彻底检查，拟于高频振荡通气辅助下行硬支镜检查，但因患者氧合极差，循环不稳定而无法进行。且气管镜本身也可能加重气道损伤。

（2）降低气道压：正压通气会使得损伤处处于开放状态，一方面会持续向纵隔和皮下漏气，一方面使得破口无法愈合，因此需要尽量降低气道压。措施如下：①予患者充分镇静镇痛肌松，减少翻动。②使用肺保护性通气策略：小潮气量，高呼吸频率，以期在满足通气需求的前提下尽可能减小气道压。③减轻肺水肿：改善肺顺应性，使得患者在尽量小的气道压下获得更大的通气量；输注白蛋白后予利尿治疗；同时予乌司他丁及甲泼尼龙减轻炎症反应。

（3）旷置气管损伤处：由于无法准确定位损伤位置，只能尽可能加深插管深度，但又极易形成单肺通气，造成肺不张，所以反复调节气管插管深度。最后患者经 SICU、耳鼻喉、胸外、麻醉多学科合作，在可视喉镜、气管镜辅助下，前后 6 次更

换气管插管 / 气切套管，调整插管深度，最终寻找到既不会加重皮下气肿，也能保证双肺通气的气囊位置。

（4）抗感染治疗：患者气切口持续漏痰，污染伤口，且气道内病原菌可随纵隔皮下其中蔓延全身，因此需要加强抗感染治疗。①加强伤口护理：使用吸痰管持续负压吸引，每隔 2 小时换药，间断使用双氧水冲洗；②抗生素：首先经验性使用头孢哌酮钠舒巴坦钠（舒普深）+ 替考拉宁（他格适）+ 左奥硝唑氯化钠（优诺安），覆盖革兰氏阴性菌（gram negative bacteria，G^-）、革兰氏阳性菌（gram positive bacteria，G^+）及厌氧菌；后患者出现反复高热、寒战，伴脓毒症休克，伤口分泌物、痰液及血液先后培养出屎肠球菌、表皮葡萄球菌、黏液玫瑰单胞菌、嗜麦芽窄食单胞菌、阴沟肠杆菌、神户肠杆菌、地衣芽孢杆菌、香坊区杆菌、近平滑念珠菌，反复调整抗生素治疗方案，最后在使用替加环素 + 多黏菌素 + 万古霉素 + 醋酸卡泊芬净（科赛斯），联合人免疫球蛋白后，感染得到了控制。

（5）纠正电解质酸碱平衡紊乱。

（6）维护肝、肾等脏器功能：经治疗后，患者 ARDS 于 1 周后好转，术后 12 天，气管瘘愈合，纵隔及皮下气肿于 2 周后基本吸收，7 周后感染得到控制。但由于初期较长时间的深镇静及深气管插管，导致患者形成左下肺不张、呼吸肌无力、心理性呼吸机依赖，脱机困难。治疗上，予患者足量的能量供给，教育和鼓励患者正确的呼吸及咳痰方式，通过握力器及吹气球锻炼肌肉，在患者主诉呼吸困难，但生命体征和氧合良好的情况下，通过给患者安慰、鼓励，尽量延长每日脱机时间，在精神心理科指导下，酌情加用劳拉西泮和奥氮平（再普乐）。经约 3 周的脱机锻炼，最终达到持续脱机状态。

3. 分析与讨论

该病例诊治难点及启示：气管损伤所导致的皮下及纵隔气肿可引发张力性纵隔气肿，压迫气管、支气管、心脏、大血管，导致呼吸循环衰竭，还可能会导致纵隔及全身软组织感染，因此需要及时恰当的处置，以及强有力的抗感染治疗。

机械通气患者合并气管损伤明确诊断及治疗较为困难，需要多学科联合给予患者最佳治疗。

1）气管损伤原因　气管支气管损伤是一种可能会危及生命的临床情况，损伤原因主要包括外伤性和医源性两种[1]。在重症监护室中，医源性损伤最为常见，具体原因包括气管插管、食管或甲状腺手术、气管切开、气管镜检查、肿瘤放化疗等[2]。其中，气管插管的气道损伤发生率约为 0.005%[1]。医源性气道损伤的危险因素可分为机械性和解剖性。机械性因素包括急诊气管插管，操作不熟练，以及反复气管插管，尤其是在气管解剖异常和困难气道的情况下反复盲目用力插管，气管插管导芯使用不当，不恰当的气管插管型号，套囊过度充气，使用双腔气管插管，调整插管位置时未放松套囊，插管后护理不当，以及气管成形术中气囊过度扩张等。由于右主支气管较短、双腔管定位更困难往往需要反复移动插管所以损伤亦以右侧多见[3]。在一项纳入 182 例患者的系统回顾研究中，Miñambres 等发现，女性、年龄＞65 岁，以及急诊气管插管是最主要的危险因素[1]。双腔气管插管的气道损伤发生率为 0.05%～0.19%[4]，经皮扩张气管切开的发生率为 1%[5]。解剖性因素包括先天性气管憩室、气道或纵隔肿物导致的气管扭曲、年龄＞65 岁、女性、气管炎症、长期使用吸入激素，以及 Mounier-Kuhns 综合征。本例患者气管损伤的原因有几种可能，气道受压狭窄情况下紧急气管插管损伤，插管时因气道过于狭窄，选用了儿童气管插管；术中损伤。

2）临床表现　单纯气道黏膜撕裂的临床症状不明显，或仅有少量血痰。典型的气管支气管损伤可表现为皮下气肿、纵隔气肿或气胸[6]。偶尔会出现咯血[7]、腹腔积气[8]、心包积气、心绞痛，甚至休克[1]。由于本症多继发于严重的外伤，或呼吸衰竭后的插管操作，故常因合并其他的症状和体征而被忽视。气道损伤的表现可能是即刻出现，也有可能在拔管或调整插管后延迟发生，这有可能是因为气管插管的套囊覆盖了气管损伤处，阻止了气体漏出[9]。插管引起的气管撕裂几乎均发生于膜部，且多为纵向的裂口，长度多与套囊长度相仿（4～6cm），但亦可能因插管移位及正压通气等因素而进一步扩大；大多表现为纵隔或皮下气肿，少数可伴有气道出血。其危险性在于正压通气下可致张力性气胸而引起呼吸循环衰竭。本例患者表现为迅速发展的皮下及纵隔气肿，且严重程度会随着插管深度的变化而改变，提示了气道损伤的部位。

3）诊断　X 线片及 CT 可发现纵隔、皮下气肿和气胸，甚至气管损伤部位[10]。有时支气管周围可见气体影或有管腔阻塞征象；主支气管完全断裂会使患侧肺失去支撑，胸片表现为肺门下垂；CT 可显示合并肺不张、肺挫伤、血气胸或纵隔血肿，发现管壁缺损或变形等提示气管损伤可能，但 CT 并不比常规 X 线胸片更具诊断价值。气管镜仍然是诊断气管损伤的金标准，它不仅可以确定损伤部位及范围，还可以进行治疗[11]。但在气管插管患者中，因套囊可能会覆盖损伤处而阻碍检查，所以通常只能等待拔管后才能最终确诊。对于这样的患者，如果高度怀疑气道损伤，可以在行气管镜时将套囊放气并调整位置以便检查。如果发生了气管全层撕裂，需要通过胃镜和（或）口服造影剂后的胸 CT 评估是否合并有食管损伤和纵隔气肿[12]。

急性纵隔炎在 CT 上可表现为纵隔脂肪垫密度减低，以及纵隔积液[13]。颈部外伤伴有伤口漏气或皮下气肿者应高度怀疑气道损伤可能，及时进行纤支镜检查，盲目气管插管可能加重损伤甚至导致致命的后果。

4）气管损伤的部位及分型　气管前壁，包括软骨，或气管环之间的韧带部，是穿透伤中最常见的损伤部位[14]。大多数创伤性的气管支气管损伤发生在隆突周围 2.5cm 范围内，主支气管损伤占 85%[15]。气管插管相关的医源性损伤常为颈胸段气管膜部的纵行撕裂[14]，气管插管套囊过度充气导致的损伤主要在近端气管。

Cardillo 等人提出了一种基于气管壁损伤深度的分级方法，有助于治疗的标准化[16]。

Ⅰ度：黏膜或黏膜下层损伤，无纵隔气肿及食管损伤；Ⅱ度：损伤深入到肌层，伴有纵隔气肿，无食管损伤或纵隔炎；ⅢA度：气管全层损伤，伴有食管或纵隔软组织疝入气道，无食管损伤或纵隔炎；ⅢB度：伴有食管损伤或纵隔炎。本例患者为Ⅱ度损伤。

5）治疗　单纯气道浅表损伤（Ⅰ度）多呈自限性而无需特殊治疗，或仅需保守治疗，推荐后续使用气管镜复诊[17]。大多数急诊气道破裂穿孔则比较凶险，首先必须保持气道通畅以保证供氧并清除气道内的分泌物。对急性期漏气严重、呼吸维持困难者而全身情况不稳定的患者应在确诊后行气管插管或切开，置管通过破口或至健侧主支气管行单肺通气，但最好在纤支镜引导下插管以防损伤加重。Ⅱ度及Ⅲ度损伤需要多方面评估，以决定是否需要急诊手术或置入气道支架[18]，包括ICU、外科及肺介入小组在内的多学科合作可以使患者得到最好的治疗。

拔管后出现急性呼吸衰竭或呼吸困难的患者可能需要在气管镜引导下重新插管，将套囊放置在损伤位置之下。气管镜对于防止加重损伤非常重要[19]。如果患者因为气道损伤而无法使用机械通气，就需要体外膜肺氧合（extracorporeal membrane oxygenation，ECMO）作为过渡，等待康复或下一步手术治疗[20-21]。

（1）外科手术治疗：目前没有针对气管支气管损伤外科治疗的明确指南。通常专家建议撕裂长度 > 4cm，并且临床症状恶化者，需要进行手术治疗[22-23]。在一项回顾性研究中，39 名医源性气道损伤的患者中，有 30 名接受了开放式修补手术，其他患者进行保守治疗。作者认为对于医源性气道损伤应首选手术治疗，仅有小部分有选择的患者应该接收保守治疗[24]。如果患者的皮下、纵隔气肿和气胸不断加重，出现持续漏气，和（或）放置胸引管后仍有肺膨胀不全，就需要进行急诊手术。另外，食管壁凸入气管腔，和（或）因损伤部位在气管插管远端而导致无法进行有效机械通气，也是急诊手术的指征。急诊手术的麻醉处理至关重要，可采用清醒状态下气管插管，保留自主呼吸，这样有助于在无法保证插管到位的情况下确保供氧；如能在纤支镜引导下插管则可一次到位插管至损伤部位或至健侧主支气管；有条件的单位亦可仅将插管置于声门下而采用高频振荡通气方式以保证供氧，有助于防止插管通过破裂处引起破口进一步扩大；若气管插管不能到位，通气维持有困难则需紧急开胸，通过术者手指引导使插管进入健侧主支气管。近年来亦有借助体外循环以保证插管困难病例术中氧合的做法。

手术方式一般包括修补、对端吻合、袖型切除、肺叶或全肺切除、自体组织修补或重建等。绝大多数病例均可通过修补或对端吻合而获治愈，除极个别伴有肺实质严重损伤者外，少有需要行肺切除者。

（2）非手术治疗：Ⅰ度和Ⅱ度气道损伤，且可以自主呼吸，或需要最小呼吸机支持且气管撕裂≤2cm，或小于周径的1/3患者，可以考虑非手术治疗[1,12]。其他保守治疗标准包括：无食管损伤、纵隔积气量少、纵隔气肿或皮下气肿无加重[12]。以前对于2～4cm的气管撕裂患者是应该手术治疗还是保守治疗并不清楚。现在可以根据解剖学、临床状态、合并症和所在医院专长来决定更好的治疗方案。本例患者考虑气管破口较小，在调整插管深度后，气肿未再加重，并很快开始吸收，并且考虑患者临床状况不稳定，无法耐受有创操作，因此选择保守治疗。

在这一人群中，应定期评估的临床参数包括皮下肺气肿和呼吸状态的稳定性（例如，持续自主呼吸或可正常机械通气）。对于接受机械通气的患者，必须在支气管镜引导下确保气管插管套囊位于损伤部位的远端。在气管撕裂延伸至隆突的情况下，可以尝试单肺通气，选择插入左或右主支气管。呼吸机管理应使气道压力和呼气末正压最小化[11]。如果伴有食管损伤，应避免口服并留置胃管，或经皮胃造瘘管，以促进伤口愈合和防止误吸。此外，广谱预防性抗生素应至少使用1周或更长时间[12,24-25]。本例患者在治疗中期最主要的问题即为反复的严重感染，伤口护理十分重要，同时需根据药敏结果有针对性地及时调整抗生素治疗方案。

（3）微创治疗：以往由于合并症或严重的基础疾病的而被认为高手术风险的患者，现在可以通过微创技术进行治疗，临时放置覆膜的自膨胀金属支架（self-expandable metallic stent，SEMS）是最常用的方法。首先，支架可以机械性地阻塞气管缺损部位。其次，置入支架后会诱发局部炎症反应，形成丰富的肉芽组织，从强增强气管缺损部位的封堵。SEMS可以适应更复杂的气管或支气管形态，这是硅胶支架难以实现的。这种方法背后的原理类似于用于治疗肺移植后的气管支气管开裂。气管支架甚至可以成功地应用于以往需要通过手术方法治疗的病例[18-19,26]。待4～6周，气道损伤处充分愈合后，即可将支架取出[27]。长期置入气管支架的并发症包括但不限于：感染、支架移位、金属疲劳、肉芽组织形成导致气管狭窄和黏液堵塞。因此，一旦发现损伤愈合，应立即取出支架。比较罕见的情况下，由于大量肉芽组织的形成会影响支架的通畅和安全移除，可能需要更换新的支架。但在没有手术机会的患者中，微创介入技术的好处远超过并发症的风险。但在气道损伤部位和气管切开部位十分接近或部分重叠的情况下，可能很难或无法放置支架，因为它可能导致气切口的封闭。考虑到以上优势，如果有持续的漏气或皮下肺气肿的恶化，通常首选覆膜支架，但需要与移除时的潜在伤害风险相平衡。本例患者由于通过调整插管位置即阻止了气肿的加重，并且气道损伤在较短时间内有初步愈合表现，考虑到放置支架可能带来的二次损伤及并发症，故未使用此方法。

6）预防　在医源性损伤中，预防是关键。插管的难度随着每次失败的尝试而增加，因此对实施气管插管的医师进行严格的培训十分重要[28]；必须对气管插管的准备、导芯的放置和插管的维护进行相应的培训，包括必须在调整气管插管之前对套囊进行放气；气管插管时，导芯不能超过插管的尖端，以防止对上呼吸道和气管后壁的损伤；插管前适当使用肌肉松弛剂和镇静，有助于顺利插管及预防损伤。

手术和麻醉团队应针对特定手术步骤进行培训、对气道损伤的危险因素进行评估，以及术前制订出处理意外气道损伤的方案。对于因肿瘤行食管切除术的患者，术前应行支气管镜检查，寻找肿瘤侵犯气管的证据，以便制订手术计划[29]。在头颈部手术中，谨慎地使用电灼烧，以防止气管内和气管周围的损伤，可能有助于防止气管坏死。通过影像学和（或）支气管镜对气道解剖结构进行仔细地评估可以预防在放置和移除 SEMS 时的气管支气管损伤[27]。在对气道狭窄进行球囊支气管成形术之前，医师必须仔细检查影像学图像，以确定狭窄的长度，选择适当的球囊尺寸，并预先制订手术预案以减少并发症。在经皮扩张气管切开病例中，适当的患者选择是关键，经支气管镜引导可通过帮助正确的气管正中穿刺和气管内管退出来防止气道损伤。

7）预后　气管支气管损伤患者的预后取决于患者的基础临床状态、气管支气管损伤的程度，以及修复方式。Miñambres 等[1]研究表明，虽然气管支气管损伤在女性中更为常见，但男性的病死率较高。在他们的研究中，总病死率为 22%（$n=40/182$），但这被认为是由于潜在的呼吸衰竭因素所致，而不是与气管支气管损伤直接相关，叠加的纵隔炎会增加病死率[1]。对于延迟诊断并接受手术修补的气管支气管损伤患者，病死率会升高 2 倍。危重症患者的病死率可高达 70%，特别是在需要手术治疗的时候[11,30]。对气道损伤患者需要进行长期随访，直到确认损伤及并发症完全愈合。

8）总结　气管支气管损伤可能不像以前报道得那样罕见。它很少发生，但病死率很高。及时诊断是影响预后的独立危险因素。过去需要通过手术修复治疗的损伤现在可以通过微创技术成功治疗。这是一种很有前途的治疗策略，在手术治疗前应予以考虑；尤其是那些不符合绝对手术指征或高危手术的患者。只要采取正确的治疗方法，绝大多数病例可获得治愈。

（彭立悦，张京岚　北京安贞医院）

专业点评

该患者入院诊断明确，入院CT提示肿大的甲状腺对气管有明显的压迫，且患者有明显上气道梗阻的临床表现，此类患者为可预料的困难气道，对此类患者最重要的是维持病人的自主呼吸，预防发生紧急气道。预见到需要建立气道常需要提前做好充分的物品及人员准备。多学科协作有助于预防严重并发症的发生。困难气道抢救过程中可发生气道损伤，虽少见但若处理不得当，后果较为严重。该病例细致描述了患者的病情变化及抢救过程，对气道损伤后的气道管理及并发症防治等方面也进行了非常详尽的介绍，同时针对该病例的诊治难点，病因分析、诊治进展等方面结合相关文献做了详细的分析与解读，具有较高的临床指导意义，特别对基层医务人员可以起到提示警示的作用。

（于湘友　新疆医科大学第一附属医院）

参考文献

[1] Miñambres E, Burón J, Ballesteros M A, Llorca J, Muñoz P, González-Castro A. Tracheal rupture after endotracheal intubation: a literature systematic review [J]. Eur J Cardiothorac Surg, 2009, 35 (6): 1056-1062.

[2] Schneider T, Storz K, Dienemann H, et al. Management of iatrogenic tracheobronchial injuries: a retrospective analysis of 29 cases [J]. Ann Thorac Surg, 2007, 83 (6): 1960-1964.

[3] Kaloud H, Smolle-Juettner F, Prause G, et al. Iatrogenic ruptures ofthe tracheobronchial tree [J]. Chest, 1997, 112: 774-778.

[4] Misak V B, Berakovic A P, Vukusic I, et al. Postintubation tracheal injuries-case series and literature review [J]. Acta Clin Croat, 2012, 51 (3): 467-471.

［ 5 ］ Fikkers B G, van Veen J A, Kooloos J G, et al. Emphysema and pneumothorax after percutaneous tracheostomy: case reports and an anatomic study ［ J ］ . Chest, 2004, 125（ 5 ）: 1805-1814.

［ 6 ］ Koletsis E, Prokakis C, Baltayiannis N, et al. Surgical decision making in tracheobronchial injuries on the basis of clinical evidences and the injury's anatomical setting: a retrospective analysis ［ J ］ . Injury, 2012, 43（ 9 ）: 1437-1441.

［ 7 ］ Alassal M A, Ibrahim B M, Elsadeck N. Traumatic intrathoracic tracheobronchial injuries: a study of 78 cases ［ J ］ . Asian Cardiovasc Thorac Ann, 2014, 22（ 7 ）: 816-823.

［ 8 ］ Barnhart G R, Brooks J W, Kellum J M. Pneumoperitoneum resulting from tracheal rupture following blunt chest trauma ［ J ］ . J Trauma, 1986, 26（ 5 ）: 486-488.

［ 9 ］ Xu X, Xing N, Chang Y, et al. Tracheal rupture related to endotracheal intubation after thyroid surgery: a case report and systematic review ［ J ］ . Int Wound J, 2016, 13（ 2 ）: 268-271.

［ 10 ］ Palas J, Matos A P, Mascarenhas V, et al. Multidetector computer tomography: evaluation of blunt chest trauma in adults ［ J ］ . Radiol Res Pract, 2014, 2014: 864369.

［ 11 ］ Deja M, Menk M, Heidenhain C, et al. Strategies for diagnosis andtreatment of iatrogenic tracheal ruptures ［ J ］ . Minerva Anestesiol, 2011, 77（ 12 ）: 1155-1166.

［ 12 ］ Ross H M, Grant F J, Wilson R S, et al. Nonoperativemanagement of tracheal laceration during endotracheal intubation ［ J ］ . Ann Thorac Surg, 1997, 63（ 1 ）: 240-242.

［ 13 ］ Exarhos D N, Malagari K, Tsatalou E G, et al. Acute mediastinitis:spectrum of computed tomographyfindings ［ J ］ . Eur Radiol, 2005, 15（ 8 ）: 1569-1574.

［ 14 ］ Chen J D, Shanmuganathan K, Mirvis S E, et al. Using CT to diagnose tracheal rupture ［ J ］ . AJR Am J Roentgenol, 2001, 176（ 5 ）: 1273-1280.

［ 15 ］ Yeh D D, Lee J. Murray and Nadel's Textbook of Respiratory Medicine ［ M ］ . 6th. 2 Philadelphia, PA: Elsevier, 2016: 1354-1366.

［ 16 ］ Cardillo G, Carbone L, Carleo F, et al. Tracheal lacerations afterendotracheal intubation: a proposed morphological classification toguide non-surgical treatment ［ J ］ .Eur J Cardiothorac Surg, 2010, 37（ 3 ）: 581-587.

［17］Schneider T, Storz K, Dienemann H, et al. Management ofiatrogenic tracheobronchial injuries: a retrospective analysis of 29 cases ［J］. Ann Thorac Surg, 2007, 83（6）: 1960-1964.

［18］Yamamoto S, Endo S, Endo T, et al. Successful silicon stent forlife-threatening tracheal wall laceration ［J］. Ann Thorac Cardiovasc Surg, 2013, 19（1）: 49-51.

［19］Marchese R, Mercadante S, Paglino G, et al. Tracheal stent to repair tracheal laceration after adouble-lumen intubation ［J］. Ann Thorac Surg, 2012, 94（3）: 1001-1003.

［20］Son B S, Cho W H, Kim C W, et al. Conservative extracorporealmembrane oxygenation treatment in a tracheal injury: a case report ［J］. J Cardiothorac Surg, 2015, 10:48.

［21］Sian K, McAllister B, Brady P. The use of extracorporeal membraneoxy-genation therapy in the delayed surgical repair of a trachealinjury ［J］. Ann Thorac Surg, 2014, 97（1）:338-340.

［22］Koletsis E, Prokakis C, Baltayiannis N, et al. Surgical decision making intracheobronchial injuries on the basis of clinical evidences and theinjury's anatomical setting: a retrospective analysis ［J］. Injury, 2012, 43（9）: 1437-1441.

［23］Gabor S. Indications for surgery in tracheobronchial ruptures ［J］. Eur J Cardiothorac Surg, 2001, 20（2）: 399-404.

［24］Carretta A, Melloni G, Bandiera A, et al. Conservative and surgical treatment of acute post traumatic tracheo bronchial injuries ［J］. World J Surg, 2011, 35（11）: 2568-2574.

［25］Jougon J, Ballester M, Choukroun E, et al. Conservative treatment for postintubation tracheobronchial rupture ［J］. Ann Thorac Surg, 2000, 69（1）: 216-220.

［26］Tazi-Mezalek R, Musani A I, Laroumagne S, et al. Airway stentingin the management of iatrogenic tracheal injuries: 10-yearexperience: airway stenting in tracheal injuries ［J］. Respirology, 2016, 21（8）: 1452-1458.

［27］Mughal M M, Gildea T R, Murthy S, et al. Short-term deployment of self-expanding metallic stents facilitates healing of bronchial dehiscence ［J］. Am J Respir Crit CareMed, 2005, 172（6）: 768-771.

［28］Zakaluzny S A, Lane J D, Mair E A. Complications of tracheobronchi-alairway stents ［J］. Otolaryngol- Head Neck Surg, 2003, 128（4）: 478-488.

［29］Parekh K, Iannettoni M D. Complications of esophageal resectionand reconstruction ［J］. Semin Thorac Cardiovasc Surg, 2007, 19（1）: 79-88.

［30］Meyer M. Iatrogenic tracheobronchial lesions—a report on 13 cases ［J］. Thorac Cardiovasc Surg, 2001, 49（2）: 115-119.

体外膜肺氧合救治危重型
新型冠状病毒肺炎

自 2019 年年末以来，新型冠状病毒（COVID-19）席卷全球，重型患者在发病后一周左右出现呼吸困难和低氧血症，严重者迅速进展为急性呼吸窘迫综合征（acute respiratory distress syndrome，ARDS），救治难度大，可引起多器官功能衰竭甚至死亡。对于危重型新型冠状病毒肺炎合并重度 ARDS 患者，有创机械通气不能维持血氧分压情况下体外膜肺氧合（extracorporeal membrane oxygenation，ECMO）支持治疗是一个比较好的选择。本文报道一例 ECMO 支持下危重型新型冠状病毒肺炎合并重度 ARDS 抢救成功的患者，并结合文献进行讨论。

1. 病例摘要

患者，男性，54 岁，于 2020 年 1 月 19 日从武汉返乡，以"发热 13 天"为主诉于 2020 年 1 月 26 日收入信阳市中心医院，患者 2020 年 1 月 13 日无明显诱因出现畏寒、发热，体温 38.1℃，未给予治疗。2020 年 1 月 23 日病情加重，体温最高39℃，伴全身肌肉酸痛及胸闷、胸痛，自行口服退热药及头孢类抗生素。入院时测体温 39.1℃，双肺闻及湿啰音。

查血常规提示：白细胞计数 6.69×10^9/L，淋巴细胞计数 1.17×10^9/L；肝功能指标：谷草转氨酶 19U/L，谷丙转氨酶 12U/L，乳酸脱氢酶 206U/L；肾功能：尿素氮 3.3μmol/L，肌酐 76mmol/L；炎症反应标志物：降钙素原 0.11ng/mL，C 反应蛋白 54.86mg/L；血气分析：pH 7.41，氧分压（PaO_2）91mmHg，二氧化碳分压（$PaCO_2$）39mmHg，吸入气中的氧浓度分数（FiO_2）21%；胸部 CT：右下肺感染性病变，双下肺慢性炎症。

2. 诊疗经过

入院后采集患者口咽拭子行新型冠状病毒核酸检测提示阳性，随后转入信阳市第五人民医院隔离治疗。住院后予鼻导管吸氧，洛匹那韦/利托那韦软胶囊（400mg/100mg）12 小时/次＋利巴韦林 0.5g 12 小时/次＋莫西沙星 0.4g 1 次/日＋

头孢哌酮舒巴坦 3g 8 小时 / 次联合抗感染，甲泼尼龙 40mg 12 小时 / 次，抑制过度炎症反应。治疗期间患者病情加重并出现活动后胸闷、气短，监测血氧饱和度下降至 87%（氧流量 5L/min），血气分析：PaO_2 58mmHg，$PaCO_2$ 39mmHg，FiO_2 41%，于 2020 年 1 月 30 日更换为经鼻高流量氧疗，血氧饱和度上升到 95% 左右（FiO_2 50%）。2 月 3 日患者血氧饱和度再次下降至 81%（高流量氧疗 FiO_2 100%），立即予经口气管插管机械通气。有创机械通气后患者血氧饱和度仍难以维持，氧合指数 100mmHg 左右（呼吸机条件：△ Pi 16cmH_2O，PEEP 14cmH_2O，F 20 次 / 分，FiO_2 100%），肺顺应性 24mL/cmH_2O。复查血常规提示：白细胞计数 14.1×10^9/L，淋巴细胞计数 0.37×10^9/L；胸部 X 线提示双肺斑片状阴影较前增多（图 9-1A）。调整治疗方案联用阿比多尔抗病毒治疗。并于 2 月 3 日 14:00 行 V-V ECMO 辅助治疗。在 B 超引导下通过右股静脉置入流入套管，右颈静脉置入流出套管，静脉管采用 21F，动脉管采用 17F，静脉置管深度 42cm，动脉置管深度 15cm。

ECMO 治疗期间情况：①镇痛镇静管理：该患者在 ECMO 运转期间给予适当深镇静治疗（RASS 评分 2 ～ 3 分），给予每日唤醒，评估神志及脑功能情况。②抗凝：肝素钠 1.25WU 稀释至 50mL 持续泵入，每 3 小时复查凝血功能，维持 APTT 在 50 ～ 60 秒。③血管活性药物的应用：该患者早期合并循环功能不稳定，给予去甲肾上腺素 0.067 ～ 0.17μg/（kg·min）泵入维持收缩压在 100 ～ 120mmHg。在 ECMO 治疗期间去甲肾上腺素逐渐减停。④ ECMO 管理：每 4 小时复查血气分析，根据患者血氧饱和度和血压水平调整 ECMO 转速在 2500 ～ 3000 转 / 分，血流量控制在 3.0 ～ 4.5L/min；气流量 2 ～ 5L/min 维持 $PaCO_2$ 在 40mmHg 左右，SPO_2 在 95% 左右。ECMO 氧浓度早期给予 100%，治疗期间逐渐下调至 40%。⑤机械通气管理：实施保护性肺通气策略。该患者在 ECMO 治疗期间持续给予压力控制通气模式（PCV），ECMO 上机前△ Pi：18cmH_2O，PEEP 12cmH_2O，F 20 次 / 分，FiO_2 100%。ECMO 运转期间患者血氧饱和度改善明显，呼吸机条件能下调至△ Pi 12cmH_2O，PEEP 8cmH_2O，F 12 次 / 分，FiO_2 40%。始终保持气道平台压在 25cmH_2O 以下，每天监测肺顺应性及气道阻力变化。

ECMO 撤离：患者于 2020 年 2 月 8 日关闭 ECMO 氧气源，血流量下调至 2.0L/min 观察 12 小时，呼吸机参数 PCV：△ Pi：16cmH_2O，PEEP：10cmH_2O，F 12 次 / 分，FiO_2 50%，该患者血氧饱和度可维持在 97% 左右，Crs 升高至 42mL/cmH_2O，复查胸片肺部（图 9-1B）较前有好转后予以撤离 ECMO。

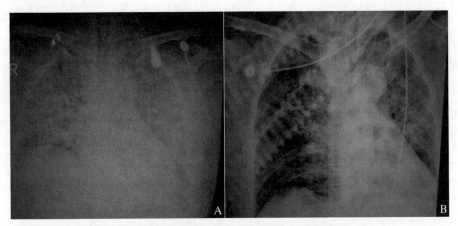

图 9-1　新型冠状病毒肺炎患者治疗前后胸部 X 线片

A. 治疗前；B. 治疗后。

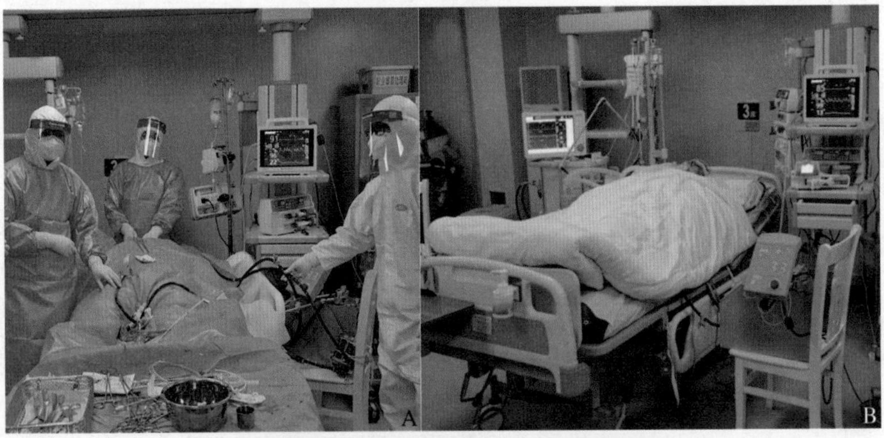

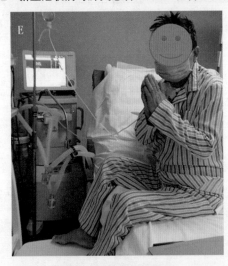

图 9-2　新型冠状病毒肺炎患者 ECMO 植管和运转期间

图 9-3　患者康复期间

患者在 ECMO 支持治疗期间未出现出血、血栓、气胸等并发症。撤离 ECMO 后给予有创机械通气状态下生命体征稳定。于 2020 年 2 月 9 日给予进皮气管切开连接呼吸机辅助通气，血氧饱和度可维持在 97%（FiO₂ 50%）。血气分析：PaO₂ 74mmHg，PaCO₂ 43mmHg，FiO₂ 50%。于 2020 年 2 月 18 日撤离呼吸机改为气管切开处吸氧，患者病情逐渐稳定逐渐进行康复锻炼（图 9-3）。再次复查血常规提示：白细胞计数 8.85×10^9/L，淋巴细胞计数 0.60×10^9/L；肝功能：谷草转氨酶 28U/L，谷丙转氨酶 30U/L，乳酸脱氢酶 286U/L；肾功能：尿素氮 6.6μmol/L，肌酐 40mmol/L；炎症反应标志物：降钙素原 0.02ng/mL，C 反应蛋白 11.4mg/L。

3. 分析与讨论

ECMO 是体外肺辅助（extracorporeal lung assist，ECLA）技术中的一种，主要用于部分或完全替代患者心肺功能，保障机体脏器供氧，为原发病治疗争取时间[1-2]。新型冠状病毒肺炎以轻症居多，多数能够痊愈，部分可进展至危重型。危重型患者在发病后一周左右出现呼吸困难和低氧血症，严重者迅速进展为 ARDS，并引起多器官功能衰竭甚至死亡，病死率约 4.3%[3-4]。对于危重症新型冠状病毒肺炎治疗，卫健委指南认为 ECMO 可作为挽救性治疗措施。

此为信阳市首例采用 ECMO 技术成功救治的危重型新型冠状病毒肺炎病例。患者病情早期评估为轻症，但是病情迅速进展，入院后第 7 天进展至呼吸衰竭。我们给予积极抗感染治疗并应用有创机械通气依然难以维持氧合。经过专家组讨论，在尚未因严重缺血缺氧而导致脏器功能不全之前给予 V-V ECMO 支持治疗并成功运转约 118 小时。在 ECMO 治疗期间循环功能逐渐趋于稳定，肝肾等多脏器功能指标基本维持在正常范围，呼吸机条件也相应下调。后续积极调整抗生素后该患者最终顺利撤出 ECMO 及呼吸机并获得良好的治疗效果。回顾该病例，由于信阳地区发展成危重型的患者数量较少以及 ECMO 技术相对复杂等原因，该技术不能得到广泛普及，相关报道也较少。该病例的成功治疗经历可能为其他危重型新型冠状病毒肺炎患者在救治过程中提供一些借鉴和参考。在 ECMO 治疗时机上目前尚无定论，我们查阅了流感病毒导致的 ARDS 相关研究，其中 Steimer Desiree A 等人[5]认为早期行 ECMO 治疗可提高患者生存率。该病例中，我们选择在患者给予最佳有创机械通气呼吸（PEEP 12cmH₂O，FiO₂ 100%）氧合指数仍小于 100 并大于 6 小时，及时启动 V-V ECMO 支持治疗。我们认为早期 ECMO 支持可以保障重要脏器供氧，同时避免长时间应用过高的机械通气条件造成呼吸机相关性肺损伤。这一点和 Vaquer S 等[6]的观点一致。此外我们认为新型冠状病毒肺炎引起的肺部损害与其他病毒性肺炎一样具有自限性，给予危重症患者尽早实施 ECMO 支持治疗，可能帮助患者平稳渡过肺部病变最严重的时期，提高危重型患者救治成功率。在 ECMO 类型上我们选择 V-V ECMO。因为该患者仅存在呼吸功能衰竭，无心脏基础疾病，床旁 B 超评估心脏收缩功能基本正常，EF 值在 67% 左右。患者在 ECMO 支持前循环功能不稳定考虑与深度镇静以及较高的呼吸机条件影响静脉回流有关。在 ECMO 管理上，我们给予密切监测凝血功能、血气及定期拍摄胸片以预防 ECMO 治疗期间出血、血栓、气胸等并发症的出现。同时超声评估每日肺部情况，评价治疗效果，为尽早撤出 ECMO 做准备。由于本文仅为个案研究，所获取的信息有限，我们也在后续研究中纳入更多相关病例危重型新型冠状病毒肺炎的 ECMO 的治疗时机、有效性、安全性以及影响预后的相关因素作进一步研究。

（孙玉宝，许明，罗宁，郑亮，芦乙滨　河南信阳市中心医院）

专业点评

COVID-19 大流行对临床医学，特别是急危重症救治提出严峻挑战。除去病患暴发式增长造成医疗卫生体系严重挤兑，单就患者个体救治中面临的技术性问题而言，也有其鲜明的特点。本病例具备危重型 COVID-19 典型特征：全身过度炎症反应重、病情进展迅速、常规治疗及常频机械通气支持疗效差等。得益于救治团队当机立断给予 V-V ECMO 支持，为患者赢得宝贵时间，使机体和脏器功能恢复；肺保护性通气，甚至是"超保护"能够得以实施，避免了应力性损伤等次生致伤因素；进而 V-V ECMO 支持还可以有效缓解严重缺氧和通气压力过高带来的右心负荷过重，持续肝素抗凝控制了内皮损伤后的原位血栓和继发栓塞症。对危重型 COVID-19 的多个病理生理环节实施干预，最终取得救治成功。

（张泓　安徽医科大学第一附属医院）

参考文献

［1］Munshi L, Walkey A, Goligher E, et al.Venovenous extracorporeal membrane oxygenation for acute respiratory distress syndrome: a systematic review and meta-analysis［J］. Lancet Respir Med, 2019, 7（2）:163-172.

［2］Brodie D, Slutsky A S, Combes A. Extracorporeal Life Support for Adults with

Respiratory Failure and Related Indications: A Review［J］. JAMA, 2019, 322（6）: 557-568.

［3］Wang D, Hu B, Hu C, et al. Clinical Characteristics of 138 Hospitalized Patients with 2019 Novel Coronavirus-Infected Pneumonia in Wuhan, China［J］. JAMA, 2020, 323（11）: 1061-1069.

［4］Huang C, Wang Y, Li X, et al. Clinical features of patients infected with 2019 novel coronavirus in Wuhan, China［J］. Lancet, 2020, 395（10223）: 497-506.

［5］Steimer D A, Hernandez O, Mason D P, et al. Timing of ECMO Initiation Impacts Survival in Influenza-Associated ARDS［J］. Thorac Cardiovasc Surg, 2019, 67: 212-215.

［6］Vaquer S, Haro C D, Peruga P, et al. Systematic review and meta-analysis of complications and mortality of venovenous extracorporeal membrane oxygenation for refractory acute respiratory distress syndrome［J］. Annals Intensive Care, 2017, 7（1）: 51.

妊娠期继发性肺结核、急性呼吸窘迫综合征

1. 病例摘要

患者，女性，28岁，主因"间断发热、咳嗽、咳痰3个月余，胸闷、憋气15天"于2016年10月11日入解放军第二〇九医院结核病科重症监护室。入院前因胸闷憋气致孕32周早产。既往体健。患者于2016年7月中旬受凉后出现发热，体温最高39.0℃，伴咳嗽、咳白色黏痰、乏力、食欲差、夜间盗汗，就诊当地医院口服止咳药物，未拍胸片及服用其他药物治疗。持续至9月20日症状未见好转，出现胸闷、憋气，伴睡眠中憋醒，未诊治。10月3日因"腹痛"在当地医院顺产一体重1500g左右女婴，产后胸闷、憋气加重，转往重症监护室行经口气管插管术及呼吸机辅助呼吸，胸部CT示双肺大面积感染性病灶，右侧胸腔积液。10月3日22:30血气：pH 7.43，二氧化碳分压44.7mmHg，氧分压57.5mmHg，碱剩余4.9mmol/L，氧饱和度87.7%，提示Ⅰ型呼吸衰竭，入北京协和医院急诊重症监护病房予呼吸机辅助呼吸（吸入氧浓度100%，呼气末正压12cmH$_2$O）、予亚胺培南-西司他丁钠、万古霉素抗感染，甲泼尼龙琥珀酸钠40mg，12小时/次，抑制炎症反应，营养支持等治疗。期间间断发热。10月4日查痰、胸腔积液结核分枝杆菌复合群DNA阳性，请我院结核科专家会诊考虑"继发性肺结核"，加用抗结核药物。10月9日换用头孢他啶抗感染，体温正常，呼吸机吸入氧浓度可降至40%，呼气末正压10cmH$_2$O，仍不能撤离呼吸机。10月11日带气管插管和右侧胸腔引流管入我院。查体：体温38.2℃，脉搏140次/分，呼吸20次/分，血压120/78mmHg。神志清楚，贫血貌，精神差，右下肺呼吸音低，右肺少量湿啰音，左肺闻及少量痰鸣音及大量湿啰音。腹部膨隆，肠鸣音3次/分，四肢中度水肿。右侧胸腔引流管引流液为黄色。国际疾病分类诊断：急性呼吸窘迫综合征、继发性肺结核、肺部感染、胸腔积液（右侧）、肝功能异常、营养不良（贫血、低蛋白血症）、产后8天。

2.诊疗经过

1）肺结核和结核性胸膜炎的诊治　妊娠期女性，发热、咳嗽、咳痰、消瘦、乏力、盗汗，外院痰结核分枝杆菌复合群 DNA 阳性，入院查血结核抗体（38kD+16kD）阳性，结核抗体（38kD）阳性，红细胞沉降率 30mm/h（参考值：0～20mm/h），痰结核分枝杆菌 DNA 阳性，痰抗酸染色阴性。γ 干扰素试验（－）。胸 CT 示两肺多发斑片影、结节影。按照《WS 288-2017 肺结核诊断》[1] 的标准诊断继发性肺结核。

胸部 CT 示右侧包裹性积液，置胸腔引流管引流出黄色胸液，外院结核分枝杆菌复合群 DNA 阳性，入院胸腔积液检查：微混浊，比重 1.22（参考值 1.025），蛋白定性（＋）（参考值阴性），细胞总数 81×10⁶/L，白细胞 28×10⁶/L，蛋白 31.5g/L（参考值 0～40g/L），氯 103.27mmol/L（参考值 99～111mmol/L），糖 3.54mmol/L（4.09～6.4mmol/L），腺苷脱氨酶 117.4U/L（4～24U/L），胸腔积液抗酸染色阴性，胸腔积液结核分枝杆菌 DNA 阳性。按照中华医学会编著的《临床诊疗指南：结核病分册》和文献报道[2] 的标准诊断结核性胸膜炎。

治疗：异烟肼注射液 0.6g，1 次 / 日；注射用利福平 0.45g，1 次 / 日（后期口服利福喷丁胶囊 0.45g，2 次 / 周）、吡嗪酰胺片 0.5g，3 次 / 日、盐酸乙胺丁醇片 0.75g，1 次 / 日抗结核。10 月 17 日因消化道出血加重，暂停抗结核药，10 月 21 日消化道出血停止后继续抗结核治疗。转至普通科室后联用左氧氟沙星 0.2g，2 次 / 日。期间动态监测肝肾功能，防止出现药物性肝肾损害，11 月 17 日出院，院外口服药物继续完成抗结核疗程。追踪病例，2016 年 12 月和 2017 年 2 月再次于普通科室住院治疗，后期遗留"包裹性胸膜炎"持续门诊治疗至 2019 年 12 月。

2）肺部感染的诊治　临床表现和前期治疗。病程中有咳嗽、咳痰、反复发热、经气管导管吸出较多黄白黏痰，血白细胞计数最高 16.12×10⁹/L，血小板计数最低 52×10⁹/L，中性粒细胞百分比最高 97.4%，淋巴细胞百分比最低 1.9%，单核细胞百分比最低 0.44%，降钙素原最高 0.69ng/mL（参考值：0～0.5ng/mL），高敏 C 反应蛋白最高 157.90mg/L（参考值：0～3mg/L）。听诊右肺闻及少量湿啰音，左肺闻及中量痰鸣音及湿啰音。据临床表现和实验室检查诊断肺部感染。外院给予呼吸机支持（吸入氧浓度 100%，呼气末正压 12cmH₂O）和联合抗感染治疗（亚胺培南 - 西司他丁钠、万古霉素抗感染，甲泼尼龙琥珀酸钠 40mg，12 小时 / 次），体温有所控制。

曲折的治疗方案调整：入院后很快再次出现反复发热，从 10 月 15 日起几乎每天发热 38℃以上，10 月 21 日为最高体温 40℃。发热时心率最高 150 次 / 分，呼吸浅快，潮气量低至 200mL 左右，发热时氧分压明显受影响，如图 10-1 和图 10-2 所示相同氧浓度下发热期间氧分压明显低于不发热时段，以至于影响早期撤机拔管的实施。故根据呼吸监测，调节压力支持最高至 22cmH₂O，吸入氧浓度 40%~50%。抗感染的方案根据病情变化不断调整，入院后在院外治疗基础上降阶梯为头孢噻肟钠舒巴坦钠 4.5g，2 次 / 日，共 7 天（10 月 11—17 日）；考虑广谱抗生素使用后为预防继发真菌感染予注射用伏立康唑，首剂量加倍，后改为 200mg，12 小时 / 次，共 7 天（10 月 12—19 日）；考虑经验性覆盖革兰氏阳性球菌，予注射用替考拉宁 400mg，前 3 剂每 12 小时给药一次，后改为 1 次 / 日，共 5 天（10 月 15—19 日）。10 月 17 日消化道出血加重，主要表现为暗红色稀便，最多时一天 1300mL，考虑不能除外"抗生素相关性腹泻"和"应激性溃疡"，暂停头孢噻肟、甲泼尼龙琥珀酸钠；10 月 19 日出现全身皮疹，考虑不除外药物性因素，停伏立康唑、替考拉宁，换用氟康唑氯化钠注射液。消化道出血停止、皮疹减轻后加用注射用美罗培南 1.0g，8 小时 / 次，注射用替考拉宁 0.4g，1 次 / 日，共 3 天（10 月 22—24 日）。细菌学资料显示 10 月 12 日、16 日、23 日痰培养见鲍曼不动杆菌；10 月 17 日、19 日、20 日、21 日、24 日分别为革兰氏阴性杆菌少量、革兰氏阴性球杆菌少量、革兰氏阴性杆菌少量至中量等；10 月 30 日革兰氏阳性双球菌偶见、革兰氏阴性杆菌少量；10 月 25 日、26 日痰培养阴性；10 月 17 日血培养结果阴性。由于细菌学资料未鉴定明确细菌谱变化，故考虑为医院获得性肺炎，始终经验性覆盖革兰氏阴性杆菌、阳性球菌和真菌。体温得到控制后抗生素调整为哌拉西林钠他唑巴坦钠，2.5g，8 小时 / 次，共 7 天（10 月 24—31 日），氟康唑氯化钠注射液 0.4g，1 次 / 日，共 12 天（10 月 19—31 日，拔管后改为口服）。

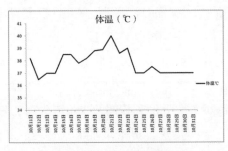

图 10-1　体温变化趋势

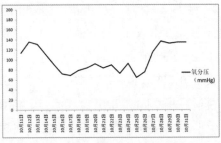

图 10-2　氧分压变化趋势

3）急性呼吸窘迫综合征的诊治　患者入院前既有胸闷憋气、呼吸困难，就诊时氧分压 57.5mmHg，呼气末正压 12cmH₂O，吸入氧浓度 100%。既往无心脏病史，胸部 CT 示双肺大量渗出影（图 10-3），根据柏林标准[3]诊断为急性呼吸窘迫综合征（acute respiratory distress syndrome，ARDS）。治疗包括：①机械通气。因入院后反复发热（38 ~ 40℃），从入院第 4 天起持续发热 9 天，伴有心率快（110 ~ 150 次 / 分）、呼吸浅快（潮气量 200mL 左右，频率 20 ~ 28 次 / 分）、氧合降低（氧浓度 40% ~ 50%，氧分压最低 66mmHg），调整呼吸机参数为压力支持 20 ~ 22cmH$_2$O，呼气末正压 10 ~ 12cmH$_2$O，吸入氧浓度 40% ~ 50%。每日监测通气参数、血气分析、计算氧合指数，通气参数和氧合指数改善后逐渐下调支持压力、呼气末正压、氧浓度至可以尝试脱机。②激素冲击。入院时延续外院治疗，甲泼尼龙琥珀酸钠 40mg，12 小时 / 次，共 5 天（10 月 12 ~ 17 日）；仍反复发热，伴痰量增多，至 10 月 21 日体温为最高 40℃，考虑小剂量激素不足以控制炎症反应，给予大剂量激素冲击，甲泼尼龙琥珀酸钠 320mg，12 小时 / 次，次日减半为 160mg，12 小时 / 次，之后每次减量 40mg，直至转科前 40mg，12 小时 / 次。冲击治疗后体温转正常，痰量减少，体温未再明显波动。③连续性血液净化治疗。从入院第 2 天开始行连续性血液净化治疗，共 9 天，记录 24 小时出入量，保证每日负平衡。停止血滤时给予利尿剂维持负平衡，观察四肢水肿逐渐消退。④俯卧位通气。呼吸浅快、潮气量低、痰多，考虑左肺渗出严重，肺泡塌陷，为促进肺复张和痰液引流，改善通换气功能，入院第 3 天起采用俯卧位通气，根据患者耐受情况，每天 2 ~ 4 小时，共 10 天，至成功撤机拔除气管导管。

4）其他并发症的诊治　①贫血、低蛋白血症：血红蛋白最低 63g/L，白蛋白最低 26g/L，输注红细胞、补充人血白蛋白，肠内外联合营养支持（肠内营养乳剂每日 500mL，其余热卡由静脉营养补充）。②产后乳房胀满，阴道少量恶露，请妇产科会诊，予炒麦芽、大剂量维生素 B$_6$ 回乳消胀，缩宫素静脉滴注促进恶露排出。③ 10 月 16 日夜间开始解暗红色稀便，量逐渐增多，考虑消化道出血，予奥美拉唑 / 泮托拉唑、尖吻蝮蛇血凝酶、卡络磺钠等抑酸止血，口服凝血酶冻干粉，同时暂停头孢噻肟、甲泼尼龙琥珀酸钠及口服药。最多时一天 6 ~ 8 次，血便量 1100 ~ 1300mL，请消化科会诊，止血、输血、止泻和调整肠道菌群（地衣芽孢杆菌胶囊、双歧杆菌乳杆菌三联活菌片），至 10 月 19 日腹泻和血便得到纠正。④ 10 月 19 日全身出现散在红色皮疹，压之褪色，不除外药物性因素，停替考拉宁、伏立康唑抗感染，予氟康唑、美罗培南抗感染，地塞米松抗炎、抗过敏，10 月 24 日调整为哌拉西林钠他唑巴坦钠联合氟康唑、替考拉宁抗感染，10 月 25 日皮疹明显消退。

经上述治疗，10 月 24 日氧分压 171mmHg，压力支持 16cmH$_2$O，吸入氧浓度 40%，氧合指数＞ 300，撤机后无喘憋，呼吸平稳，呛咳有力，感染指标下降，双肺湿啰音明显减少，体温正常，次日予拔除气管插管。10 月 26 日复查胸部 CT 示两侧肺纹理增粗、紊乱、模糊；两肺多发斑片状、结节状、网格状模糊影，右侧为著，右侧胸腔内可见弧形水样低密度及气体密度影，病灶较前有所吸收（图10-4）。10月31日白细胞降至 7.24×10^9/L，高敏C反应蛋白降至5.32mg/L，降钙素原正常，转至普通科室，继续予异烟肼、利福喷丁、乙胺丁醇、吡嗪酰胺、左氧氟沙星抗结核、头孢噻肟抗感染，行胸腔穿刺抽液等治疗，患者胸闷、憋气缓解，咳嗽、咳痰症状得到控制。经巩固治疗后于11月17日出院。复查胸部CT，左肺渗出性病灶吸收（图10-5和图10-6）。

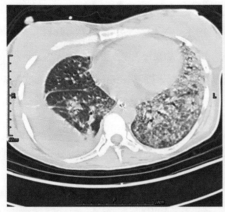
图10-3　2016年10月17日入院时CT

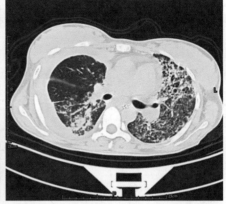
图10-4　2016年10月26日拔管后CT

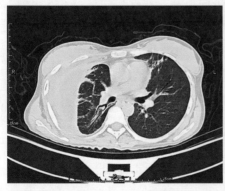
图10-5　2016年12月结核科治疗CT

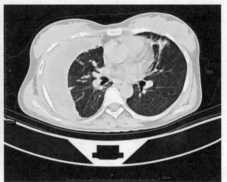
图10-6　2017年2月复查CT

3. 分析与讨论

1）妊娠期结核病的特殊性　妊娠期结核病是指从开始受孕至胎儿娩出期间发生的结核病，以继发性肺结核、血行播散型肺结核、结核性胸膜炎、淋巴结结核最为多见[4]。在世界范围内，以结核病为主的感染性疾病占孕产妇非产科原因死亡的28%[5]。本例患者既往体健，属于孕期发病，继发性肺结核与结核性胸膜炎同时存在，病情危重程度高，出现呼吸、消化等脏器功能障碍，并且严重低氧和消耗性营养不良导致早产，不仅是产科危重症，也是结核病的危重症。临床表现有明显的结核中毒症状：发热、咳嗽、盗汗、乏力等，由于担心检查治疗对胎儿的影响，未及时明确病情，以致分娩后即出现呼吸衰竭，其实孕期已有严重低氧和呼吸困难，误以为是腹部增大导致的呼吸费力，而缺氧诱发早产，延误诊治使肺部病变进展严重。

研究发现，妊娠期女性结核病的发病率是普通人群的 5 倍[6]。病情严重程度与抵抗力、生活环境、营养状况等因素相关。其发病率增高的可能机制[7]有：机体免疫系统改变、抵抗力下降及激素水平变化均可导致结核分枝杆菌的初次感染或潜伏结核病灶复燃。妊娠期母体处于免疫耐受状态，T 淋巴细胞活性降低，使结核分枝杆菌在体内繁殖，同时孕酮水平增高，使上呼吸道黏膜充血水肿，有利于细菌繁殖。孕早期母体对营养吸收差，易感染结核分枝杆菌，且感染后不易被机体清除。孕中、晚期，母体耗氧量增加导致肺过度通气，肺脏负担增加，呼吸道防御屏障减弱，分娩期用力使胸腔内压增加，黏膜充血水肿，分娩后回心血量增加，结核病容易进一步加重。因此我们看到本例患者在孕期发病，机体不能使炎症局限，持续进展，分娩后病情反而恶化，母婴均遭受不良影响。

妊娠结核的治疗原则与非妊娠结核治疗原则相同[8]，治疗用药与疗程亦不因妊娠而改变。临床观察显示即使在孕期进行积极的抗结核药物治疗可获得明显疗效，未对胎儿产生不良影响[4]。该患者确诊后胎儿已娩出，更可以放心给予规范抗结核治疗。回顾治疗过程前期的抗感染并没有使炎症反应得到控制，直到加用抗结核药物及激素治疗后，体温才恢复正常，氧浓度有下调的可能从胸部 CT 的变化来看，转到普通科室抗结核治疗后左肺渗出的吸收明显，因此可进一步证实左肺的渗出是因结核菌感染导致的炎性反应。重症监护室的支持治疗手段促进了脏器功能的恢复。而规范抗结核治疗是促进病灶吸收的关键。

2）急性呼吸窘迫综合征的治疗策略　本例患者继发 ARDS，值得鉴别的是因肺结核还是肺部感染导致。我们分析是因肺结核导致 ARDS。理由是：①结核菌可以引起强烈的变态反应使肺毛细血管通透性增强，渗出增多[9]；②经气管导管吸出下气道分泌物送检，反复查找病原均无特异性病原微生物检出，只检出鲍曼不动杆菌，是在外院反复抗感染之后的结果，应属于院内感染，呼吸衰竭在先，肺部感染为继发；③前期联合抗感染效果不明显，仍反复发热，呼吸功能障碍也未能改善，加入大剂量激素才使炎症反应得到控制，并且后期规范治疗肺结核后，左肺大面积渗出明显吸收消散。ARDS 的病死率很高，至今仍无有效的药物能够明确降低其病死率。分析本例患者治疗成功经验，主要得益于抗结核治疗的持续性和大剂量激素冲击。

①持续的抗结核治疗。初始治疗为经典抗结核方案异烟肼、利福平、乙胺丁醇、吡嗪酰胺，转普通科室联合了左氧氟沙星，构成5联抗结核。出院继续完成抗结核疗程，胸部CT显示左肺渗出完全吸收已是半年后。结核菌引起的免疫反应错综复杂，Th1和Th2细胞免疫应答同时存在，对机体保护性和致病理损伤的免疫反应相互交错，呈紊乱状态，因此其炎症反应也是强烈的。由于我们认为患者的ARDS由肺结核导致，因此杀灭结核菌是抑制变态反应持续进行的关键。转科后甲泼尼龙琥珀酸钠逐渐减量至停，抗结核治疗却需要持续足够的疗程，可见肺部炎症的吸收和抗结核药物持续杀菌作用密切相关。②大剂量激素的使用。大剂量激素冲击治疗常用在多种炎性疾病治疗和危重疾病抢救中，短时间内大剂量静脉使用，最大可至1g，连续3天后减量。在ARDS中，大剂量糖皮质激素可以减轻肺部炎症反应，减轻毛细血管通透性及降低周围阻力，促进水肿液的吸收，防止肺间质纤维化及改善低氧状态[10]。也有报道称持续小剂量甲泼尼龙琥珀酸钠1～2mg/kg，1次/日可以促进ARDS好转，但在本例患者前期小剂量激素治疗并未能显示出理想效果，故改为大剂量激素冲击，考虑到大剂量激素的副作用和对孕妇的不良影响。我们使用了中等剂量冲击，单日给药640mg，一天后减半，后续每天减量，可看到显著效果，冲击后体温即得到控制、痰量减少，说明炎症反应减轻、肺部渗出局限，因此呼吸功能改善，氧合指数较发热时升高，为成功撤机拔管创造了条件。其他治疗措施包括连续性血液净化治疗和俯卧位通气等，共同促进了肺部渗出的吸收、肺泡开放、氧合水平提升。

综上所述，妊娠期结核病是危及母婴健康的杀手，及早诊断和治疗仍有一定难度，规范的抗结核治疗可有明确效果。对于危重孕产妇的救治，生命支持手段必不可少，因继发性肺结核导致的呼吸衰竭，持续的抗结核治疗和大剂量激素冲击能够有效改善氧合，值得借鉴。

（孙云亮，苏瑾文　解放军总医院第八医学中心）

专业点评

近年来，结核病发病率在全国有上升趋势，妊娠期妇女内分泌及免疫功能都有一定改变，抵抗力下降，是结核发病的高危人群，并且容易合并其他病原体感染导致病情加重。所以需对妊娠期合并肺结核做到早期认识，及时诊治和规范的药物治疗。

本病例可归纳为以下几个特点：①诊治过程一波三折。首先，患者在规律抗结核病治疗中出现消化道出血，为治疗增加了难度。其次，患者病情中反复高热，但未发现其他病原体感染依据。②规范化抗结核治疗的必要性。患者前期抗生素联合用药无明显效果，最后病情得以控制由于规范化的抗结核治疗。③重视激素冲击治疗在 ARDS 中的作用。本病例早期小剂量糖皮质激素治疗未见效果，激素冲击治疗后炎症反应得以减轻。④强化支持治疗。本例患者病情好转除了规范化抗结核治疗同时，呼吸、循环的支持治疗也至关重要。

本病例带给我们的启示在于，针对妊娠期肺结核合并 ARDS 的重症患者中，规范化的抗结核治疗、激素冲击疗法及生命支持治疗缺一不可，在未来的临床工作中，遇到类似的患者及早启动上述治疗，可提高救治的成功率。

（黄曼 浙江大学医学院附属第二医院）

参考文献

［1］周林，刘二勇，孟庆琳，等 .《WS 288—2017 肺结核诊断》标准实施后肺结核诊断质量评估分析［J］. 中国防痨杂志，2020, 42（9）：910-915.

［2］陈效友 .《结核病分类》与《肺结核诊断》卫生行业新标准中关于结核性胸膜炎的解析［J］. 中国防痨杂志，2018, 40（3）：239-242.

［3］蒋国平，田昕，余建华 . ARDS 柏林标准发表近 7 年研究现状及展望［J］. 浙江医学，2020, 42（8）：760-769.

［4］刘琳 . 35 例妊娠期结核性胸膜炎患者临床诊疗结果分析［J］. 中国防痨杂志，2020, 42（7）：731-738.

［5］Ye R, Wang C, Zhao L, et al.Characteristics of miliary tuberculosis in pregnant women after in vitro fertilization and embryo transfer［J］. Int J Tuberc Lung Dis, 2019, 23（2）：136-139.

［6］Sugarman J, Colvin C, Moran A C, et al.Tuberculosis in pregnancy:an estimate of the global burden of disease［J］. Lancet Glob Heahh, 2014, 2（12）：e710-716.

［7］王仲元 . 结核病临床教程第一版［M］. 北京：化学工业出版社，2016：156.

［8］晋曌，王水利，代香兰，等 . 妊娠合并结核病的诊治［J］. 标记免疫分析与临床，2017, 24（7）：827-830.

［9］卢广余 . 肺结核合并急性呼吸窘迫综合征临床规范治疗体会［J］. 中国社区医师，2014, 30（21）：20-22.

［10］蒋文芳，王晓源，侯金珍，等 . 俯卧位通气对急性呼吸窘迫综合征患者腹腔压力影响的研究［J］. 中国急救医学，2018, 38（9）：799-802.

体外膜肺氧合治疗重症肺孢子菌肺炎

肺孢子菌肺炎（pneumocystis pneumonia，PCP）多发生于器官移植、放化疗、肿瘤、获得性免疫缺陷综合征（acquired immune deficiency syndrome，AIDS）等免疫功能低下患者，其病原体为肺孢子菌（pneumocystisjiroveci，PJ）。重症 PCP 患者往往伴有严重的呼吸衰竭，治疗困难，机械通气不能维持血氧分压情况下体外膜肺氧合（ECMO）支持治疗是一个比较好的选择。本文报道一例 ECMO 支持下重症肺孢子菌肺炎治愈的病例，并结合文献进行讨论。

1. 病例摘要

患者，男性，43 岁。以"确诊肾病综合征 3 个月余，咳嗽、咳痰 4 天"为主诉于 2017 年 5 月 9 日入住我院肾内科。患者于入院前 3 个月前因出现双下肢水肿及泡沫尿于我院就诊，行肾脏穿刺活检，病理示：局灶节段性肾小球硬化症（顶端型），给予口服甲泼尼龙片，每日 48mg 治疗。4 天前患者受凉后出现咳嗽、咳痰，体温最高 39.3℃，在当地卫生院给予抗感染治疗后效果不佳。遂来我院入住肾脏内科。入院时查体：神志清，精神差，体温 36.6℃，心率 80 次 / 分，呼吸 20 次 / 分，血压 130/80mmHg。肺部听诊无明显干湿啰音。

入院诊断：①肺部感染。②肾病综合征。

入院后查白细胞计数：17×10^9/L，G 试验：498.54pg/mL，GM 试验：0.628μg/L，$CD4^+$ 细胞绝对计数 344 个 /μL。胸部 CT 如图 11-1 所示。给予比阿培南 + 伏立康唑抗感染治疗，甲泼尼龙 32mg 口服。住院期间仍间断发热，体温控制不佳。复查 G 试验升高至 ≥ 600pg/mL，遂转至呼吸科，入呼吸科后调整抗生素为：美罗培南 + 莫西沙星 + 卡泊芬净。治疗 4 天后病情快速进展：持续高热，氧饱和度下降，血压下降，复查胸部 CT 如图 11-2 所示。肺部感染明显加重，遂于 2017 年 5 月 24 日紧急转入我科。

入科查体：体温 40.5℃，心率 147 次 / 分，呼吸 37 次 / 分，血压 98/59mmHg，面罩吸氧，氧流量 10L/min，指脉氧饱和度 76%，血气分析：pH 7.55，二氧化碳分压（PCO_2）33mmHg，氧分压（PO_2）43mmHg。口唇及四肢皮肤发绀，双肺呼吸音粗，左肺可闻及湿啰音，右肺可闻及干啰音，心脏听诊律齐。

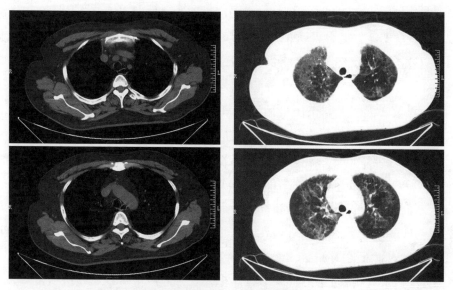

图 11-1　2017 年 5 月 9 日胸部 CT

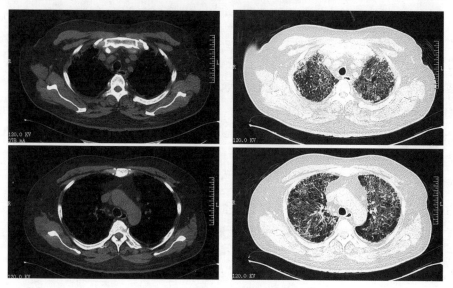

图 11-2　治疗 4 日后复查胸部 CT

2. 诊疗经过

入科诊断：①重症肺炎，Ⅰ型呼吸衰竭。②感染性休克。③肾病综合征。

入科后完善血培养、痰培养、痰液六胺银染色，结合患者有长期服用激素病史并 CD4⁺ 细胞计数 344 个 /μL，胸部 CT 可见明显铺路石征、磨玻璃影，G 试验

≥ 600pg/mL，考虑肺部肺孢子虫感染可能性大，同时该患者住院时间长不排除鲍曼不动杆菌等院内耐药革兰氏阴性杆菌导致混合感染，口唇周围有疱疹，加用抗病毒治疗，给予抗感染方案为：复方磺胺甲噁唑片＋卡泊芬净＋头孢哌酮舒巴坦＋亚胺培南＋更昔洛韦，激素：甲泼尼龙 60mg，静脉滴注。患者痰少，给予无创正压机械通气。

入我科第 2 天，无创正压机械通气氧浓度 100% 情况下氧饱和度进一步下降至 70%。给予气管插管接有创正压通气，呼吸机支持条件氧浓度 100%，呼气终末正压（PEEP）15cmH_2O。氧饱和度仍不能维持，血气分析示：pH 7.43，PCO_2 38mmHg，PO_2 41mmHg，患者有行 ECMO 适应证，无禁忌证，紧急给予 V-V ECMO 支持治疗，同时降低机械通气支持条件。ECMO 支持条件：转速 3600 转 / 分，血流速 4.1L/min，氧流量 6L/min，氧浓度 100%。PS 模式：PS 10cmH_2O，PEEP 5cmH_2O，吸入氧浓度百分比（FiO_2）40%。氧饱和度可维持于 96%。入科后第 3 天，患者锁骨上区及双侧腋下皮下气肿较前增多，查床旁胸片如图 11-3 所示，见右侧气胸，给予胸腔闭式引流术。入科后第 5 天，再次发热，考虑患者导管多，有球菌感染高危因素，且我科既往细菌流行病学显示，鲍曼不动杆菌为我科最常见耐药杆菌，给予调整抗生素为：复方磺胺甲噁唑片＋卡泊芬净＋头孢哌酮舒巴坦＋利奈唑胺＋磷霉素＋更昔洛韦治疗。后痰培养回示鲍曼不动杆菌，继续该抗感染治疗方案。

入科第 9 天，患者心率增快至 159 次 / 分，氧饱和度下降至 93%，复查胸片见图 11-3，见左侧少量气胸，给予保守治疗。后患者氧饱和度逐渐好转，给予逐渐减低 ECMO 支持条件。于入科后第 16 天，ECMO 下机。下机后氧饱和度略有下降。继续行有创正压通气。复查胸片，气胸已吸收，给予拔除胸腔闭式引流管并更换深静脉置管。第 19 天，复查胸部 CT 见图 11-4，患者肺间质纤维化明显，给予丙种球蛋白冲击治疗，共 5 天。第 26 天患者氧饱和度可，神志清，拔除气管插管。加强拍背排痰。后据患者体征，实验室检查及影像学检查调整抗生素应用。患者病情逐渐好转，于 2017 年 7 月 8 日痊愈出院。出院后 6 周复查胸部 CT 如图 11-5 所示。

3. 分析与讨论

此例患者社区发病，有新近出现的咳嗽、咳痰、发热症状，胸部影像学检查显示新发的斑片状浸润影，并除外肺结核、肺部肿瘤等其他疾病，符合社区获得性肺炎的诊断。该患者入我科后在无创机械通气情况下氧合持续恶化，需要有创机械通气治疗、呼吸频率 ≥ 30 次 / 分、氧合指数 ≤ 250mmHg，多肺叶浸润，可诊断为重症肺炎。社区获得性肺炎的临床表现多样，病情严重程度不同。重症肺炎常并发急

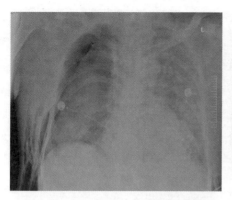
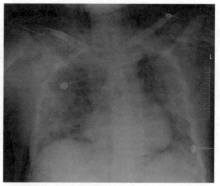

图 11-3　入科后床旁胸片，左侧第 3 天，右侧第 9 天

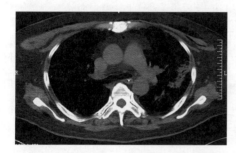
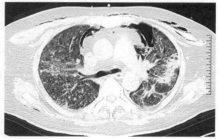

图 11-4　治疗 19 日后复查胸部 CT

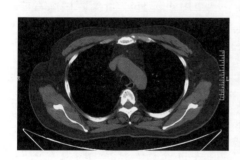
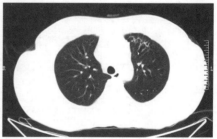

图 11-5　出院后 6 周复查胸部 CT

性呼吸窘迫综合征、脓毒性休克、多器官功能障碍综合征，甚至导致死亡。肺炎是动态过程，而胸部影像学和检验结果仅为疾病活动状态的短暂表现，一味等待病原学结果往往会延误病情，早期给予准确的病情评估及恰当的抗生素应用尤为重要。结合本例患者的流行病学资料、临床表现、胸部 CT 及实验室检查结果，虽肺泡灌洗液六胺银染色为阴性，但仍考虑其早期为肺孢子菌感染，后期并发鲍曼不动杆菌感染。肺孢子菌感染诊断较困难，确诊有赖于肺泡灌洗液六胺银染色或肺孢子菌核酸检测，而早期针对肺孢子菌治疗能减轻症状、缩短病程。患者入院后治疗效果不佳，住院时间长，后继发院内获得性肺部细菌感染。

目前治疗 PCP 常用药物为复方磺胺甲噁唑、戊烷脒、氨苯砜等，以复方磺胺甲噁唑为代表首选药物。而棘白菌素类代表药物的卡泊芬净通过抑制肺孢子菌体细胞壁 β（1，3）-D- 葡聚糖的形成，进而干扰肺孢子菌包囊细胞壁的形成，从而达到灭菌作用，是治疗肺孢子菌肺炎的二线药物。李爱新等[1]发现使用卡泊芬净联合复方磺胺甲噁唑在提高患者动脉血氧分压以及改善患者预后方面优于单使用复方磺胺甲噁唑。另有报道，对于重症 PCP 患者联合卡泊芬净和克林霉素，疗效优于单药使用卡泊芬净[2]。此例患者我们首先选用复方磺胺甲噁唑 + 卡泊芬净，取得了良好的治疗效果。

合适的机械通气应用在重症肺孢子菌肺炎患者的治疗中很重要。本例患者入科前持续鼻导管高流量吸氧、呼吸窘迫、氧合指数低，但神志清、血流动力学稳定、有自主咳痰能力、依从性好。因此入院后采用无创正压通气，之后病情进展，呼吸困难症状无改善，氧合指数持续下降，且有急性呼吸窘迫综合征证据，此时应果断给予有创机械通气并采用肺保护性通气策。高频振荡通气理论上更符合肺保护性通气策略，对患者更有益。但是我们[3]做了一项关于高频振荡通气的 Meta 分析，结果显示：与常规组相比，高频振荡通气并不能降低急性呼吸窘迫综合征患者的病死率。

ECMO 作为一种持续体外生命支持手段，用于部分或完全替代患者心肺功能，从而为原发病的诊治争取时间，对原发病本身没有直接治疗作用。因此在给予 ECMO 支持之前，应综合判断原发疾病的潜在可逆性、严重程度及进展情况，根据条件选用。ECMO 的应用国内起步较晚，前期主要应用于心脏病领域，在呼吸衰竭领域的应用则始于 2009 年新型甲型 H1Nl 在国内的大流行。ECMO 可以暂时代替肺的功能，给肺一个休息、恢复的时机，迅速改善低氧血症，提高组织的氧摄取率，从而改善机体氧代谢，降低病死率。近年来，随着 ECMO 技术的成熟，ECMO 成为一些重症呼吸衰竭患者的重要治疗手段。李敏等[4]研究发现尽早应用 V-V ECMO 可改善 ARDS 患者预后。英国的一项临床研究结果发现[5]，接受 ECMO 治疗的 H1N1 患者的病死率降低了一半。然而，法国和美国有临床研究结果[6-7]表明，ECMO 对重症呼吸衰竭救治成功率与未用 ECMO 组比较，无明显差异。

但既往 ECMO 应用集中于病毒性肺炎，针对肺孢子菌肺炎研究较少。本例患者诊断为重症肺孢子菌肺炎、呼吸衰竭、重度急性呼吸窘迫综合征，病情危重，给予了强有力及针对性的抗感染治疗、有创机械通气等处理后氧合仍未改善，氧合指数小于 80mmHg。ECMO 支持治疗的应用能够在保证供氧情况下迅速降低呼吸机支持条件，减少气压伤的发生，提供了一段肺休息的宝贵时机，为肺部感染的进一步控制，肺功能的改善创造了机会。

虽然 V-V ECMO 支持治疗能否改善重症 PCP 患者的生存率仍不明确，有待进一步大规模临床研究证实。但对于重症肺孢子菌肺炎，使用较高条件机械通气情况下仍不能维持血氧分压时，仍可考虑使用 V-V ECMO 支持治疗，为肺部感染恢复创造时间，为患者的生存争取机会。

（王海旭，韩冰，王岩，张晓娟，罗永刚，

段晓光，孙同文　郑州大学第一附属医院）

专业点评

该病例报道了一例 ECMO 支持下重症肺孢子菌肺炎治愈的病例。发病及诊疗经过记录详细。该患者是一名中年男性，既往有肾病综合征病史和长期应用激素及免疫抑制剂治疗史，此次急性发病，无创机械通气情况下氧合持续恶化，需要有创机械通气治疗，重症肺炎诊断明确。在肺泡灌洗液六胺银阴性的情况下，早期根据既往史及胸部 CT 提示的铺路石征、磨玻璃影等典型征象，考虑肺孢子菌肺炎可能性大，并根据指南建议加用了复方磺胺甲噁唑联合卡泊芬净抗感染治疗。在入科第 2 天，呼吸机支持力度较大而无法提高氧合指数时，果断采用了 V-V ECMO 支持治疗，且根据科室细菌流行病学，及时调整了抗菌方案，经过 26 天的不懈努力，痊愈出院。额外补充一点，非 HIV 感染者 PCP 起病急，病情进展快，机体炎症反应明显，易造成严重的呼吸衰竭与休克等，预后差，病死率高。卡泊芬净为新型抗真菌药物，可对肺孢菌包囊囊壁重要成分葡聚糖起到抑制作用，克林霉素具有良好的抗菌活性，对厌氧革兰氏阴性杆菌属、需氧革兰氏阳性球菌等菌属均有较强抑制作用。近期有研究表明，应用卡泊芬净与克林霉素结合治疗非 HIV 感染重症 PCP 患者能缓解机体炎症反应，减轻临床症状，增强疗效，且安全性好。

（朱曦　北京大学第三医院）

参考文献

［1］李爱新，汪雯，张彤，等 . 卡泊芬净联合复方磺胺甲噁唑治疗艾滋病合并肺孢子菌肺炎临床观察［J］. 临床荟萃，2017, 32（2）：163-166.

［2］吴超君，徐丽君 . 卡泊芬净联合克林霉素治疗重症肺孢子菌肺炎效果分析［J］.

微量元素雨健康研究, 2017, 34（3）: 85-86.

［3］王海旭, 孙同文, 万有栋, 等. 高频振荡通气治疗急性呼吸窘迫综合征的荟萃分析和试验序贯分析［J］. 中华危重病急救医学, 2015, 27（7）: 552-557.

［4］李敏, 易丽, 黄絮. 静脉—静脉体外膜肺氧合治疗肺源性急性呼吸窘迫综合征的预后因素［J］. 中华医学杂志, 2016, 96（10）: 781-786.

［5］Noah M A, Peek G J, Finney S J, et al. Referral to an extracorporeal membrane oxygenation center and mortality among patients with severe 2009 influenza A（H1N1）［J］. JAMA, 2011, 306（15）: 1659-1668.

［6］Pham T, Combes A, Roze H, et al. Extracorporeal membrane oxygenation for pandemic influenza A（H1N1）-induced acute respiratory distress syndrome:a cohort study and propensity-matched analysis［J］. Am J Respir Crit Care Med, 2013, 187（3）: 276-285.

［7］Cooper D J, Hodgson C L. Extracorporeal membrane oxygenation rescue for H1N1 acute respiratory distress syndrome:equipoise regained［J］. Am J Respir Crit Care Med, 2013, 187（3）: 224-226.

高热－憋喘－气胸－混合感染致重症肺炎

1. 病例摘要

患者，男性，17 岁，因"发热 4 天，加重伴喘憋 1 天"于 2017 年 12 月 18 日入住我院重症医学科。患者 4 天前无明显诱因出现咽痛、咳嗽，校医院给予"四季感冒胶囊"等药物治疗，无好转，并出现发热，体温最高 39.5℃，咳少量黄色黏痰，于当地诊所就诊，给予"退热针"治疗，之后体温暂时降至正常，2 天前体温再次升高，持续性发热，最高达 40℃，伴有喘憋、呼吸困难，无畏寒、寒战，无胸痛，伴有呕吐，为胃内容物，于淄博市中医院就诊，胸部 X 线片及 CT 均提示"双肺炎"，给予输液治疗（具体不详），并物理降温治疗，症状无明显减轻，遂急转我院急诊就诊，血气分析提示氧分压 44mmHg（吸氧 35%），给予吸氧、化痰、平喘、抗病毒等对症支持治疗，病情危重，为加强治疗，以"重症肺炎"收入我科。患者平素身体健康，个人史无特殊。

体格检查：体温 39.7℃；心率 137 次/分；呼吸 26 次/分；血压 96/44mmHg；血氧饱和度 79%（储氧面罩吸氧）。神志模糊，躁动，全身皮肤花斑，无皮疹或出血点，全身浅表淋巴结无肿大。结膜充血，双侧瞳孔等大等圆。口唇发绀，口腔黏膜、齿龈、咽部及扁桃体不配合检查。颈软，气管居中，甲状腺无肿大，呼吸急促，胸部叩诊清音，双肺呼吸音粗，双肺底可闻及湿啰音。心率 137 次/分，心律规整，心音可，各瓣音区未闻及杂音。腹部平坦、软，无压痛或反跳痛，肠鸣音正常。双下肢无水肿，四肢末梢凉。生理反射存在，巴宾斯基征、脑膜刺激征阴性，脑膜刺激征未引出。

血常规：白细胞计数 1.59×10^9/L，中性粒细胞百分比 43.2%，血红蛋白 135g/L，C 反应蛋白 68.96mg/L；动脉血气分析：pH 7.42，二氧化碳分压 38mmHg，氧分压 44mmHg，吸氧 35%，乳酸 1.9mmol/L。降钙素原＞ 200.0ng/mL。胸部 CT：双肺重度肺炎，脂肪肝。入院诊断：重症肺炎，病毒性可能性大，混合感染不排除、重度急性呼吸窘迫综合征（acute respiratry distress syndrme，ARDS）。

2. 诊疗经过

入科后紧急经口气管插管，接呼吸机辅助呼吸，患者氧合情况仍在持续恶化，氧合指数最低至 76.7mmHg。床旁超声见双肺弥漫 B 线，下腔静脉宽度约 1.5cm，变异度 > 50%；床旁纤支镜检查见广泛支气管黏膜充血、水肿、糜烂，部分段支气管内堵塞有血性稀薄痰液（图 12-1）。患者血压下降，考虑分布性休克，给予容量复苏并给予去甲肾上腺素 0.3μg/（kg·min）持续静脉泵入，维持血压在 98 ~ 128/65 ~ 80mmHg。予奥司他韦及美罗培南联合万古霉素治疗。并以人丙种球蛋白增强免疫力。12 月 19 日下午患者气道分泌物检查回报为 BY 阳性病毒（淄博市疾控中心）。患者严重氧合障碍、氧输送低、循环不稳定，有应用体外膜肺氧合（extracorporeal membrane oxygenation，ECMO）指征，经患者家属同意后，行 V-V ECMO 治疗，穿刺置管成功后，设置参数 2800 ~ 3000 转/分，血流量 3 ~ 3.5L/min，氧流量 2.5 ~ 3L/min，监测活化的全血凝固时间，调整肝素泵入量，观察临床出血情况。呼吸机设置小潮气量肺保护策略，患者氧分压维持在 100mmHg 左右，循环功能较前稳定。12 月 20 日患者需氧瓶 ×2 报警 G$^+$ 球菌，继续联合抗感染治疗，停用美罗培南改用头孢哌酮舒巴坦抗感染治疗。12 月 22 日患者血培养示金黄色葡萄球菌，根据药敏结果，继续给予万古霉素治疗，停用头孢哌酮舒巴坦治疗，胸片示双肺渗出性改善较前有所好转。治疗过程中血红蛋白有下降趋势，间断给予红细胞输注，未见明显出血情况。12 月 23 日，停用血管活性药物，血压 120/70mmHg 左右，为评价肺功能情况，停用 ECMO 气流，给予调整呼吸机参数为潮气量（Vt）420mL，呼气末正压（PEEP）8mmHg，吸氧浓度（FiO$_2$）40%，2 小时后查血气分析示氧合指数 197mmHg，7 小时后复查血气分析示氧合指数 196mmHg，决定撤离 ECMO，复查血气分析示氧合指数 223mmHg，PCO$_2$ 57mmHg，PO$_2$ 111mmHg（图 12-2）。12 月 24 日血常规提示血红蛋白 79g/L，较前 110g/L 明显下降，床旁 B 超提示盆腔内探及范围约 85mm×87mm 液性暗区，不排除下肢穿刺处仍有出血可能，局部予以压迫止血并补充红细胞及凝血物质，患者血红蛋白逐渐稳定。12 月 25 日，患者咳嗽后突然出现呼吸窘迫，氧饱和度降低，右侧胸廓饱满，右肺呼吸音低，尝试穿刺有气体引出，胸片提示双侧气胸、右侧为著，立即行胸腔闭式引流术，水封瓶可见气体溢出，患者氧合情况有所改善。针对气胸，患者家属要求转入上一级医院继续治疗。2018 年 1 月 4 日，转入齐鲁医院。出院诊断：重症肺炎（混合感染）、重度气胸。日后回访，患者恢复良好。

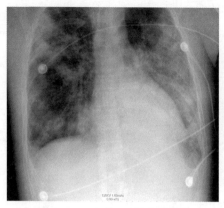
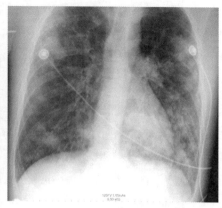

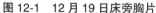

图 12-1　12 月 19 日床旁胸片　　　　图 12-2　12 月 23 日床旁胸片

3. 分析与讨论

该病例诊疗难点：①临床上混合感染所致的重症肺炎，初期诊断有一定难度，需要丰富的临床经验。② ECMO 在临床上尚不是常规治疗手段，准确把握上机及下机时机非常重要。③ ECMO 的临床使用要求一个团队，包括医护之间协调及必要时的外科干预。

启示：①混合感染所致的重症肺炎，病情进展快，治疗难度大，需积极抗感染，动用一切必要治疗手段。②使用 ECMO 治疗疾病的同时，预防并避免并发症。

ARDS 是多种因素（如创伤、感染、缺血 - 再灌注、吸入、放射性损伤、中毒等）直接或间接引起肺泡毛细血管弥漫性损伤导致肺水肿和微小肺不张，临床表现为急性呼吸窘迫和难治性低氧血症，柏林定义将氧合指数低于 100mmHg 的 ARDS 为重度。ARDS 的病死率高达 60% 左右[1]，重度 ARDS 病死率更高。该病例就是由于混合感染（流感病毒和金黄色葡萄球菌）引起重症肺炎，严重的肺内源性重度 ARDS。ARDS 的治疗主要包括原发病的治疗、机械通气、液体管理及药物治疗，本例患者发病于流感高发期，病情进展快，在抗病毒的基础上加用抗生素，并留取相关病原体资料，指导治疗，积极治疗原发病。积极给予机械通气，尽管机械通气可以挽救部分患者的生命，但可以导致呼吸机相关肺部损伤，高浓度氧的使用也可能加重肺部损伤。尽管现在已有多种肺保护性机械通气方法但病死率依然很高。当传统治疗策略无法改善患者通气 / 换气功能时，ECMO 可以作为体外高级生命支持的一种形式，起到维持患者生命的作用。尽管 V-V ECMO 不能直接治疗肺疾患，其更多的是为肺自身的恢复、药物治疗措施和其他直接的肺治疗手段争取了时间。目前国内专家对于 ARDS 是否使用 ECMO 大多采用以下标准[2]：在吸纯氧条件下，肺泡动脉氧分压差＞ 600mmHg 或氧合指数（PaO_2/FiO_2）＜ 100；Murray 肺损伤评分≥ 3.0 分；

pH < 7.2；年龄不超过 65 岁；传统机械通气时间不足 7 天；对继续积极机械通气有禁忌；不存在抗凝禁忌。著名的 CESAR 研究[3]关于 ECMO 用于 ARDS 的研究获得了显著疗效：ECMO 联合传统治疗方法组生存率明显高于传统治疗组（63% vs 47%）。Lee 等[4]研究认为，V-V ECMO 可改善急性呼吸衰竭患者预后（尤其是创伤性呼吸衰竭，生存率可达 94%），而且早期使用更能改善患者结局。ECMO 在治疗甲型 H1N1 感染导致的重症 ARDS 患者中疗效显著。Zangrillo 等[5]关于 266 名因 H1N1 所致呼吸衰竭而使用 ECMO 的研究取得了较好的成效，该研究中大多数为青年人，中位年龄为 36 岁，院内或短期病死率为 8% ~ 65%，主要取决于患者基础情况。体外生命支持组织对 ECMO 的临床应用提出了纲领建议[6]：吸入氧浓度（FiO_2）> 90%，而氧合指数（PaO_2/FiO_2）< 80，Murray 评分 3 ~ 4 分，且预期病死率超过 80% 的呼吸衰竭患者有较强的适应证；预计病死率超过 50% 的难以纠正的低氧血症者可以考虑使用 ECMO。该患者氧合情况急剧恶化，循环不稳定，经评估后，积极给予 V-V ECMO 治疗，治疗期间，依据患者肺功能改善情况，调整 V-V ECMO 及呼吸机参数，随着肺功能的改善，降低 V-V ECMO 的支持条件，逐步过渡到呼吸机支持，并顺利撤出 V-V ECMO，患者呼吸机循环功能一度稳定。患者再次出现严重气胸，呼吸及循环功能再次恶化，行胸腔闭式引流术后，患者呼吸功能趋于稳定，气胸的原因考虑与金黄色葡萄球菌感染所致肺组织损伤有关，但呼吸机支持，高 PEEP 治疗，也是参与原因之一，在日后的工作中要密切关注呼吸机相关性肺损伤，减少医源性损害。

V-V ECMO 治疗 ARDS 虽然有确切疗效，但也有不少并发症，主要包括出血、肾损伤、严重感染、中枢神经系统并发症、栓塞事件、下肢缺血、机械故障[7-8]。其中，最常见的出血是穿刺点出血，而最严重的出血为颅内出血，其主要原因与长期应用肝素抗凝及凝血因子消耗有关机体并发症主要与 ECMO 使用过程中扰乱了凝血功能和动脉搏灌注方式相关，有研究显示其发生率为 35.7%[7-8]。该患者血红蛋白进行性下降，盆腔内探及范围约 85mm × 87mm 液性暗区，考虑与穿刺点出血有关，在日后工作中，要注意选择穿刺位置，更加密切关注凝血功能，如果行 V-A ECMO 治疗，最好有相关外科干预。虽然 ECMO 可对危重患者进行生命支持，改善患者结局，随着科技的不断发展，经验的积累，ECMO 技术的使用也在不断地完善，发展前景较好，值得临床广泛推广，但其相关的致命性并发症也必须关注，选用时需权衡其利弊，充分评估病情及危险因素，加强监测，防止并发症的发生。由于 ECMO 使用过程中有较多甚至是致命性并发症，所以对于并发症的机制及处理也是当前关注的热点。

（王士富，朱红昌，张汝敏　山东淄博市中心医院）

专业点评

这是一例重症社区获得性肺炎、ARDS 患者；该患者特点：①年轻男性；②急性起病；③主要临床表现急性进行性加重的呼吸困难，高热；④实验室检查：白细胞 1.59×10^9/L，中性粒细胞百分比 43.2%，PCT > 200，血气分析严重低氧血症；⑤影像学：双肺多发片状影。

治疗措施：①氧疗，首先要解决患者严重缺氧给机体带来的危害，患者已出现呼吸急促、神志模糊、躁动，在这种情况下不适宜无创氧疗方式，当务之急必须气管插管呼吸机辅助通气。②在镇痛镇静甚至肌松的情况下滴定呼吸机参数，采取肺保护性通气策略，滴定 PEEP，在滴定 PEEP 时注意 ACP；如果 P/F < 150mmHg，可以采取俯卧位通气。这里患者由于血流动力学不稳定，因此很快使用了 ECMO，而且团队管理很好，3 天撤离 ECMO，但是对于没有 ECMO 的医院可以考虑在纠正低血压后进行俯卧位通气。③原发病的治疗非常关键，这里患者已明确是病毒感染，年轻患者病毒感染导致的重症肺炎往往合并金黄色葡萄球菌感染，不少文献已证实。因此在抗病毒的同时可以加上抗阳性菌的药物，而且患者 PCT 也非常的高，进一步提示可能合并细菌感染。④液体管理，ARDS 患者主张采取限制性液体复苏，但这个患者有血流动力学不稳定，治疗策略首先要保证大循环稳定的情况下尽量减少液体的过负荷。⑤早期肌松药的使用可以减少由于自发驱动过强导致跨肺压过高引起 P-SILI。⑥激素的使用：在炎症反应很强的情况下可以使用 3 ～ 5 天的 1 ～ 2mg/(kg·d) 的甲泼尼龙，注意监测患者的免疫指标和炎症指标，如果患者有严重免疫抑制建议尽量不用。⑦这个患者在血流动力学不稳定时是选择 V-V ECMO 还是 V-A ECMO 值得商榷。

（王瑞兰　上海市第一人民医院）

参考文献

[1] Gattinoni L, Carlesso E, Cressoni M. Assessing gas exchange in acute lung injury/ acute respiratory distress syndrome: diagnostic techniques and prognostic relevance [J]. Curr Opin Crit Care, 2011, 17（1）:18-23.

[2] Shen J, Yu W, Chen Q, et al. Continuous renal replacement therapy （CRRT） attenuates myocardial inflammation and mitochondrial injury induced by venovenous extracorporeal membrane oxygenation （VV ECMO） in a healthy

piglet model［C］. 2013 中国长江医学论坛——麻醉学与医学发展暨江苏省第十八次麻醉学学术会议 , 2013:1186-1193.

［3］Peek G J, Mugford M, Tiruvoipati R, et al. Efficacy and economic assessment of conventional ventilatory support versus extracorporeal membrane oxygenation for severe adult respiratory failure （CESAR）: a multicentre randomised controlled trial［J］. Lancet, 2009, 374（9698）: 1351-1363.

［4］Lee J J, Hwang S M, Ko J H, et al. Efficacy of Veno-Venous Extracorporeal Membrane Oxygenation in Severe Acute Respiratory Failure［J］. Yonsei Med J, 2015, 56（1）: 212.

［5］Zangrillo A, Biondi-Zoccai G, Landoni G, et al. Extracorporeal membrane oxygenation （ECMO） in patients with H1N1 influenza infection: a systematic review and meta-analysis including 8 studies and 266 patients receiving ECMO［J］. Critical Care, 2013, 17（1）: R30.

［6］Tonna J E, Abrams O, Brodie O, et al. Management of adutt patients supported with venocenous extracorporeal membrane oxygenation (VV-ECMO): Guideline from the extra worpereal life eupport organization(ELSO)［J］. ASAZO Journal, 2021, 67(6): 601-610.

［7］Sakamoto S, Taniguchi N, Nakajima S, et al. Extracorporeal life support for cardiogenic shock or cardiac arrest due to acute coronary syndrome［J］. Ann Thora Surg, 2012, 94（1）: 1-7.

［8］Zangrillo A, Landoni G, Biondizoccai G, et al. A meta-analysis of complications and mortality of extracorporeal membrane oxygenation［J］. Critical Care & Resuscitation Journal of the Australasian Academy of Critical Care Medicine, 2013, 15（3）: 172-178.

病例 13

呼吸困难—喘息—意识障碍—急性肺水肿

1. 病例摘要

患者，男，70 岁，因呼吸困难、喘息 1 天，加重伴意识障碍 4 小时，于 2017 年 2 月 9 日入住内蒙古自治区人民医院 RICU。患者 3 天前饮白酒约 500mL（具体酒度数不详），醉酒后持续睡眠 12 小时，家人未发现呕吐，1 天前无明显诱因突然出现呼吸困难、喘息，无发热、咳嗽、咳痰，无咯血，无胸痛、头痛，在家自服口服药物（具体不详），无效，未就诊。4 小时前患者呼吸困难、喘息明显加重，且出现烦躁、谵妄，大汗，立即拨打 120 急救中心电话入我院急诊，给予吸氧、平喘、利尿治疗。急诊胸部 CT（图 13-1 A1 ~ A6）双肺尖多发结节及条索，双肺磨玻璃影，肺门周围为著，双侧胸腔积液，心影增大，少量心包积液。因血氧低（SaO₂ 小于 80%）改为无创呼吸机辅助通气。患者病情无改善，收入 RICU。既往病史：5 年前行"膀胱结节切除术"，有房颤史，否认"高血压、冠心病、糖尿病"史，否认传染病史，否认外伤、输血史，否认过敏史。个人婚育及家族史均无特殊。

体格查体：体温 36.5℃，心率 69 次 / 分，呼吸 44 次 / 分，血压 160/99mmHg，指脉氧 78%（无创呼吸机氧浓度为 70%），呼唤可睁眼，问话不答，脉搏细弱，皮肤湿冷，呼吸窘迫，鼻翼煽动，出现三凹征，双侧瞳孔等大等圆，对光反射存在，口唇、颜面发绀，颈静脉怒张，双肺呼吸音增强，双肺广泛痰鸣音，呼气相低调干鸣音，心音低，心律齐，未闻及明显病理性杂音，腹部平坦，四肢末梢冰冷，甲床发绀，双下肢未见水肿。

辅助检查：①动脉血气分析（无创呼吸机氧浓度为 70%）示 pH 7.13，二氧化碳分压 58.7mmHg，氧分压 69mmHg，血钾 4.34mmol/L，碳酸氢根 15.6mmol/L，乳酸 3.2mmol/L，肺泡 – 动脉血氧分压差 301mmHg，氧饱和度 86.6%；②心电图示窦性心律，ST-T 改变；③急查化验示肌钙蛋白 I ＜ 0.01μg/L，N-端脑钠肽前体 6170ng/L。D- 二聚体 5.589μg/mL，谷丙转氨酶 241U/L，乳酸脱氢酶 450U/L，磷酸肌酸同工酶 38.8U/L；④血常规示白细胞计数 16.3×10⁹/L，中性粒细胞百分比

96.3%，淋巴细胞百分比2.2%，中性粒细胞绝对值 $15.54 \times 10^9/L$。C反应蛋白（CRP）32.9mg/L，降钙素原（PCT）4.14ng/mL。

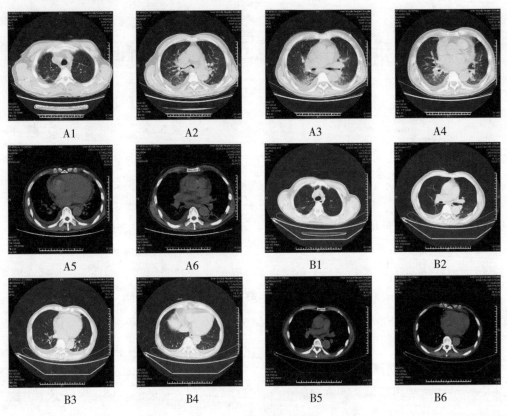

A1   A2   A3   A4

A5   A6   B1   B2

B3   B4   B5   B6

图 13-1　急诊脑部 CT

　　A1 ~ A6 患者 2017 年 2 月 9 日胸部 CT：双肺纹理紊乱，透过度减低，双肺尖多发结节及条索影，双肺弥漫磨玻璃改变，以下肺及肺门周围为著，双侧胸腔积液、心包积液、心影增大，升主动脉增宽；B1 ~ B6 患者 2017 年 2 月 15 日胸部 CT：右肺上叶、左肺下叶结节及条索，双肺下叶胸膜下磨玻璃改变，心影增大，双侧胸腔积液。

2. 诊疗经过

　　入院后考虑患者意识障碍、呼吸窘迫，无创呼吸机氧浓度调为 100% 患者血氧仍持续低（血氧饱和度低于 80%），故予经口气管插管、有创呼吸机辅助通气（SPONT 模式，吸气压 14cmH₂O，呼气末正压 5cmH₂O，氧浓度 100%），丙泊酚镇静。监测心率 65 次 / 分，血压 99/54mmHg，呼吸 24 次 / 分，血氧饱和度 91%。随后患者血压出现下降，最低 70/40mmHg，静脉补平衡盐 250mL 后血压无升高，中心静脉置管测得中心静脉压（CVP）11.6mmHg，给予呋塞米 10mg 静脉注射，改善心脏容量负荷，应用血管活性药物（去甲肾上腺素 0.2μg/kg·min）维持目标血压 MAP ≥ 65mmHg，抗休克改善循环，输注 5% 碳酸氢钠注射液纠正酸中毒。因不排除肺部感染静脉输注美罗培南 1g 8 小时 / 次，联合莫西沙星 0.4g 1 次 / 日。床旁气管镜检查：气管、支气管黏膜充血水肿，左肺各叶段支气管管腔内大量淡血性泡沫样稀薄分泌物，右肺下叶支气管内少量淡血性泡沫样稀薄分泌物。经积极抢救治疗，入院 3 小时后患者外周血氧饱和度明显改善，血压 110/60mmHg（去甲肾上腺素 0.2μg/kg·min），液体负平衡约 380mL。入院 16 小时首次晨唤醒，患者意识好转，能配合握手等简单动作。查体：体温 37.5℃，双肺呼吸音粗，背部少量湿啰音，心音低，末梢暖。液体管理方面每日负平衡 500mL~800mL。气管镜分泌物培养未见致病菌生长。2 月 12 日传染四项：梅毒螺旋体抗体阳性（＋），RPR 阴性（－），TPPA 阳性（＋），追问病史 5 年前手术史首次发现梅毒，未进一步诊治。2 月 12 日呼吸道合胞病毒、腺病毒、流感病毒 A 型、流感病毒 B 型、副流感病毒、埃克病毒、柯萨奇病毒抗体阴性（－）；支原体、衣原体抗体阴性（－），嗜肺军团菌抗体阴性（－）。2 月 13 日撤机拔管。2 月 14 日出现房颤，心室率 140 次 / 分，西地兰 0.2mg 后加美托洛尔 12.5mg 2 次 / 日，心室率维持在 60 ~ 100 次 / 分之间。2 月 15 日复查胸部 CT（图 55-1-B1~B6）较 2 月 9 日胸部 CT 明显好转。炎性指标明显下降（白细胞 7.45×10^9/L、CRP 5.58mg/L、PCT 0.3ng/mL），停用抗生素。2 月 16 日心彩超（图 13-2 C1 ~ C2）：左心增大，心功能不全，主动脉瓣返流（重度），二尖瓣反流（中度），升主动脉增宽，射血分数 47%。心内科考虑瓣膜病，不能确定是否与梅毒有关。住院 11 天，病情好转出院。出院后随访患者自觉无特殊不适，长期口服瑞舒伐他汀 10mg 1 次 / 日，琥珀酸美托洛尔缓释片 47.5mg 1 次 / 日，阿司匹林肠溶片 100mg 1 次 / 日。出院后于心内科及皮肤科随诊，一直未行冠状动脉相关检查，

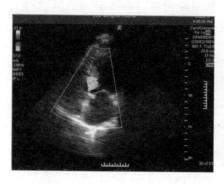
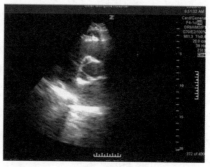

图 13-2 心脏彩超

患者 2017 年 2 月 16 日心脏彩超，升主动脉窦 / 升部 36/38mm，左心室舒张末期径 66mm，左心室收缩末期径 50mm，左心室后壁厚度 8mm。

未接受驱梅治疗。诊断：急性心力衰竭、急性肺水肿、心源性休克、Ⅱ型呼吸衰竭、心律失常 - 房颤、双侧胸腔积液、心包积液；肺感染；代谢性酸中毒合并呼吸性酸中毒；梅毒。

3. 分析与讨论

急性肺水肿是某些原因引起肺血管外液体量过多甚至渗入肺泡，引起生理功能紊乱，呼吸困难、发绀、咳嗽、白色或血性泡沫痰，是重症患者急性呼吸衰竭最常见原因之一。根据病因学急性肺水肿分为心源性肺水肿和非心源性肺水肿。心源性肺水肿常由各种原因急慢性心脏疾病失代偿引起，是心力衰竭的严重阶段，如认识不足、干预不及时，心脏泵功能衰竭而导致心排血量下降，引起循环灌注不足，组织细胞缺氧，出现心源性休克，病死率增加。

本例患者急性起病，入院时有严重的呼吸衰竭（氧合指数 98mmHg）、意识障碍、微循环障碍，很快出现血压降低。胸部 CT 显示双肺磨玻璃影，考虑肺感染？肺损伤？肺水肿？患者起病前有明确醉酒史，化验显示炎性指标（白细胞计数、PCT、CRP）均升高，肺部影像有渗出影，有休克表现，低热，需与肺部感染性疾病鉴别。同时，需警惕醉酒后误吸导致吸入性肺损伤，但是气管镜下未见异物及局部感染病变，而见广泛黏膜充血水肿、血性泡沫分泌物，考虑呼吸衰竭主要与肺水肿有关。

肺水肿的原因：首先考虑心源性还是非心源性（感染、ARDS、吸入性肺炎、神经源性等），家属否认患者患心脏病史，但胸部 CT 可见心影增大，N- 端脑钠肽前体增高，CVP 在正常范围内，入院前无明显发热，无咳嗽、咳痰等呼吸道症状。根据 2 月 16 日心脏彩超：左心增大，心功能不全，主动脉瓣反流（重度），二尖瓣反流（中度），升主动脉增宽，射血分数 47%。患者病情好转后追问本人病史，患者自诉近 5 年来体检均存在房颤、心彩超显示射血分数 35% ~ 50% 之间，因无不适症状未重视，结合以上资料考虑心源性肺水肿。

心源性肺水肿是由心血管疾病引起的致命的呼吸衰竭，短期病死率 12% ~ 20% 不等[1]。吸入性肺炎是液体或异物进入下气道的病理过程，误吸是气道急性事件，可以引起感染性肺炎、化学性肺炎、甚至呼吸衰竭、ARDS[2]。从胸部 CT 来看，早期阶段，肺水肿与 ARDS 的磨玻璃影是相似的，但其分布是有差异的，严重 ARDS 更多出现肺不张[3]。急性心源性肺水肿胸部 CT 表现肺部磨玻璃影多以中心分布为主，而 ARDS 患者多以均匀分布为主，相比 ARDS 患者更多出现支气管血管束增厚、肺内血管影增粗和胸腔积液，且心影增大、心包积液的发生率较 ARDS 患者高，胸部 CT 可能是鉴别急性心源性肺水肿与 ARDS 的有用工具[4]。对于急性肺水肿，除药物治疗外，机械通气常应用目标是改善低氧和呼吸衰竭，无创呼吸机哪种模式更好，一些研究显示 PSV 较 CPAP 在改善高碳酸血症方面更具有优势[5]。有创呼吸机 PEEP 的滴定方面，需要根据患者病情、血流动力学等酌情设置。另外，在此病例监测过程中，发现 CVP 局限性。CVP 正常值为 5 ~ 12cmH$_2$O。若行机械通气时 CVP 上限可升至 13cmH$_2$O。CVP 值与心脏射血和静脉回心血量均有关系。若心脏射血能力弱则 CVP 变高。CVP 提示静脉血回流至中心静脉以及右心房的情况，并不直接反映血容量。目前认为，通过 CVP 的变化来评估或预测容量复苏的反应性似乎是不可靠的[6]。急性肺水肿血流动力学监测方面肺动脉导管、经肺热稀释技术具有优势，但是有创性、费用、技术要求限制了其使用。床旁重症超声是一种无创、快速、可靠、可重复性操作的监测方法，越来越多地应用于临床[7]。国内文献显示床旁支气管镜大多应用于肺炎治疗和获取病原学标本，但是作为肺水肿与肺感染鉴别手段无报道。

患者慢性心脏疾病，饮酒诱发急性心力衰竭、急性肺水肿、心源性休克。遗憾的是，患者心脏疾病的病因不清，可能与梅毒感染有关，但是国内外文献对于梅毒性心脏病有效诊断手段报道较少，确诊需要病理分析。梅毒性心脏病由梅毒螺旋体侵入人体后引起的心血管病变。本病主要侵犯心脏与大血管，发生炎性改变和纤维瘢痕病变，有研究显示，TPPA 阳性患者更容易出现升主动脉增宽、主动脉关闭不全、主动脉窦部增宽[8]。

（贾秀珍，李晓玲，尹东，云春梅　内蒙古自治区人民医院）

专业点评

临床中患者出现呼吸困难的病因有很多种，要结合患者的原发病综合分析，首先的处理是半坐卧位，呼吸支持治疗（传统氧疗、经鼻高流量吸氧、无创通气、有创通气，体外膜肺氧合 ECMO 等）维持氧合，再结合病史进行体格检查并及时完成必要的检查，如血气分析、床旁超声评估、胸片、心电图、心肌酶、脑钠肽、凝血功能（包含 D- 二聚体）、血常规等，鉴别患者呼吸困难是肺源性、心源性、中毒性、血源性、神经精神性与肌肉性等何种因素引起，在对因治疗基础上，对症治疗是患者恢复的关键。本病例作者首先氧疗改善症状，接着围绕呼吸困难症状排查病因，结合临床表现、实验室检查、纤维支气管镜、超声及影像学结果，考虑心源性肺水肿，给予病因治疗、对症治疗后好转，对于重症医学专业的医生而言，本病例展现了规范的重症诊疗思维。践行了先救命（机械通气），后诊病，以病因治疗为根本的重症疾病诊治流程。

（段晓光　郑州大学第一附属医院）

参考文献

［1］Carlos Henrique G Uchôa, Rodrigo P Pedrosa, Shahrokh Javaheri, et al. OSA and Prognosis After Acute Cardiogenic Pulmonary Edema［J］. Chest, 2017, 152(6): 1230-1238.

［2］Augustine S Lee, Jay H Ryu. Aspiration Pneumonia and Related Syndromes［J］. Mayo Clin Proc, 2018, 93(6): 752-762.

［3］Giordano, Vergani, Massimo, et al. A Morphological and Quantitative Analysis of Lung CT Scan in Patients With Acute Respiratory Distress Syndrome and in Cardiogenic Pulmonary Edema［J］. Journal of intensive care medicine, 2017, 885066617743477.

［4］张洁. 急性呼吸窘迫综合征和急性心源性肺水肿胸部 CT 影像和临床资料对比研究［D］. 天津医科大学, 2016: 1-86.

［5］Antonio Pagano, Fabio G Numis, Valerio Rosato, et al. Pressure support ventilation vs Continuous positive airway pressure for treating of acute cardiogenic pulmonary edema: A pilot study［J］. Respir Physiol Neurobiol, 2018, 255: 7-10.

［6］周晨亮. 中心静脉压监测的临床意义再评价［J］. 中国急救医学, 2017, 37(4): 310-311.

［7］纪树国. 肺水肿的再认识［J］. 心肺血管病杂志, 2006, 25(1): 60-62.

［8］张晓荣, 骆丹, 徐兢. 梅毒血清学阳性的冠心病 133 例回顾性分析［J］. 中华临床医师杂志 (电子版), 2013, (11): 5066-5067.

病例 14

体外膜肺氧合治疗危重型新型冠状病毒肺炎

部分危重症新型冠状病毒肺炎（COVID-19）患者可进展至重度急性呼吸窘迫综合征（acute respiratry distress syndrme，ARDS），使用机械通气治疗仍无法满足机体氧供需求。这时，使用体外膜肺氧合（ECMO）治疗是挽救危重 COVID-19 患者的有效方式。

1. 病例摘要

患者，女性，70 岁，以"发热、呼吸困难一周"于 2 月 1 日收入我院急诊科。患者入院前一周无诱因出现低热、干咳，口服莫西沙星、阿比多尔症状无改善，入院前 3 天咳嗽、发热加重，体温升至 38℃，以发热待查收入我院急诊科。既往史：高血压 10 年，最高 180/100mmHg，每日服硝苯地平降压；糖尿病史 1 年未治疗；甲状腺功能减退病史 20 年，每日服左甲状腺素钠（优甲乐）。

入院查体，神清，精神差，体温：36.6℃，脉搏：78 次 / 分，呼吸 20 次 / 分，血压：121/69mmHg，双肺听诊呼吸音稍粗。入院肺部 CT（图 14-1、图 14-2）提示双肺多发片状磨玻璃样影，以胸膜下区为显著。入院后查：白细胞计数 6.39×10^9/L，中性粒细胞百分比 81.30%，淋巴细胞计数 0.92×10^9/L，降钙素原 0.15μg/L，C 反应蛋白 123mg/L。入院诊断：肺部感染、高血压 3 级（极高危）、糖尿病、甲状腺功能减退。

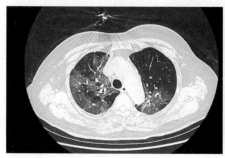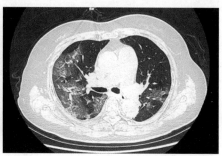

图 14-1　患者入院肺部 CT（双上肺）示双肺大面积磨玻璃影

图 14-2　患者入院肺部 CT（支气管隆突水平）可见磨玻璃影累及双侧胸膜

2. 诊疗经过

入院后给予面罩吸氧,血氧饱和度(SPO$_2$)降低至 75%,立即改为经鼻高流量吸氧(high-flow nasal cannula oxygen therapy,HFNC),入院考虑病毒性肺炎,给予甲泼尼龙、人免疫球蛋白治疗,予头孢哌酮舒巴坦经验性抗感染治疗。

2 月 2 日凌晨起患者出现持续高热,在 HFNC 支持下 SPO$_2$ 低至 82%,呼吸频率 40 ~ 50 次 / 分,遂紧急转我院发热门诊病房继续治疗。入发热门诊病房时,患者呼吸困难加重,改为无创正压通气辅助呼吸,SPO$_2$ 可升至 90%,后查新型冠状病毒核酸阳性,确诊为 COVID-19 患者。

2 月 8 日患者出现神志烦躁,SPO$_2$ 低至 80%,呼吸极度窘迫,予紧急气管插管、呼吸机辅助通气后转入重症医学科。患者入 ICU 时为镇静状态,经口气管插管、呼吸辅助通气,呼吸机设置:吸入氧浓度 100%,呼气终末正压(PEEP)12cmH$_2$O,潮气量 320mL,呼吸频率 31 次 / 分;入科查体:血氧饱和度为 89%,呼吸频率 31 次 / 分,心率 130 次 / 分,心律齐,血压 136/86mmHg,双肺听诊可闻及湿啰音。入科诊断:COVID-19 急性呼吸窘迫综合征,原发性高血压,肝功能减退,糖尿病,甲状腺功能减退。

血气分析提示氧合指数(P/F)为 143mmHg,二氧化碳分压(PaCO$_2$)为 37.0mmHg,考虑存在中重度 ARDS,2 月 9 日起每日予以俯卧位通气,期间 P/F 可维持在 200mmHg 左右。入科后立即复查痰培养、血培养,复查胸片(图 14-3)提示双肺弥漫性片状影。患者使用呼吸机期间气道淡血性分泌物增多,2 月 13 日痰培养提示洋葱伯克霍尔德菌,复查胸片(图 14-4)提示双肺弥漫性片状影密度较前明显增高,考虑合并细菌感染,根据药敏更换为哌拉西林他唑巴坦、左氧氟沙星。

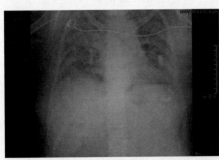 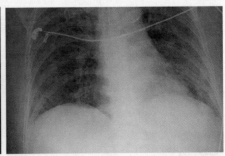

图 14-3 患者入 ICU 后 2 月 9 日床旁胸片示双肺浸润影　　图 14-4 2 月 13 日床旁胸片提示双肺浸润影,较 2 月 9 日进展

2 月 17 日患者俯卧位通气期间 P/F 下降至 148mmHg,调整呼吸机参数后血气

分析示 $PaCO_2$ 仍高达 65mmHg，pH 低至 7.14，存在 V-V ECMO 治疗指征。2 月 17 日，予以紧急实施 V-V ECMO 治疗。ECMO 上机成功后调整 ECMO 参数为：气流量 4L/min，氧浓度 100%，转速 3000 转 / 分，血流量 3.12L/min，并予以持续全身肝素抗凝，维持活化部分凝血活酶时间 90 秒左右，同时下调呼吸机参数至吸气压力 15cmH$_2$O，PEEP：10cmH$_2$O，吸氧浓度 35%，呼吸频率 10 次 / 分。患者 SPO$_2$ 可上升至 97%，复查血气提示 $PaCO_2$ 下降至 45mmHg。

患者 ECMO 治疗期间持续全身肝素抗凝，活化部分凝血活酶时间维持在 90 秒左右，2 月 25 日 ECMO 膜肺出现多处血栓形成，立即紧急更换膜肺后继续 ECMO 治疗联合俯卧位通气。患者院间反复查痰培养提示洋葱伯克霍尔德菌，长时间使用左氧氟沙星、哌拉西林他唑巴坦抗感染效果不佳，于 3 月 2 日更改抗生素为美罗培南。患者 ECMO 治疗期间出现贫血、血小板间断下降，予以对症输注血小板、红细胞。3 月 9 日 ECMO 膜肺再次多处血栓形成，再次紧急更换膜肺。3 月 17 日夜间患者解大量鲜血便，考虑存在下消化道出血、失血性休克，因患者持续 ECMO 治疗，前期肝素抗凝充分的情况下仍反复发生膜肺血栓形成，无法停止全身抗凝，予对症输血、补液，抑酸等治疗，患者 3 月 20 日消化道出血情况控制，循环状态稳定。

患者住 ICU 期间的痰培养提示洋葱伯克霍尔德菌，3 月 17 日停用美罗培南，改头孢他啶抗感染治疗。经以上治疗后，3 月 5 日、3 月 9 日复查胸片（图 14-5、图 14-6）提示双肺实变影较前有所吸收，肺部感染较前好转。

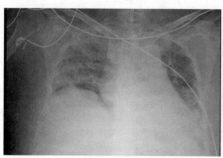 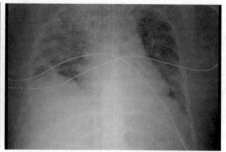

图 14-5 3 月 5 日床旁胸片示双肺浸润影   图 14-6 3 月 9 日床旁胸片提示双肺浸润
较前稍吸收   影较前稍吸收，左侧吸收明显

由于防疫指挥部的统一安排，3 月 23 日患者转至武汉市金银潭医院 ICU 继续治疗，继续予以 V-V ECMO 联合俯卧位通气，并加强液体管理、继续头孢他啶抗感染治疗。3 月 23 日至 3 月 27 日期间行呼吸力学测定，提示驱动压逐渐下降，肺顺应性为 33 ~ 37mL/cmH$_2$O 之间，较前明显改善，同时暂停 ECMO 气流后，呼吸机参数设置为潮气量 360mL，PEEP：6cmH$_2$O，吸氧浓度 45%，呼吸频率 18 次 / 分，

复测血气 P/F 为 200mmHg，$PaCO_2$ 为 54mmHg，pH 为 7.34。3 月 25 日、27 日复查床边 X 线片（图 14-7、图 14-8）提示双肺渗出较前吸收。根据患者胸片结果、暂停 ECMO 气流支持后呼吸机可维持氧合及二氧化碳蓄积较前好转，判断已达到 ECMO 撤机标准，于 3 月 27 日撤离 ECMO，继续俯卧位机械通气治疗。

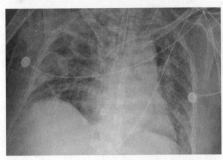

图 14-7　3 月 25 日床旁胸片示双肺浸润　　　图 14-8　3 月 27 日（撤离 ECMO 前）床
　　　　　影进一步好转　　　　　　　　　　　　　旁胸片示双肺浸润影好转明显

但患者 3 月 31 日再次出现发热，痰液形状转为大量黄脓痰液，后痰培养提示耐碳青霉烯类肺炎克雷伯菌（carbapenem-resistant klebsiella pneumoniae，CRKP），立即更改抗生素为头孢他啶阿维巴坦抗感染治疗，并加强纤支镜及体位痰液引流，后患者体温逐渐恢复正常，痰量减少、痰液性状好转。因多次复测新型冠状病毒核酸阴性，考虑患者 COVID-19 进入恢复期，但仍合并细菌性肺炎、呼吸衰竭，4 月 4 日转入我院西院区继续治疗。患者转入我院西院区，4 月 4 日查肺部 CT（图 14-9）提示双下肺实变影，结合前期痰培养，考虑耐碳青霉烯类肠杆菌科细菌（carbapenem-resistant entcrobaetcriaceae，CRE）感染，继续予以头孢他啶阿维巴坦抗感染治疗，因患者氧合稳定，予以气管切开，暂停镇静、加强自主呼吸功能锻炼及肢体运动等支持治疗，4 月 12 日、4 月 25 日复查肺部 CT（图 14-10、图 14-11）对比示双肺渗出、实变影逐渐吸收。经治疗，患者 4 月 23 脱机改为气管切开湿化给氧，并可自主下床活动及经口饮食，于 5 月 5 日拔除气切导管，改为经鼻低流量吸氧后未诉不适、生命体征稳定，最后患者于 5 月 9 日转红十字会医院康复治疗。后续随访结果显示患者已完全恢复日常生活能力。

3. 分析与讨论

该患者为社区发病，起病于新型冠状病毒流行期间，以发热，咳嗽作为首发症状，肺部 CT 检查提示双肺大面积磨玻璃样改变，新型冠状病毒核酸检测结果阳性，符合 COVID-19 诊断。该患者入住我院发热门诊后予以抗病毒、HFNC 给氧，但氧合持续恶化，予无创正压通气辅助呼吸，但 SPO_2 仍进行性下降，于 2 月 8 日行气

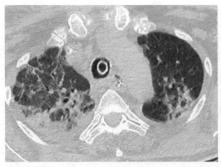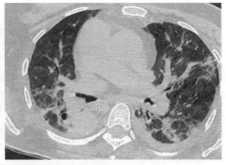

图 14-9　4 月 4 日肺部 CT 示双下肺实变影

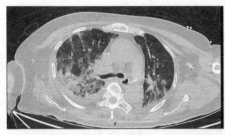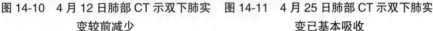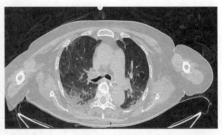

图 14-10　4 月 12 日肺部 CT 示双下肺实　　　图 14-11　4 月 25 日肺部 CT 示双下肺实
　　　　　变较前减少　　　　　　　　　　　　　　　　变已基本吸收

管插管、有创呼吸机辅助通气，根据第 8 版诊疗新型冠状病毒诊疗方案[1]，确诊出现呼吸衰竭使用机械通气可诊断为危重型 COVID-19。危重型 COVID-19 可进展至 ARDS、多器官功能障碍综合征（multiple organ dysfunction syndrome，MODS），临床治疗难度极大。早期研究显示，入住 ICU 的危重 COVID-19 患者 60 天病死率高达 60% 以上[2]。并且回顾研究显示高龄、ARDS、接受机械通气患者有更高的病死率[3]。由于缺乏特效的抗病毒药物，危重型 COVID-19 患者使用机械通气维持氧合至关重要。但部分患者使用机械通气仍难以满足机体氧供，如本例患者，在实施小潮气量肺保护性通气、肌肉松弛剂、俯卧位通气等治疗措施后，患者的氧合指数仍 < 150mmHg，且合并高碳酸血症 > 6 小时（$PaCO_2$ > 60mmHg），pH 低至 7.20 以下，根据体外生命支持组织的相关指南推荐[4]，此时使用 V-V ECMO 是挽救患者生命的最后措施。

　　然而危重型 COVID-19 患者实施 V-V ECMO 治疗过程复杂，并发症较多，一项对湖北省新冠疫情早期的 73 例 ECMO 患者研究显示，30 天和 60 天病死率高达 60% 和 80%，并有超过 40% 的患者合并出血事件，并有超过 20% 患者因出血暂停抗凝或其他原因导致了 ECMO 膜肺血栓形成，进而需要更换膜肺[5]。除此之外，相关的研究证实了 COVID-19 可导致血液高凝状态，相较于其他病毒性肺炎，COVID-19 血栓事件的发生率更高，其机制可能与 COVID-19 造成全身炎症反应并导致凝血系统激活、广泛微血管内皮细胞损伤及微血栓形成、补体系统激活、巨噬细胞活化综合征和高铁蛋白血症等相关因素密不可分[6]。在 COVID-19 实施 ECMO 治疗过程中，全身肝素抗凝是作为预防管路血栓形成的主要手段，鉴于 COVID-19 患者存在的高凝情况，体外生命支持组织相关指南已推荐 COVID-19 患者使用 V-V ECMO 治疗维持更高的抗凝目标[7]。我们结合本病例分析发现，患者发病入院后首次查 D- 二聚体为 2.02mg/L，IL-6 水平异常升高，提示早期炎症反应已导致凝血系统紊乱，随着病情加重，D- 二聚体水平进一步上升，入我科时 D- 二聚体高至 19.62mg/L。在 ECMO 实施前，患者因持续的全身炎症反应，处于高凝状态。在治疗过程中，使用肝素抗凝活化部分凝血活酶时间 90 秒左右、ATIII 活性 80% 以上的情况下仍有膜肺血栓形成，导致血小板、凝血因子消耗，并出现消化道大出血。因此，COVID-19 患者实施 ECMO 时，我们体会到要充分考虑其高凝状态，实施 ECMO 前及 ECMO 过程中可考虑采用其他凝血监测手段（如血栓弹力图）来判断其凝血状态。相较于常规的抗凝目标，可考虑适当延长活化部分凝血活酶时间值，治疗过程中密切监测凝血状态，及时筛查血栓如深静脉血栓、膜肺血栓等，避免血栓形成及出血事件。

再者，危重型 COVID-19 治疗过程中合并感染的问题也不容忽视，一项横断面研究显示[8]，20% 以上入住 ICU 治疗的 COVID-19 患者出现了院内获得性的细菌或真菌性肺炎。而病毒合并细菌、真菌感染无疑会显著增加治疗的困难程度和患者的病死率。该患者在实施 ECMO 治疗过程中出现了呼吸机相关性肺炎，前期痰液培养提示洋葱伯克霍尔德菌，根据药敏结果使用头孢他啶、左氧氟沙星抗感染效果不佳，后改为美罗培南抗感染治疗，并加强气道管理后细菌感染得以控制。但患者在撤离 ECMO 后仍需机械通气，期间痰培养提示 CRE 感染，氧合一度恶化。我们及时地给予针对性抗感染治疗、加强气道管理，最终患者的肺部感染控制良好，并成功脱离呼吸机。多重耐药、泛耐药细菌感染与播散是 ICU 面临的棘手问题之一，文献指出[9]，既往 3 个月内广谱抗生素使用，住院 5 天以上等是院内多重耐药细菌感染的高危因素，除此之外，90 天内使用碳青霉烯类药物、病情危重、高龄等是易感 CRE 的重要因素。本例患者经历了长期机械通气、广谱抗生素、碳青霉烯类药物使用后合并 CRE 感染，增加了治疗成本与难度。因此，在危重 COVID-19 治疗中，我们体会到要早期仔细甄别是否合并细菌感染，谨慎使用抗菌药物，及时完善病原学学培养、严密监测感染指标的变化，尽量避免抗生素的滥用，避免院内交叉感染对才能改善患者预后。

　　总结起来，ECMO 是治疗危重型 COVID-19 合并重度 ARDS 的有效工具，但 ECMO 治疗周期长，并发症多，在实施管理过程中，往往需要全身抗凝、长期呼吸机辅助通气等。且危重型 COVID-19 往往累及全身系统，多合并 MODS，此时使用 ECMO 治疗如同走在钢丝上的舞者，治疗需兼顾全身各系统。目前 ECMO 治疗危重型 COVID-19 的成功率不一，但在传统机械通气手段下患者仍存在难治性低氧血症或合并严重高碳酸血症时，尽早实施 ECMO 也许是挽救患者生命的唯一机会。合理的使用 ECMO 可以为肺组织的修复和肺功能的恢复争取一定的时间，通过实施 ECMO，我们不仅可以解决危重型 COVID-19 患者迫在眉睫的难治性低氧血症、高碳酸血症、循环衰竭等问题，并可以在足够的氧供保障下更好地实现肺保护通气策略，减少呼吸机相关肺损伤，维持稳定的氧供并改善多器官功能。再者，本例患者多次实施了 V-V ECMO 联合俯卧位通气，在经验丰富的团队执行下，V-V ECMO 管路的存在并不影响俯卧位通气的实施。然而危重 COVID-19 患者使用 V-V ECMO 仍存在较高的出血与血栓事件，结合本例患者，我们期待未来进一步的研究去探索更合理有效地方案以减少 COVID-19 患者 ECMO 治疗过程中血栓与出血的发生。

（吴永然，尚游　华中科技大学同济医学院附属协和医院）

专业点评

　　在新冠肺炎疫情中，重症患者不在少数。既往在 H1N1 等疫情中积累起来的体外膜肺氧合（ECMO）的应用经验在此次战"疫"中得到了大量应用，也取得了一定成果。结合本病例的诊治过程，总结 ECMO 的应用经验如下：

　　（1）ECMO 的应用宜早不宜迟：考虑到 COVID-19 具有进展快以及肺泡内分泌物较多等特点，呼吸机治疗效果不佳，故尽量避免过多等待观察。且隔离环境内操作难度较大，应在患者内环境紊乱、多脏器功能衰竭前进行 ECMO 治疗。本病例遵循 ARDS 的诊疗流程，但适当放宽 ECMO 的应用条件或许更有益于患者。

　　（2）抗凝需严密监测：在 COVID-19 危重患者中，多种途径导致患者出现高凝状态，故可能存在抗凝不理想，导致血栓形成。但在这部分患者中，同样可能出现凝血因子水平降低以及肝功能异常等导致出血风险增加的情况。本病例做到了严密监测凝血指标，ECMO 运转期间未发生出血/血栓并发症。

　　（3）抗菌治疗：COVID-19 患者特别是年龄偏大、有基础病的重型患者，应尽早检测 WBC、PCT、CRP 以诊断是否合并感染，对于疑似合并感染者，尽快做相关标本的细菌培养、药物敏感试验，合理使用敏感抗菌药物，及时控制感染。

（4）多脏器支持原则：本病例为 70 岁老年患者，存在高血压、糖尿病及甲状腺功能减退等基础疾病，本病例做到了维持稳定的氧供并改善多器官功能，为患者的治疗打下良好的基础。

（黄曼　浙江大学医学院附属第二医院）

参考文献

［1］新型冠状病毒感染的肺炎诊疗方案（试行第八版）［G］. http://www.gov.cn/zhengce/zhengceku/202008/19/content_5535757.htm.

［2］Xu J, Yang X, Yang L, et al. Clinical course and predictors of 60-day mortality in 239 critically ill patients with COVID-19: a multicenter retrospective study from Wuhan, China［J］. Crit Care, 2020, 24（1）: 394.

［3］Yang X, Yu Y, Xu J, et al. Clinical course and outcomes of critically ill patients with SARS-CoV-2 pneumonia in Wuhan, China: a single-centered, retrospective, observational study ［J］. Lancet Respir Med, 2020, 8（5）: 475-481.

［4］Badulak J, Antonini M V, Stead C M, et al. Extracorporeal Membrane Oxygenation for COVID-19: Updated 2021 Guidelines from the Extracorporeal Life Support Organization［J］. ASAIO J, 2021, 67（5）: 485-495.

［5］Yang X, Hu M, Yu Y, et al. Extracorporeal Membrane Oxygenation for SARS-CoV-2 Acute Respiratory Distress Syndrome: A Retrospective Study From Hubei, China［J］. Front Med（Lausanne）, 2020, 7: 611460.

［6］Hanff T C, Mohareb A M, Giri J, et al. Thrombosis in COVID-19［J］. Am J Hematol, 2020, 95（12）: 1578-1589.

［7］Shekar K, Badulak J, Peek G, et al. Extracorporeal Life Support Organization Coronavirus Disease 2019 Interim Guidelines: A Consensus Document from an International Group of Interdisciplinary Extracorporeal Membrane Oxygenation Providers［J］. ASAIO J, 2020, 66（7）: 707-721.

［8］Yu Y, Xu D, Fu S Z, et al. Patients with COVID-19 in 19 ICUs in Wuhan, China: a cross-sectional study［J］. Critical Care, 2020, 24: 219.

［9］施毅. 中国成人医院获得性肺炎与呼吸机相关性肺炎诊断和治疗指南（2018 年版）［J］. 中华结核和呼吸杂志, 2018, 41（4）: 255-280.

清醒体外膜肺氧合联合无创
通气治疗重症 H7N9 禽流感

H7N9 禽流感是由病毒感染导致的急性呼吸道疾病，患者主要表现为急性呼吸窘迫综合征（ARDS）和非典型病原体肺炎[1]，重症患者可迅速进展为严重低氧血症甚至死亡。体外膜肺氧合（ECMO）是救治重度 ARDS 患者的有效措施，可迅速纠正低氧血症[2]。从而降低呼吸机支持参数，避免呼吸机相关性肺损伤而加重病情。在 2009 年甲型 H1N1 流感全球大流行中 ECMO 被广泛使用，显示可以显著降低病死率，近年来在重症 H7N9 禽流感患者中使用 ECMO 的报道越来越多。2017 年 1 月 5 日本院运用清醒 ECMO 救治一例重症 H7N9 禽流感患者，这也是安徽省首例使用 ECMO 救治重症 H7N9 禽流感患者，现就其救治经过的经验与教训总结如下，为此类疾病的诊治提供参考。

1. 病例摘要

患者，女性，64 岁，因"咳嗽 5 天，发热伴呼吸困难 2 天"于 2017 年 1 月 5 日入院。5 天前无明显诱因下出现刺激性干咳，无痰，无发热，无胸闷气喘。2 天前出现发热、胸闷气喘，并咳黄色脓性痰液，偶带血丝。遂至当地诊所输液治疗后症状无好转并逐渐加重，胸部 CT 示两肺感染性病变伴两侧胸腔少量积液，急诊送入我院，拟"肺部感染、呼吸衰竭"收住我科。病程中患者有全身乏力、精神状态差、胸闷气喘，无意识障碍、腹痛腹泻、尿频尿急等症，饮食差，睡眠欠佳。既往体健。患者 20 天前有去农贸市场购买 4 只家禽，5 天后一只死亡。

入院查体：患者体温（T）37.5℃，心率（HR）96 次 / 分，呼吸频率（RR）28 次 / 分，血压（BP）99/58mmHg，脉搏血氧饱和度（SPO₂）45%，听诊双肺呼吸音粗，两下肺可闻及湿啰音，心律齐，腹部平软，肠鸣音正常，四肢肌力、肌张力正常，无病理反射。

入院血气分析：吸入氧浓度（FiO₂）40%，pH 7.396，氧分压 29.9mmHg，二氧化碳分压 29.7mmHg，动脉血氧饱和度 64.5%，碳酸氢根 18.7mmol/L，碱剩

余 –4.3mmol/L，乳酸 3.4mmol/L。

血常规示：白细胞计数 10.7×10^9/L，红细胞计数 3.06×10^{12}/L，血红蛋白 93g/L，血细胞比容 0.273%，中性粒细胞百分比 95.2%；C 反应蛋白 328.68mg/L；降钙素原 0.24ng/mL。

床旁 X 线片示：双肺大片渗出影，两下肺为主，边界不清；床旁超声：双侧胸腔少量积液、左室收缩功能正常、心包少 – 中量积液；咽拭子甲流抗原检测（阴性）；咽拭子核酸检测报告人感染高致病性禽流感 H7N9。

入院诊断：重症肺炎，重症 H7N9 禽流感，重度 ARDS。

2. 诊疗经过

（1）氧疗：入院后立即使用无创呼吸机辅助通气，双水平气道内正压（bi-level positive airway pressure，BIPAP）模式，呼气相正压 15cmH$_2$O，吸气相正压 13cmH$_2$O，FiO$_2$ 100%，患者生命体征：RR 16 次 / 分，HR 85 次 / 分，潮气量（tidal volume，VT）300mL（6mL/kg），SPO$_2$ 持续维持在 65%，低氧血症无法纠正。1 月 6 日使用清醒静脉 - 静脉体外膜氧合（V-V ECMO）+ 无创通气治疗，右股静脉 + 右颈内静脉置管，血流量 4.25L/min，气流量 4L/min，氧浓度 100%，SPO$_2$ 上升至 92%，普通肝素抗凝维持活化凝血时间（activated clotting time，ACT）在 160 ～ 180 秒。1 月 16 日患者胸部 X 线片进展明显，SPO$_2$ 维持在 88%，无法脱离呼吸机，更改为气管插管有创机械通气，监测呼吸力学维持驱动压 < 15cmH$_2$O（Vt 3mL/kg）、呼气末正压（positive end-expiratory pressure ventilation，PEEP）10 ～ 14cmH$_2$O、每天 > 16 小时俯卧位通气、液体负平衡。1 月 20 日氧合指数 198.9mmHg，撤离 ECMO，2017 年 1 月 21 日行气管切开术，2017 年 1 月 26 日氧合指数 185.9mmHg，脱离呼吸机更改为鼻导管吸氧 3L/min，SPO$_2$ 维持在 94% 以上，出院时氧合指数 297.0mmHg（图 15-1）。

（2）抗病毒 + 抗感染治疗：入院后使用帕拉米韦 + 奥司他韦抗病毒治疗、哌拉西林他唑巴坦抗感染治疗，入院后第 10 天病毒核酸转阴后停用抗病毒药物，第 12 天更改为克拉霉素口服，第 20 天停用抗生素。

（3）有创操作：2017 年 1 月 9 日超声检查示双侧胸腔积液，予以行双侧胸腔穿刺引流术，后胸腔引流出血性液体，予以停止肝素抗凝，输红悬、血浆等成分血，1 月 11 日出血逐渐减少，每天 < 500mL，1 月 13 日出血停止，期间共输注红悬 1600mL，血浆 1700mL，血小板 1 治疗量，冷沉淀 10 单位。

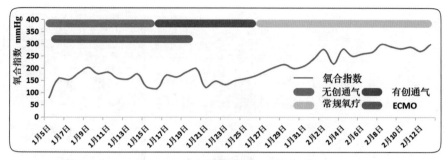

图 15-1　氧合指数变化和氧疗情况

使用无创机械通气时间段（1 月 5 至 16 日），使用有创机械通气时间段（1 月 16 至 26 日），使用常规氧疗时间段（1 月 26 日至 2 月 13 日），使用 ECMO 时间段（1 月 6 至 20 日）。红色曲线代表入院后氧合指数变化，其中 1 月 5 日氧合指数 74.8mmHg，1 月 20 日氧合指数 198.9mmHg，撤离 ECMO，2017 年 1 月 26 日氧合指数 185.9mmHg，脱离呼吸机更改为鼻导管吸氧 3L/min，SPO_2 维持在 94% 以上，出院时氧合指数 297.0mmHg。

（4）其他治疗：静脉滴注丙种球蛋白（20g/d，共使用 5 天），鼻饲 N- 乙酰半胱氨酸（0.6g/ 次，一天 3 次）抗纤维化治疗、肠内营养支持治疗等。

（5）影像学变化：入院后有创机械通气前胸片显示两肺弥漫性病变进一步加重（图 15-2A），至 1 月 15 日肺部渗出进展达到高峰（图 15-2B），有创机械通气＋俯卧位通气后病变逐步吸收（图 15-2C），渗出逐渐减少，逐步显示出间质性肺炎改变（图 15-2D），2 月 9 日胸部 CT（图 15-2E）提示两肺遗留间质纤维化，入院后 2 个月余复查胸部 CT，所见肺野间质纤维化明显吸收，较前明显好转（图 15-2F）。

3. 分析与讨论

人感染 H7N9 禽流感是由甲型 H7N9 禽流感病毒感染引起的急性呼吸道传染病，其中重症病例常并发 ARDS、脓毒性休克、多器官功能障碍综合征（multiple organ dysfunction syndrome，MODS），甚至导致死亡[4]，中国的流行病学调查研究显示[1]，高达 72.1% 的患者并发 ARDS，76.6% 的患者需要收治到 ICU 监护治疗，病死率更高达 27.0%，难治性低氧血症为首要死亡原因，占 73.3%，上述患者经常规机械通气治疗后低氧血症仍难以救治，此时 ECMO 治疗可能是唯一有效的挽救性治疗方法。虽然目前对于 ECMO 用于治疗重度 ARDS 还没有形成共识，但越来越多的研究支持 ECMO 在重度 ARDS 中使用，在 2009 年 H1N1 流感大流行期间 ECMO 使用例数明显增加，并且取得较好的临床效果[5]。近期一项 Meta 分析[6]共纳入 13 项研究 494 例患者接受 ECMO 治疗，研究显示 ECMO 可能改善 H1N1 患者预后，并且建议

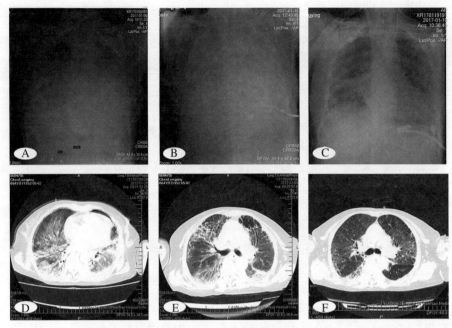

图 15-2　床旁 X 线片（A ~ C）和胸部 CT 变化（D ~ F）

入院第 2 天（图 15-2A），双肺野大片渗出影，融合成片，边界不清。入院第 10 天（图 15-2B），整个肺野渗出影融合成片，边界不清，较（图 15-2A）明显加重，双侧胸腔可见引流管。入院 14 天（图 15-2C），双肺野渗出影融合成片，以双下肺为主，边界不清，较（图 15-2B）明显好转。入院 20 天（图 15-2D），所见肺野渗出明显，重力依赖区存在实变，可见支气管充气征。入院 33 天（图 15-2E）所见肺野成间质性肺炎改变，渗出明显减少，较（图 15-2D）明显好转。入院后 2 个月余（图 15-2F）所见肺野间质纤维化明显吸收，较（图 15-2E）明显好转。

早期使用，一项在重度 ARDS 的随机对照研究中 ECMO 组较对照组可降低约 11% 的 60 天病死率，显示出良好的治疗效果[7]。

ECMO 治疗主要是为病因治疗争取时间，原发病的治疗才是根本，目前研究显示降低 ARDS 患者病死率比较确切的措施为小潮气量通气、俯卧位通气[8]，故在 ECMO 治疗期间要充分发挥肺保护作用，根据呼吸力学指标严格施行保护性通气策略，避免呼吸窘迫，以上措施均需要深度镇静、镇痛甚至肌松才能保证实施。患者入院后行无创机械通气（FiO_2 100%），患者生命体征为：RR 16 次 / 分，HR 85 次 / 分，VT 300mL（6mL/kg），SPO_2 持续维持在 65%，表现为严重低氧血症而无呼吸窘迫表现，行 V-V ECMO（血流量 4.5L/min）之后生命体征：RR 12 次 / 分，HR 80 次 / 分，VT 250mL（5mL/kg），患者呼吸频率与潮气量进一步下降，完全符合当前的小潮气量通气策略，那么此通气模式是否合适？是否应该更改为有创机械通气？现尚无关于清醒 ECMO 的在重度 ARDS 患者中研究，在重症哮喘[9]、急性加重期慢性阻塞性肺疾病[10]、等待肺移植[11]的患者中可安全使用清醒 ECMO 的报道，韩国学者 Yeo 等[12]研究显示清醒 ECMO 有减少镇静镇痛药物的使用、降低呼吸机相关肺炎（ventilator-associated pneumonia，VAP）发生率、可早期康复锻炼避免出现 ICU 获得性肌无力等多项益处，Langer T 等[13]研究显示自主呼吸可以使背侧膈肌（顺应性大的部位）运动幅度增大，导致灌注较多的部位通气增加，通气 / 血流比例匹配，相反肌松患者麻痹的膈肌在通气较多的部位运动幅度增大，进一步加重通气血流比例失调。故我们最终使用清醒 V-V ECMO+ 无创机械通气的模式，但直至病程中第 11 天肺部仍存在大片实变，无法实现肺复张，无法脱离无创呼吸机，遂改行气管插管有创机械通气，监测呼吸力学维持肺驱动压 < 15cmH$_2$O（Vt 3mL/kg）、PEEP 为 10 ～ 14cmH$_2$O、每天 > 16 小时俯卧位通气，肺实变逐渐复张，最终脱离呼吸机好转出院。提示在重度 ARDS 中清醒、无创机械通气可能并不合适[8]，主要原因可能为：①无创通气难以实行肺复张；②自主呼吸努力增加了跨肺压导致肺损伤进一步加重[8]，目前研究显示对于 ARDS 患者行 ECMO 治疗的 Vt 仅为 2 ～ 4mL/kg、PEEP 维持在 10 ～ 14cmH$_2$O 可降低病死率[15]，并不是推荐的 4 ～ 6mL/kg，本患者前期无创通气时 Vt 约 5mL/kg，呼吸窘迫不明显，考虑吸气驱动压能维持在正常范围，但在有创通气时，Vt 在 3mL/kg 时才能维持跨肺压 < 15cmH$_2$O，提示在重度 ARDS 中，在一定范围内潮气量"越小越好（the smaller, the better）"；③肺组织病变的不均一，可能造成部分肺组织过度通气或者塌陷，所以对于此类重度 ARDS 患者即使没有明显呼吸窘迫表现也建议使用有创机械通气[16]；④患者的焦虑、疼痛不适可能引起部分时间的过度通气、跨肺压明显增加导致肺损伤。

由于 ECMO 治疗仍存在很多潜在的并发症[17]，如大出血、血栓形成、栓塞、感染，甚至截肢等严重并发症，国际体外生命支持组织统计在上述并发症中出血的比例最高，主要是因为 ECMO 运行期间需持续的肝素抗凝治疗，在此期间的任何操作都有导致大出血的可能。本例患者在 ECMO 运行中行双侧胸腔积液穿刺置管术，导致胸腔大出血，虽然此种出血多为穿刺损伤毛细血管并非肋间动脉损伤所致，但同样可以导致大出血发生，患者住院期间共输注红悬 1600mL，血浆 1700mL，血小板 1 治疗量，冷沉淀 10 单位，在停用肝素 2 天后出血逐渐停止，期间更改通气方式为有创机械通气也有可能与大出血、输血有关，所以建议在 ECMO 抗凝期间尽量减少有创操作。由于 ECMO 可能导致严重的并发症，因此主要用于传统治疗无效的病例，目前 V-V ECMO 主要的适应证[7]（满足以下三条标准中的一条：①PaO$_2$/FiO$_2$ < 50mmHg 持续超过 3 小时；②PaO$_2$/FiO$_2$ < 80mmHg 持续超过 6 小时；③动脉血 pH < 7.25，PaCO$_2$ > 60mmHg 超过 6 小时）。

综上所述，首先，对于 H7N9 禽流感患者并发重度 ARDS 和常规机械通气治疗无效时，ECMO 是唯一有效的挽救性措施，对于无明显呼吸窘迫的患者可尝试使用清醒 ECMO 治疗。其次，无创通气不能有效改善重度 ARDS 时的肺塌陷，早期联合有创机械通气和俯卧位可能改善患者预后。再次，建议在 ECMO 抗凝期间尽量避免有创操作，减少大出血的发生。最后，对存在明显肺部实变的重度 ARDS 患者实施清醒 ECMO 的价值有待进一步研究。

（徐前程，姜小敢，鲁卫华　皖南医学院第一附属医院 – 弋矶山医院）

专业点评

该例是重症 H7N9 禽流感患者，有确切的禽类接触史、相应的临床表现及咽拭子核酸检测报告人感染高致病性禽流感 H7N9 阳性，诊断明确。治疗上及时给予了奥司他韦联合帕拉米韦抗病毒，给予无创辅助通气联合 ECMO 纠正缺氧，但胸部影像显示病变进展并且氧饱和难以维持，调整为有创机械通气，最终病情好转痊愈出院。经历了曲折、艰难最终取得了成功。针对 ECMO 辅助后无创呼吸机参数以及是否应该切换为有创通气的问题，无创通气多数难以精确地控制力学指标及潮气量，且流感后的重症 ARDS 易合并细菌甚至真菌感染，气道分泌物可能较多，无创通气下分泌物引流不畅，可能是导致患者影像学进展、病情加重的一个重要因素。另外抗流感病毒治疗采用两种神经氨酸酶抑制剂尚无明确证据推荐，有待更多 RCT 研究来判定是否有协同作用和作临床安全性评价。

（毛毅敏，张咏梅　河南科技大学一附院）

参考文献

［1］Gao H N, Lu H Z, Cao B, et al. Clinical findings in 111 cases of influenza A（H7N9）virus infection［J］. N Engl J Med, 2013, 368（24）: 2277-2285.

［2］Kimmoun A, Vanhuyse F, Levy B. Improving blood oxygenation during venovenous ECMO for ARDS［J］. Intensive Care Med, 2013, 39（6）: 1161-1162.

［3］Beutel G, Wiesner O, Eder M, et al. Virus-associated hemophagocytic syndrome as a major contributor to death in patients with 2009 influenza A（H1N1）infection［J］. Crit Care, 2011, 15（2）: R80.

［4］国家卫生和计划生育委员会 . 人感染 H7N9 禽流感诊疗方案（2017 年第 1 版）
［J］. 传染病信息 , 2017, 30（1）: 1-3.

［5］Pham T, Combes A, Roze H, et al. Extracorporeal membrane oxygenation for
pandemic influenza A（H1N1）-induced acute respiratory distress syndrome: a
cohort study and propensity-matched analysis［J］. Am J Respir Crit Care Med,
2013, 187（3）: 276-285.

［6］Sukhal S, Sethi J, Ganesh M, et al. Extracorporeal membrane oxygenation in severe
influenza infection with respiratory failure: A systematic review and meta-analysis
［J］. Ann Card Anaesth, 2017, 20（1）: 14-21.

［7］Goligher E C, Tomlinson G, Hajage D, et al. Extracorporeal Membrane Oxygenation
for Severe Acute Respiratory Distress Syndrome and Posterior Probability of
Mortality Benefit in a Post Hoc Bayesian Analysis of a Randomized Clinical Trial［J］.
JAMA, 2018, 320（21）: 2251-2259.

［8］Ranieri V M, Rubenfeld G D, Thompson B T, et al. Acute respiratory distress
syndrome: the Berlin Definition［J］. JAMA, 2012, 307（23）: 2526-2533.

［9］Chacko C J, Goyal S, Yusuff H. Awake extracorporeal membrane oxygenation
patients expanding the horizons［J］. J Thorac Dis, 2018, 10（Suppl 18）:
S2215-S2216.

［10］Braune S, Sieweke A, Brettner F, et al. The feasibility and safety of extracorporeal
carbon dioxide removal to avoid intubation in patients with COPD unresponsive
to noninvasive ventilation for acute hypercapnic respiratory failure（ECLAIR
study）: multicentre case-control study［J］. Intensive Care Med, 2016, 42（9）:
1437-1444.

［11］Fuehner T, Kuehn C, Hadem J, et al. Extracorporeal membrane oxygenation in
awake patients as bridge to lung transplantation［J］. Am J Respir Crit Care Med,
2012, 185（7）: 763-768.

［12］Yeo H J, Cho W H, Kim D. Awake extracorporeal membrane oxygenation in
patients with severe postoperative acute respiratory distress syndrome［J］. J
Thorac Dis, 2016, 8（1）: 37-42.

［13］Langer T, Santini A, Bottino N, et al. "Awake" extracorporeal membrane
oxygenation（ECMO）: pathophysiology, technical considerations, and clinical
pioneering［J］. Crit Care, 2016, 20（1）: 150.

［14］Guervilly C, Bisbal M, Forel J M, et al. Effects of neuromuscular blockers on transpulmonary pressures in moderate to severe acute respiratory distress syndrome ［J］. Intensive Care Med, 2017, 43（3）: 408-418.

［15］Marhong J D, Munshi L, Detsky M, et al. Mechanical ventilation during extracorporeal life support （ECLS）: a systematic review ［J］. Intensive Care Med, 2015, 41（6）: 994-1003.

［16］Kimura S, Stoicea N, Rosero B B, et al. Preventing Ventilator-Associated Lung Injury: A Perioperative Perspective ［J］. Front Med （Lausanne）, 2016, 3: 25.

［17］Juthani B K, Macfarlan J, Wu J, et al. Incidence of nosocomial infections in adult patients undergoing extracorporeal membrane oxygenation ［J］. Heart Lung, 2018, 47（6）: 626-630.

吸入氮氧化物气体致急性重度中毒

氮氧化物（nitrogenoxides，NO_x）是只由氮、氧两种元素组成的化合物，是氮和氧化合物的总称，包括多种化合物，如一氧化二氮（N_2O）、一氧化氮（NO）、二氧化氮（NO_2）、三氧化二氮（N_2O_3）、四氧化二氮（N_2O_4）和五氧化二氮（N_2O_5）等。除二氧化氮以外，其他氮氧化物均极不稳定，遇光、湿或热变成二氧化氮及一氧化氮，一氧化氮又变为二氧化氮。职业环境中接触的是几种气体混合物常称为硝烟（气），主要为一氧化氮和二氧化氮，以二氧化氮为主。因此，氮氧化物中毒主要是二氧化氮中毒。氮氧化物对人体均具有不同程度的毒性。本文报道 1 例作业中发生意外导致吸入氮氧化物气体引起中毒的病例，并结合文献进行讨论。

1. 病例摘要

患者，男性，40 岁，内蒙古包头市人，既往脂肪肝病史多年。于 2015 年 10 月 27 日 00:55 左右未佩戴任何防护措施的情况下，独自 1 人进入约 20m×35m 的工作环境，对其中 1 个反应釜进行维修作业。该反应釜中是将浓硝酸与不活泼的金属铜、铁、镍等含金的合金反应，主要产物为二氧化氮及一氧化氮工业混合废气，作业约 20 分钟出现棕色气体从反应釜中溢出，数分钟后患者才发现上述气体，立即用棉袄掩住口鼻，迅速转移至安全地带，随即出现胸闷、憋气、四肢无力、头晕、恶心、干呕等症状，约 10 小时患者上述症状呈进行性加重，出现咳嗽、咳黄色痰，前往单位医务室持续鼻导管吸氧，症状无缓解。

2. 诊疗经过

约 15.5 个小时后，患者由救护车转至内蒙古乌拉特中旗医院，入院给予高浓度吸氧、甲泼尼龙 40mg 静脉滴注等治疗。查血常规：白细胞计数 15.27×10^9/L，中性粒细胞百分比 89.7%，血细胞比容 0.512。肝功能：总胆红素 44.50μmol/L，直接胆红素 12.10μmol/L，间接胆红素 32.4μmol/L，出凝血功能大致正常，患者病情未见明显缓解。约 22 小时后患者被转至内蒙古包钢医院呼吸与危重症医学科，查血常规：白

细胞计数 $17.37 \times 10^9/L$，中性粒细胞百分比 93.01%，肝功能大致正常。胸部 CT：肺气肿、双肺间质性改变及渗出性改变，诊断为"硝酸气体中毒、肺炎、ARDS"，立即给予无创呼吸机、吸氧浓度维持在 80% ~ 100% 之间，当日追加甲泼尼龙 80mg，次日甲泼尼龙 0.5g 冲击治疗，连用 3 天，乌司他丁清除氧自由基、谷胱甘肽保肝等治疗，患者咳嗽、咳痰明显好转，氧合未见明显改善。于 10 月 30 日（中毒后约 84 小时）给予经鼻气管插管、机械通气辅助治疗，当日由北京 999 空中医疗直升机转至我院。入院后立即转入我科 ICU，查体：患者意识模糊、烦躁不安，双侧球结膜轻度水肿，口唇轻度发绀，双肺呼吸音粗，可闻及散在湿啰音，未闻及胸膜摩擦音。急查动脉血气分析［吸入气中的氧浓度分数（FiO_2）40%，体温（T）37.0℃］：pH 7.43，氧分压（PaO_2）60mmHg，二氧化碳分压（$PaCO_2$）42mmHg，碱剩余（BE）3.6mmol/L。白细胞计数 $13.25 \times 10^9/L$，中性粒细胞百分比 89.9%，肝肾功及出凝血功能大致正常，床旁胸片示双肺渗出性改变（图 16-1）。根据《职业性急性氮氧化物中毒诊断标准》，诊断为：急性重度吸入氮氧化物中毒、化学性肺炎、ARDS；入院中毒严重度评分表（PSS）评分 3 分，格拉斯哥昏迷评分（GCS）9 分。立即予以咪达唑仑镇静、呼吸机辅助呼吸、甲泼尼龙 0.5g 冲击、抗氧自由基、保护肝肾心肌等重要脏器功能、头孢他啶 + 莫西沙星抗炎、祛痰、甘露醇脱水预防脑水肿、补充液量、补足热量、预防肺水肿等综合治疗，患者血氧饱和度维持在 92% ~ 95%。同时动态监测血气分析、定时翻身叩背吸痰、预防压疮等护理，患者症状逐渐好转，病情趋于稳定。于 11 月 1 日（中毒第 5 天），血气分析（FiO_2 50%，T 36.2℃）：PaO_2 71.3mmHg，$PaCO_2$ 40.1mmHg，BE 2.7mmol/L，充分吸痰后，成功脱机。11 月 2 日（中毒第 6 天）成功拔出气管插管。11 月 3 日转至普通病房进一步治疗。根据病情及动脉血气分析结果，期间复查胸部 CT，于 11 月 9 日（中毒后第 13 天）停用甲泼尼龙。住院期间监测动脉血气分析，动态复查胸部影像学检查（图 16-2 ~ 图 16-4）。

患者分别于 11 月 4 日（中毒后第 8 天）查肺功能：轻度限制性肺通气功能障碍，通气储备百分比 66%，轻度不足，残气百分比重度升高，肺弥散功能中度减退（图 16-5）。11 月 16 日（中毒后第 20 天）复查血常规大致正常，肺功能：肺通气功能正常，通气储备百分比 85%，残气百分比轻度升高，肺弥散功能中度减退，胸部 CT：双肺渗出性改变，双侧胸腔少量积液（图 16-6），11 月 19 日（中毒后第 23 天）患者正常出院。半年后电话随访患者生活工作恢复正常，活动后无胸闷憋气、心悸气短等不适（图 16-7）。

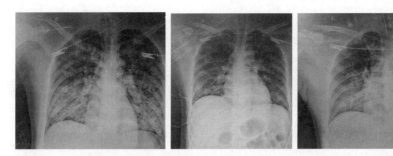

图 16-1　10 月 30 日 X 线　　图 16-2　10 月 31 日 X 线　　图 16-3　11 月 1 日 X 线

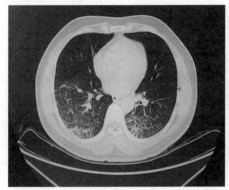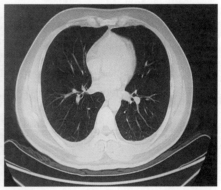

图 16-4　11 月 2 日（第 6 天）胸部 CT　　图 16-5　11 月 5 日（第 9 天）胸部 CT

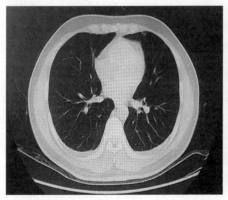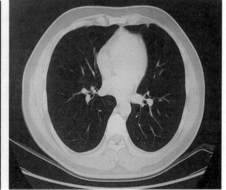

图 16-6　11 月 12 日（第 16 天）胸部 CT　　图 16-7　11 月 16 日（第 20 天）胸部 CT

3. 分析与讨论

氮氧化物中氧化亚氮（笑气）作为吸入麻醉剂，不以工业毒物论，余者除二氧化氮外，其他氮氧化物均极不稳定，遇光、湿或热可产生二氧化氮，中毒后主要为二氧化氮的毒性作用。氮氧化物吸入后对眼及上呼吸道黏膜刺激性不强，主要作用于下呼吸道。进入肺泡后，逐渐与水起作用，形成硝酸及亚硝酸，两者可引起高铁血红蛋白血症和血管扩张而致组织缺氧。吸入氮氧化合物对肺组织主要产生强烈的刺激和腐蚀作用，吸入一氧化氮则以高铁血红蛋白血症和中枢神经系统损害为主。另外，二氧化氮与肺泡表面活性物质中的卵磷脂发生过氧化反应，破坏表面活性物质，而且直接引起肺泡上皮细胞及毛细血管内皮细胞间膜损伤。因此，氮氧化物中毒容易发生 ARDS[1]。

此次患者所接触的氮氧化物气体主要是一氧化氮、二氧化氮，以二氧化氮为主。一氧化氮是无色、无刺激气味的不活泼气体，可被氧化成二氧化氮。二氧化氮是棕红色有刺激性臭味的气体。刺激性气体引起肺泡和肺泡隔毛细血管通透性增加致肺间质和肺泡水分瘀滞，毛细血管的液体渗出、肺泡与肺毛细血管的损伤、肺泡与肺间质液体瘀滞等改变，导致肺泡的气－血、气－液屏障破坏，通气／血流比例下降，发生动脉血氧分压降低，缺氧可进一步引起毛细血管痉挛，使毛细血管压力升高，致肺水肿加重，持续氧分压降低可导致进行性低氧血症和多脏器损伤。

此例氮氧化物中毒患者症状体征以呼吸系统急性损害为主，主要症状表现有胸闷、咳嗽、呼吸困难、发绀及肺部干湿啰音等，化学性肺水肿是急性氮氧化物中毒重要临床特征，严重者可发生 ARDS[2]。

目前尚无针对氮氧化物中毒的特异性解毒剂。现场急救首先要尽快脱离有毒环境，终止中毒者继续接触毒物，然后对患者进行彻底洗消，脱去被毒气沾染的衣物，临床治疗上应以抗炎、保护肺功能、防治肺水肿、营养支持、改善循环、提高氧输送为原则[3]。早期足量短程使用糖皮质激素（激素），尽快达到治疗有效量，激素可起到抗炎、抗过敏、降低肺泡和毛细血管通透性的作用从而治疗中毒性肺水肿[4]。应该强调根据病情变化随时调整激素的剂量及疗程，尤其应随访胸片及血气分析在重度中毒患者中，特别是 ARDS 患者，除了要加大激素用量外，还应适当延长其疗程。高铁血红蛋白血症的治疗可用维生素 C 1 ~ 2g，或用 1% 亚甲蓝 6mL 加入 5% 葡萄糖溶液 40mL 中缓慢静注。

对于重度中毒患者，严重缺氧，呼吸窘迫，需要经鼻高流量吸氧或呼吸机辅助通气改善缺氧症状。刺激性气体重度中毒者，一般缺氧会导致烦躁不安，很难配合常规及机械通气等治疗，此时可考虑适当镇静，必要时可同时给予充分镇静及肌松剂，让患者机体得到充分休息，促进身体各个脏器逐步恢复，待肺部病情逐步趋于稳定，正常呼吸能满足身体各个器官氧需求，逐步去除镇静及肌松剂。争取尽快脱机，及早拔除气管插管，预防长期机械通气引起的相关并发症。个别危重患者尚需要体外膜肺氧合技术支持治疗[5]。

总之，急性吸入氮氧化合物中毒无特效解毒药及有效措施，以综合支持治疗为主，故加强对急性氮氧化合物中毒的预防和认识有重要的意义。急性吸入氮氧化合物气体中毒临床报道病例较少，通过本文及文献复习将有助于广大医务人员对该病的认识。

（董建光，张鹏，邱泽武　解放军总医院第五医学中心）

专业点评

　　该患者是典型的气体中毒，治疗成功。患者发病前接触高浓度氮氧化物，随即出现胸闷、憋气、四肢无力、头晕、恶心、干呕等症状，并持续加重，胸部影像学（DR、CT）也在 22 小时左右发现渗出影，且急速进展至 ARDS。氮氧化物主要作用于下呼吸道，形成硝酸及亚硝酸，引起高铁血红蛋白血症和血管扩张致组织缺氧，并可致中枢神经系统损害。另外，氮氧化物与肺泡表面活性物质中的卵磷脂发生过氧化反应，引起肺泡上皮细胞及毛细血管内皮细胞间膜损伤，易发生 ARDS。但目前尚无针对氮氧化物中毒的特异性解毒剂，治疗原则首先要尽快脱离有毒环境，终止中毒者继续接触毒物，然后对患者进行彻底洗消，给予抗炎、保护肺功能、防治肺水肿、呼吸支持、营养支持、改善循环、提高氧输送的临床治疗，以及早期足量短程糖皮质激素。此病例的救治成功，加深了我们急性氮氧化物中毒的认识。

（邢丽华　郑州大学第一附属医院）

参考文献

［1］Meduri G U, Annane D, Chrousos G P, et al. Activation and regulation of systemic inflammation in ARDS:rationale for prolonged glucocorticoid therapy［J］. Chest, 2009, 136（6）: 1631-1643.

［2］GBZ73–2009, 职业性急性化学物中毒性呼吸系统疾病诊断标准［S］. 国家卫生健康委员会, 2009.

［3］董建光, 邱泽武, 王浩春, 等. 急性吸入磷酸气体中毒 5 例临床分析［J］. 中华劳动卫生职业病杂志, 2016, 34（9）: 699-701.

［4］马茂森, 张学东. 全身糖皮质激素在急诊科的合理应用［J］. 中国中西医结合急救杂志, 2011, 18（4）: 248-250.

［5］董建光, 林国栋, 高萌, 等. 体外膜肺氧合应用于重症中毒患者的探讨［J］. 中华危重症医学杂志（电子版）, 2019, 12（4）: 256-258.

急性乙二醇中毒致昏迷合并致死性酸中毒

1. 病例摘要

患者，男性，60岁，主因"被发现烦躁不安、意识不清12小时余"于2019年2月1日入住解放军总医院第五医学中心ICU。患者于2019年2月1日08:00左右被家属发现烦躁不安，后逐渐出现意识不清。家属遂于09:30左右将患者送至当地医院，该院查头颅CT怀疑脑梗死，建议转至北京天坛医院。遂于12:30转至上级医院，该院查头颅磁共振示双侧室旁点状缺血性白质病变；磁共振脑血管成像示右侧大脑中动脉M2段管腔粗细欠均；右侧椎动脉V4段纤细，右侧大脑后动脉P1及P2段管腔显示窄。13:00查动脉血气分析示酸碱度6.811、二氧化碳分压30.1mmHg、氧分压102.9mmHg、钾6.27mmol/L、钠156.6mmol/L、乳酸25.02mmol/L、碱剩余 –29.7mmol/L。该院给予输液等对症治疗，并送血、尿标本至我院行毒物检测。15:15复查动脉血气分析示酸碱度7.079、二氧化碳分压11.7mmHg、氧分压144.8mmHg、钾7.41mmol/L、钠151.9mmol/L、乳酸测不出、碱剩余 –24.2mmol/L；我院毒物检测回报示在送检血液中检测到乙二醇，浓度为56.0μg/mL；在送检尿液中检测到乙二醇。

2. 诊疗经过

后该院建议转至我院。为求进一步治疗，患者于18:50由救护车转至我院中毒急诊，就诊时患者呈昏迷状态，体温35.8℃、心率103次/分、呼吸25次/分、血压175/98mmHg、指氧饱和度100%，急诊查血气分析示酸碱度6.836、二氧化碳分压23.2mmHg、氧分压229mmHg、钾5.9mmol/L、钠156mmol/L、乳酸测不出、碳酸氢根6.5mmol/L、碱剩余 –29.7mmol/L；急诊给予静脉滴注碳酸氢钠纠酸，给予气管插管接呼吸机辅助通气。20:00复查动脉血气分析示酸碱度7.013、二氧化碳分压25.3mmHg、氧分压282mmHg、钾6.1mmol/L、钠159mmol/L、乳酸测不出、碳酸氢根8.8mmol/L、碱剩余 –23.4mmol/L，急诊完善相关实验室检验后，以"急性乙二醇中毒"收入院。初步诊断：急性重度乙二醇中毒；中毒性脑病；代谢性酸中毒；乳酸酸中毒；电解质紊乱（高钾、高钠、高氯）。

入院后：①收住中毒救治 ICU；②建立快速静脉通路，补液扩容，纠正酸中毒，维持水、电解质平衡；③连续性血液净化治疗（continuuous renal replacement therapy，CRRT），模式持续性静脉血液透析滤过（continuous venous venous hemodiafiltration，CVVHDF），清除毒物，清除炎性介质及代谢产物，维持水、电解质及酸碱平衡；④经口气管插管接呼吸机辅助通气，模式 SIMV+PSV+Peep，使患者减少呼吸做功，减轻氧耗；⑤抑酸保护胃黏膜，改善血液循环，营养神经，脱水降颅压，防治感染，营养支持等对症治疗；⑥短程甲泼尼龙激素冲击治疗 3 ~ 7 天，120mg 1 次 / 日 ×3，80mg 1 次 / 日 ×2，40mg 1 次 / 日 ×2，抑制炎症反应，稳定溶酶体膜；⑦定期复查相关实验室检验指标，动态监测血气分析，及时调整治疗。患者于 2 月 1 日 21:45 行床旁 CRRT 治疗。2 月 2 日 6:00 动脉血气分析（FiO_2 0.45）：pH 7.34，PO_2 179mmHg，PCO_2 40mmHg，BE –4mmol/L，HCO_3^- 21.1mmol/L，Lac 28mmol/L。2 月 3 日 6:00 静脉血气分析：pH 7.39，PCO_2 46.3mmHg，BE 2.8mmol/L，HCO_3^- 25.5mmol/L，Lac 2.2mmol/L。入科后观察患者无尿，间断给予 CRRT，2 月 4 日 24 小时尿量 54mL，2 月 5 日 24 小时尿量 165mL，2 月 12 日 24 小时尿量可达 700mL（图 17-1）。患者于 2 月 11 日神志清楚。2 月 15 日患者血小板 $12×10^9$/L，考虑与 CRRT 治疗引起血小板消耗有关，停止 CRRT 治疗，给予适当减少入液量，减轻心肺负荷。2 月 17 日给予脱离呼吸机辅助通气，拔除气管插管。3 月 1 日患者尿素氮 17.46mmol/L，肌酐 168μmol/L，准予出院至当地医院巩固治疗。出院诊断：

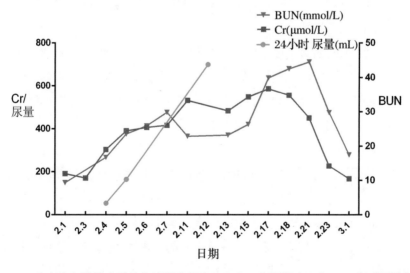

图 17-1　患者在入院治疗后的血清尿素氮（BUN）、血肌酐（Cr）、24 小时尿量变化

①急性重度乙二醇中毒（误服）；②代谢性酸中毒；③乳酸酸中毒；④中毒性肾损伤；⑤中毒性脑病；⑥电解质代谢紊乱（高钾、高钠、高氯、低钙、低磷）。

3. 分析与讨论

乙二醇（ethyleneglycol）又名甘醇，为无色、无臭、具甜味、能吸湿的黏稠液体。乙二醇为生产涤纶纤维的主要原料，并可作为防冻剂、炸药、染料、化妆品等的溶剂，由于其挥发性低，常温下不致引起吸入中毒。乙二醇属低毒类，生产环境中极少引起中毒，临床上多因误服防冻液、汽车用玻璃水或家用燃料等导致中毒[1]。乙二醇在消化道吸收快而完全，吸收后在肝酶的作用下氧化生成草酸，草酸与钙结合可引起低血钙。草酸钙结晶易堵塞肾小管。乙二醇或其代谢产物直接作用于肾小管，影响肾小管上皮细胞膜脂质的表面活性，改变其通透性及载体转运功能，可造成肾小管的上皮细胞变性、坏死及毛细血管出血。乙二醇及其代谢中间产物乙醇醛、乙醛酸等可抑制氧化磷酰化，抑制葡萄糖代谢和蛋白质合成，并能特异地抑制中枢神经系统，对人的心、肺、肾等脏器有直接毒作用。人口服致死量为 70 ～ 100mL。

乙二醇中毒的临床特点类似乙醇中毒，但患者呼出气中无酒精气味。多于误服后数十分钟至数小时出现症状，轻者呈醉酒样，重症病例表现为发作性神志模糊、昏睡、昏迷、抽搐、大小便失禁及脑水肿。抽搐呈强直 – 阵挛性发作，患者可有眼球震颤、视盘水肿等。患者进入昏迷状态，可有低血压、心动过速、呼吸急促、发绀。重症患者可有肺水肿、心脏扩大、充血性心力衰竭。个别患者有急腹症表现，并可出现不同程度的肾功能损害，重者可因急性肾小管坏死、急性肾小管阻塞导致出现尿闭而死亡。代谢性酸中毒是急性乙二醇中毒的典型特点，如顽固性代谢性酸中毒如不能及时纠正，可导致呼吸、心搏骤停。

急性乙二醇中毒的诊断主要根据毒物接触史、临床表现和实验室检查，排除其他类似症状的急性中毒，一般不难做出诊断。典型的临床特征包括有中枢神经系统抑制[2]，出现代谢性酸中毒和进行性肾功能损伤。对有口服不明液体病史，意识尚清晰的患者，实验室检查出现明显酸中毒，则强有力地提示有醇类中毒的可能。对原因不明的昏迷并发酸中毒患者，排除糖尿病及口服二甲双胍药物后，应及早进行血液醇类测定和脑 CT 检查进一步明确诊断。此例患者早期以不明原因意识不清为主要表现，且头颅 CT、头颅磁共振提示脑缺血性改变，早期考虑为脑梗死，容易引起误诊误治。另乙二醇中毒应与甲醇中毒相鉴别，因甲醇引起视力减退同时多有眼底和视野的改变，所以在无毒物检测时只有将患者主诉与眼科检查（瞳孔、眼底和视野）结果综合分析，才能做出准确的诊断。急性乙二醇中毒需要注意的是阴离子间隙增大性酸中毒，应该同癫痫发作、脓毒血症、低血压、低氧血症、酒精性酮症酸中毒、与醇类摄入（尤其是甲醇和乙醇）相关的乳酸性酸中毒、尿毒症和糖尿病性酮症酸中毒等鉴别，经实验室检查可以排除。

治疗原则：乙二醇中毒无特效解毒药物。高度怀疑乙二醇中毒时，即使实验结果尚未报告，也要立即进行抢救。清除已吸收的毒物，促进排泄。口服中毒患者，早期应视病情予以催吐洗胃、导泻，促进未吸收入血毒物排出体外。职业性中毒患者应立即移离现场，脱去污染衣物。重度中毒患者、代谢性酸中毒及乳酸酸中毒者或并发肾功衰竭时应及时采用血液透析疗法，有条件者行 CRRT，应持续到血液中乙二醇浓度为 0mmol/L，血气分析示酸碱平衡时为止。血液透析可极为有效的清除血液中的乙二醇，是抢救中、重度乙二醇中毒的重要手段[3]。一般药物或毒物中毒在 3 小时内是进行血液净化的最佳时机，此时血液中毒物（药物）浓度达到最高峰。一般认为，在 12 小时后再进行血液净化治疗效果较差。因此，对处于昏迷状态的中毒患者，即使对服用毒物（药物）的种类及剂量不明，为了争取时间，也应尽早进行有针对性的血液净化。血液灌流和利尿对清除乙二醇无肯定疗效。应用维生素 B₆ 可抑制乙二醇在体内氧化，减少草酸钙生成。乙二醇中毒时，可用乙醇、4- 甲基吡唑阻止其氧化，促使其以原形排出[4]。严密观察呼吸和循环功能，保持呼吸道通畅，心脏监护，必要时气管插管或呼吸机辅助通气。有意识模糊、蒙眬状态或嗜睡可以用纳洛酮注射液促醒。补充各种维生素。积极防治肾衰竭，急性肾功能衰竭者宜尽早进行血液净化疗法，防治脑水肿、肺水肿和循环衰竭。纠正酸中毒，维持水、电解质及酸碱平衡，根据动脉血气、二氧化碳结合力测定及临床表现，及早给予碳酸氢钠溶液。低血钙患者给予 10% 葡萄糖酸钙 10mL 加入 50% 葡萄糖液 20mL 缓慢静脉注射，酸中毒时给予 5% 碳酸氢钠 250mL 静脉点滴，并监测血气分析。

乙醇可通过竞争性争夺醇脱氢酶与醛脱氢酶作用位点，竞争性抑制醇脱氢酶，阻滞乙二醇的氧化代谢，使其不能转变为毒性产物乙二醛和草酸，因而起到减少乙二醇毒性的作用，并有利于透析治疗清除血中乙二醇[5]。本品 1 ~ 1.5g/L 可完全抑制毒性代谢产物的产生。目前国内尚无可供静脉应用的乙醇制剂。用法：以 5% 葡萄糖溶液稀释 100% 静脉用乙醇成为 10% 浓度供静脉注射。维持血浆乙醇浓度为 1g/L，首次剂量 0.6g/kg 体重，后每小时 66mg/kg（非嗜酒者）或 154mg/kg（嗜酒者）。也可稀释成 50% 乙醇（或用 50% 以上烈性酒）口服，首次 0.6g/kg，后改服 20% 乙醇（或烈性酒），每小时 110mg/kg，嗜酒者酌情加大剂量。维持数天直至血浆乙二醇浓度低于 0.1g/L。应该注意的是，乙醇只适宜治疗轻、中度乙二醇中毒，对严重中毒者应尽快采用血液透析治疗。高浓度乙醇可刺激静脉。不会喝酒者易发生乙醇中毒。明确为乙二醇中毒应尽可能作血液透析治疗，无血液透析条件者方可考虑用乙醇治疗。在乙醇治疗同时还应采用对症支持疗法，如纠正酸中毒等。

4- 甲基吡唑（4-methylpyrazole，4-MP）亦可作为乙二醇中毒的解毒剂。4- 甲基吡唑是醇脱氢酶竞争性抑制剂，可抑制脱氢酶的作用，阻止体内乙二醇脱氢生成乙二醛、草酸，从而起解毒作用。其作用比乙醇更强、更特异，且作用快、毒性低，可取代乙醇作为甲醇及乙二醇中毒的解毒剂。但临床上常常不能在第一时间得到4-MP 药物，所以该药在急性乙二醇中毒中实际应用较少。用法：首次口服 15mg/kg，12 小时后再给 5mg/kg，再 12 小时后给 10mg/kg，至血中检测不到乙二醇为止。或首次 10mg/kg，缓慢静脉注射（15 分钟以上），以后每 12 小时重复应用，剂量减少 30% ~ 50%。

动脉血乳酸的正常值为 1 ~ 1.5mmol/L，该值超过 2mmol/L 应引起临床医师的高度重视。若动脉血气分析示乳酸＞ 4mmol/L，同时动脉血酸碱度＜ 7.35，则诊断为乳酸酸中毒。在病理情况下，由于供氧障碍或是由于机体代谢率增加使氧需求增加，均可以造成机体绝对或相对缺氧。在这种情况下，机体将强化糖酵解以获取能量，从而导致乳酸增加，如果乳酸超过肝等其他器官的利用能力，则造成乳酸堆积，并表现为高乳酸血症，这对临床氧代谢状况的判断有重大的意义，常作为机体组织缺氧的重要标志[6-7]。在机体缺氧环境下，由于丙酮酸不能进入三羧酸循环氧化而被大量还原为乳酸，故可根据乳酸浓度的高低判断缺氧的程度。临床和实际研究表明，动脉血乳酸水平与机体的氧债多少、低灌注的程度、休克的严重性关系密切，它已成为衡量机体缺氧程度的重要标志之一。在肝功能正常的情况下，血乳酸浓度越高说明组织缺氧越严重。因此，通过检测血乳酸浓度可较好地反映组织缺氧的程度。大量的研究已揭示血乳酸水平与危重症患者的严重程度和预后密切相关，可用于危重患者病情严重程度的分层。入院或入 ICU 时血乳酸高者其预后较差，血乳酸越高，病情越严重，疾病的预后越差。

血乳酸浓度升高是危重症患者常见的临床现象，高乳酸血症（乳酸酸中毒）被认为患者预后的重要指标，并可反映重症患者早期器官功能障碍，因此血乳酸浓度也成为中毒危重症患者的重要监测指标。急性乙二醇中毒常常导致高乳酸血症或乳酸酸中毒，甚至血气分析提示乳酸测不出（＞ 28mmol/L）。虽有文献报道，感染性休克患者合并乳酸酸中毒（乳酸＞ 4mmol/L）时病死率可达 80%，但急性乙二醇中毒引起的代谢性酸中毒或合并乳酸酸中毒如能及时给予 CRRT，预后一般良好，一般在 24 ~ 48 小时内能完全清除体内毒物并维持酸碱平衡及血乳酸恢复正常。急性乙二醇中毒导致乳酸酸中毒对其预后的影响并不像脓毒症导致休克后乳酸升高对其预后影响之大，可能与乙二醇中毒乳酸升高的机制并不完全是能量代谢障碍及氧利用障碍相关所致，还可能为肾上腺素激活骨骼肌 Na^+-K-ATP 酶，以及丙酮酸代谢的抑制或其代谢产物的增加。所以对于急性乙二醇中毒患者，仅凭乳酸的数值判断预后可能是片面的，单纯监测某一时刻的乳酸浓度只能说明此时（可能存在短时间的延迟现象）的组织氧供与氧耗的平衡关系，而不能准确反映机体的状态、疾病的发展情况，尤其是不能准确反映治疗措施对氧供、氧耗的动态影响。但动态监测乳酸并观察乳酸随时间的变化关系即计算乳酸清除率比单次的乳酸测定更为重要，可以帮助临床医师及时发现病情变化，有助于评定治疗效果和判断预后。当乳酸有逐渐下降趋势，提示干预治疗可能有效，病情趋于好转；相反，当血乳酸持续升高或在治疗过程中乳酸水平突然升高，则提示病情恶化可能。

值得注意的是，虽然血乳酸升高主要是由于组织急性低灌注和乏氧代谢，但是其他的一些原因也可能引起血乳酸升高：①脓毒症引起的丙酮酸脱氢酶功能下降；②应激状态下经过儿茶酚胺途径而增加乳酸产生；③由于应激而使肝功能障碍，减少乳酸的清除。这些原因不同于缺氧所引起的乳酸升高，被称为"应激乳酸"。因此，血乳酸升高并不完全等同于组织缺氧，在临床中需要仔细鉴别。

乙二醇及其代谢中间产物乙醇醛、乙醛酸等可抑制氧化磷酰化，抑制葡萄糖代谢和蛋白质合成，使无氧酵解增加，乳酸及其他酸性代谢产物积聚。乳酸盐的快速积聚超过了肝脏对乳酸的清除能力，从而导致乳酸酸中毒。在治疗上，首先应病因治疗，尽可能清除已吸收入血的乙二醇和胃肠道中未吸收的毒物，对症治疗的目的在于避免乳酸酸中毒本身对机体造成的损害进一步加重。虽然对补充碳酸氢盐治疗乳酸酸中毒的安全性和有效性至今仍有不同的观点，但长期以来仍被人们用来治疗乳酸酸中毒[8]。碳酸氢盐治疗的目的在于减轻酸血症对血流动力学及心肌的影响，但该治疗可能使 $PaCO_2$ 增高而引起细胞内 pH 值迅速降低。另外，乳酸为水溶性小分子物质，血液透析可以清除血乳酸，从而用来治疗乳酸酸中毒。对于急性乙二醇中毒导致乳酸酸中毒患者，应采用CRRT[9-10]，尤其是对于血流动力学不稳定的患者，临床上常常采用 CVVH 或 CVVHDF 模式，在清除体内毒物的同时并清除体内炎性介质。

总之，急性乙二醇中毒起病急，病情发展迅速，加之大多数医院无毒物检测的能力，常常给急危重症医师带来了诊断和治疗方面的挑战，为了及时启动挽救生命的治疗程序，急危重症医师需要对病理生理学、临床表现、实验室检查和治疗有深入的了解，以免延误诊治。急性乙二醇中毒多数是因为误服不明成分液体所致，故有关部门加强对乙二醇的存放管理非常重要，同时警戒广大人民群众勿饮不明液体以免引起中毒而危及生命。急性误服乙二醇中毒病例时有发生，通过本文及文献复习将有助于广大医务人员对该病的认识。

（董建光，刘仲英，邱泽武　解放军总医院第五医学中心）

专业点评

乙二醇中毒临床比较少见，但日常生活中能接触到乙二醇，因此急诊救治中毒患者时有可能遇到乙二醇中毒患者。一旦发生乙二醇中毒，救治相对困难。临床医师对乙二醇中毒判断困难、认识不足。本病例开始怀疑为脑梗死，如果按照脑梗死治疗则会贻误救治。本病例通过对乙二醇中毒的详细介绍可以使医师对乙二醇中毒的临床表现和救治方法有一个初步了解，为以后临床工作中可能遇到乙二醇中毒患者采取科学有效的救治措施奠定基础。文章中反复出现连续性肾脏替代治疗、血液透析和血液净化治疗，可以统称为血液净化治疗。

（张西京　西京医院）

参考文献

［1］马晓，吴嘉荔，王兴义，等.汽车防冻液重度中毒 18 例临床特点分析［J］.宁夏医科大学学报，2018, 40（7）：822-824.

［2］Basnayake B, Wazil A W M, Nanayakkara N, et al. Ethylene glycol intoxication following brake fluid ingestion complicated with unilateral facial nerve palsy: a case report［J］. J Med Case Rep, 2019, 13: 203.

［3］黄海燕，张民杰，尹良红，等.血液净化与常规治疗对乳酸酸中毒患者血乳酸清除效果的 Meta 分析［J］.中国血液净化，2021, 20（1）：19-23.

［4］Rietjens1 S J, de Lange D W, Meulenbelt J. Ethylene glycol or methanol intoxication:which antidote should be used, fomepizole or ethanol?［J］. Neth J Med, 2014, 72（2）：73-79.

［5］Sasanami M, Yamada T, Obara T, et al. Oral Ethanol Treatment for Ethylene Glycol Intoxication［J］. Cureus, 2020, 12（12）：e12268.

［6］Anita J, Reddy, Simon W, et al. Lactic acidosis:Clinical implications and management strategies［J］. Cleveland Clintc Journal of Medicine, 2015, 82（9）：

615-624.

［7］De Fronzo R, Fleming G A, Chen K, et al. Metforminassociated lactic acidosis: Current perspectiveson causes and risk［J］. Metabolism, 2016, 65（2）: 20-29.

［8］陈小枫, 叶纪录, 朱志云. 碳酸氢钠在感染性休克致低灌注性乳酸酸中毒时的分阶段应用［J］. 中华危重病急救医学, 2013, 25（1）: 24-27.

［9］邓莺. 连续性血液净化治疗糖尿病乳酸性酸中毒临床观察［J］. 中国医药科学, 2015, 5（22）: 152-154.

［10］张淇钏, 方喜斌, 蔡志雄, 等. 早期连续性血液净化治疗乳酸酸中毒的应用［J］. 中华危重病急救医学, 2013, 25（1）: 45-47.

盐酸地芬尼多中毒致感染性休克

　　盐酸地芬尼多,又名戴芬逸多、眩晕停,为非酚噻嗪类药物,化学名为 α, α-二苯基 -1- 哌啶丁醇盐酸盐。国外于 1967 年批准上市,广泛用于治疗与内耳疾病相关的眩晕,如迷路炎、前庭神经元炎和梅尼埃病,还可以减少前庭刺激,抑制迷路功能,抑制髓质化学感受性触发区的恶心和呕吐,以及改善椎动脉的血流量[1]。感染性休克是重症医学科就诊的最常见病种之一,而药物中毒引发的感染性休克不常见,回顾这些患者的诊治经过并总结经验和教训,可为今后类似患者的处理提供借鉴。本院重症医学科诊治过 1 例药物中毒后感染性休克合并菌血症的患者,现就其诊治经过报告如下。

1. 病例摘要

　　患者,男性,34 岁,因"发现意识不清 3 小时"急诊入院。2018 年 5 月 9 日上午 8:00 左右发现患者意识不清,无口唇发绀,床旁无呕吐物,急送急诊科。实验室检查:尿素氮 8.18mmol/L、肌酐 193.71μmol/L、尿酸 825.8μmol/L、乳酸脱氢酶 252.0U/L、白细胞计数 29.80×10^9/L、血小板计数 350×10^9/L、中性粒细胞百分比 85.90%、C 反应蛋白 4.82mg/L,动脉血气分析:pH 值 7.34、二氧化碳分压 29mmHg、氧分压 69mmHg、乳酸 2.4mmol/L、碱剩余 −8.6mmol/L、HCO_3^- 15.6mmol/L。B 型钠酸肽、心肌酶正常,肝功能、凝血指标正常,行气管插管,呼吸机辅助呼吸,扩容补液抗休克,多巴胺维持血压,导尿后尿量 80mL。为进一步检查及治疗急诊以感染性休克收入重症医学科。

　　入科查体:体温:37.8℃,脉搏:120 次 / 分,呼吸 30 次 / 分,血压 92/58mmHg,共计尿量 180mL。体型肥胖,腹部及前胸皮肤可见散在红色皮疹,镇静睡眠状态,双侧瞳孔等大等圆,直径约为 2mm,对光反射均迟钝。呼吸正常,呼吸机辅助呼吸。呼吸动度两侧对称,未触及胸膜摩擦感。双肺叩诊呈清音,两肺呼吸音清,未闻及干湿啰音。心率 120 次 / 分,律齐,各瓣膜听诊区未闻及杂音,腹部膨隆,腹壁紧张,腹部叩诊呈鼓音。肠鸣音减弱,1 次 / 分。双侧膝腱反射对称正常存在,双侧巴氏征阴性。化验：肌红蛋白 2480.4ng/mL、全血肌钙蛋白 I 0.09ng/mL、肌酸激酶同工酶 14.77ng/mL、空腹葡萄糖 11.31mmol/L、肌酐 252.14μmol/L、尿素氮 10.98μmol/L、白细胞计数 26.76×10^9/L、中性粒细胞 21.8×10^9/L、中性粒细胞百分比 81.40%、凝血酶时间 > 300 秒、活化部分凝血活酶时间 > 400 秒、降钙素原 5.88ng/mL、C 反应蛋白 36.78mg/L、B 型钠酸肽 125pg/mL，动脉血气分析：pH 值 7.26、二氧化碳分压 30mmHg、氧分压 49mmHg、乳酸 1.4mmol/L、碱剩余 –12mmol/L、HCO_3^- 13.5mmol/L。脑电子计算机断层扫描（computed tomography，CT）未见异常，胸部 CT 提示双肺炎症及两侧胸腔积液。腹部和心脏超声未见异常，入院诊断：①肺炎，呼吸衰竭，感染性休克；②意识障碍，中枢神经系统感染？③肾功能不全。

2. 诊疗经过

入科后急送毒物检测，结果回报：血、尿、胃液均检测出硝苯地平、地芬尼多，硝苯地平血药浓度 0.2μg/ml、地芬尼多血药浓度 4.3μg/ml，考虑药物中毒，立即予洗胃，导泻，灌肠，血浆置换降低血药浓度，水化治疗加速药物代谢，抑酸保护胃黏膜治疗，去甲肾上腺素由入科时的 1μg/（kg·min）逐渐下调至 0.5μg/（kg·min），患者肺部感染，同时给予抗感染治疗。5 月 10 日患者循环逐渐稳定，体温最高 37.8℃，心电监护示：心率 80 ～ 100 次 / 分，血压 100 ～ 115/50 ～ 60mmHg，脉氧饱和度 93% ～ 97%，实验室复查：白细胞计数 14.6×10^9/L、中性粒细胞百分比 75.6%、高敏 C 反应蛋白 36.69mg/L、降钙素原 1.38ng/mL、B 型钠酸肽 233pg/mL、肌酐 149.0μmol/L、尿素氮 7.72μmol/L、尿酸 470μmol/L、鲎实验（内毒素检测） 94.97，TORCH 病原体检查［TO 即刚地弓形虫（toxoplasma，TOX）；R 即风疹病毒（rubella virus，RV），C 即巨细胞病毒（cytomegalovirus，CMV），H 即单纯疱疹病毒（herpes simplex virus，HSV）］试验阴性，真菌 D- 葡聚糖检测阴性（–）、结核抗体（38kD）阴性（–）、脑脊液未见隐球菌，痰涂片回报：G^+ 杆菌偶见、G^- 杆菌偶见。毒物检测回报：血药浓度硝苯地平 0.1μg/mL、地芬尼多 2.5μg/mL，胃液标本定性为阳性，经积极对症处理后，较前明显下降，继续洗胃，导泻，灌肠通便，血浆置换（plasma exchange therapy，PE）、连续肾脏替代疗法（continuous renal replacement therapy，CRRT）、连续静脉血液滤过（continuous veno-venous hemofiltration，CVVH）清除药物。患者感染指标升高，依据痰涂片结果（G^+ 杆菌偶见、G^- 杆菌偶见）给予美罗培南 + 利奈唑胺抗感染，反复送检痰培养，根据结果回报调整后续治疗方案。患者血肌酐值偏高，尿量 40mL/h 左右，继续予 CRRT（CVVH），循环稳定，停止去甲肾上腺素泵入。5 月 12 日未见明显发热，心电监护示：心率

55 ~ 75 次 / 分，血压 120 ~ 145/61 ~ 82mmHg，指脉氧饱和度 93% ~ 97%，听诊双肺呼吸音粗，未闻及明显干湿啰音，腹软肠鸣音弱，1 次 / 分，四肢未见明显水肿。继续洗胃、CRRT（CVVH）、抗感染治疗，实验室复查：白细胞计数 13.81×10⁹/L、中性粒细胞百分比 74.6%、高敏 C 反应蛋白 13.73mg/L、降钙素原 1.31ng/mL、肌酐 85.1μmol/L、尿素氮 3.98μmol/L、B 型钠酸肽 144pg/mL，指标和病情较前继续好转。5 月 13 日停用镇静药物后，患者神志清楚，拔除气管插管后，持续低流量吸氧，3L/min，脉氧饱和度维持在 97% ~ 100%。体温正常，心电监护示：心率 70 ~ 91 次 / 分，血压 125 ~ 145/62 ~ 82mmHg，查体：双肺呼吸音粗，未闻及明显干湿啰音，痰液量不多，胸片明显改善，入院时送检的血标本病原学基因检测后回报为凝固酶阴性葡萄球菌，脑脊液病原学基因检测阴性（-），继续予灌肠通便、CRRT（CVVH）、促进排毒治疗，复测地芬尼多血药浓度 0.3μg/mL，硝苯地平未测出。复查化验：白细胞计数 10.80×10⁹/L、中性粒细胞百分比 69.1%、高敏 C 反应蛋白 29.01mg/L、降钙素原 0.06ng/mL，考虑到感染的不确定性，序贯比阿培南贯降阶梯治疗，晚上停用 CRRT（CVVH）。5 月 15 日患者病情明显好转，化验各项指标正常，空腹葡萄糖 3.79mmol/L、尿素氮 5.79mmol/L、肌酐 68.0μmol/L、尿酸 308μmol/L、高敏 C 反应蛋白 17.61mg/L、降钙素原 0.05ng/mL，安排出院。出院诊断：①肝功能不全；②慢性胃炎；③反流性食管炎；④肺炎，呼吸衰竭，感染性休克；⑤意识障碍，中枢神经系统感染？⑥中毒；⑦肾功能不全；⑧菌血症。

3. 分析与讨论

1）药物中毒的鉴别诊断　患者既往体健，久居于本地，此次急性起病，发现时已意识障碍、高热、休克，患者入院时降钙素原为 5.88ng/mL，余炎症指标也较正常值偏高，CT 影像未见明显出血及梗死，最初怀疑中枢神经系统感染。腰椎穿刺用于脑脊液分析，相关的实验室检查最初被认为是诊断细菌性脑膜炎的金标准，检测项目包括脑脊液细胞总数和中性粒细胞分类计数，葡萄糖、乳酸和蛋白质浓度测定；细菌、真菌和分枝杆菌的涂片染色和培养，如墨汁染色与革兰氏染色、抗酸涂片及抗原抗体测定等[2]。患者腰椎穿刺后脑脊液常规结果：白细胞 3×10⁶/L、细胞总数 6×10⁶/L，蛋白定性试验阳性（+）。脑脊液生化结果：糖 6.94mmol/L，乳酸脱氢酶 18.6IU/L。脑脊液标本细菌培养结果为阴性，真菌、细菌、隐球菌、抗酸杆菌等均未见，入院 3 天后送检的脑脊液病原二代测序结果也为阴性，以上结果均不支持中枢神经系统感染。此外，脑梗死初期 CT 虽可无明显变化，亦可突发意识障碍，但一般无高热，存在肢体定向或行动障碍，既往一般有慢性病史，患者既往体检，无家族病史，故可排除脑梗死诊断。患者此次起病急，进展快，生活、病史不详，不能除外食物或药物中毒，留取血、尿、胃液急送毒物检测，后检测出硝苯地平和地芬尼多，且血药浓度远高于正常值，最后确定为药物中毒。

2）多种药物中毒后的临床特点 急性药物中毒是指人体在短时间内接触超过中毒量的药物后，机体产生的一系列病理生理变化及其临床表现。其发病凶猛、发展迅速，病死率始终居高不下，若未进行及时的急救处理，除了会使患者伴发多种并发症之外，还会直接导致患者死亡。

患者血、尿、胃液均检测出硝苯地平与地芬尼多。研究表明，地芬尼多制剂具有 H_1 受体拮抗、抗胆碱能和奎尼丁样作用。高剂量引起的严重副作用包括幻觉和困惑，偶尔还会出现嗜睡、口干、抑郁、烦躁、头痛和短暂性低血压。这些影响的确切机制尚不清楚。然而，大剂量给药引起的被称为"抑制－兴奋－抑制"的三相模式可能促进中枢神经系统中连续的 H_1 受体拮抗剂和抗胆碱能作用，从而导致意识障碍、抽搐和呼吸衰竭[3]。过量服用可引起心律失常，包括 QT 间期延长、T 波改变、U 波出现、房室传导阻滞、束支传导阻滞、室性期前收缩、室性心动过速和室颤。此外，地芬尼多可能会阻断突触传递，以保持中枢神经系统中高水平的胆碱酯酶。最后，随着浓度的增加，呼吸抑制加重，最终导致呼吸和循环衰竭死亡。

王声祥等测定服用超剂量盐酸地芬尼多致死者的多种生理样品（包括心血、肝组织、胃内容物及尿液），结果显示浓度大小为：胃部＞肝组织＞心血＞尿液，可初步判定盐酸地芬尼多是由胃肠道吸收进而进入肝脏代谢，随后经肾排泄[4]。本例患者既往体健，此次入院肌酐升高，尿量少，呈急性肾衰竭表现，符合地芬尼多的排泄特征。地芬尼多具有改善椎底动脉供血不足，调整前庭神经异常冲动，抑制呕吐中枢，改善眼球震颤等作用，用于抗晕和镇吐。成人剂量 25 ~ 50mg/d，3 次/日，每日剂量不得超过 5.5mg/kg。该药为脂溶性，体内分布容积大，文献报道其吸收半衰期为 0.56 小时，达峰时间 1 ~ 3 小时，分布相半衰期短（3.16 小时），消除半衰期长（9.15 小时）[5]。有关研究结果表明，健康志愿者口服盐酸地芬尼多普通片和口腔崩解片各 50mg，达峰时间分别为 2.5 小时和 2.9 小时；生物半衰期分别为 6.48 小时和 2.9 小时；血药浓度峰值分别为 0.094μg/mL 和 0.092μg/mL[6]。药物说明书上标明单次顿服 100mg 后 2 小时达峰浓度 0.35μg/mL；而顿服 1200mg（48片）后的峰浓度可达 3.97μg/mL。本例患者入院时测得地芬尼多的血药浓度高达 4.3μg/mL，该药在体内呈一级动力学代谢，故可推测患者服用了至少 50 片。

硝苯地平口服后经胃肠道吸收迅速而完全，由于肝首过效应造成硝苯地平生物利用度低，组织分布广泛，药物在肝、血清、肾及肺中浓度较高，而在脑、骨骼肌中浓度低。在体内经肝微粒体酶系统作用，氧化成三种无药理活性的代谢物，70%～80%的药物以水溶性代谢物从尿中排出，24小时后90%的药物消除，主要以非原型的代谢产物从尿中排泄，原型药物仅0.1%经尿排泄，体内无蓄积作用。

患者摄入过量的硝苯地平即可出现严重的中毒体征，一般表现为以下几部分。神经系统：可能出现无力、嗜睡、意识模糊等，甚至诱发癫痫发作和脑卒中。血压降低：中毒可出现低血压，甚至出现休克心率减慢：由于窦房结受到抑制，可引起心动过缓，出现窦性传导阻滞。代谢抑制：表现为中毒后发生代谢性酸中毒、胰高血糖症等。其他：可能并发肺毛细血管渗透压正常的肺水肿，低氧血症等。该患者中毒后出现明显低血压，应与硝苯地平、地芬尼多均有一定的降压作用相关。

3）药物中毒的紧急处理　血液净化是临床治疗急性中毒的常用措施。通常净化治疗强调尽早，有文献报道中毒后3小时内效果最佳，12小时后效果差，本文患者发现意识不清3小时入我院，接诊后予以血液净化治疗离中毒时间超过6小时，经积极血液净化治疗后患者凝血等指标明显改善，这提示中毒中晚期予以血液净化治疗也有显著疗效，对衰竭脏器功能恢复亦有很大帮助。

随着近年来医疗技术的快速发展，血浆置换治疗药物中毒的效果越来越得到临床的肯定。血浆置换能够通过中心静脉置管将患者血液从体内引出，而血浆置换机内设置有一个置换器，该器材主要由树脂或活性炭构成，可充分消除人体中引起药物中毒发作的致病因子，主要包括血液中的大分子、脂溶性物质，因此可有效缓解病情，达到治愈疾病的目的。

CVVH是一种连续性的血液净化治疗，可缓慢、等渗地清除各种溶质，对机体的内环境影响小，血流动力学稳定；PE是将血液分离为血浆和细胞成分，弃去血浆，把细胞成分和需补充的白蛋白、新鲜血浆及平衡液等输回体内，达到清除致病物质的目的。PE主要是清除分子质量大、蛋白结合率高、分布容积小的物质，在急性中毒时应用PE不仅可以清除血浆中蛋白结合率高的毒物、异常血红蛋白及红细胞的破坏产物或合并肝功能衰竭时产生的大量蛋白结合率高的内源性毒素，还可以清除炎性因子、补充血液中有益成分如有活性的胆碱酯酶；但不能纠正水、电解质、酸碱平衡紊乱，PE与CVVH联合应用于救治并发多脏器功能衰竭的患者效果更好。地芬尼多相对分子质量为309.445Da，在水中略溶，中毒时无特殊解毒物质，蛋白结合率高，为42%～70%；硝苯地平相对分子质量为346.33Da，不溶于水，它在人体内血浆蛋白结合率高达92%～98%，单纯的血液透析对两种药物清除能力有限，但采取血浆置换或血液灌流可在短时间内大量清除[7]。本患者入科时多脏器功能衰竭，采取了PE与CVVH联合后在短时间内体内药物得到大量清除。

4）并发症的处理　文献报道，441 例患者给予盐酸地芬尼多糖衣片进行治疗（75 ~ 150mg/ 天，3 次 / 日），根据统计结果发现，该药对患者舒张压影响不大，有部分患者收缩压升高或下降 20mmHg，血压仅轻微改变，基本可认为正常服用量的盐酸地芬尼多对血压无影响。但有报道显示，超剂量服用盐酸地芬尼多极易引起低血压。李杰等对 9 名受试者服 20mg 硝苯地平普通片的药物动力学进行了研究。普通片血药浓度峰值为 0.058μg/mL，本患者硝苯地平血药浓度为 0.2μg/mL，除感染之外，硝苯地平、地芬尼多均有降压作用，故患者严重休克考虑为感染及药物共同所致，血管活性药物应首选去甲肾上腺素。经过积极的血液净化，患者药物迅速被清除体外，加上抗感染药物起效，5 月 11 日患者循环稳定，即停止血管活性药物去甲肾上腺素泵入。

患者入院时重症患者快速 SOFA（ quick SOFA，qSOFA ）评分 3 分，存在严重休克，脑、消化道、肾均处于低灌注状态，消化道低灌注导致肠道菌群移位入血，继发菌血症，且不能除外血中细菌透过血脑屏障导致中枢神经系统感染，导致患者意识障碍，引起患者发热，炎症指标升高。但该患者血标本的病原学结果并不充分支持肠道菌群移位的推断。C 反应蛋白是肝脏合并释放的急性期蛋白，在患者血液中以糖蛋白的形式存在，可促进白细胞吞噬能力的提高，是维持机体免疫平衡的重要物质，临床上常用于指导判断患者是否存在感染，临床实践研究证明：C 反应蛋白能够起到感染的早期预警作用，具有积极的临床价值，通常在炎症反应 6 小时后开始升高，48 小时达高峰，72 小时消退[8]。本患者在急诊科化验 C 反应蛋白接近正常，24 小时后复查升高，符合这一规律。降钙素原是存在于人体血液中的降钙素前体，为功能性蛋白，由 114 ~ 116 个氨基酸组成，人体正常降钙素原水平为 < 0.05μg/L，机体存在细菌感染或者毒素影响时，其血清降钙素原水平异常升高，与患者细菌感染的严重程度存在正相关性，寄生虫、真菌感染时降钙素原水平均会增高，但是细菌感染时降钙素原水平升高迅速，增高的幅度较大，而病毒感染对患者血清降钙素原水平无显著性影响，本患者入院时降钙素原为 5.88ng/mL，支持患者存在程度较重的细菌感染[9]。患者入院时炎症指标高，且中枢、肺、肾、消化道等多脏器功能不全，考虑患者无长期抗生素使用或免疫抑制病史，暂不考虑真菌感染，初始予美罗培南 + 利奈唑胺可同时覆盖 G⁻ 杆菌、G⁺ 球菌，使感染得到了及时控制，降钙素原等各项感染指标均呈逐日下降趋势。

本病例提示我们在临床诊治鉴别诊断中不要忽视对毒物的检测，虽然同时药物中毒后继发菌血症导致的感染性休克，治疗上宜根据药物特点选用适合的血液净化手段，同时要结合感染指标，针对可能的病原菌选择较广谱的抗菌药物，为患者争取生存机会。

（西娜　解放军总医院第八医学中心）

专业点评

　　该病例虽然治疗清楚，尚有一些完善之处。各种药物过量均有中毒可能，不明原因昏迷，首先病史很重要（包括询问各种与其接触的亲戚朋友）；既然诊断药物中毒，应该了解其理化性质、体内分布情况、亲脂或疏脂、与体内计量、服用时间有否特殊性（如有机磷中毒时间过长的钝化作用）及其他药物是否影响其代谢；该病例患者昏迷就医，存在误吸性肺炎较常见，但是否有破坏血脑屏障，引起颅内感染的依据，为行腰穿诊断的依据。

（徐磊　天津市第三中心医院）

参考文献

［1］吴芬, 郭真君, 曾媛, 等. 盐酸地芬尼多的研究进展［J］. 中国药师, 2019, 22（7）: 132-1328.

［2］Zimmer A J, Burke V E, Bloch K C. Central nervous system infection［J］. Micro biol Spectr, 2016, 4（3）: 1-21.

［3］严赫, 代号, 王雪尔, 等. 大剂量地芬尼多中毒死亡法医学鉴定1例［J］. 中国法医学杂志, 2019, 34（5）: 511-513.

［4］王声祥, 刘俊亭. GC/MS快速测定生物样本中地芬尼多及代谢物［J］. 中国法医学杂志, 2016, 31（1）: 87-88.

［5］潘家龙, 赖乾鸿, 彭姝婷, 等. 血液灌流及血液透析救治1例盐酸地芬尼多中毒患儿［J］. 河南医学研究, 2020, 29（31）: 5951-5952.

［6］王晓英, 李敬来, 孔爱英, 等. GC/MS法测定人血浆中地芬尼多药物浓度及其在药代动力学研究中的应用［J］. 解放军药学学报, 2010, 26（6）: 500-502.

［7］司锋, 门保忠, 蒋那彬, 等. 5例致命性地芬尼多中毒病例分析［J］. 中国中西医结合急救杂志, 2021, 28（2）: 216-218.

［8］Bouadma L, Luyt C E, Tubach F, et al. Use of procalcitonin to reduce patients' exposure to antibiotics in intensive care units（PRO-RATA trial）: a multicentre randomized controlled trial［J］. Lancet, 2014, 375（9713）: 463-474.

［9］Trautner B W, Caviness A C, Gerlacher G R,et al. Prospective evaluation of the risk of serious bacterial infection in children who present to the emergency department with hyperpyrexia （temperature of 106 degrees F or higher）［J］. Pediatrics, 2016, 118（1）: 34-40.

门静脉血栓致大面积肠坏死诊治

夏秋季为蚊虫叮咬所致疾病高发季节，可引起皮炎等皮肤病[1]，并会传播流行性乙型脑炎、疟疾、登革热等多种疾病[2-3]，但造成门静脉血栓形成（portal vein thrombosis，PVT），最终造成大面积肠坏死者尚未见报道。本研究报道 1 例蚊虫叮咬致患者消化道大出血、门静脉、脾静脉广泛血栓形成最终致肠坏死治疗过程中的经验教训，为类似病例的治疗提供参考。

1. 病例摘要

患者，男性，23 岁，学生，因蚊虫叮咬 20 天、呕血 7 小时于 2020 年 8 月 2 日入院。入院 20 天前被蚊虫叮咬脚背，叮咬处出现皮疹，未在意。16 天前进展为全身瘙痒。13 天前瘙痒减轻，但出现双下肢及脚踝非凹陷性水肿。12 天前开始出现高热 39℃，自服抗生素效果差。就诊于当地医院，行 CT 示左下肺肺炎、脾大，左侧腹股沟淋巴结多发肿大。给予左氧氟沙星、多西环素、糖皮质激素治疗，无明显改善。7 小时前出现呕鲜血，约 300mL，伴有柏油样便 100mL，伴有上腹胀痛，呕吐后稍缓解，急来我院急诊就诊后收入急诊重症医学科。既往体健，无特殊病史。

入院查体：体温 37.2℃，心率 117 次 / 分，呼吸 25 次 / 分，血压 60/40mmHg，指脉血氧饱和度 95%。神志清，精神差，贫血貌，频繁呕吐鲜血，两肺呼吸音清，无啰音，心界无扩大，心音有力，无杂音，腹部膨隆，上腹部轻压痛，肠鸣音弱，四肢肌力、肌张力正常，无病理反射。

入院检查示血常规：白细胞计数 20.5×10^9/L，中性粒细胞百分比 86.80%，血红蛋白 67g/L，血小板计数 37×10^9/L；乳酸 8.10mmol/L，降钙素原 0.87ng/mL；肝肾功能：肌酐 135.40μmol/L，尿素氮 9.60mmol/L，谷草转氨酶 23.00U/L，谷丙转氨酶 16.00U/L，白蛋白 28.00g/L，总胆红素 17.10μmol/L，PT 百分比活度 34.00%，D-二聚体 10 610ng/mL，N 末端 B 型尿钠肽前体 566.40pg/mL，高敏肌钙蛋白 T 0.160μg/L，抗核抗体阴性。

初步诊断：①发热血小板减少原因待诊，脓毒症？发热伴血小板减少综合征？

肾综合征出血热？②消化道出血、失血性休克。本病例资料报道已获得患者家属的知情同意。给予禁饮食、氨甲环酸、维生素 K 止血，并输注冷沉淀、血小板、血红蛋白，应用抑酸抑酶药物，比阿培南及米诺环素抗感染治疗，并进一步完善新型布尼亚病毒抗体测定，出血热病毒抗体测定，血培养及药敏，胸腹部 CT，并联系消化科给予胃镜检查止血。

2. 诊疗经过

入院第 2 天，给予输注红细胞 4U，患者仍反复呕鲜血，间断便血，复查血常规：白细胞计数 $16.12 \times 10^9/L$，中性粒细胞百分率 93.30%，血红蛋白 71g/L，血小板 $30 \times 10^9/L$，考虑内科保守治疗效果差，行床旁胃镜检查示：慢性非萎缩性胃炎伴糜烂及胆汁反流，考虑为应激性损伤所致消化道出血可能性大，并继续给予输血、止血药物应用。完善 CT 示：双侧胸腔积液、门静脉及分支密度可疑增高、腹腔积液、小肠扩张积气积液、肠壁水肿，给予留置胸腹腔引流管，引流出大量血性液体。

入院第 3 天，新型布尼亚病毒抗体测定、出血热病毒抗体测定回示，结果均为阴性，停用米诺环素。患者腹痛腹胀持续不缓解，给予行床旁肠镜检查，镜下见肠道内大量积血，可窥见处未见癌性及溃疡性病变，未见活动性出血点。外科会诊考虑暂无手术指征，继续给予禁饮食，输血抗感染等治疗。

入院第 4 天，因 CT 平扫示门静脉及分支密度可疑增高，原因不明，且患者持续存在下消化道出血，遂行增强 CT，结果示：双侧胸腔积液，肠系膜上静脉、脾静脉、门静脉及其肝内分支血栓形成，继发小肠梗阻、小肠壁水肿，盆腔积液（图 19-1 A1 ～ A3）。介入科会诊后考虑患者存在 PVT，可引起门脉高压、肠系膜缺血、水肿、坏死、出血，紧急行腹腔血管造影，结果显示：门静脉内充盈缺损影，造影剂沿门静脉血管壁流通，呈双轨征。肠系膜静脉内多发充盈缺损影。结肠脾区造影剂异常染色，旋转造影可见少量造影剂渗出，考虑肠系膜下动脉结肠脾区出血灶，给予吸收性明胶海绵颗粒栓塞止血，并接尿激酶于导管给予持续溶栓治疗。术后第 2 天复查血常规白细胞计数 $15.92 \times 10^9/L$，血红蛋白上升至 94g/L，血小板计数 $176 \times 10^9/L$，提示止血有效。术后继续给予抗凝抗感染等支持治疗。术后一周复查增强 CT 示：血栓范围较前略减小，小肠壁水肿较前略好转（图 19-1 B1 ～ B3）。患者术后恢复一般状态可，生命体征平稳，白细胞计数 $14.97 \times 10^9/L$，血红蛋白 84g/L，血小板计数 $183 \times 10^9/L$，因持续存在腹胀，CT 示肠管严重扩张，且持续贫血，请外科会诊，建议继续保守治疗。患者术后两周再次复查 CT 示：肠系膜上静脉、脾静脉、门静脉及其肝内分支血栓已基本消失，但肠管仍重度扩张（图 19-1 C1 ～ C3）。患者诉腹胀伴有轻度腹胀，普外科会诊后考虑肠坏死可能，建议剖腹探查。遂行手术治疗，术中见：腹腔见大量黑色坏死组织，考虑为空肠，符合溶解样坏死表现，于临近小肠、横结肠、大网膜、降结肠及脾曲致密粘连，评估坏死肠段长约 1m，行十二指肠升段 - 空肠吻合术，同时行胃造瘘术，胆囊造瘘术，空肠营养造瘘术，术中所见见图 19-2A。小肠管病理示：肠壁全层正常结构破坏、不清晰，黏膜层坏死脱落，呈慢性化脓性炎伴溃疡形成，可见肉芽组织及纤维组织增生，黏膜下层、肌层及浆膜结构分界不清，伴多量纤维组织增生及血管扩张，可见较多淋巴细胞、浆细胞及中性粒细胞浸润。肠系膜区血管扩张伴急慢性炎细胞浸润。术后患者饮食逐渐恢复，约 20 天后好转出院。出院 2 个月后随访患者已恢复正常生活，复查 CT 已基本无异常（图 19-2）。

3. 分析与讨论

该年轻患者被蚊虫咬伤后未在意，出现发热等症状后，按照感染治疗效果差，后因应激性溃疡造成了消化道出血，以及门脉系统的广泛血栓，又继发肠道系统的广泛出血、坏死、穿孔，幸因及时的手术及有力的抗感染治疗而未进展为脓毒性休克、多脏器衰竭死亡。该患者门静脉系统包含肠系膜上静脉、脾静脉、门静脉及其肝内分支血栓形成的原因是值得探讨的问题。PVT 是指发生在门静脉系统的血栓，上游可延伸至脾静脉及肠系膜静脉，下游可延伸至门静脉分支，最常见的原因是肝硬化[4-5]。肝硬化造成门脉高压后，门静脉系统血流减慢、瘀滞，成为血栓形成的危险因素。据报道，7.4% ~ 16% 的肝硬化患者合并有不同程度的PVT[6]。其他 PVT 的病因还包括腹部手术、脓毒症、恶性肿瘤、血液病、妊娠、原发性门静脉血栓等[7]。该患者入院后普通 CT 即发现门静脉及分支密度可疑增高，后期增强 CT 证实为 PVT，考虑 PVT 的原因不明确。PVT 与其他静脉血栓的形成因素相同，分别是血管壁损伤、血流减慢、血液高凝状态[8]，该患者存在上述三种高危因素中的两种，前期感染可能会造成血管壁损伤，而消化道出血后大量止血药物及机体的自身凝血机制的激活会造成血液的高凝状态。

该患者在发现 PVT 前后的主要临床表现为发热、腹胀、腹痛、消化道出血。研究表明[9]，急性 PVT 的临床表现与门静脉系统梗阻的程度和进展速度密切相关。临床表现可以多种多样，可以表现为一过性的腹痛、发热或消化不良，甚至可以完全无症状，而且因为 PVT 往往为继发性，很容易和原发病的症状相重叠而被掩盖。但 PVT 一旦累及肠系膜静脉系统，症状往往比较明显，表现为腹痛、腹胀、腹泻。当门静脉系统血栓向上游延伸至近端肠系膜静脉弓时，会造成向背部放射的剧烈腹

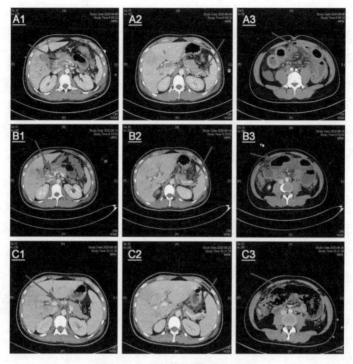

图 19-1　患者多次增强 CT 结果

A1、B1、C1 箭头指示为门脉血栓变化；A2、B2、C2 箭头指示为脾静脉血栓变化；A3、B3、C3 箭头指示为腹腔肠壁变化。

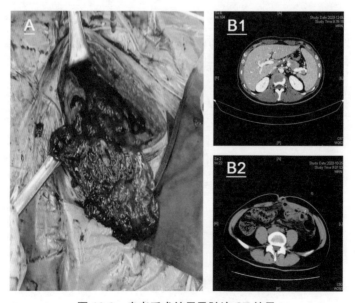

图 19-2　患者手术结果及随访 CT 结果

A 为术中探查结果，见大量肠管坏死；B1 为门静脉及脾静脉 CT 结果；B2 为肠管 CT 结果。

痛，而且因肠缺血易引发肠梗阻及肠梗死，这时候可以表现为便血、腹水、代谢性酸中毒及休克甚至多脏器功能衰竭，病死率极高[10]。该患者后期出现严重肠管扩张，手术证实肠管已完全坏死，病理显示肠壁全层正常结构破坏，表现为慢性化脓性炎伴溃疡形成。强力有效抗感染和及时的开腹手术治疗是该患者能够存活的重要原因。PVT 的诊断目前首选彩色多普勒超声检查，优点是无创且准确度高，但敏感性和特异性受操作者影响较大。增强 CT 或 MRI 血管造影敏感性特异性均高，而且对肠系膜系统显示更加准确，但缺点是价格相对昂贵[11]。该患者因腹部症状明显，在高度怀疑 PVT 后首选的增强 CT 检查，结果准确，为临床医师提供了较高的参考价值。从这例患者中我们得到的经验是，在临床工作中对于怀疑 PVT 且腹部症状明显的患者，应及时行增强 CT 检查，要高度警惕肠坏死的可能性，一旦有手术指征，果断手术治疗。

（万有栋　青岛大学附属医院；张艳艳　漯河市中心医院）

专业点评

该病例为典型的急危重及疑难病例，对于该类患者，临床医师采用了在积极维持生命体征、保护脏器功能的同时积极完善相关检查，即边瞄准边开枪；患者为全身危重症疾病，对于任何可能的异常均加以求证或排除，抽丝剥茧，找到问题的症结所在；危重患者的处理是多学科的治疗（MDT），该病例通过重症医学科、腔镜、介入、外科等多学科的共同抢救治疗让患者转危为安。

该病例疑难可以体现在两方面：①非常见的门脉血栓导致大面积肠坏死，文章中诊断依据明确，手术病理证实，讨论详实充分；②患者入院诊断是发热、血小板减少原因待查，考虑 PVT 是继发诊断，但文中未提及原始诊断，建议就此从感染（病毒、细菌等）、自身免疫性疾病、肿瘤等方面加以鉴别诊断。

（冯敏　郑州大学第一附属医院）

参考文献

［1］王向阳，张建霞.蚊虫叮咬致剥脱性皮炎1例［J］.中华腹部疾病杂志，2004，4（10）：724.

［2］翁益云，陈国钱，李佳，等.重症流行性乙型脑炎合并妊娠一例［J］.中华急诊

医学杂志, 2015, 24（5）: 566-567.

［3］黄星, 吕元聪. 登革热、登革出血热研究简述［J］. 中华现代临床医学杂志, 2005, 3（9）: 815-816.

［4］刘斌, 裴宝瑞, 刘永庆. 肝硬化并发上消化道出血与门静脉血栓形成的研究进展［J］. 中华实用诊断与治疗杂志, 2017, 31（5）: 518-520.

［5］Intagliata N M, Caldwell S H, Tripodi A. Diagnosis, Development, and Treatment of Portal Vein Thrombosis in Patients With and Without Cirrhosis［J］. Gastroenterology, 2019, 156（6）: 1582-1599.

［6］Harding D J, Perera M T, Chen F, et al. Portal vein thrombosis in cirrhosis: Controversies and latest developments［J］. World J Gastroenterol, 2015, 21（22）: 6769-6784.

［7］Wang J T, Zhao H Y, Liu Y L. Portal vein thrombosis［J］. Hepatobiliary Pancreat Dis Int, 2005, 4（4）: 515-518.

［8］中华医学会消化病学分会肝胆疾病学组. 肝硬化门静脉血栓管理专家共识（2020年, 上海）［J］. 临床肝胆病杂志, 2020, 36（12）: 2667-2674.

［9］Primignani M. Portal vein thrombosis, revisited［J］. Dig Liver Dis, 2010, 42（3）: 163-170.

［10］Intagliata N M, Caldwell S H, Tripodi A. Diagnosis, Development, and Treatment of Portal Vein Thrombosis in Patients With and Without Cirrhosis［J］. Gastroenterology, 2019, 156（6）: 1582-1599.

［11］Jha R C, Khera S S, Kalaria A D. Portal Vein Thrombosis: Imaging the Spectrum of Disease With an Emphasis on MRI Features［J］. AJR Am J Roentgenol, 2018, 211（1）: 14-24.

重症生物毒素中毒并多器官功能障碍综合征

1. 病例摘要

患者，男性，34 岁，因虫叮咬后意识障碍 1 天，于 2016 年 5 月 31 日入住我院急诊 ICU。患者 1 天前外出钓鱼时被昆虫（具体种类不详）咬后出现头晕、胸闷、双下肢乏力及皮疹，四肢冰凉、冒冷汗，继而晕厥，持续 10 余分钟。由工友就近送至当地医院急诊，测血压 70/40mmHg，查血常规、心肌酶、肝肾功能指标均升高，存在高钾血症，胸片提示肺部感染，心脏彩超提示射血分数（EF）43%，治疗过程中患者出现意识障碍并抽搐，给予气管插管、扩容补液抗休克、抗感染、纠正电解质紊乱等对症支持治疗，经处理后患者出现咳粉红色泡沫痰、呼吸衰竭，其休克难以纠正，病情进展加重，遂转至海南省人民医院急诊 ICU 继续治疗。入院 45 分钟后患者突发室颤，出现心搏骤停，立即给予心肺复苏、电除颤等处理，经积极抢救 10 分钟后，恢复自主心律。患者既往史、个人婚育及家族史均无特殊。

入院查体：体温（T）36.5℃、心率（P）90 次 / 分、呼吸（R）16 次 / 分［有创呼吸机辅助通气，SIMV 模式（Vt 420mL+PEEP 14cmH$_2$O+F 14 次 / 分 + FiO$_2$ 100%）］、血压（BP）120/60mmHg［去甲肾上腺素 1.3μg/（kg·min）维持］、血氧饱和度（SPO$_2$）85%。浅昏迷，全身皮肤冰凉，四肢厥冷，未见瘀点、瘀斑及皮疹。双侧瞳孔等大等圆，直径约 1.5mm，对光反射灵敏。双肺听诊呼吸音粗，双下肺可闻及明显湿啰音。房颤心律，各瓣膜听诊区未闻及病理性杂音。腹部查体阴性。双下肢无水肿。

实验室检查：血常规：白细胞计数 25.43 × 10^9/L、中性粒细胞百分比 92.0%。急诊生化：血钾 5.8mmol/L、谷草转氨酶 143.0U/L、乳酸脱氢酶 421.9U/L、磷酸肌酸激酶 1318.0U/L、磷酸肌酸激酶同工酶 45.4U/L、总胆红素 25.92μmol/L、肌酐 126μmol/L、葡萄糖 14.27mmol/L。N 端脑钠肽前体 10447ng/L，肌钙蛋白 T 1.310μg/L。血气分析：吸氧浓度 61%、pH 7.180、氧分压 46.6mmHg、二氧化碳分压 33.0mmHg、乳酸 5.8mmol/L、碱剩余 −14.9mmol/L、氧合指数 76.4。

颅脑 CT 平扫未见异常；胸部 CT 示双侧肺叶多量渗出性病变，双侧胸膜增厚（图 20-1）。心电图示快速型房颤，完全性左束支传导阻滞。

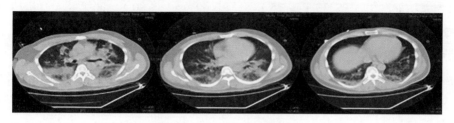

图 20-1　入院当天胸部 CT

入院诊断：重症生物毒素中毒（"毒"昆虫咬伤）并多器官功能障碍综合征（循环、呼吸、中枢、肝肾）；过敏性休克；心搏骤停后综合征；中毒性心肌炎、急性左心衰竭、快速型心房颤动、完全性左束支传导阻滞；急性呼吸窘迫综合征；重度代谢性酸中毒；高钾血症。

中毒严重度（PSS）评分：3 分（重度）。APACHE Ⅱ 评分：36 分，预计病死率：82.5%。

2. 诊疗经过

①原发病因干预：血液净化清除毒素及炎症因子［血液灌流＋连续肾脏替代疗法（continuous renal replacement therapy，CRRT）］，甲泼尼龙 40mg 12 小时 / 次及抗组胺药物抗过敏、抗炎治疗，血必净、乌司他丁清除炎症因子；②神经系统支持：亚低温治疗、适当镇静控制抽搐降低脑代谢、清除氧自由基；③呼吸系统支持：呼吸机辅助通气，采用小潮气量、呼气末正压通气（positive end expiratory pressure，PEEP）肺保护性通气策略及肺复张手法，美罗培南联合莫西沙星抗感染治疗；④循环系统支持：在床旁持续血流动力学监测下［有创动脉血压、中心静脉压（central venous pressure，CVP）、脉波指示剂连续心排血量（pluse indicator continuous cardiac output，PICCO）］指导精准液体复苏及容量管理，去甲肾上腺素、多巴酚丁胺、多巴胺联合升压，胺碘酮抗心律失常，纠正心衰；⑤肠外营养；⑥维持内环境稳定，纠正电解质紊乱，纠正酸中毒，控制血糖。

经上述综合治疗后，于入院后 30 小时患者神志转清，能理解言语；其内环境改善，血钾、肌酐、胆红素降至正常。但患者心功能改善不明显，复查床边心脏彩超示：左室各壁运动普遍减弱，左室收缩功能测值短轴短率（FS）10%，射血分数（EF）22%，左室舒张功能未见异常。住院过程中，患者多次发作急性左心衰，予强心、利尿、镇静处理后好转。于入院后第 3 日停用胺碘酮，更换为地高辛；第 3 天恢复肠内营养；第 5 天停用所有血管活性药物；第 6 日复查床边心脏彩超示：心脏形态结构及瓣膜活动未见异常，彩色多普勒血流显像未见异常，左室收缩功能测值：FS 33（＞25）%、EF 62（50～80）%。第 8 天呼吸机参数 PEEP 由最高的 $24cmH_2O$ 降至 $6cmH_2O$，行呼吸机脱机试验成功，复查胸部 CT 示：右肺中叶内侧段及双肺下叶背侧渗出性病变，双侧胸腔少量积液，双侧胸膜增厚（图 20-2）。第 9 天拔除气管插管。至入院后第 12 天，白细胞由最高的 $26.82 \times 10^9/L$ 降至 $10.77 \times 10^9/L$；C 反应蛋白由最高的 127mg/L 降至 16mg/L；磷酸肌酸激酶由最高的 8230U/L 降至 325U/L；N 端脑钠肽前体由最高的 10447ng/L 降至 1626ng/L；病情渐趋平稳后转普通病房继续治疗。

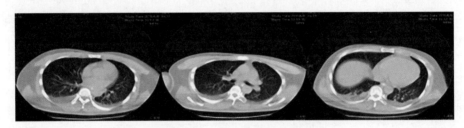

图 20-2　入院第 8 天胸部 CT

3. 分析与讨论

1）诊治难点　重症生物毒素中毒患者病情凶险，起病急进展快，病死率高，其诊疗难点在于生物毒素种类繁多，临床检测难度大，存在不确定性，临床多无特效解毒药，故对疾病的整体辨证理解和预判直接影响疗效和预后。

2）启示　①由于生物毒素中毒机制的差异，不同毒素中毒临床表现各不相同。对于突发意识障碍、休克、心脏呼吸骤停的患者，排除其他心脏、呼吸各大系统基础病后，需注意有无中毒可能。②本例病例进展迅速，生物毒素中毒后导致过敏性休克、严重中毒性心肌炎并出现心搏骤停，经积极复苏、器官功能支持治疗后最终患者痊愈出院。因此，早发现、早干预以及合理器官功能支持可以降低病死率。

生物毒素种类繁多，很多毒素都没有特效解毒药或抗毒血清。据陈曙旸等[1]、谢立璨等[2]等报道，1994—2011 年我国部分地区有毒动物、有毒植物、毒蕈中毒病死率分别为 2.52%、1.66% 和 12.39%。另外，大多中毒患者无法准确描述致其中毒的生物物种，也没有能力现场捕捉或采集致其中毒的生物（尤其是动物类），而且有些物种本身就无法短时间内得到明确鉴定。同时部分生物毒素存在迟发效应，起病的症状较为轻微或隐蔽，但进展迅速，往往使患者错过最佳诊治时机，上述这些生物毒素中毒特点均给临床治疗带来了极大的困难[3]。其中常见的动物毒素有：

节肢动物毒素（蜘蛛、蝎子、蜈蚣等）；蛇毒素；海洋与水生动物毒素（河豚、海蜇、海星等）。常见的有毒节肢动物的唾液腺或毒腺中，主要包含过敏原、抗血小板集聚因子、免疫抑制剂多肽、纤维蛋白原水解酶、透明质酸酶、血管舒张因子、离子通道激活/拮抗剂等[4,5]，这些多肽及活性酶可能引起机体一系列病理生理改变。

动物毒素中毒患者常见临床特征为[3,6]：①过敏反应：动物毒素多为含如蛋白质、多肽、多糖等具有完全抗原性的大分子物质，或者含有一些分子较小的化合物可以作为半抗原与人体内蛋白质结合成抗原，从而引起过敏反应，包括严重的过敏反应。②全身器官功能障碍：动物毒素中毒可能引起溶血、凝血、出血性休克、低血压、严重感染、重症过敏反应、某一器官功能障碍和细胞凋亡，这些病症都有可能进一步导致多器官功能障碍。③局部损害及发热：部分动物毒素在"叮、蜇、咬"时也会引起感染或伤口继发感染。溶血与过敏反应等也会导致发热。

结合病例分析，本例青壮年男性，在不明昆虫叮咬后，迅速出现双下肢皮疹、四肢冰凉、冒冷汗、心率快、血压下降等症状体征，符合生物毒素中毒（"毒"昆虫咬伤）、过敏性休克诊断。继之出现浅昏迷、抽搐、呼吸急促、咳粉红色泡沫样痰、心律失常以及胆红素、肌酐升高，脑钠肽、磷酸肌酸激酶显著升高，心脏彩超示 EF 值极低，可确诊多器官功能不全综合征（循环、呼吸、中枢、肝肾）、中毒性心肌炎并急性心衰、急性呼吸窘迫综合征。入院后患者突发室颤、心搏骤停，经心肺复苏、心脏电除颤等积极抢救 10 分钟后恢复自主心律，确诊心搏骤停后综合征。

本病例治疗的主要关键点为生物致病毒素和炎症因子的清除、脏器功能支持与保护。动物毒素中毒常能诱发急性肾功能衰竭，其起病急骤，症状严重，进展快，常合并多脏器损害，且目前动物毒素所致肾损害尚无有效的治疗药物；据报道，血液净化技术可以促进清除已吸收入血的生物毒素和炎症介质，并减少其吸收，亦能纠正水电解质与内环境紊乱及稳定血流动力学。有相关研究[7]表明，在无特殊解毒药的中重度生物毒素中毒患者中，血液净化组住院日、肾功能恢复时间及治愈率均明显高于对照组。影响毒物清除的特性包括：①蛋白结合率：毒物主要与白蛋白结合，只有游离的毒物才可以被血液净化清除，结合的毒物只有通过血液灌流清除；对于蛋白结合率高的毒物，对流和弥散的清除率很低，宜采用血液灌流（hemoperfusion，HP）或血浆置换（plasma exchange，PE）。②分布容积（Vd）：毒物剂量除以稳定状态下毒物的浓度，代表毒物在血管内外分布的比例。Vd 大说明毒物与组织结合率高，分布在血管外，较难清除，Vd 大的毒物存在"二次分布"现象，血液中毒物很快分布到组织中，故强调早期治疗；Vd 小说明毒物与血液中蛋白结合率高，分布在血管内；Vd 小、蛋白结合率低的毒物选择连续性静脉 - 静脉血液透析（continuous venovenous hemodialysis，CVVHD）或血液透析（hemodialysis，HD）。由于生物毒素大多属于分子质量为 10 000 ~ 100 000 的大分子物质，因此 HD 通常不单用于生物毒素中毒。血浆置换[8]能清除体内已与血浆蛋白结合的毒素，且能补充白蛋白、免疫球蛋白、凝血因子等，主要用于清除蛋白结合率高（> 60%），用其他血液净化方法效果不佳的毒物，如蛇毒。血液滤过（hemofiltration，HF）一般截留相对分子质量为 4000 ~ 6000 的分子物质，具有血流动力学稳定、能有效清除中小分子物质和消除组织水肿、置换液补充个体化，以及利于营养支持等特点。连续性静脉 - 静脉血液滤过（continuous venovenous haemofiltration，CVVH）[9]血流动力学稳定，不仅可以有效清除体内存在的一些致病性介质，而且通过免疫调节，重建水电解质、酸碱代谢平衡，有效的维护机体"内环境平衡"，尤其适用于中毒所致多器官功能障碍综合征（multiple organ dysfunction syndrome，MODS）。HP 可清除分子质量 500 到十几万的物质，对 Vd 大、脂溶性高、易与蛋白结合的药物或毒物，HP 的清除效果较 HD 好，疗效迅速、确切，HP 在临床上的主要用途就是治疗急性中毒，但 HP 灌流器易出现饱和现象，且对维持内环境稳定不及 CVVH。本例患者采取 HP 联合 CVVH，可以互取两种血液净化方式之长短，通过吸附和滤过的作用，既能较好地清除血中生物毒素，同时维持内环境稳定、清除炎症因子、保护重要脏器。并且对重症生物毒素中毒患者建议应早期行血液净化治疗（4 ~ 6 小时内）。尤其是接触生物毒物剂量较大、中毒症状明显的重症患者，经内科常规对症支持及使用激素抗过敏治疗后，应立即进行 HP 或联合 CRRT 治疗；对于部分中毒症状不明显，但伴有一个及以上器官受损的患者，尤其是伴有急性肾衰竭的患者，在出现严重并发症之前，即应行血液净化治疗[9]。

此外本例中患者在短时间内由生物毒素导致的过敏性休克以及全身炎症反应综合征、MODS，其急性心功能不全及 ARDS 表现尤为突出。故该患者积极抗过敏及毒素清除的同时，器官功能支持亦尤为重要。其中休克合并急性心力衰竭，"精准的液体复苏"成为一大难点。据报道，在予以患者复苏时，可依据每搏量变异度（stroke volume variation，SVV）动态指标进行液体补给[10]。同时，目前多项研究表明，PICCO 技术在指导休克患者的液体复苏技术上优于 CVP 液体复苏[11]。本病例通过使用 PICCO 技术（脉搏轮廓温度稀释连续性排血量测量）持续性监测机体血流动力学，以期了解心脏负荷及容量情况，为有效组织灌注提供保障。该例患者同时存在由生物毒素引起的 ARDS，严重影响患者氧合功能。采用肺保护性通气可以为患者的治疗获得更多的治疗时间。在肺复张的治疗过程中，胸部 CT 检查可以正确、迅速地诊断肺复张及 PEEP，但由于 CT 设备无法移动至床边，需要在专门的地点进行检查，对于要求呼吸机高参数支持的 ARDS 患者来说，转运风险极大。而床旁超声检查[12]具有准确、快捷、无创、简便等优点。本例病患通过了解其患者肺部超声 B 线变化与机械通气参数间关系，指导下肺复张可以更加精准地调整最佳的 PEEP，以减少过高的气道压和平台压对于肺脏的损伤。

由于生物毒素成分及中毒机制的差异，不同生物毒素中毒临床特点与治疗也各不相同。生物毒素中毒后可出现全身性过敏反应、过敏性休克及局部或全身感染，毒素亦可导致单个或多个器官功能障碍与衰竭，严重时可出现心跳呼吸骤停而危及生命。目前国内尚缺乏系统的生物毒素中毒临床救治指南或专家共识。因此，如何早期识别生物毒素中毒、早期评估生物毒素致病严重程度、早期积极干预生物毒素中毒在本病治疗中尤为重要。对于重症生物毒素导致的器官功能障碍，积极采取血液净化技术清除毒素与炎症因子、加强器官功能支持及保护可以降低病死率。

（詹峰，林灵，易省阳，陈文腾　海南省人民医院）

专业点评

患者因虫叮咬后意识障碍 1 天入住急诊 ICU。病程中迅速出现呼吸、循环、心脏、中枢等多器官功能不全，经 ICU 综合治疗病情得到恢复。此病例特点：生物毒素中毒起病急、进展快、无特效解毒药、病死率高。近年，因蚊虫叮咬致多器官功能不全的案例逐年增多，但目前国内尚缺乏系统的生物毒素中毒临床救治指南或专家共识。因此，如何早期识别生物毒素中毒、早期评估生物毒素致病严重程度、早期积极干预生物毒素中毒在本病治疗中尤为重要。此病例对于重症生物毒素导致的器官功能障碍，积极采取血液净化技术清除毒素与炎症因子、改善机体内环境、加强器官功能支持及保护有效降低病死率，对于临床医师有很重要的参考价值。

（杨晓军　宁夏医科大学总医院）

参考文献

[1] 陈曙旸，周静，李中杰，等. 25 家综合性医院急诊伤害调查 [J]. 中华流行病学杂志，2004，25（3）：209-213.

[2] 谢立璨，张宏顺，孟聪申，等. 我国医疗机构急诊中毒调查分析 [J]. 中国工业医学杂志，2010，23（5）：357-359.

［3］王微，宋维. 生物毒素中毒诊治策略与进展［J］. 中华急诊医学杂志，2017,（11）：1225-1229.

［4］Bonifazi F, Jutel M, Biló B M, et al. Prevention and treatment of hymenoptera venom allergy: guidelines for clinical practice［J］. Allergy , 2010, 60（12）：1459-1470.

［5］吕秋敏，赖仞，张云. 动物毒素与人类疾病——从单一成分到组学研究，从理化性质到疾病机理，从粗毒利用到理性药物设计［J］. 动物学研究，2010, 31（1）：2-16.

［6］中华人民共和国国家卫生和计划生育委员会. 胡蜂蜇伤诊疗原则［J］. 中国实用乡村医师杂志，2013, 20（24）：3-4.

［7］韦真理. 血液透析治疗动物毒素引起急性肾功能衰竭的临床研究［J］. 岭南急诊医学杂志，2006, 11（6）：436-437.

［8］laz-Sanchcz C L, Lifshitz-Guirmberg A, Ignacio-Ibarra G, et al. Survival after massive（＞2000）Mricanized honeybee stings［J］. Arch Intern Med, 1998, 158（8）：925-927.

［9］血液净化急诊临床应用专家共识组. 血液净化急诊临床应用专家共识［J］. 中华急诊医学杂志，2017,26（1）：24-36.

［10］王晓红，邓素君，肖海伟. 感染性休克病人液体复苏中PICCO容量性指标的应用分析［J］. 齐齐哈尔医学院学报，2016, 3（25）：3192-3193.

［11］陈开典，陈科署. PiCCO监测技术在危重症患者抢救中的应用观察［J］. 临床医学工程，2018, 25（4）：451-452.

［12］安曙光，冼海涛，谢国平，等. 床边B超对急性呼吸窘迫综合征肺复张价值探讨［J］. 当代医学，2013, 4（16）：34-35.

多学科联合诊治大咯血

1. 病例摘要

患者，男性，50 岁，以"突发咯血 13 天"为主诉于 2018 年 3 月 25 日入院。入院前 13 天无明显诱因出现咯血，呈鲜红色，量 400 ～ 500mL，伴咳嗽、咳白黏痰，遂就诊于外院，查胸部 CT（2018 年 3 月 12 日）示：双肺炎症，左肺上叶、下叶支气管扩张伴感染，以左肺下叶为著，部分实变（图 21-1），诊断为"左肺支气管扩张伴咯血、左肺支气管扩张伴感染"，予"甲磺酸酚妥拉明、酚磺乙胺、肾上腺色腙片"止血，先后予"注射用头孢哌酮钠舒巴坦钠、美罗培南"抗感染等治疗。入院前 12 天咯血约 500mL，色鲜红，入院前 3 天再次咯鲜红色血，约 100mL，伴发热、畏冷、寒战，体温最高 38.5℃，入院前 2 天在局麻下行支气管动脉造影示左侧多支支气管动脉明显增粗、扭曲，可见肺动脉弥漫性提前显影，考虑支气管动脉 - 肺动脉瘘，遂行左侧支气管动脉栓塞术（图 21-2），术顺，术后安返病房。入院前 9 小时再次出现咯血，量约 1000mL，为鲜红色伴新鲜血块，当时监测心律 181 次 / 分，血压 133/92mmHg，末梢血氧饱和度 70%（吸空气时），立即予"气管插管呼吸机辅助通气、羟乙基淀粉 130/0.4 氯化钠（万汶）扩容、补液、输血、垂体后叶素、维生素 K_1、酚妥拉明降低肺动脉压、马来酸咪达唑仑镇静"等治疗后，转诊我院，转运途中再次出现大咯血，量约 1200mL，为鲜红色伴新鲜血块。既往有"慢性萎缩性胃炎、前列腺结石、右肾囊肿"等病史，无服用抗凝药物病史。

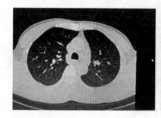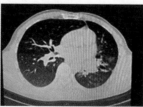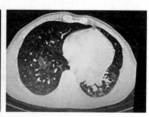

图 21-1　胸部 CT（2018 年 3 月 12 日）

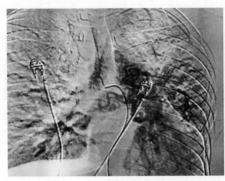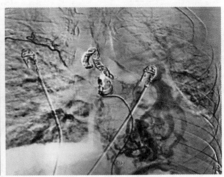

图 21-2　支气管动脉造影及支气管动脉栓塞术

入院查体：体温 37.4℃；脉搏 145 次 / 分；呼吸 21 次 / 分；血压 128/73mmHg；末梢血氧饱和度 96%（球囊辅助呼吸）。镇静状态，查体无法配合。气管插管接呼吸机辅助呼吸（模式：辅助 / 控制通气，压力控制 12cmH$_2$O，呼气末正压 4cmH$_2$O，频率 18 次 / 分，吸入氧浓度 100%）。右肺呼吸音粗，左肺呼吸音低，左下肺可闻及湿啰音。心律齐，A$_2$＞P$_2$，各瓣膜听诊区未闻及杂音，无心包摩擦音。腹平软，全腹无压痛、反跳痛，未触及包块，肝、脾肋下未触及，墨菲征无法配合。肠鸣音 4 次 / 分。双下肢无水肿。

入院诊断：①左侧支气管动脉 - 肺动脉瘘伴咯血；②左侧支气管扩张伴感染；③前列腺结石；④慢性萎缩性胃炎；⑤右肾囊肿。

2. 诊疗经过

入院后查：血常规：白细胞计数 10.7×10^9/L，中性粒细胞百分比 87.1%，血红蛋白 87g/L，血小板计数 131×10^9/L。生化：白蛋白 31g/L，甘油三酯 2.88mmol/L，高密度脂蛋白 0.40mmol/L，葡萄糖 10.09mmol/L，尿素氮 9.6mmol/L，钙 1.96mmol/L，磷 0.54mmol/L。C 反应蛋白 89.50mg/L，血沉 100mm/h。术前八项：乙肝表面抗体（+），乙肝核心抗体（+），余阴性。糖化血红蛋白正常。床边胸片（2018 年 3 月 27 日）提示左肺实变，气管向左侧移位（图 21-3）。心脏彩超：左室舒张功能减退，估测肺动脉收缩压 35mmHg。胸部平扫 + 增强：①左侧支气管动脉栓塞术后改变，左肺实质基本压缩、实变；左肺门及肺

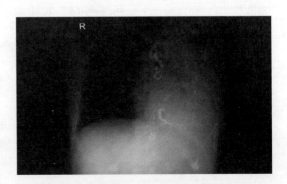

图 21-3　床边胸片（2018 年 3 月 27 日）

动脉周围多发小血管显影。②右肺散在炎症；双侧胸腔少量积液。入院后立即予吸痰，吸除血凝块，气管插管接呼吸机辅助呼吸（模式：辅助/控制通气，压力控制12cmH$_2$O，呼气末正压4cmH$_2$O，频率18次/分，吸入氧浓度100%），予咪达唑仑镇静、舒芬太尼镇痛，酚妥拉明降低肺动脉压力，垂体后叶素止血，美罗培南抗感染等治疗。行床边电子支气管镜检查，见左主支气管远端腔内可见血凝块及黏液栓阻塞气道，予以吸除，吸除后见黏膜光滑，稍充血水肿，左上叶完全阻塞，左下叶部分阻塞（图21-4A、B），右主支气管及各叶段支气管黏膜充血，未见明显活动性出血灶。经上述治疗后，患者咯血好转，偶吸痰吸出少许暗红色血痰，于4月2日拔除气管插管，改为经鼻高流量加温加湿给氧，再次行床边电子支气管镜检查：见左肺上叶尖后段、舌叶、左肺下叶背段及各基底段均可见陈旧性积血，伴脓性分泌物，较上次所见有所减少，予二氧化碳冷冻探头分次冻取血块并吸除血块，并于左肺上叶尖后段、舌叶、下叶背段及内前、外后基底段分别予1∶40 000稀释的肾上腺素冲洗，吸引后见左肺上叶、左肺下叶背段及内前基底段管腔通畅，无肉眼可见分泌物，无活动性出血（图21-4 C～F）。左下叶后基底段仍可见黏膜下隆起（图21-4G），表面光滑，冲洗后予吸除陈旧性血凝块，吸引及冲洗过程中可见新鲜渗血，故予停止操作，腔内予注射1∶20 000稀释的肾上腺素，未见活动性出血。右主支气管及右肺各叶段支气管管腔通畅，未见活动性出血，未见新生物（图21-4 H～J）。

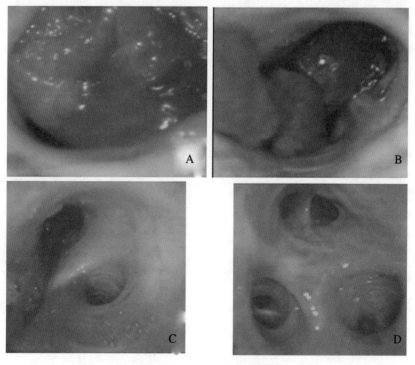

图21-4 床旁支气管镜检查

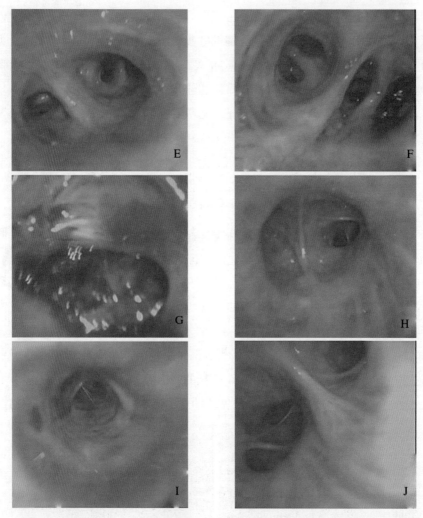

图 21-4（续）

4月3日上午患者再发咯鲜红色血液约200mL，心电监护示：末梢血氧饱和度93%，心律120次/分，血压100/60mmHg，神志清楚，左上肺可闻及呼吸音，左下肺呼吸音消失，心律齐。立即予"垂体后叶"持续泵入收缩血管、"甲磺酸酚妥拉明"持续泵入降低肺动脉压、"酚磺乙胺"静脉滴注止血处理，同时予申请输注同型红细胞2单位，嘱左侧卧位，并与患者家属充分沟通病情后，于4月3日下午在全麻下行"左肺下叶切除＋胸腔粘连松解术"，术中探查：胸腔中度粘连，见少量淡黄色积液约300mL，胸膜炎性增厚，左下肺实变，左上肺下舌段局部支气管扩张改变，肺门区血管迂曲扩张成团（图21-5）。予以切除左肺下叶，动脉夹夹闭切断迂曲动脉。术中突然发生右肺气道压升高，末梢血氧饱和度下降至60%，立即予以膨肺，但气道压仍高，立即双肺通气膨肺复张，血氧饱和度逐步改善，恢复至95%。术中气管镜检查见右侧气道血凝块填塞，予以气管镜下吸除血凝块处理，术后安返病房。术后继续予气管插管呼吸机辅助呼吸、美罗培南抗感染等治疗。于4月4日（术后第1天）行床边支气管镜检查，镜下见：双侧支气管腔内见少量陈旧性血迹及黏稠分泌物，予吸除，吸除分泌物后观察右侧各叶段管腔通畅，无活动性出血；左下叶支气管手术残端黏膜光滑（图21-6A），无瘘口，左固有上叶前段仍可见陈旧性血迹，在该处予生理盐水45mL冲洗见少量淡红色液体溢出，无活动性出血（图21-6B）。

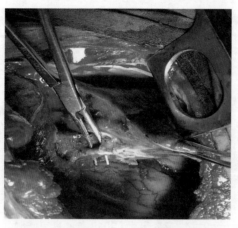

图 21-5　左肺下叶切除术中探查所见

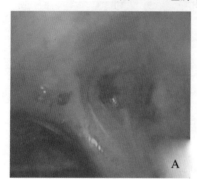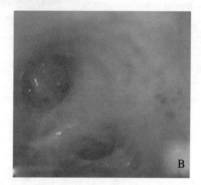

图 21-6　床旁支气管镜检查（2018 年 4 月 4 日）

　　术后患者神志清楚，结合其气管镜下未见明显痰液及活动性出血，手术残端黏膜光滑，呼吸机支持参数低、氧合情况良好，于4月4日拔除气管插管。术后患者无再咯血，出现发热，最高体温达39.5℃，先后予美罗培南、特治星抗感染等治疗后，体温逐渐下降至正常。病理回报：扭曲血块，送检扩张伴充血的脉管组织及支气管黏膜，呈慢性炎症，并找到淋巴结3个，呈反应性增生。左下肺，送检肺叶切除标本，切面见扩张支气管，镜下示间质见中量急、慢性炎症浸润，周边血管扩张伴充血，肺泡间质灶性出血。左肺支气管内，送检为血块和退变坏死组织，未见异常组织和细胞。经上述处理后，患者无再咯血，咳嗽、咳痰逐渐缓解，无胸闷、气促，左肺手术切口愈合尚可,复查胸片(2018年4月10日)提示左肺感染较前好转(图21-7),复查胸部CT(2018年4月13日):左侧支气管动脉栓塞术后改变,左肺实质部分不张、实变,较前明显改善(图21-8),考虑病情好转,于4月15日办理出院。出院诊断:①左侧支气管动脉-肺动脉瘘伴咯血;②左侧支气管扩张伴感染;③Ⅰ型呼吸衰竭;④中度贫血;⑤高甘油三脂血症;⑥前列腺结石;⑦慢性萎缩性胃炎;⑧右肾囊肿。

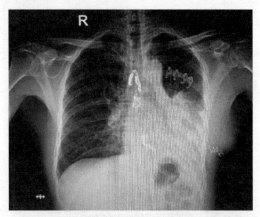

图21-7　床旁胸片(2018年4月10日)

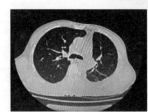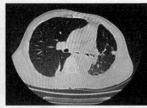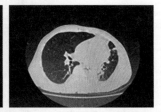

图21-8　胸部CT(2018年4月13日)

3. 分析与讨论

诊治难点:支气管动脉栓塞术后再发大咯血的原因分析及下一步治疗方案的选择。启示:大咯血多学科协作诊治的重要性。

咯血是临床上常见的呼吸系统疾病症状之一,根据咯血量的多少,可分为痰中带血、少量咯血、中量咯血和大咯血。大咯血定义为出血量大于200mL/h或24小时内大于600mL且威胁生命的咯血[1]。临床上有许多疾病可引起大咯血,常见病因包括支气管扩张、肺结核、肺癌,大咯血可在短时间内引起窒息或失血性休克从而危及患者生命,因此,及时有效的止血措施是挽救患者生命的关键。传统的内科保守治疗,主要是通过应用促凝、抗纤溶、收缩血管等药物达到止血目的,但对于许多大咯血的患者来说,内科治疗往往效果不佳,研究表明,大咯血保守治疗的病死率高达 50% ~ 100%[2]。而外科手术则因急诊情况下术前准备不足、患者全身状况不允许等情况难以立即实施。由于肺部受支气管动脉和肺动脉的双重血供，两套循环系统间常存在潜在交通支且二者具有相互补偿的功能，大咯血患者中 90% 的出血来自支气管循环，仅 10% 左右的出血来自肺循环。目前，经导管支气管动脉栓塞术（bronchial arterial embolization，BAE）是临床救治大咯血有效且安全的方法，具有创伤小、并发症少等特点，特别适合于内科治疗效果不佳，无外科治疗指征或手术治疗风险较高的患者，尤其是心、肺功能较差不能耐受手术或晚期肺癌侵及纵隔和大血管者、双侧肺部病变及伴多部位出血者，支气管动脉栓塞术目前已成为大咯血的有效治疗手段，其疗效已获广大临床医师的认可。BAE 对绝大数咯血患者治疗效果优良，明显提高了止血率并降低了病死率，但仍有少数患者经介入治疗后效果不佳，据报道，支气管动脉栓塞术的技术成功率为 70% ~ 99%，咯血复发率为9.8% ~ 57.5%[3]。

本例患者此次发病是首次出现咯血，且呈大咯血表现，胸部 CT 提示左肺上叶及左肺下叶支气管扩张，以左肺下叶为著，查体左肺呼吸音低，故咯血病因的初步诊断为"左侧支气管扩张伴咯血"，经过内科治疗后效果不佳，行支气管动脉造影示左侧多支支气管动脉明显增粗、扭曲，以左下肺为著，可见肺动脉弥漫性提前显影，考虑支气管动脉 - 肺动脉瘘，遂行左下肺弹簧圈支气管动脉栓塞术，但术后 2 天再发大咯血。支气管扩张是呼吸系统常见疾病，常出现反复咳嗽、咳脓痰、咯血等临床症状，其中大咯血是危害患者生命安全的临床表现，研究表明与咯血相关的病死率高达 25% ~ 50%，内科药物治疗仅可治愈少或中量咯血患者，对于大咯血患者难以取得理想效果[4]，BAE 诊治大咯血安全有效，可同时治疗双侧病变且创伤较小可以多次施行，BAE 治疗能够控制 75% ~ 90% 的咯血，但有研究报道复发率高达75%[5]。Maleux 等[6]研究发现血管再通和新生血管是成功栓塞后复发咯血的主要原因。此外，BAE 本质上是一种姑息性的对症治疗，无法根治支气管扩张大咯血患者潜在的不可逆的病理改变，而且对于病史较长、病变严重的患者，滋养血管较为丰富，BAE 不能完全栓塞所有的异常血管，这将导致后续复发大咯血的风险增加。

BAE 后咯血复发的主要原因有术中漏栓支气管动脉或其他来源的出血责任动脉、栓塞后血管再通、侧支循环形成以及原发病进展等。

（1）漏栓责任血管：参与咯血病变的血管具有多样性和复杂性的特点，故术中完整寻找并栓塞责任血管具有重要意义。Chennur 等[7]研究发现，60% ~ 70%的支气管动脉（bronchial artery，BA）开口位于主动脉 T5 椎体上缘至 T6 椎体下缘水平的常规部位，而另外还有 30% ~ 40% 的 BA 开口位于其他部位，即异位 BA。

咯血的主要来源为支气管循环，但非支气管体循环动脉（non-bronchial systemic artery，NBSA）也可能是支扩咯血的重要来源。因此，在支气管动脉栓塞前，需结合原发病史和其他辅助检查结果，全面、仔细查找所有出血动脉，如一侧肺内散在肺上叶区病变，应考虑胸廓内动脉供血；下肺叶较大病变要考虑同侧膈动脉参与供血；肺外周区病变，胸膜周围明显增厚粘连，应考虑肋间动脉供血；当基础病变累及肺下叶后基底段时，尽管无纵隔胸膜受累，肺韧带动脉也可成为咯血的重要出血来源。因此即使在成功栓塞确切病变支气管动脉后，还应考虑到 NBSA 参与病灶供血的可能性，术中宜甄别排除，防止漏栓引起短期复发出血。血管漏栓也可能与大咯血患者病情紧急、术前检查不充分、术中生命体征不稳定、患者手术耐受性差、止血药物治疗后小血管的暂时性闭塞假象有关。而术前肺动脉电子计算机断层摄影血管造影（computer tomography angiography，CTA）作为 BAE 前常规检查，可以准确显示支气管动脉起源及存在的变异，对支气管动脉造影有较好的指导作用，可降低漏栓和咯血复发风险，缩短术中寻找支气管动脉起源的时间[8]。在临床上，初次大咯血或咯血反复发作的患者，术前行肺动脉 CTA 检查显得尤为重要，CTA 可以了解病灶与邻近组织关系及周围淋巴结情况，有助于术者选取合适的栓塞方法、导管类别和栓塞材料，制订个体化治疗方案，对预防早期复发出血、并发症的预判具有重要作用。

（2）栓塞后血管再通、侧支循环形成：栓塞血管再通可能与选用的栓塞材料及方法有关，栓塞材料的选择和方法是提高成功率的基础。目前应用于咯血的栓塞材料有多种，如明胶海绵、弹簧圈、生物微球、聚乙烯醇（polyvinyl alcohol，PVA）颗粒、胶类等。最常用的栓塞材料为明胶海绵条或颗粒，以姑息治疗或即刻止血为目的，其价格低廉，缺点是短期内（通常为两周）易被人体吸收，单用明胶海绵这种可吸收的栓塞材料，血管再通概率显然很高。明胶海绵不宜单独用于栓塞动脉瘤、支气管动 - 静脉瘘及较大的支气管动脉 - 肺动脉分流等。单独使用弹簧圈施行 BAE，易造成责任动脉近端主干栓塞，使周围侧支血管较快重新建立，咯血复发时难以再次实施栓塞治疗。生物微球是从天然植物褐藻中提取的多糖钠盐，在介入领域应用广泛，具有良好的生物相容性，丙烯酸明胶微粒是新近发展的微型颗粒栓塞材料，其亲水涂层和均一颗粒，能够避免堵塞血管，适用于微导管栓塞治疗。PVA 颗粒是临床广泛使用的栓塞材料，通常根据血管直径选用 350 ~ 500μm 颗粒稀释、缓慢注入，栓塞责任动脉及远端分支，PVA 颗粒栓塞可降低远期复发率，但栓塞血管会通过侧支循环的建立实现再通。因此，应根据病因分类，个体化地选择栓塞材料，而近年来发展的多重栓塞技术被认为能有效降低咯血短期复发率，雷红卫等[9]主张联合应用几种栓塞材料从而提高 BAE 的成功率。

（3）基础疾病进展：基础病变进展可能与原发病没有得到有效控制有关，对顽固性咯血患者肺部病因的治疗是防治栓塞后复发出血的重要因素。

本例支气管扩张合并大咯血病例经支气管动脉栓塞术后 2 天再发大咯血，术中支气管动脉造影考虑存在支气管动脉 - 肺动脉瘘，因考虑瘘口粗大且弥漫，若使用 PVA 颗粒栓塞剂，存在颗粒通过瘘口进入肺动脉造成肺动脉栓塞的风险，故使用相应型号的弹簧圈进行致密栓塞，但单纯弹簧圈栓塞存在无法使血流速度有效降低，从而无法形成血栓彻底阻塞病变血管的可能，容易造成弹簧圈栓塞后血管再通，引发栓塞术后再发咯血。该患者 BAE 术后 2 天复发大咯血，入院后多次行床边支气管镜检查，除了清除管腔内堵塞的血块保证通气外，更重要的是要寻找出血部位，为进一步诊治方案的选择提供依据。经过多次的气管镜下血凝块清除处理及镜下表现，最终确定栓塞术后再发咯血的出血部位为左肺下叶。

20 世纪 80 年代，外科手术开始运用于大咯血患者，外科手术治疗是支气管扩张大咯血的根治性手段，但常由于误吸导致肺功能储备受损、大量咯血导致凝血因子丢失严重，以及长期慢性炎症导致胸膜粘连、血管紊乱，使术中出血风险和术后并发症发生率及病死率增高。既往文献表明，接受急诊肺切除术的术后病死率为 7.1% ~ 18.2%，在紧急情况下可增加至 40%[1]。因此对于大咯血患者，支气管动脉栓塞术仍然是目前最主要的治疗方式，但对于支气管动脉栓塞术治疗后仍有反复咯血患者、肿瘤坏死出血、难治性肺曲霉菌病咯血、创伤性出血，可行外科手术治疗。

支气管动脉栓塞术后再发大咯血下一步治疗方案的选择，是选择再次行支气管动脉造影明确出血部位并再次栓塞治疗，还是选择外科手术？这是该病例诊治过程中我们所需要权衡的关键性决策问题，针对此问题我们分别邀请对该患者行 BAE 治疗的介入放射科医师以及胸外科医师、麻醉科医师进行多学科讨论。①再次行支气管动脉造影及栓塞治疗：相对于外科手术而言，创伤性较小，有助于进一步了解和明确再发咯血的部位及原因，且能保存一部分肺功能；但由于左侧多支支气管动脉迂曲、增粗，血管结构复杂等因素，仍存在栓塞后再发咯血的可能。②外科手术：该患者 BAE 后再发大咯血，且咯血量大，非紧急情况下，排除双肺广泛支气管扩张、双肺感染后，根据多次支气管镜下表现考虑出血部位为左下肺，故可行左肺下叶切除。患者在左肺气道血块阻塞，仅右肺单肺通气情况下氧合情况较好，提示患者目前肺功能尚可耐受手术。但考虑该患者既往有反复支气管扩张伴感染，可能导致胸膜粘连严重，局部剥离困难，且左肺血管迂曲变形严重，术中出血风险高，故需做好左侧肺全切的预估，术后可能存在肺功能下降，影响活动耐量。两种方案的选择各存在利弊，与家属充分沟通其利弊后，表示倾向外科手术。在进行术前风险评估和术前准备过程中，患者再发大咯血，与家属沟通后急诊行胸腔镜下左下肺叶切除术，术后未再咯血，好转出院。

BAE后咯血复发原因与患者发生咯血的病理机制、术者对病情的评估、责任血管的确定、栓塞材料的选择等因素密切相关，受多重因素的影响。除注重引起咯血复发主要原因外，应更多地关注可控与不可控病因咯血的个体化治疗，在围手术期加强基础病及相关支持治疗，通过术前肺动脉CTA三维重建显示咯血责任血管，再通过支气管动脉造影准确定位出血责任血管，依据患者病因分类个体化选择栓塞材料，才能降低复发率，并发症，将咯血的复发率控制在更为理想的状态。本例BAE后再发大咯血的原因分析及下一步治疗方案的选择是诊治的难点，而本例大咯血病例的成功救治显示出多学科共同协作的重要性，在今后的工作中应加强多学科的协作和交流，相互学习，共同进步，进一步提高临床多学科共同诊治疾病的能力。

（黄丽萍，郑冠英，谢宝松　福建省立医院）

专业点评

本例患者的诊治过程为急性反复大咯血救治提供了具有重要参考意义的范本，在当前医改政策指引下，既是分级诊疗、双向转诊的具体实践，又体现了多学科会诊、多专业协作在危重患者救治中的重要意义。该例患者诊治早期，夯实的基层医疗救治能力提供了初始有效的治疗，并为后续诊治，指明了方向，大型综合医疗机构多学科的联合，既挽救了患者的生命，又釜底抽薪、根除了疾病，避免其病情长期反复、迁延不愈给患者健康带来的巨大危害。该患者出血的主要机制为支气管动脉-肺动脉瘘及周围的异常血管团，形成的主要原因为控制不佳的支气管扩张合并感染，反复感染，损毁支气管、血管及肺组织。支气管动脉-肺动脉瘘是支气管动脉-肺循环瘘（bronchial artery to pulmonary circulation shunt, BPS）的一种，是指支气管动脉与肺动脉或肺静脉异常的直接分流，容易引起以咯血为主要表现的心肺疾病。BPS既可以由先天性肺血管发育异常引起，也可以由心肺疾病如肺栓塞、反复的肺组织感染、肿瘤、创伤等引起肺动脉血流改变，支气管动脉代偿性增生，通过吻合支或原本处于闭合的交通支开放直接形成异常分流。支气管扩张患者难以清除的感染容易破坏异常血管，可能是该类患者反复咯血的主要诱因。因此，对于继发于心肺疾病的该类患者，基础疾病和平素感染的控制可能对 BPS 的形成及加剧均有预防作用。

（刘奇　郑州大学第一附属医院）

参考文献

［1］Jin F G, Li Q, Bai C, et al. Chinese expert recommendation for diagnosis and treatment of massive hemoptysis［J］. Respiration, 2020, 99（1）: 83-92.

［2］Cordovilla R, Bollo D E, Miguel E, et al. Diagnosis and treatment of hemoptysis ［J］. Arch De Bronconeumologia Engl Ed, 2016, 52（7）: 368-377.

［3］Panda A, Bhalla A S, Goyal A. Bronchial artery embolization in hemoptysis:a systematic review［J］. Diagn Interv Radiol, 2017, 23（4）: 307-317.

［4］Davidson K, Shojaee S. Managing massive hemoptysis［J］. Chest, 2020, 157（1）: 77-88.

［5］Dabo H, Gomes R, Marinho A, et al. Bronchial artery embolisation in management of hemoptysis: a retrospective analysis in a tertiary university hospital［J］. Rev Port Pneumol, 2006, 22（1）: 34-38.

［6］Maleux G, Matton T, Laenen A, et al. Safety and efficacy of repeat embolization for recurrent hemoptysis: a 16-year retrospective study including 223 patients［J］. J Vasc Interv Radiol, 2018, 29（4）: 502-509.

［7］Chennur V S S, Shashi K K, Ryan S E, et al. Embolization for hemoptysis angiographic anatomy of bronchial and systemic arteries［J］. J Clin Interv Radiol, 2018, 2（3）: 184-190.

［8］Li P J, Yu H, Wang Y, et al. Multidetector computed tomography angiography prior to bronchial artery embolization helps detect culprit ectopic bronchial arteries and non-bronchial systemic arteries originating from subclavian and internal mammary arteries and improve hemoptysisfree early survival rate in patients with hemoptysis ［J］. Eur Radiol, 2019, 29（4）: 1950-1958.

［9］雷红卫, 冯友银, 郑卫华, 等. 大咯血介入治疗术后复查原因与对策［J］. 放射学实践, 2014, 29（2）: 188-191.

病毒感染继发血栓性血小板减少性紫癜

1. 病例摘要

患者，男性，41 岁，主因"咳嗽 12 天，加重伴发热 10 天"于 2018 年 9 月 16 日，入住北京航天中心医院重症医学科。入院前 12 天着凉后出现咳嗽，无痰，未予重视，2 天后出现发热，体温最高 38.0℃，无畏寒、寒战，9 月 10 日就诊于当地诊所，查胸片未见明显异常（图 22-1），实验室检查提示白细胞计数 12.38×10⁹/L，中性粒细胞绝对值 11.84×10⁹/L，中性粒细胞百分比 88%，淋巴细胞计数 0.30×10⁹/L，血小板计数 100×10⁹/L，降钙素原 0.45ng/mL，血红蛋白 135g/L，予以头孢类抗生素治疗 3 天无效，体温最高 40.5℃，伴畏寒，无寒战，复查血小板降至 85×10⁹/L，降钙素原 1.97ng/mL，尿量减少，咳嗽较前加重，遂转至当地上级医院，查胸部及腹部 CT 未见明显炎性病灶（图 22-2），考虑"病毒性感冒"可能性大，予以抗病毒治疗（具体不详），体温未见明显好转。入院前 3 天就诊于北京某三甲医院查胸部 CT 提示病变较前明显加重，双肺炎症、肺水肿可能（图 22-3），实验室检查提示白细胞计数 11.44×10⁹/L，中性粒细胞绝对值 12.2×10⁹/L，中性粒细胞百分比 95.2%，淋巴细胞计数 0.20×10⁹/L，血小板计数 22×10⁹/L，D- 二聚体 17.66μg/mL，血 β₂- 微球蛋白 1.75mg/dL，降钙素原 4.5ng/mL，C 反应蛋白 180mg/L，谷丙转氨酶 214.5U/L，谷草转氨酶 254U/L，血清白蛋白 26.3g/L，肌酐 150.7μmol/L。血气分析提示Ⅰ型呼吸衰竭，经皮血氧饱和度（SPO₂）93%。予以亚胺培南 - 西司他丁钠、替考拉宁抗感染治疗后，体温可降至 37.7℃，但仍可再次升至 39.0℃，偶伴抽搐，并出现胸闷、喘憋症状，遂予转本院继续治疗。既往高血

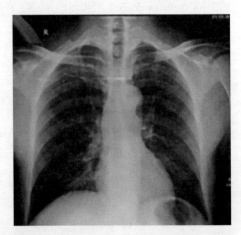

图 22-1　9 月 10 日当地医院胸片，未见明显异常

压病史 7 年，血压最高 170/100mmHg，长期口服苯磺酸氨氯地平 5mg 1 次 / 日，血
压控制在 130/95mmHg 左右；20 年前因肾挫裂伤内科保守治疗后好转。无其他疾病
史。有吸烟史，无饮酒史，有增效联磺片药物过敏史。

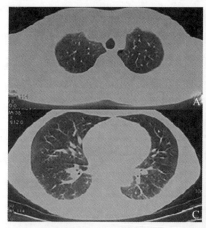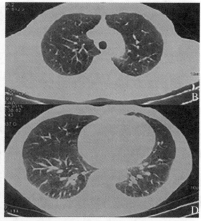

图 22-2　9 月 13 日当地上级医院胸部 CT 未见明显炎性病灶

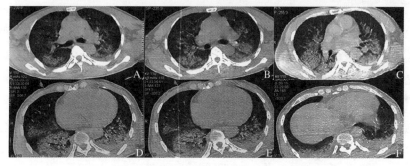

图 22-3　9 月 15 日北京某医院胸部 CT 双肺多发斑片影

入我科查体：体温 37.7℃，脉搏 98 次 / 分，呼吸 16 次 / 分，血压 121/85mmHg，
嗜睡状态，颈强直、颈抵抗，其余神经系统查体阴性。双肺呼吸音粗，可闻及中等
量湿啰音，心腹部查体无异常。双下肢无水肿。

入我科时辅助检查：白细胞计数 14.23×10^9/L，中性粒细胞绝对值 12.95×10^9/L，
中性粒细胞百分比 98.6%，淋巴细胞计数 0.18×10^9/L，红细胞计数 3.2×10^{12}/L，血
红蛋白 105g/L，血小板计数 29×10^9/L。铁蛋白 316.41ng/mL，C 反应蛋白 ＞ 200mg/L，
降钙素原 7.94ng/mL。凝血：凝血酶原时间 12.4 秒，D- 二聚体 2590μg/L，纤维蛋白
原含量 1.72g/L。B 型钠尿肽 561pg/mL。乳酸脱氢酶 398U/L（参考值：110 ~ 233U/L），
总胆红素 74.1μmol/L（参考值：5 ~ 19μmol/L），间接胆红素 31.2μmol/L（参考值：
0 ~ 15.0μmol/L），直接胆红素 42.9μmol/L（参考值：0 ~ 6.8μmol/L），谷丙转氨
酶 30.5U/L（参考值：9 ~ 50U/L），谷草转氨酶 51.9U/L（参考值：15 ~ 40U/L），

总蛋白 53.30g/L，白蛋白 29.30g/L，甘油三酯 2.57mmol/L（参考值：0.45 ~ 1.71mmol/L），总胆固醇 2.47mmol/L（参考值：3.38 ~ 5.70mmol/L），肌酐 127.9μmol/L。血气分析：PaO_2 58mmHg，$PaCO_2$ 55mmHg，SPO_2 92%（未吸氧）。抗核抗体、ANCA 组合、免疫球蛋白阴性，红细胞镰变试验正常。外周血涂片可见破碎红细胞、Coombs 试验阴性，抗 EHFA-IgM 阴性。呼吸道病毒 IgM 抗体筛查、巨细胞病毒、EB 病毒、单纯疱疹病毒 IgM 均阴性，乙型肝炎病毒、丙型肝炎病毒、梅毒及 HIV 检测阴性，结核菌素、真菌 G 和 GM 试验、痰培养、尿培养化验阴性，甲胎蛋白、癌胚抗原、CA19-9、CA125、前列腺特异抗原等肿瘤标志物相关化验均阴性。头颅 CT 及磁共振检查未见明显异常。心电图、心脏超声、腹部超声无异常。诊断：社区获得性肺炎（考虑非典型病原体：支原体肺炎？病毒性肺炎？）、多脏器功能障碍综合征（血栓性血小板减少性紫癜？病毒性脑炎？）、急性呼吸窘迫综合征、急性肾损伤、急性肝损害、贫血、血小板减少、低蛋白血症、高甘油三酯血症。

2. 诊疗经过

①患者呼吸衰竭，入科后即给予储氧面罩吸氧，氧流量 6L/min；②患者中年男性，发热，胸部 CT 提示双肺斑片影，白细胞、中性粒细胞、C 反应蛋白、降钙素原升高，淋巴细胞降低，且早期上呼吸道感染，抗菌效果不佳，发热持续不退，考虑病毒感染为首发，后病变向下呼吸道蔓延，合并细菌感染可能性大，给予头孢噻肟、莫西沙星、利巴韦林联合抗感染治疗；③辅助治疗：化痰、解痉平喘、补充维生素治疗及营养支持治疗等。治疗 3 天后胸闷、喘憋逐渐好转，血气 PaO_2 升至 80 ~ 95mmHg，尿量亦逐渐增多。但仍间断发热，体温最高 38.5℃，无寒战，仍为嗜睡状态，未再出现抽搐，查体仍有颈强直，颈抵抗。复查胸片：双肺渗出大致同前。实验室复查：白细胞计数 15.86×10^9/L，中性粒细胞百分比 82.4%，淋巴细胞 0.8×10^9/L；红细胞计数 2.76×10^{12}/L，血红蛋白 95g/L；血小板计数 56×10^9/L，C 反应蛋白 40.4mg/L，降钙素原 0.25ng/mL，D- 二聚体 0.59μg/mL，B 型钠尿肽 352pg/mL，乳酸脱氢酶 401U/L，谷草转氨酶 41.8U/L，总胆红素 44.2μmol/L；直接胆红素 16.4μmol/L，肌酐 62μmol/L。实验室复查指标提示 C 反应蛋白、降钙素原等感染指标下降，肝肾功能、凝血功能好转，血小板回升。为进一步明确意识改变病因，完善腰椎穿刺。结果示脑脊液压力正常，脑脊液常规：白细胞、淋巴细胞计数均正常，潘氏试验阳性，脑脊液白蛋白升高：82.4mg/dL，氯化物略低：119.0mmol/L，葡萄糖正常：3.03mmol/L，脑脊液培养阴性。头颅 CT 及磁共振检查未见明显异常，排除了脑卒中及占位性病变，腰穿脑脊液排除中枢神经系统的原发感染。患者发热、

溶血、血小板降低、肾功能受损、精神症状，同时乳酸脱氢酶升高、外周血涂片可见破碎红细胞，考虑为感染诱发了血栓性血小板减少性紫癜。在抗病毒的基础上给予加用糖皮质激素，甲泼尼龙 40mg/d 静脉滴注，连用 3 天体温恢复至正常，血小板、血红蛋白亦迅速升至正常，乳酸脱氢酶降至正常，意识状态逐渐好转，可正常交流，可自主活动，血小板回升后加用低分子肝素抗凝，激素使用 3 天后停用，同时整体病情恢复快。9 月 26 日复查胸部 CT：双肺炎性病灶明显吸收（图 22-4）。继续抗感染治疗，于 9 月 28 日带莫西沙星片口服出院。患者出院后 2 个月随访，一般状态好，可正常生活。

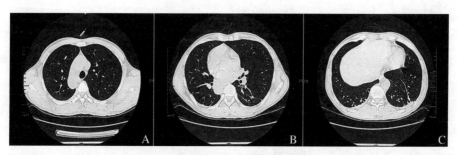

图 22-4　9 月 26 日我院胸部 CT 双肺炎性病灶较前明显吸收

3. 分析与讨论

本病例为中年男性，既往高血压病史，无其他疾病史，以咳嗽起病，有受凉诱因，起初胸片未见明显异常，后出现发热，考虑上呼吸道感染，病毒为最常见病原体，后病情进展，出现高热、喘憋，白细胞、降钙素原等感染指标明显升高，淋巴细胞减低，胸部 CT 以沿支气管血管束周围及胸膜下分布的弥漫性病变为特征，提示上呼吸道感染向下蔓延引发了重症肺炎。考虑为细菌、病毒混合感染。目前多种微生物的混合感染，包括细菌和病毒或者多种呼吸道病毒混合感染，在成人肺炎中均非常常见，也是导致肺炎加重的重要原因[1]。越来越多的研究表明，病毒是导致社区获得性肺炎的一个重要原因[2]。由于严重急性呼吸系统综合征（SARS）、中东呼吸系统综合征（MERS）、禽流感病毒感染（H5N1）和 2009 年流感病毒感染（H1N1）、新近暴发的新型冠状病毒的出现，使人们认识到呼吸道病毒同样也是重症肺炎病因的重要来源[3]，本病例虽无明确病原学证据，但结合发病过程仍考虑病毒感染为首要致病因素。

该病例病情进展迅速，还表现出肺外多脏器功能损伤，包括肾脏受累（肌酐升高、尿量减少）、肝脏受累（转氨酶及胆红素升高）、血液系统受累（血小板明显下降，溶血，Coombs 试验阴性，外周血涂片可见破碎红细胞）、凝血功能异常（PT、

APTT 正常，*D*- 二聚体明显升高），血清乳酸脱氢酶升高，还伴有精神症状（持续的嗜睡，颈强直，颈抵抗，癫痫发作）。头颅 CT 及磁共振检查未见明显异常，排除了脑卒中及占位性病变，腰穿脑脊液排除中枢神经系统的原发感染。考虑为感染诱发了血栓性血小板减少性紫癜（thrombotic thrombocytopenic purpura，TTP）。血栓性血小板减少性紫癜是一种少见的、危及生命的血栓性微血管病，以微血管特发性溶血性贫血、消耗性血小板减少症和器官损伤为特征。根据其病因发病机制不同，TTP 分为遗传性 TTP 和获得性 TTP，另根据有无继发因素，获得性 TTP 又可分为特发性 TTP 和继发性 TTP[4]。ADAMTS13 基因突变导致酶活性降低或缺乏导致遗传性 TTP；由于自身免疫紊乱或因感染（HIV 感染及其他病毒、细菌感染）、药物、肿瘤、免疫性疾病及造血干细胞移植等因素诱发导致体内产生抗 ADAMTS13 的自身抗体或抑制物，使 ADAMTS13 活性获得性缺陷或降低导致特发性或是继发性 TTP。TTP 的诊断相对困难，其临床及体征多变且缺乏特异性实验室指标，故容易造成误诊、漏诊。有研究发现，TTP 患者血浆中内皮素 -1 与补体 C3bBbP 水平之间有显著相关性，提示补体和内皮细胞的活化参与了血栓性微血管病的发展[5]。本病例患者的多系统损伤症状，符合 TTP 典型的五联征，包括微血管病性溶血性贫血、血小板减少、神经精神症状，肾功能损害以及发热。但本患者未进行抗 ADAMTS13 的活性检测，结合本病例的发病过程考虑病毒感染为诱发因素，控制不佳，后混合细菌感染，逐渐加重造成多脏器受累，可能的发病机制为病毒感染诱发机体启动了炎症风暴，大量细胞因子损伤内皮细胞诱发广泛的微血栓形成，从而造成多脏器损伤表现。可见炎症、感染和微血管血栓形成之间的关系为继发性 TTP 及其他免疫血栓性疾病的研究提供了新的思路。TTP 的治疗包括血浆置换、糖皮质激素和免疫抑制剂治疗等，少数复发难治者可用利妥昔单抗等药物[6]。该患者病情进展迅速，治疗初期围绕抗感染治疗为诊治重点，效果不佳，入我科后通过进一步的讨论及检查最终确诊为继发性 TTP，在控制感染的基础上应用糖皮质激素抑制过度免疫反应，同时还应用低分子肝素抗凝，有效改善患者凝血功能、阻断 DIC 的发生及整体病情进展。已有研究证实对不能接受血浆置换的继发性 TTP 患者，在免疫抑制治疗的基础上，早期加用小剂量肝素或低分子肝素抗凝，可降低患者的早期病死率。

反复推敲反思，本病例患者主要表现发热、溶血性贫血、血小板减少、神经精神症状、肾功能损害，血清乳酸脱氢酶、直接胆红素及间接胆红素升高，针对病因主要考虑病毒感染，发病机制主要考虑病毒感染诱发细胞因子风暴、免疫功能紊乱从而导致继发性 TTP 出现，从而能够解释本病例前期意识状态无改善，随病情加重血红蛋白、血小板下降，出现癫痫发作，随着抗病毒联合糖皮质激素治疗后意识状态明显好转，血红蛋白、血小板逐渐回升，本病例抗病毒及时，并未使用血浆置换治疗，病因治疗及糖皮质激素治疗效果显著。可见病毒是因，病毒感染越来越受到重视，早期病因治疗可积极阻止病情进展。

（薛静，刘音，薛晓艳　北京航天中心医院）

专业点评

病毒感染继发血栓性血小板减少性紫癜这一病例，通过抗感染及激素治疗取得了满意的疗效，是一个较好的病例，但诊断方面还需要做血管性血友病因子裂解酶（ADAMTS13）及网织红细胞以帮助明确诊断，一般而言，对于TTP仅仅通过抗病毒抗细菌等病因治疗及激素等治疗很难成功。血浆置换是一个非常有效的治疗措施。

引起继发血栓性血小板减少性紫癜的两种重要因素，一种为血管性血友病因子，另一种为血管性血友病因子裂解蛋白酶，裂解蛋白酶的主要作用是破坏血栓性血友病因子，二者相互作用，可达到机体平衡的状态。血栓性血小板减少性紫癜是因为裂解蛋白酶缺乏，导致血管性血友病因子升高，因此患者易出现凝血，继而溶血，从而导致溶血性贫血。继发性TTP可继发于感染、药物、自身免疫性疾病、肿瘤等多种疾病和病理生理过程。自从使用血浆置换疗法后，TTP的病死率由80%～90%降至10%～20%。只要患者有明显的血小板减少与微血管病性溶血性贫血，不能用其他的疾病解释，即开始使用。

（董晨明　兰州大学第二医院）

参考文献

［1］Voiriot G, Visseaux B, Cohen J, et al. Viral-bacterialcoinfection affects the presentation and alters the pognosis of severe community-acquired pneumonia［J］. Crit Care, 2016, 20（1）: 375.

［2］Jain S, Self W H, Wunderink R G, et al. Community-Acquired Pneumonia requiring hospitalization among U.S.adults［J］. N Engl J Med, 2015, 373: 415-427.

［3］Ruuskanen O, Lahti E, Jennings L C, et al. Viral pneumonia［J］. Lancet, 2011, 377（9773）: 1264-1275.

［4］中华医学会血液学分会血栓与止血学组．血栓性血小板减少性紫癜诊断与治疗中国专家共识（2012年版）［J］．中华血液学杂志,2012,33（11）:983-984.

［5］Mikes B, Sinkovits G, Farkas P, et al. Carboxiterminal proendothelin-1 as an endothelial cell biomarker in thromboticthrombocytopenic purpura［J］. Thromb Haemost, 2016, 115（5）: 1034-1043.

［6］汪嘉佳,江继发,血栓性血小板减少性紫癜患者的诊断及治疗［J］.临床医学研究与实践,2020,5（27）:119-121.

获得性 FXIII 缺乏症所致广泛自发出血

1. 病例摘要

患者，男性，65 岁，主诉"反复胸腹壁皮下瘀青肿胀 1+ 年，再发 1 天"。病史：患者于 2017 年 3 月因"大腿静脉曲张"在当地医院行双侧大隐静脉高位剥脱术，术前检查血常规和凝血时间位于正常值范围之内，术后 2 天出现胸腹壁广泛瘀青肿胀，最低血红蛋白 40g/L。考虑出血，予以再次手术探查，未发现出血灶，在当地医院和我院予以输注红细胞、血浆、冷沉淀及对症处理后病情好转出院。期间反复自发性出血，比如轻微磕碰、重体力活动、服用活血化瘀药物均可导致皮下、胸腔、肌肉间隙严重出血，血红蛋白最低仅 20g/L，于我科及当地住院治疗，均予以上述对症治疗后好转出院。

2018 年 5 至 6 月第四次于我科住院治疗，予以上述对症治疗后病情好转出院。在回家途中颠簸，感右侧腰背部胀痛、血肿较前增大，次日发现胸腹壁皮下瘀青肿胀较前明显加重并发热，患者再次入我科系统治疗（图 23-1）。既往史无特殊。个人史：长期吸烟史 30 年，每天一包。无长期服用药物史，无药物过敏史。育有 1 子 1 女，否认家族性遗传病史，家族中无任何自发性出血性疾病。检查：体温 37.9℃，心率 102 次 / 分，呼吸 20 次 / 分，血压 108/64mmHg，营养差，重度贫血貌，右侧胸腹壁广泛瘀青肿胀，胸背部可见约 30cm×30cm 皮下血肿，张力高，无压痛。右下肺未闻及呼吸音。心、腹、神经系统体格检查无明显异常。

入院诊断：①极重度失血性贫血，胸腹壁皮下广泛出血，腰背部巨大血肿形成，右侧胸腔积血（图 23-2）；②双侧大隐静脉高位剥离术后。

辅助检查示，血常规：白细胞计数（WBC）$5.43×10^9$/L，血小板计数（PLT）$148×10^9$/L，血红蛋白（Hb）29g/L；中性粒细胞百分比（N%）68.4%，淋巴细胞百分比（L）23.2%，示极重度失血性贫血。凝血时间检查：凝血酶原时间（PT）10.9 秒，部分凝血酶原时间（APTT）26.8 秒，纤维蛋白原（FIB）2.84g/L，凝血酶时间（TT）17.6 秒，D- 二聚体检测（DDI）2.24mg/L，国际标准化比值（PT-

INR）0.96，大致在正常值范围之内。血型：AB型，Rh阳性。凝血因子检查检测：血浆凝血因Ⅷ 121.9%（正常范围70%～150%），血浆凝血因Ⅸ 107.3%（正常范围70%～120%），血浆凝血因Ⅹ 101.4%（正常范围70%～120%），血浆凝血因Ⅺ 72.4%（正常范围70%～120%），血浆凝血因Ⅱ 76.8%（正常范围70%～120%），血浆凝血因子Ⅴ 113.9%（正常范围70%～120%），血浆凝血因Ⅶ 111.8%（正常范围70%～120%），血浆凝血因子Ⅻ 54.3%（正常范围70%～150%）。血管性血友病因子抗原（VWF Ag）252.9%。血栓弹力图正常。抗核抗体（ANA）（颗粒型1∶100）阳性，抗双链DNA抗体阴性，抗SS-A抗体阴性，抗SS-B抗体阴性，抗增殖细胞核抗原抗体（APCNA）阴性。尿常规、心肌酶、肝功能、肾功能均在正常值范围之内。FⅩⅢ功能检测（尿素溶解试验）患者4小时纤维蛋白凝块完全溶解，对照组24小时纤维蛋白凝块完全不溶解。

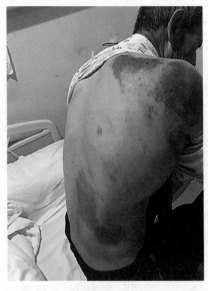

图23-1　患者肩背部广泛皮下出血

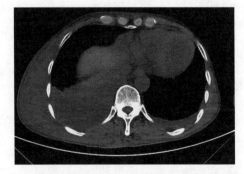

图23-2　患者CT提示皮下及胸腔积血

2. 诊疗经过

结合患者既往无出血病史和家族史，遗传性FⅩⅢ缺乏症不支持，手术后反复出现严重自发性出血，诊断获得性FⅩⅢ缺乏症，考虑手术中麻醉药物诱发可能，予以甲泼尼龙片20mg 1次/日口服治疗，未再出现活动性出血，血红蛋白最高到116g/L，基本恢复正常。

住院治疗期间，患者突发急性右侧额颞顶叶脑梗死，考虑颈部粥样斑块脱落。家属放弃行血管介入治疗，予以氯吡格雷+他汀类口服保守治疗。后病情再次变化，出现多发颅内出血，家属放弃进一步治疗，出院后死亡。

3. 分析与讨论

止血依赖于功能正常的血管系统、血小板以及且完整的凝血途径，从而形成的凝血过程是一个复杂的制衡系统，内外源性凝血途径在本文中不再赘述，其最终结果是形成纤维蛋白。

对于临床接诊存在出血倾向或已存在明显出血性疾病的患者，有必要进行依托病史、体格检查及相关检查病情评估。如果是已知的某种疾病，必须考虑其并发症及患者整体病理生理情况。如果是诊断不明，必须迅速做出鉴别诊断，可从血管的完整性、血小板、凝血因子三个方面进行临床路径，并明确先天性与获得性。对于出血性疾病最重要的病情评估和确诊方法依赖于实验室检查，包括全血细胞计数和血涂片、血小板计数、凝血酶原时间、部分凝血活酶时间、纤维蛋白原、国际标准化比值、血凝块溶解试验、凝血因子水平测定。

全血细胞计数用来评估出血发作的贫血程度，由于代偿机制的存在，在急性出血时血红蛋白及血细胞比容下降往往少于实际丢失。当发生弥散性血管内凝血（disseminated intravascular coagulation，DIC）时，外周血涂片往往可见破碎红细胞。泪珠状红细胞或有核红细胞见于骨髓性疾病。典型的白细胞形态学特征见于传染性单核细胞增多症、叶酸和维生素 B_{12} 缺乏以及白血病相关血小板减少症[1]。

在血小板功能正常的情况下，出血时间延长与血小板数量减少相关，但血小板计数并不能反映血小板功能。血小板计数水平对鉴别由血小板减少引起的出血性疾病有重要意义。

凝血酶原时间用于检测外源性凝血途径和相关凝血因子，能反应纤维蛋白原、F V、F VII、F X 的缺乏。PT 超过 2 秒有意义，常用 PT-INR 表示，同时也被用于香豆素类抗凝血剂例如华法林的用药监测。若在评估出血性疾病时，还需考虑患者是否存在肝病。

部分凝血活酶时间可检测内源性凝血途径和内、外共同途径，以及除 F VII、FXIII 以外所有凝血因子，同时可受内外源性凝血抑制剂的影响，对 F X 前的凝血因子序列最为敏感。

血凝块溶解试验可能是 FXIII 缺乏患者唯一存在异常的试验，将一个洗涤的血凝块孵育在醋酸或尿素中，若其间因缺乏 FXIII 而无法交联则被溶解[2]。同时，FXIII 活性测定可直接提供 FXIII 缺乏的证据。

遗传性 FXIII 缺乏症多伴有基因缺陷。获得性 FXIII 缺乏症由抗 FXIII 的自身抗体引起，机体产生 FXⅢ 抑制物，其可伴发于如白血病、骨髓发育不良综合征、肝病、DIC、大手术、紫癜、慢性炎症性肠病等基础疾病[3]。此例患者在手术后频繁出现自发性出血，考虑麻醉药物诱发相关，目前暂未发现相关报道。而且此患者抗核抗体 1：100 阳性，考虑可能存在不明原因自身免疫相关性疾病，两者之间是否存在联系，有待进一步研究。获得性 FXⅢ 缺乏症患者纤维蛋白交联障碍，存在出血倾向，而出血表现常又各异，可表现为广泛皮下出血、颅内出血、内脏出血、牙龈出血等。部分患者死于致命性的颅内出血和内脏出血。

目前已经开发出一种重组 FXⅢ 浓缩物用于获得性 FXⅢ 缺乏症患者的治疗，但其因存在需要与体重配比的治疗剂量及昂贵的价格、可能导致血栓性疾病风险而存在争议[4-5]。有文献综合了大量报道后提出获得性 FXⅢ 的治疗方案[6]：一线方案为类固醇 ± 环磷酰胺或利妥昔单抗；二线方案为其他免疫抑制药物（支酚酸酯、环孢素 A 等）；三线方案为免疫吸附 ± 免疫耐受治疗。也有文献推荐使用血浆置换、新鲜冰冻血浆[7]。但同时需要考虑的是因本病罕见，个案报道稀少，目前尚无确切的指南推荐。

（杨昭，韩小彤　湖南省人民医院）

专业点评

XⅢ 因子是凝血级联中最后一个因子，具有独特的化学性质和生理功能。FXⅢ 缺陷是一种极为罕见的出血性疾病，以常染色体隐性遗传模式遗传。很少有 FXⅢ 获得性缺乏的描述，这种情况继发于过度消耗、合成不足或免疫介导的过程，可表现为自发性或延迟性危及生命的出血，文献报道少见。

本案例详细描述了 FXⅢ 缺乏症患者诊疗过程，填充了对出血性疾病的临床认知。但患者是否存在例如恶性肿瘤或自身免疫性疾病，需要进一步临床推进。识别获得性 FXⅢ 缺陷及其根本原因势在必行，治疗方案因病因而异，治疗可能涉及 FXⅢ 替代、抗纤溶给药和（或）抑制剂根除。出血类疾病涉及到血液科、急诊科、ICU 等多个临床科室，加强对此类疾病的关注可以为临床带来极大帮助。

（张曙光　郑州大学第一附属医院）

参考文献

[1] Bain B J. Diagnosis from the blood smear [J] . New England Journal of Medicine, 2005, 353（17）: 1862.

[2] Mosesson M W. The roles of fibrinogen and fibrin in hemostasis and thrombosis[C]. Seminars in hematology Semin Hematol, 1992.

[3] Ichinose A. Factor　XIII is a key molecule at the intersection of coagulation and fibrinolysis as well as inflammation and infection control [J] . International Journal of Hematology, 2012, 95（4）: 362-370.

[4] Reynolds T C, Butine M D, Visich J E, et al. Safety, pharmacokinetics, and immunogenicity of single-dose rF XIII administration to healthy volunteers [J] . Thromb Haemost, 2005, 3: 922-928.

[5] Inbal A, Oldenburg J, Carcao M, et al. Recombinant factor　XIII : a safe and novel treatment for congenital factor XIII deficiency [J] . Blood, 2012, 119: 5111-5117.

[6] Boehlen F, Casini A, Chizzolini C. Acquired factor XIII deficiency: a therapeutic challenge [J] . Thromb Haemost, 2013, 109（3）: 479-487.

[7] Hayward C P, Moffat K A, Lim W. Prophylactic and perioperative replacement therapy for acquired factor　XIII deficiency: reply to a rebuttal [J] . Journal of Thrombosis & Haemostasis Jth, 2010, 2（6）: 1017-1019.

突发腹痛致昏迷

1. 病例摘要

患者，男性，27 岁，既往"胃肠炎"病史 5 年，因"突发腹痛 5 天"于 2017 年 12 月 13 日入院。患者入院 5 天前于劳累后突发剧烈腹痛、腹泻，为水样便，伴呕吐，于当地医院就诊，测血压 90/60mmHg，诊为"胃肠炎"，给予输液等对症治疗后好转，1 天后患者突然腹痛加重，随即昏迷，测血压 50/30mmHg，给予快速补液、升压等对症治疗后血压恢复。查血常规：白细胞计数 2.92×10^9/L、血红蛋白 130g/L、血小板计数 23×10^9/L；CT 示：脑内多发出血灶可能。胆囊胆汁淤积，腹腔肠管扩张伴液平面，右肾周筋膜增厚，右侧腹膜炎，盆腔积液。双肺炎症，双侧胸腔积液并双下肺膨胀不全。给予对症支持治疗后生命体征稳定，病因仍未明确，遂转至我院进一步治疗。

入院查体：体温 37.5℃，心率 95 次 / 分，呼吸 18 次 / 分，血压 131/82mmHg，患者意识模糊，时间、地点定向力障碍，双下肺呼吸音低。腹部膨隆，无压痛反跳痛，移动性浊音阴性，肠鸣音减弱。四肢肌力、肌张力正常。神经反射正常。血常规：白细胞计数 1.05×10^9/L、血红蛋白 117g/L、血小板计数 24×10^9/L。

入院诊断：①脑出血；②骨髓抑制；③肺炎；④双侧胸腔积液；⑤腹痛原因待查。

2. 诊疗经过

入科后完善相关检查，头、胸、腹部 CT 示：脑内多发出血灶、血肿；蛛网膜下腔出血；双侧胸腔积液并双下肺膨胀不全；腹、盆腔多发肠管扩张并气液平面，符合肠梗阻 CT 表现。结合患者症状体征考虑感染或中毒可能性大，经再三追问病史，家属提供患者近期心情低落，查看患者淘宝记录曾购买秋水仙碱片 100 片，结合患者胃肠道症状及骨髓抑制三系减少等表现，基本确定诊断为秋水仙碱中毒。入院后给予相关对症支持治疗，患者入院第 5 天开始出现大量脱发。入院第 12 天复查颅脑 CT 示：①脑内出血灶、血肿治疗后 CT 表现；②左侧筛窦、上颌窦积液（血），范围较前变化不明显。入院第 7 天患者开始有大便，腹胀较前明显减轻，肠蠕动较前恢复。第 8 天开始给予肠内营养治疗。患者意识状态逐渐好转，住院 14 天后患者神志清，时间、地点定向障碍恢复，仍遗留计算障碍，其他脏器功能基本恢复后出院。出院诊断：①秋水仙碱中毒；②多器官功能障碍综合征（肝、肾、血液）；③脑出血。

住院期间指标变化如表 24-1 和表 24-2 所示。

表 24-1 住院期间血细胞变化

天数（天）	白细胞计数（×10⁹/L）	血红蛋白（g/L）	血小板（×10⁹/L）	中性粒细胞百分比（%）
1	0.89	116	26	28.1
3	4.13	123	29	20.9
5	49.35	142	115	77.2
7	46.03	131	93	90.2
9	29.68	131	68	85.3
11	21.02	131	68	85.3
13	21.02	130	448	74.8
14	19.68	134	534	76.7

表 24-2 住院期间心肝肾相关指标变化

天数（天）	谷草转氨酶（U/L）	胆红素（μmol/L）	肌酐（μmol/L）	超敏肌钙蛋白 T（pg/mL）	肌红蛋白（ng/mL）
1	171	19.6	53.8	301.70	264
3	131	28.9	59.6	264.70	746
5	89	39.2	69.2	132.60	390
7	69	48.4	69.2	70.90	478
9	44	32.0	53.9	39.61	268
11	44	32.0	53.9	39.61	268
13	37	17.2	52.1	7.82	29

3. 分析与讨论

秋水仙碱，是从秋水仙中提取出来的一种生物碱，可通过减低白细胞活动和吞噬作用及减少乳酸形成从而减少尿酸结晶的沉积，减轻炎性反应，主要用于急性痛风，可抑制细胞的有丝分裂，有抗肿瘤作用，对乳腺癌疗效显著，对颈癌、食管癌、肺癌可能也有一定疗效。其治疗剂量与中毒剂量非常接近，且中毒后对脏器危害大，从胃肠道症状和白细胞增多开始，接着是多器官功能衰竭、休克。病死率高度依赖于摄入的剂量[1]。临床上不良反应的病例很多，但导致脑出血的未见报道，本病例出现脑出血等严重并发症，且提示临床医师详细询问病史对诊断的重要性。

秋水仙碱中毒表现为 3 个连续和重叠的阶段：第一阶段为服药 24 小时内，表现为外周血白细胞增高及消化道症状；第二阶段为服药 24 ~ 72 小时，此阶段多出现致命的并发症，包括心源性休克、心律不齐、肾功能衰竭、肝功能受损、呼吸衰竭、骨髓抑制及神经肌肉受损，一般持续 5 ~ 7 天；7 ~ 10 天后进入第三阶段，特点为白细胞升高和脱发。少数有皮肤改变，表现为肢体近端弥漫性、紫红色麻疹样皮疹[2]。

该患者症状较典型，先后出现胃肠道症状、骨髓抑制、循环呼吸肝脏受累及脱发等症状，目前秋水仙碱中毒尚无特效解毒剂，确诊后应尽早采取催吐、洗胃、导泻等清除毒物的措施，同时积极补液，维持水、电解质平衡及其他对症处理，如保护心、肝、肾功能，根据病情必要时给予吸氧、机械通气、升白细胞药物、营养支持。

脑出血多发生于老年人或有高血压、动脉粥样硬化等基础疾病者，多由情绪激动、劳累等刺激诱发，该患者为年轻男性，年轻患者出现脑出血常见于动脉瘤、动脉畸形等疾病，需要鉴别。该患者脑出血前有血小板极度减低病史（最低 21×10^9/L），考虑患者脑出血由血小板减低导致的凝血功能障碍导致，随着患者血小板减少纠正脑出血未再进展。可见血小板计数低于 30×10^9/L，脑出血风险较高，临床应注意监测及时补充血小板。该患者首发症状为胃肠道症状，随后出现三系减少，心脏、肝脏等多器官功能障碍，脑出血如进一步发展将危及患者生命，应积极寻找病因，决定下一步治疗方案及评估预后，特殊的病例应详细追问病史，寻找相关发病的线索，该病例提示我们应重视患者及家属提供的每一个细节，诊断需要从每个患者实际出发，当难以诊断时多了解病史可能会有意外收获。该患者心情低落及购买秋水仙碱史提示了患者病因，为诊断及后续治疗指明方向。

该疾病诊治难点在于：①患者出现多系统功能障碍，如继续发展可能会危及生命；②严重秋水仙碱中毒罕见，医师对其缺乏认识与了解。由此病例得到的启示：①当病因诊断不明确时，应重视详细询问病史；②血小板减少易导致患者出现脑出血等严重并发症，血小板低于 30×10^9/L，要高度警惕出血的风险，应及时纠正。

（白桂云，王鹏，王启志，胡晓波，张鹏，王艳华，
王春亭，张继承　山东第一医科大学附属省立医院）

专业点评

秋水仙碱是从秋水仙的种子和块茎中提取的生物碱，临床上主要用于治疗急性痛风发作、慢性痛风急性发作及肿瘤等疾病。其治疗剂量与中毒剂量非常接近，口服后在体内被代谢成为极强毒性的二秋水仙碱，致死量为 0.8mg/kg，对消化道有强烈刺激作用，亦可对骨髓造血功能有抑制作用，并对神经、平滑肌有麻痹作用甚至造成死亡。

该病例以"突发腹痛 5 天加重伴昏迷 1 天"入院。临床表现为腹痛、腹泻、呕吐胃肠道症状、白细胞及血小板减少的骨髓抑制及颅内出血、意识障碍的中枢系统症状。但病史较为隐匿，经反复追问病史，发现患有服用秋水仙碱片情况。结合患者胃肠道症状及骨髓抑制三系减少及脱发等表现，确诊为秋水仙碱中毒经积极治疗后康复出院。

秋水仙碱中毒后无特效解毒药物，患者早期临床表现缺乏特异性，给临床诊断和治疗带来一定的难度与挑战。确诊后应尽早采取催吐、洗胃、导泻、等清除毒物的措施。同时积极维持水、电解质平衡，根据病情给予升白细胞、血小板药物防治自发性出血。保护心、脑、肾、肝等重要脏器功能。必要时给机械通气及连续性肾脏替代疗法解除了骨髓抑制。

该病例的成功救治提示我们应重视患者及家属提供的每一个细节，积极寻找相关发病的线索。同时要重视对并发肌肉神经功能障、脑桥外髓鞘溶解症、多器官功能障碍等秋水仙碱中毒的临床认识和宣教，以提高对严重秋水仙碱中毒的整体救治。

（方宇　郑州大学第一附属医院）

参考文献

［1］Boonstra J J, Kan A A, de Vries I, et al. A potentially fatal intoxication with colchicine［J］. Ned Tijdschr Geneeskd, 2015, 159: A8144.

［2］Tong D C, Wilson A M, Layland J. Colchicine in cardiovascular disease: an ancient drug with modern tricks［J］. Heart, 2016, 102（13）: 995-1002.

血浆置换术联合 CVVH 治疗
高甘油三酯血症性急性胰腺炎

1. 病例摘要

患者，女性，44岁。因"腹痛10小时"于2019年3月6日入院。患者2019年3月6日7时左右无明显诱因出现中上腹部持续性胀痛，伴出汗，无恶心、呕吐，无烧心、反酸，无发热、寒战，无胸闷、胸痛，无心悸、头晕等，遂就诊于部队某三甲医院，给予急查血常规：白细胞计数 13.70×10^9/L、中性粒细胞百分比 77.8%；血生化：空腹葡萄糖 14.00mmol/L、血淀粉酶 287U/L、脂肪酶 2196U/L、总胆固醇 8.4mmol/L，甘油三酯 5.93mmol/L。心电图示：窦性心动过缓，T 波改变。腹部 CT 平扫提示胰腺周围渗出改变。给予抗炎、抑酸、抑制胰酶分泌及补液治疗。

既往有原发性高血压、2 型糖尿病、高甘油三酯血症。查体：体温 36.5℃，脉搏 78 次 / 分，呼吸 20 次 / 分，血压 116/70mmHg。急性病容，腹平坦，肌紧张，剑突下有明显压痛，有反跳痛及肌紧张，肝脾肋下未及，肠鸣音可。考虑急性胰腺炎收入消化科。入消化科后持续低流量吸氧，禁食水，持续胃肠减压，监测血糖，给予乌司他丁抗炎、雷贝拉唑抑酸、抑制胰酶分泌、改善微循环、纠正电解质紊乱及静脉营养支持治疗。患者仍诉中上腹部持续疼痛，伴背部不适，心电监护提示：心率 75 次 / 分，呼吸 22 次 / 分，血压 80/40mmHg。遂完善相关检查后示血常规：白细胞计数 12.36×10^9/L、中性粒细胞百分比 89.6%。血生化：乳酸脱氢酶 480U/L、血清脂肪酶 1778U/L、血淀粉酶 1087U/L、空腹葡萄糖 25.10mmol/L、尿素氮 10.52mmol/L、肌酐 110.0umol/L、总胆固醇 13.78mmol/L、甘油三酯 31.08mmol/L、钠 129mmol/L、氯 97.29mmol/L、总钙 1.33mmol/L、高敏 C 反应蛋白 242.92mg/L。血气分析：pH 7.25、二氧化碳分压（PCO_2）28mmHg、氧分压（PO_2）87mmHg、碱剩余（BE）–14.9mmol/L、血氧饱和度（SaO_2）95%。腹部平扫 CT 提示胰腺周围及腹腔渗出明显（图 25-1），符合胰腺炎表现。根据快速序贯器官衰竭（qSOFA）评分为 2 分（收缩压 ≤ 100mmHg，呼吸频率 ≥ 22 次 / 分），伴肾功能指标提示血肌酐、尿素氮均升高，血气分析提示代谢性酸中毒，提示患者病情危重，为进一步诊治转入重症医学科监护治疗。

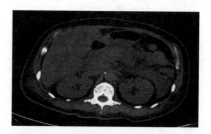

图 25-1　发病时腹部 CT 显示：胰腺周围及腹腔渗出明显

入科查体：神志清楚，精神差，心率 87 次 / 分，呼吸 24 次 / 分，血压 132/76mmHg，经皮血氧饱和度 93%。双肺听诊未闻及明显干湿啰音，心律齐，各瓣膜听诊区未闻及明显病理性杂音，腹胀，中上腹部压痛明显，伴反跳痛、肌紧张。肝脾肋下未触及，肠鸣音未闻及。双下肢无水肿。

本例为中年女性，急性起病，病程短，临床特点为①肥胖：BMI 33kg/m²，平时有暴饮暴食和酗酒的习惯；②既往有高甘油三酯血症、糖尿病病史，未规律控制血脂、血糖；③无明显诱因出现中上腹部持续性胀痛；④血淀粉酶 1087U/L、脂肪酶 1778U/L、总胆固醇 13.78mmol/L，甘油三酯 31.08mmol/L、肌酐 110.0μmol/L、钠 129mmol/L、总钙 1.33mmol/L；⑤血气分析：pH 7.25、PCO_2 28mmHg、PO_2 87mmHg、BE -14.9mmol/L、SaO_2 95%，氧合指数 200mmHg；⑥腹部 CT 平扫提示胰腺周围渗出改变。

入院诊断：高脂血症性重症胰腺炎、高甘油三酯血症、原发性高血压、2 型糖尿病、急性肾功能损伤、急性肺损伤、代谢性酸中毒、低钠血症、低钙血症。

2. 分析与讨论

研究发现，饮酒、油腻饮食、血糖控制不佳的高甘油三酯血症患者更容易发生脂源性胰腺炎。一般认为，当甘油三酯（TG）水平＞ 11.3mmol/L 时，可能诱发胰腺炎[1]。本例讨论重点为高甘油三酯血症性胰腺炎（hyperlipidemicacutepancreatitis，HAP）的临床特点、诊疗思路及治疗原则。

HAP 的临床特点：除具有急性胰腺炎（AP）患者的一般临床表现外，HAP 患者还具有如下特征[1]：①血清 TG 水平显著升高：血清 TG 水平≥ 1000mg/dL（11.30mmol/L）是 HAP 发病时最重要的特征；②淀粉酶升高不明显：约 50% 的 HTG-AP 患者血、尿淀粉酶水平无明显升高，其原因可能是 HAP 患者血浆中存在淀粉酶活性抑制物即"非脂类抑制因子"，非脂类抑制因子可通过肾脏进入尿液，进而抑制尿淀粉酶活性。此外，TG 水平升高直接影响了淀粉酶的测定。有研究发现，脂肪酶对 HAP 的诊断准确率为 91.83%，而淀粉酶的诊断准确率仅为 40.38%，这增加了 HAP 早期诊断的难度；③假性低钠血症：由于血脂容积效应，HAP 患者血钠测定值常较实际值低 10mmol/L 左右；④合并症多见：HAP 患者多合并糖尿病、肥胖症等代谢性疾病；⑤"重症化"倾向；⑥复发率高；⑦诱因隐匿、发病年轻化。

HAP 的诊断主要依靠急性胰腺炎临床症状结合高甘油三酯血症而定。① HAP 诊断标准按照《急性胰腺炎诊治指南（2021）》[2]：符合急性胰腺炎的诊断标准，且 Ranson 评分大于或等于 3；影像学检查以腹部 B 超、腹部 CT 为主，参照 Bathazar CT 严重指数（CTSI）积分，CT 分级 D 或 E；APACHE Ⅱ 评分大于或等于 8；② HAP 诊断标准[1]：血 TG ≥ 11.3mmol/L 或 TG 值 5.65 ~ 11.3mmol/L，但血清呈乳状的胰腺炎患者，并排除 AP 的其他致病因素，如胆管结石、微结石、Oddi 括约肌功能障碍、药物性 AP、细菌病毒感染等。

HAP 患者应满足以下收住 ICU 的指征[1]：重症型患者或者有以下情况者易进展至重症型 HAP，可考虑转入 ICU。①急性生理与慢性健康评分（APACHE Ⅱ）＞ 8 分；② Balthazar CT 分级评分系统分级为 E 级；③全身炎症反应综合征（systemic inflammatory reaction syndrome，SIRS）持续时间＞ 48h，④血细胞比容＞ 44%、尿素氮＞ 20mg/dL（＞ 11.1mmol/L）或肌酐＞ 1.8mg/dL（225μmol/L）；⑤年龄＞ 60 岁；⑥存在心、肺基础疾病或肥胖症。

此患者入院时 Ranson 评分 2 分：血糖＞ 20mmol/L（参考值＞ 11.1mmol/L），乳酸脱氢酶 480U/L（参考值＞ 350U/L），未超过 3 分，收入消化内科普通病房。但病情进一步进展，48 小时内 Ranson 评分升至 4 分：血细胞比容下降＞ 10%、钙离子 0.53mmol/L（参考值＜ 2.0mmol/L）、尿素氮 10.52mmol/L（参考值＞ 1.79mmol/L）、BE -14.9mmol/L（参考值＞ -4mmol/L）。同时此患者存在休克及肺、肾脏器障碍：氧合指数 200mmHg，肌酐 110.0μmol/L，APACHE Ⅱ 10 分，血 TG ≥ 11.3 mmol/L，HAP 诊断明确，符合收入 ICU 指证。

对因治疗：对因治疗是 HAP 非手术治疗必须遵循的原则之一。而高脂血症诱发和加重胰腺炎的机制可能与游离脂肪酸对胰腺腺泡细胞直接损害、胰酶自身消化、应激变化、胰腺微循环障碍等有关，且持续器官衰竭的发生率随甘油三酯升高的严重程度呈比例增加。HAP 与高甘油三酯互为因果，高甘油三酯既是 HAP 的病因，又是导致 HAP 患者病情不断恶化的诱因。因此迅速清除血液中的甘油三酯、阻断全身炎症反应是早期治疗 HAP 的主要目标[2]。该患者血脂偏高，首要为降脂治疗，减少胆固醇合成以降低低密度脂蛋白合成，尽快将 TG 降至安全范围（＜ 5.65mmol/L），可减轻临床症状及降低并发症发生率，防止胰腺炎进一步发展和反复发作。目前，降低血清 TG 水平的治疗措施分为无创和有创两大类，其中无创治疗措施包括使用常规降脂药物、肝素与低分子肝素、胰岛素等[1,3]，有创治疗措施即血液净化。仅采用无创治疗措施的 HAP 患者若入院 24 ~ 48h 后血清 TG 水平仍＞ 1000mg/dL

（11.3mmol/L）或降幅未达到 50%，建议实施血液净化治疗[4]。

此患者采取低分子肝素及胰岛素治疗，脂蛋白酶为脂肪代谢关键酶，可清除血脂。低分子肝素可激活脂蛋白酶，促进乳糜微粒降解，从而降低 TG 水平。而且低分子肝素也为一种抗凝药物，可保护血管内皮细胞，降低血液黏度，改善胰腺微循环。胰岛素也可激活脂蛋白酶活性，降解乳糜微粒及三酰甘油。用胰岛素降血糖控制在 11.1mmol/L，从而达到缓解病情的目的。

血液净化治疗：此患者采用无创措施后，入院 24 小时血清 TG 31.08mmol/L，采取进行血液净化治疗[1, 6-7]，其中包括血浆置换、血液滤过（图 25-2、图 25-3），其关键是降血脂和阻断全身炎性反应。

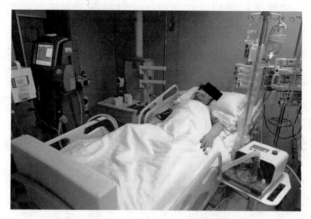

图 25-2　血液净化治疗

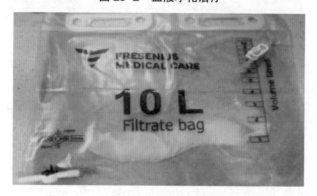

图 25-3　血浆置换出的置换液呈黄色油脂状

血浆置换是降低 HAP 患者血清 TG 水平的有效方法之一。血浆置换包括单重血浆置换、双重滤过血浆置换、血浆吸附[1, 2]。单重血浆置换是指使用血浆分离器将含有致病因子的血浆分离并全部废弃，同时补充等量新鲜冰冻血浆或白蛋白溶液的治疗方法。双重滤过血浆置换指先使用血浆分离器分离血浆，然后通过更小孔径的血浆成分分离器清除血浆中相对分子量远大于白蛋白的致病物质（如免疫球蛋白、脂蛋白、免疫复合物等），而白蛋白等相对分子量较小的成分则伴随补液（白蛋白溶液/新鲜冰冻血浆）回输进入患者体内的治疗方法。研究表明，双重滤过血浆置换可调节机体免疫系统、清除抗体、恢复细胞免疫功能和网状内皮细胞吞噬功能，与使用大量新鲜冰冻血浆的单重血浆置换相比，其可不用或仅使用少量血液制品进行补液，感染风险有所降低。双重滤过血浆置换在发生血源紧张，降低感染、过敏风险时是不错的选择。血浆置换治疗作为有创性的治疗方式，除了存在血管建立的风险，尚有血制品感染、过敏等风险。近年来的研究结果表明迅速地下降血脂水平可减少重要脏器的持续性损伤，且治疗延迟可能影响疗效。血液滤过指通过模仿正常人的肾小球滤过和肾小管重吸收而在体外循环的过滤器中形成压力差，以对流方式通过滤过膜滤出体液中的溶质、溶剂，可有效降低血清 TG 水平。临床常用于治疗 HAP 以降低血清 TG 水平的血液滤过模式包括连续性静脉 - 静脉血液滤过（continuous veno-venous hemofiltration，CVVH）、连续性静脉 - 静脉血液透析滤过（continuous veno-venous hemodiafiltration，CVVHDF）。本例患者采用了单重血浆置换联合 CVVH 的血液净化治疗。血浆置换 1 次，CVVH 应用 23 小时后，甘油三酯由 31.08mmol/L 降至 4.71mmol/L。

HAP 患者血浆置换方案[1]：①可通过双腔中心静脉导管实施；②使用枸橼酸盐代替肝素作为抗凝剂是有益的；③液体替代品可选择血浆或 5% 白蛋白；④使用 Kaplan 公式计算血浆体积，血浆体积 =〔0.065× 质量（kg）〕×（1– 血细胞比容），每次置换 1.2 ~ 1.5 倍血浆体积；⑤血浆置换的次数根据具体 TG 水平控制目标确定。

对症治疗：①该患者呼吸频率快，24 次 / 分，经皮血氧饱和度 93%，氧合指数 200mmHg，予经鼻高流量治疗仪辅助呼吸；②禁食、禁水，胃肠道减压；③液体复苏[5]，维持电解质及酸碱平衡；④奥美拉唑抑酸、生长抑素抑制腺液分泌，生长抑素可以通过直接抑制胰腺外分泌而发挥作用，使胰腺功能得以休息，质子泵抑制剂（PPI）通过抑制胃酸分泌而间接抑制胰腺分泌，还可以预防应激性溃疡的发生；⑤营养支持治疗，应当保证患者当日需热量，并尽早开放肠内营养，此患者在入院第 5 天，留置鼻空肠管，分次少量给予肠内营养乳剂（SP），逐渐增加剂量（图 25-4）；⑥抗菌药物的经验治疗，胰腺感染的致病菌主要为革兰氏阴性菌和厌氧菌等肠道定植菌。抗菌药物的应用应遵循：抗菌谱为革兰氏阴性菌和厌氧菌为主，脂溶性强，能在胰腺组织内，特别是坏死组织内达到有效浓度，能有效通过血胰屏障等原则。常用的药物包括：碳青霉烯类、喹诺酮类和第三代头孢菌素类。患者目前病情较重，感染指标较高，故予美罗培南抗感染治疗，因此药为时间依赖性，故采取每 8 小时一次，延长输注时间为 3 小时，监测炎症指标白细胞、C-反应蛋白（CRP）呈明显下降趋势（图 25-5）：⑦存在腹痛、腹胀，予甘油灌肠剂、中药生大黄灌肠，腹压由 10cmH$_2$0 逐渐降至正常（图 25-6）；⑧血糖管理：建议应用胰岛素控制 HTG-AP 患者的血糖。总体血糖应控制在 200mg/dL（11.1mmol/L）以下，控制目标为 110 ～ 150mg/dL（6.1 ～ 8.3mmol/L）。HAP 患者因胰腺损伤、应激反应以及代谢紊乱等，可出现血糖异常且难以控制，应用胰岛素除可控制血糖外，还可有效降低血清 TG 水平。

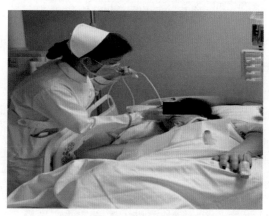

图 25-4　放置空肠营养管

白细胞变化趋势图

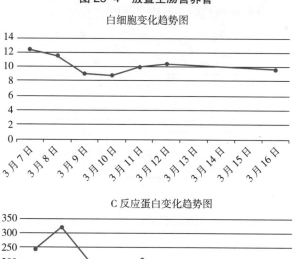

C 反应蛋白变化趋势图

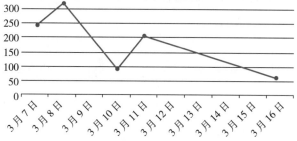

图 25-5　炎症指标（WBC、CRP）趋势图

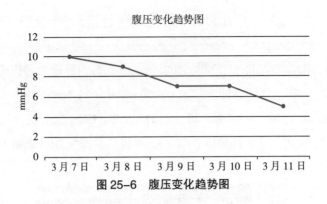

图 25-6　腹压变化趋势图

高甘油三酯血症性急性胰腺炎是一种急性胰腺炎常见的类型，SAP 早期的过度炎症反应、代谢紊乱、电解质紊乱及酸碱失衡、肾损伤、肺损伤、休克、感染发生率更高，应该采取更积极的治疗措施。根据病情轻重进行准确分类、病程早期及时充分液体复苏、对于高甘油三酯血症性胰腺炎，病因治疗是关键，降脂治疗尤为重要。本例患者采用的集束化管理策略（液体复苏、经鼻高流量湿化氧疗、空肠营养、PPI、生长抑素、低分子肝素及胰岛素、血浆置换联合血液滤过），48 小时内成功将 TG 降至 5.65mmol/L（图 25-7），有效的减轻 TG 引起的炎症反应以及脏器功能损害，此患者在 ICU 治疗 7 天，顺利度过了第一个死亡高峰。重症患者应因尽早开始肠内营养、正确处理全身和局部并发症是治疗要点。

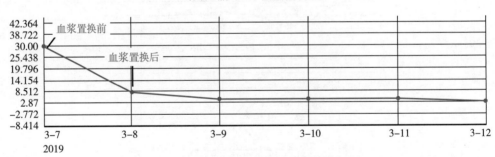

图 25-7　血浆置换前后甘油三酯变化趋势图

（刘向迪，张玉想　解放军总医院第八医学中心）

专业点评 -

急性重症胰腺炎是严重威胁患者生命健康的重症疾病之一。我国急性胰腺炎病因以胆源性胰腺炎及高甘油三酯血症性胰腺炎较为常见。近年来，随着生活水平的提高，代谢性疾病包括高血脂、高血糖、肥胖等发病率显著上升，高甘油三酯血症性胰腺炎也越来越常见。本病例具有急性胰腺炎的典型症状及体征，影像学及酶学支持急性胰腺炎的诊断，结合既往病史及 Ranson 标准，急性高甘油三酯血症性重症胰腺炎诊断明确。在此基础上给予集束化的管理策略，从病因治疗——降低甘油三酯水平，到对症支持治疗——呼吸支持、容量管理、抑酸抑酶、营养支持、灌肠通便等全方位的治疗策略，减少炎症反应及脏器功能损伤。我们在遇到这类病例时需要仔细询问病史及既往史，及时做出正确的诊断，纠正可逆的病因，预防胰腺炎并发症的发生。

（彭志勇　武汉大学中南医院）

参考文献

［1］蔡文伟, 陈波, 陈都, 等. 高甘油三酯血症性急性胰腺炎诊治急诊专家共识［J］. 中国全科医学, 2021, 24(30): 3781-3793.

［2］中华医学会外科学分会胰腺外科学组. 中国急性胰腺炎诊治指南 (2021)［J］. 中华外科杂志, 2021, 59(7): 578-587.

［3］Adiamah A, Psaltis E, Crook M, et al. A systematic review of the epidemiology, pathophysiology and current management of hyperlipidaemic pancreatitis［J］. Clin Nutr, 2018, 37(6): 1810-1822.

［4］Christian J B, Arondekar B, Buysman E K, et al. Clinical and economic benefits observed when follow-up triglyceride levels are less than 500 mg/dL in patients with severe hypertriglyceridemia［J］. J Clin Lipidol，2012，6(5)：450-461.

［5］Mederos M A, Reber H A, Girgis M D. Acute Pancreatitis: A Review. JAMA［J］. 2021, 325(4): 382-390.

［6］Garg R, Rustagi T. Management of Hypertriglyceridemia Induced Acute Pancreatitis［J］. Biomed Res, 2018, ID: 4721357.

［7］Chen Z, Huang X, Zhang M, Han N, Ning Y. Rapid reduction in triglyceride levels by therapeutic plasma exchange in patients with hypertriglyceridemic pancreatitis［J］. J Clin Apher. 2021 Nov 30. doi: 10.1002/jca.21954. Epub ahead of print.

重症胰腺炎患者术后的远期并发症

急性胰腺炎（acute pancreatitis，AP）是一种起病急、进展快、并发症多、病死率高的危重症和急腹症，是多种病因引起的胰酶激活、继以胰腺局部反应为主要特征、伴或不伴有其他器官功能改变的疾病，重症胰腺炎（severe acute pancreatitis，SAP）则是指具备急性胰腺炎的临床表现（急性起病，出现持续的上腹剧痛伴恶心、呕吐、腹胀）和生化及影像学改变（查血尿淀粉酶≥正常值上限 3 倍，影像学提示胰腺炎有或无形态学改变），同时具有下列之一者：局部并发症（假性囊肿形成、胰腺脓肿、胰腺坏死）及多脏器功能衰竭，Ranson 评分 ≥ 3 项；APACHE Ⅱ 评分 ≥ 8 分；CT 分级为 D/E 或 CTSI > 3 分。SAP 病情凶险，常合并多种并发症，尤其可导致腹内压增高，引发腹腔间隔室综合征（abdominal compartment syndrome，ACS），而手术是目前治疗 SAP 合并 ACS 最常用的治疗方式。本文报道一例接受手术治疗的重症胰腺炎患者远期并发症的发生情况，并结合文献进行讨论。

1. 病例摘要

患者，男性，38 岁，以"胰腺炎术后 2 个月余，头晕 1 天"为主诉于 2021 年 5 月 3 日入院。患者入院前 2 个月因"上腹部剧烈疼痛"入住我院普通外科一病区，经腹部 CT 平扫＋增强检查（图 26-1）及生化化验诊断为"重症胰腺炎"。积极术前准备后，急诊全麻下行"剖腹探查术＋胰腺坏死组织清除术＋胰腺被膜切开减压引流术＋胆囊切除术"。术后合并肺部感染、呼吸衰竭及下肢深静脉血栓形成、肺栓塞，给予抗感染、下腔静脉滤器植入及溶栓等治疗。术后多次复查上腹部 CT 平扫＋增强提示胰腺周围假性囊肿（图 26-2），于 2021 年 3 月 24 日超声引导下穿刺置管引流，引流液为暗红色液体及块状物。住院 43 天后出院，出院时带有两根腹腔引流管并转入当地医院继续治疗，具体治疗方案不详。此次患者因再次出现头晕、恶心、血压降低等症状再次来我院治疗。

入院查体：脉搏 121 次 / 分，呼吸 17 次 / 分，血压 94/62mmHg。神志清，精神差。睑结膜苍白，口唇苍白。两肺叩诊呈清音，两肺底呼吸音低，未闻及明显干湿啰音。心率 121 次 / 分，心律齐，心音可，各瓣膜听诊区未闻及病理性杂音。腹平软，腹部可见多个长约 1cm 手术瘢痕，腹正中可见一长约 10cm 手术瘢痕，右上腹可见一引流管，有血性液体流出，引流管周可见血性渗液，右侧腰背部可见一引流管，引流出淡黄色液体。入院诊断：①休克原因待查：低血容量性休克？分布性休克？②重症胰腺炎术后，肠瘘？腹腔感染？腹腔出血？胰腺假性囊肿；③ 2 型糖尿病。

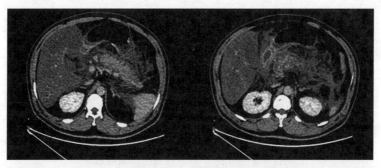

图 26-1　2021 年 3 月 17 日腹部增强 CT

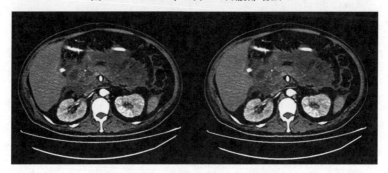

图 26-2　2021 年 3 月 29 日腹部增强 CT

2. 诊疗经过

入院后完善血常规、凝血功能、肝肾功能、电解质、腹腔引流液、中心静脉及外周血液送检细菌培养等，给予美罗培南联合万古霉素抗感染、去甲肾上腺素维持血压、补液等对症治疗。实验室检查：血红蛋白 70g/L，凝血功能各项指标基本正常。患者右侧膈下引流管引流液仍持续为血性液，动态复查血常规提示血红蛋白有下降趋势。申请成分输血并请介入科会诊。介入科急诊局麻下行"腹腔动脉造影术"，术中见胰十二指肠动脉破裂出血，予以栓塞治疗。术后返回我科继续监护，予以抗感染、补液及成分输血治疗。动态观察患者右侧膈下引流管引流液仍为血性，右侧腰背部引流液为淡黄色混浊液。2021 年 5 月 5 日实验室报告危急值，血培养提示革兰氏阳性菌感染，2021 年 5 月 6 日腹水培养回示为弗劳地枸橼酸杆菌、多重耐药屎肠球菌、多重耐药肺炎克雷伯杆菌（ESBL）阳性，2021 年 5 月 8 日血培养结果回示多重耐药屎肠球菌、多重耐药肺炎克雷伯杆菌（ESBL阳性）。2021年5月6日复查上腹部CT平扫＋增强（图26-3）。结合患者病史，考虑其为重症胰腺炎术后并发消化道瘘、血管残端暴露后出血、腹腔感染、肝脓肿、脓毒症、脓毒性休克。经上述积极治疗后，患者休克逐渐纠正，停用血管活性药物后平均动脉压在75mmHg，经普外科会诊后于2021年5月7日转至普通病房继续治疗。

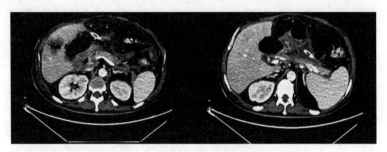

图26-3　2021年5月6日腹部增强CT

3. 分析与讨论

该患者首次来诊有典型的临床表现（即腹部剧烈疼痛），实验室检查淀粉酶、脂肪酶明显升高，上腹部CT显示特异性的胰腺坏死水肿、周围渗出、胰腺周围脂肪组织间隙混浊，并有超过48小时的呼吸衰竭，符合SAP的诊断[1]。该患者入我院后存在休克的临床表现，入院初期，虽然休克的原因不明确，但根据拯救脓毒症运动指南给予了液体复苏治疗、血管活性药物应用、留取标本送检细菌培养、广谱抗生素应用等抢救措施[2]，其临床症状得到部分改善。同时患者临床表现出多种胰腺炎的并发症，如胰腺假性囊肿、肠瘘、腹腔出血、腹腔感染、脓毒症、肺部感染、肺不张、急性呼吸窘迫综合征（acute respiratory distress syndrome，ARDS）等。从该患者腹水细菌培养结果和血培养结果的比对中，我们发现，它们为同种同源的细菌，且为常见的肠道来源的致病菌（即多重耐药的屎肠球菌和多重耐药的肺炎克雷伯菌），这间接提示了患者发生肠瘘后，肠道菌群移位进入腹腔内，再经由腹腔内大网膜吸收入血，最终发展至脓毒症、脓毒性休克。笔者在临床工作中还多次见到腹水细菌培养和血培养均为白念珠菌的病例。急性胰腺炎患者由于炎症介质的大量释放，容易出现炎症介质肺部浸润导致ARDS。通常，在胰腺炎发生的1～3周内，胰腺周围渗出或坏死的胰腺可以合并感染。但其和胰腺被膜破坏后胰酶释放破坏肠管造成的肠瘘、腹腔感染相比，后者对机体的危害要大得多。

AP是一种消化系统常见的急危重症，有20%的患者可以进展为SAP，其病死率高达30%。随着临床科研工作的开展，SAP的治疗已经由"开放性手术治疗是坏死性胰腺炎的既定治疗措施"[3]逐渐向"早期液体复苏、器官功能支持或替代、积极的非手术干预措施处理腹腔内高压"转变[1]。AP 在临床中的转归多种多样，并发症的发生也不具有固定的模式。AP 可转为慢性胰腺炎，在相应的诱因触发下反复发作。据文献报道，AP 常见的并发症有急性液体积聚（acute peripancreatic fluid collection，APFC）、急性坏死性积聚（acute necrotic collection，ANC）、包裹性坏死（walled-off necrosis，WON）和假性囊肿、肠梗阻、腹腔出血、感染、黄疸、休克、多器官功能障碍综合征（multiple organ dysfunction syndrome，MODS）、ACS 等[1]。而对于那些发生了脏器功能衰竭时间超过 48 小时的 SAP，并发症绝不仅仅只是表现出上述几个。陈新等在临床中遇到过慢性胰腺炎致脾动脉瘤相关性消化道出血的患者[4]，临床报道的 SAP 并发症更多的则是内脏静脉血栓，临床可出现严重的肠缺血、肠坏死、门静脉高压等表现[5]。

由于临床所见的 SAP 患者个体差异性大，局部并发症的转归差异性也很明显，1/3 的局部积液和坏死可能吸收而无须手术治疗，或者部分患者在明确胰腺坏死合并局部感染后导致延期手术治疗或不能手术治疗。临床观察发现，此类患者出现严重并发症或病死率较早期手术治疗的患者反倒下降了。研究发现开放性外科手术治疗方式与高病死率呈正相关，病死率约为 40%，并且术后容易出现胃肠道瘘、出血及胰腺功能不全等并发症[6,7]。在临床工作中，笔者经常遇到此类患者反复住院，反复出现上述并发症。而那些经内科保守治疗的 SAP 患者，无论住院时间还是住院次数较手术患者均有明显减少。

（马尚超　新乡医学院第一附属医院）

专业点评

该病例是一例以"胰腺炎术后 2 个月余，头晕 1 天"为主诉入院的患者。患者既往因胰腺炎已行了相关手术，因为病情反复加重发生并发症再次入院，是临床上常见的 ICU 收治病例。SAP 的预后往往取决于并发症的处理，预后不良多与感染、出血、器官衰竭有关。本例作者在接诊该病例后能迅速地准确找到病因，并实施以有效的治疗措施，最终使得患者病情平稳转科，是一例成功救治 SAP 典型病例。

通过该病例，提示在诊治 SAP 特别是外科手术后的患者，对于出现并发症后，能及时准确诊断并及时有效的实施治疗措施，是改善预后的关键。同时该病例呈现出 SAP 患者治疗的难度大，周期长，预后易不良等特点。

但该病例存在以下值得商榷问题：①题目为远期并发症观察，并发症有很多，但是该病例的重点为出血，在讨论部分对出血方面的诊治体会讨论不充分；②该病例通过 CT 考虑存在肠瘘，但没有足够证据，也未准确定位肠瘘部位，故培养出的多个病原菌不能明确界限是否为致病菌或者定植菌，且针对于致病菌为同种同源的说法也欠准确，临床中不能以培养结果下此结论；③该病例是一例 SAP 行手术治疗后带管回到当地医院继续治疗并导致腹腔出血，出血原因是与 SAP 本身的病理生理过程导致的并发症有关还是与当地医院治疗不规范，未行有效充分引流导致腹腔感染加重腐蚀腹腔内血管有关？若是后者，上述的并发症虽是 SAP 常见的症状，但针对于该病例，需鉴别腹腔出血原因。

（汤展宏　广西医科大学第一附属医院）

参考文献

［1］中华医学会消化病学分会胰腺疾病学组.中国急性胰腺炎诊治指南（2019,沈阳）［J］.中华胰腺病杂志,2019,19（5）:321-331.

［2］Singer M, Deutschman C S, Seymour C W, et al. The Third International Consensus Defnitions for Sepsis and Septic Shock（Sepsis-3）［J］. JAMA, 2016, 315（8）: 801-810.

［3］王春友.急性坏死性胰腺炎治疗的历史与现状:百年探索二十年突破［J］.中华外科杂志,2020,58（1）:9-12.

［4］陈新,陈小丽,吴加国,等.慢性胰腺炎致脾动脉瘤相关性消化道出血一例［J］.中华消化杂志,2020,40（2）:133-135.

［5］中华医学会消化病学分会胰腺病学组.胰腺炎相关内脏静脉血栓诊治专家指导意见［J］.中华消化杂志,2020,40（10）:664-668.

［6］Shenvi S, Gupta R, Kang M, et al. Timing of surgical intervention in patients of infected necrotizing pancreatitis not responding to percutaneous catheter drainage［J］. Pancreatology, 2016, 16（5）: 778-787.

［7］BaronT H, DiMaio C J, Wang A Y, et al. American Gastroenterological Association clinical practice update: management of pancreatic necrosis［J］. Gastroenterology, 2020, 158（1）: 67-75.

重症急性胰腺炎合并
重度急性呼吸窘迫综合征

重症急性胰腺炎（severe acute pancreatitis，SAP）是消化系统常见的危重疾病，近年来随着我国人民生活水平的提高和饮食习惯的改变，由高脂血症诱发的重症急性胰腺炎逐年增多，日益受到关注[1]。SAP 早期常并发持续全身炎症反应综合征，也是急性呼吸窘迫综合征的常见病因。而肥胖患者因其独特的解剖和生理改变，增加了救治难度。本文报道一例高脂血症相关性重症急性胰腺炎的肥胖患者，并发重度急性呼吸窘迫综合征（acute respiratory distress syndrome，ARDS）的救治经历，并结合文献进行讨论。

1. 病例摘要

患者，女性，18 岁，身高 168cm，体重 100kg，体重指数 35.4kg/m²，因"间断性腹痛伴呕吐 2 天，加重 2 小时"于 2020 年 5 月 25 日急诊转入我科。患者 2 天前因进食后出现间断性上腹痛伴呕吐，外院诊断为急性胰腺炎，并给予抑酸、抑酶、补液等常规治疗。因腹痛不能缓解并伴进行性呼吸急促，遂急诊转入我院。入院CT 示：胰腺肿胀边缘模糊，胰周及腹盆腔多发液体积聚，肝实质密度明显减低，双侧胸腔少量积液（图 27-1）。既往 2019 年 8 月因"高脂血症相关性胰腺炎"入当地医院保守治疗后好转，自诉血糖升高 2 年，未正规诊断治疗。

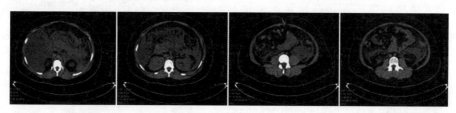

图 27-1　发病时腹部 CT 提示胰腺肿胀增粗，胰周及腹腔多发渗出，双侧肾周筋膜增厚

入科查体：神清，精神差，体温 41℃，脉搏 179 次 / 分，呼吸 33 次 / 分，血压126/68mmHg，无创呼吸机辅助通气，吸入气氧浓度分数（FiO₂）60%，指脉氧饱和

度 90%。口唇及四肢皮肤发绀，双肺呼吸音粗，未闻及明显的干湿啰音，腹膨隆，上腹部压痛（+），肠鸣音弱，膀胱压 19cmH$_2$O，动脉血气分析：pH 7.403，动脉血二氧化碳分压（PaCO$_2$）17.9mmHg，动脉血氧分压（PaO$_2$）69mmHg，血乳酸（Lac）3.97mmol/L。

急诊实验室检查：白细胞计数 17.36×10^9/L，血细胞比容 0.49，血淀粉酶 803U/L，血脂肪酶：4185U/L，血肌酐 198μmol/L，甘油三酯 6.92mmol/L，糖化血红蛋白 7.6%，急性生理与慢性健康评分评分 17 分，床旁急性胰腺炎严重度评分 4 分。

入科诊断：①高甘油三酯血症性重症急性胰腺炎；②高甘油三酯血症；③Ⅰ型呼吸衰竭；④急性肾损伤；⑤2 型糖尿病。

2. 诊疗经过

入科后放置深静脉导管，行脉波指示剂连续心排血量（pulse indicate contour cardiac output，PICCO）监测，给予目标导向的液体复苏；无创呼吸机辅助通气；抑酸、抑酶，乌司他丁减轻炎症反应；导泻联合中药芒硝外敷等多种手段降低腹内压。入我科 11 小时后，累计补液量为 5600ml，容量指标逐渐恢复［心指数由入科时 2.67L/（min·m^2）升至 5.92L/（min·m^2），全心舒张末期容积指数由入科时的 378mL/m^2 升至 559mL/m^2，血管外肺水指数由入科时的 4.3mL/kg 升至 5.1mL/kg，外周血管阻力由入科时的 2699dyne·s/（m^{2}cm^5）降至 1244dyne·s/（m^{2}cm^5）］。但患者意识变差，胰性脑病不能除外。为保证气道通畅，减少呼吸做功降低氧耗，给予气管插管接有创机械通气。同时患者存在持续高热（39℃以上），心率快至 170 次/分，重度全身炎症反应合并急性肾损伤，给予床边连续肾脏替代治疗；完善血培养，经验性加用亚胺培南 - 西司他丁钠抗感染治疗。经上述处理后，患者全身炎症反应明显改善，体温降至正常。3 天后血培养为敏感大肠埃希菌，继续亚胺培南 - 西司他丁钠抗感染。在床旁盲法放置经鼻空肠营养管开始实施肠内营养治疗。5 月 30 日（入院第 5 天）晚，患者氧合情况逐渐转差，有创呼吸机支持参数：FiO$_2$ 上调至 80%，呼气末正压（PEEP）上调至 15cmH$_2$O，但脉氧饱和度仍低于 90%，结合胸片（图 27-2），考虑患者继发 ARDS。尝试给予肺复张，肺开放压设为 50cmH$_2$O，时间 40 秒，但患者氧

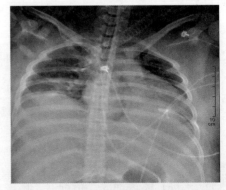

图 27-2　发生 ARDS 时胸片可见双肺片状模糊影，肺容积减小

合无明显改善。6 月 1 日患者 PaO_2/FiO_2 小于 100mmHg（FiO_2：80%，PaO_2：65mmHg），开始行俯卧位通气（图 27-3），俯卧位后患者氧合改善明显，实施 2 小时后有创呼吸机 FiO_2 下调至 50%，PaO_2/FiO_2 由俯卧位前的 81mmHg 上升至 124mmHg。考虑患者体重较大，为避免压疮等并发症，每次俯卧位时间控制在 12 小时以内。3 天后患者 PaO_2/FiO_2 稳定在 150mmHg 以上，改为双侧交替高侧卧位。6 月 2 日（入院第 8 天），患者体温再次升高，伴随血白细胞计数、C 反应蛋白再次升高，复查 CT 提示：肺部病灶明显吸收，左侧胰尾、肾周前间隙、结肠旁沟存在大量渗出病灶（图 27-4、图 27-5）。6 月 9 日（入院第 15 天），考虑"急性坏死积聚继发感染"，遂在 B 超引导下行腹膜后细针穿刺留取病原学培养。6 月 12 日穿刺液培养为耐碳青霉烯的阴沟肠杆菌，结合药敏结果，调整抗生素为多黏菌素 + 头孢哌酮 / 舒巴坦，并床旁超声引导下穿刺放置腹膜后引流管，此后每日间断冲洗，保持引流管腔通畅，共计引出灰黑色含坏死物质液体 1450mL（图 27-6）。此后，患者体温高峰逐渐下降，并给予脱呼吸机，协助下床活动。6 月 18 日（入院第 24 天）复查 CT 提示：感染性坏死病灶明显减少（图 27-7）。6 月 23 日（入院第 29 天）患者体温正常，停用多黏菌素并转出重症监护病房，7 月 1 日患者拔出腹膜后引流管，经口进食无不适，再转内分泌科予调脂降糖治疗。7 月 24 日患者痊愈出院。

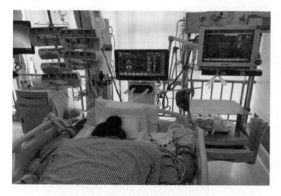

图 27-3 俯卧位通气示意图

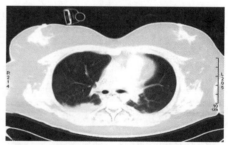

图 27-4 复查肺部 CT 提示坠积病灶减少

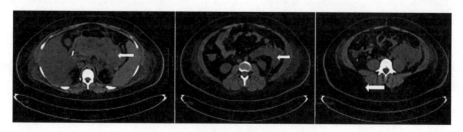

图 27-5 腹部 CT 见急性坏死积聚

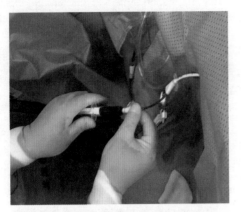

图 27-6　置管后引流出黑色坏死积液

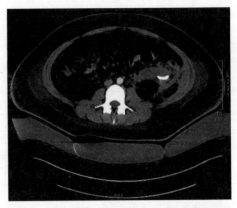

图 27-7　复查 CT 见管周坏死积聚明显减少

3. 分析与讨论

　　SAP 早期在各种诱因的作用下激活胰酶，大量炎症因子释放，出现持续全身炎症反应综合征（systemic inflammatory response syndrome，SIRS）和毛细血管渗漏；患者表现为分布性休克和低血容量性休克，并可引起循环、呼吸或肾功能衰竭，还可引起肠道功能障碍和腹腔高压。此时争分夺秒的液体复苏是治疗的关键，而延迟的液体复苏（＞72 小时）会导致毛细血管渗漏加重，发生急性肺水肿和新的脏器功能衰竭，同时腹腔压力也会进一步增高[2]。本例患者虽然转入我科前已在外院治疗 2 天，但各项检查指标仍提示患者处于有效循环血容量不足状态，可能与院外早期补液不充分有关。经过 11 小时积极液体复苏，患者容量指标（全心舒张末期容积指数）较前升高，快速纠正了患者的氧债，使组织器官得到有效灌注。同时我们也发现患者血管外肺水指数较前稍有升高，提示患者全身炎症反应较重，存在毛细血管渗漏，容易继发 ARDS。而我们在 PICCO 指导下进行精确的液体复苏，既保证了液体复苏的充分，也能早期发现患者液体过负荷，避免盲目过量的液体输注，以及由此引起的一系列不良事件，如四肢水肿、呼吸衰竭、ARDS、腹腔高压等。

　　SAP 发病早期可表现为严重的炎症反应，包括高热、白细胞计数明显升高，C 反应蛋白和降钙素原急剧升高，这些指标的升高往往并不提示患者发生感染。因此，目前大部分指南也不建议在非胆源性 SAP 早期阶段预防性使用抗生素，但这并不代表在 SAP 早期不会发生感染。该例患者在发病早期即出现 40℃ 的持续高热，我们在使用抗生素前常规留取血培养，证实为大肠埃希菌，给予亚胺培南 - 西司他丁钠治疗后，患者体温降至正常。因此，临床上应重视在 SAP 早期阶段 SIRS 反应与感染的鉴别，动态观察炎症指标的变化趋势以及胰腺外感染的识别和处理，对一些特定的 SAP（如胰腺坏死面积＞30% 或持续脏器功能不全）患者预防性使用抗生素可能是有益的[1]。

　　SAP 后期，20% ～ 40% 的患者会继发胰腺和胰腺周围坏死感染，感染性胰腺坏死（infected pancreatic necrosis，IPN）合并器官功能衰竭会显著增加患者的病死率，有报道可达 35.2%，而无菌性坏死伴器官功能衰竭的病死率为 19.8%[3]，积极治疗 IPN 成为降低 SAP 后期病死率的关键。目前国际上较为流行的是"阶梯式（Step-Up）"治疗模式，即首先在 CT 或超声引导下经皮腹膜后穿刺置管引流术，必要时再实施外科手术清创[4]。在穿刺时机的把握上，一般来说，未合并感染的胰周或腹膜后积液不建议行经皮穿刺置管引流（percutaneous catheter drainage，PCD）治疗，避免逆行感染导致的病情加重。已经发生感染的，一般建议在患者病情及生命体征稳定的前提下，先抗生素治疗 3 ～ 4 周后再考虑 PCD 治疗[5-6]。其中，需要重点考虑以下几方面因素：①脓肿壁形成，液体局限，不易造成外源性感染及扩散。②坏死灶已基本发生液化，有利于充分引流。③易于穿刺后的冲洗。但对于生命体征不稳定，或病情加重的患者，穿刺时间不是绝对固定不变的，如若出现腹腔高压、腹腔间隔室综合征或合并脓毒症或多脏器功能衰竭等，即使病程不足 4 周也应及时行 PCD 治疗。本例患者 CT 提示左侧结肠旁沟大范围积液，经细针穿刺后证实为感染性坏死，坏死物培养为：耐碳青霉烯的阴沟肠杆菌，即便在给予敏感抗生素治疗后，患者仍反复高热，感染中毒症状较重，结合患者 CT 提示坏死灶已基本发生液化，囊壁部分形成，病程也已有 20 天，遂决定在超声引导下放置猪尾巴引流管。置管后前后共计引出灰黑色坏死物质 1450mL，引流之后患者体温高峰逐渐下降，整体病情康复进入快车道，并顺利脱离呼吸机开始床边锻炼。

　　除了上述 SAP 本身的治疗难点外，患者还存在严重肥胖这一不利因素。肥胖现已成为一个全球性健康问题，肥胖患者重症监护治疗的重要挑战之一就是成功的呼吸管理[7-8]。相关 Meta 分析证实[9]，肥胖显著增加了 ARDS 的发生风险。肥胖患者的解剖和生理变化可以解释为什么肥胖患者 ARDS 的发病率会增加。首先，肥胖会对面、颈、咽、胸壁和肺部造成了影响，其次，过多的腹部脂肪会增加腹腔压力，使得横膈上抬，进一步加重胸壁重量，可能会增加基础水平的胸膜腔压力。虽然总肺容量和肺活量通常保持正常，但功能残气量减少。在机械通气期间，功能残气量下降可触发外周依赖型气道的关闭，导致肺顺应性下降。这些可导致肺不张、通气 - 血流比值失调和低氧血症，并且在仰卧位时更严重。

　　本例 SAP 患者并发重度 ARDS，在遵循小潮气量肺保护通气等原则的基础上，我们还实施了俯卧位通气。对于肥胖患者来说，俯卧位可以使背侧组织比腹侧组织更多地被复张，肺膨胀沿背侧中轴分布更均匀，不匹配的通气灌注比值减少，这使得肥胖患者更容易对俯卧位治疗产生效应。有研究对特定的肥胖患者（体重指数 > 35kg/m²）俯卧位治疗的安全性和有效性进行了分析[10]。在 66 名接受评估的患者中，肥胖和非肥胖患者的并发症发生率相似（10/33 vs 10/33，P=1.00）。两组患者俯卧位时的 PaO_2/FiO_2 较仰卧位均有明显增加（$P < 0.0001$）。肥胖患者在俯卧位时的 PaO_2/FiO_2 明显高于非肥胖患者（P=0.03），而仰卧位时两组却无统计学差异。但要注意在俯卧位时，需小心避免腹部压力增加和相关并发症，如肾衰竭和缺氧性肝炎，头高脚低体位和最佳腹部脂肪摆位可以避免这些不良反应[11]。本例患者在实施俯卧位通气后，PaO_2/FiO_2 也获得了明显改善，再次印证肥胖患者更能从俯卧位通气中获益。在俯卧位通气过程中，我们尽可能垫高髋部和前胸部，使腹部接近悬空，减少了腹部受压以及由此带来的相关并发症。在患者氧合改善后，我们仍坚持高侧卧位，促进肺复张，减少重力依赖区的肺实变，之后复查 CT 也证实上述治疗的有效性，这为患者早日脱机，快速康复锻炼提供了帮助。

（张频捷，曹利军，鹿中华，付路，
陈虎，孙昀　安徽医科大学第二附属医院）

专业点评

近年来随着我国人民生活水平的提高和饮食习惯的改变，由高脂血症诱发的急性胰腺炎（hyperlipidemic acute pancreatitis，HLAP）逐年增多。目前临床上对 HLAP 的诊断主要依靠 AP 临床症状（持续性上腹部疼痛、淀粉酶升高 3 倍以上以及影像学典型的 AP 改变）以及高脂血症，其中甘油三酯（triglycerides，TG）是诊断的必要条件。HLAP 疾病进展快、易重症化、易复发，患者发病年龄较轻。治疗包括病因治疗、常规治疗、并发症治疗、中医治疗、手术治疗等。治疗的关键是迅速降低血脂至 5.65mmol/L 以下。本例患者采取集束化的治疗策略，早期液体复苏时，在 PICCO 监测下滴定治疗；对并发严重的 ARDS 给予俯卧位通气；对晚期出现的胰腺积液合并感染给予及时引流和有效抗生素治疗，最终成功救治，值得借鉴和推广。

（张玉想　解放军总医院第八医学中心）

参考文献

［1］中华医学会消化病学分会胰腺疾病学组，《中华胰腺病杂志》编辑委员会，《中

华消化杂志》编辑委员会. 中国急性胰腺炎诊治指南［J］. 中华胰腺病杂志，2019, 19（5）: 321-331.

［2］毛恩强，李梦娇. 重症急性胰腺炎早期液体复苏与器官功能维护［J］. 中华消化杂志, 2020, 40（7）: 441-443.

［3］Werge M, Novovic S, Schmidt P N, et al. Infection increases mortality in necrotizing pancreatitis: A systematic review and meta-analysis［J］. Pancreatology, 2016, 16（5）: 698-707.

［4］van Grinsven J, van Santvoort H C, Boermeester M A, et al. Timing of catheter drainage in infected necrotizing pancreatitis［J］. Nat Rev Gastroenterol Hepatol, 2016, 13（5）: 306-312.

［5］Gou S, Yanq C, Yin T, et al. Percutaneous catheter drainage of pancreatitis-associated ascitic fluid in early-stage severe acutepancreatitis［J］. Pancreas, 2015, 44（7）: 1161-1162.

［6］van Grinsven J, Timmerman P, van Lienden K P, et al. Proactiveversus standard percutaneous catheter drainage for infectednecrotizing pancreatitis［J］. Pancreas, 2017, 46（4）: 518-523.

［7］Afshin A, Forouzanfar M H, Reitsma M B, et al. Health effects of overweight and obesity in 195 countries over 25 years［J］. N Engl J Med, 2017, 377: 13-27.

［8］Pepin J L, Timsit J F, Tamisier R, et al. Prevention and care of respiratoryfailure in obese patients［J］. Lancet Respir Med, 2016, 4: 407-418.

［9］Zhi G, Xin W, Ying W, et al. "Obesity paradox" in acute respiratory distress syndrome: a systematic review and meta-analysis［J］. PLoS One, 2016, 11: e0163677.

［10］De Jong A, Molinari N, Sebbane M, et al. Feasibility and effectiveness of prone position in morbidly obese patients with ARDS: a case-control clinical study［J］. Chest, 2013, 143: 1554-1561.

［11］Weig T, Janitza S, Zoller M, et al. Influence of abdominal obesity on multiorgan dysfunction and mortality in acute respiratory distress syndrome patients treated with prone positioning［J］. J Crit Care, 2014, 29: 557-561.

以意识不清、发热为首发表现的
甲状腺癌或肺癌多发脑转移

甲状腺癌常见的转移部位一般在甲状腺内、淋巴、肺部及肝脏。少数转移至脑[1]。肺癌一般容易在淋巴结、脑、肺内、胸膜、骨等部位转移。本文报道收治的 1 例以意识不清、发热为首发表现，最终确诊为甲状腺癌或肺癌多发脑转移的临床资料，以期提高对该类疾病的认识。

1. 病例摘要

患者，男性，55 岁，以"意识不清 5 天，发热 4 天"为（代）主诉于 2018 年 5 月 31 日入我院。患者 5 天前无明显诱因出现意识不清、行为异常，摔倒，伴呕吐，呕吐物为黄色黏液，量少，无肢体活动障碍，至当地医院查磁共振成像（magnetic resonance imaging，MRI）发现多发异常信号。4 天前出现发热，体温最高 38.7℃，无寒战，两次行腰椎穿刺检查，怀疑颅内感染，至北京天坛医院会诊 MRI 怀疑脑囊虫病，安阳市人民医院予以脱水降颅压、促醒、营养神经、抗感染、抗病毒等治疗后效果不佳，遂转至我院。入院时查体：神志模糊，查体不配合，体温 36.9℃，脉搏 74 次 / 分，呼吸 17 次 / 分，血压 153/75mmHg。双侧瞳孔等大等圆，直径 3mm，对光反射灵敏。心肺听诊未闻及明显异常。四肢活动自如。腹壁反射正常，肌张力正常，肌力 5 级，双侧肱二、三头肌腱反射正常，双侧跟膝腱反射正常。双侧巴宾斯基征阴性，霍夫曼征阴性，克氏征阴性。

入院诊断：意识障碍原因待查，颅内感染？脑寄生虫？血管畸形（脑毛细血管扩张症）？肿瘤？发热原因待查，感染性？非感染性？入院后查白细胞计数 8.7×10^9/L，中性粒细胞百分比 71.2%，C 反应蛋白 10.10mg/L，降钙素原 0.057ng/mL，凝血功能、生化检查无明显异常，结核菌感染 T 细胞斑点试验：抗原 A 孔 8（0 ~ 6）、抗原 B 孔 6（0 ~ 6）。

2. 诊疗经过

入我科第 2 天（2018 年 6 月 1 日）查体：颈强直，巴宾斯基征阳性。血常规、血生化无明显异常。感染指标示 C 反应蛋白 11.85mg/L。考虑患者影像学检查倾向于脑囊虫病可能，同时有头痛、呕吐等颅内压力升高表现，完善腰椎穿刺检查，腰穿颅内压 170mmH$_2$O，脑脊液性质见表 28-1，继续给予脱水降颅压、促醒、抗感染、肠内营养液营养支持。

入科后第 3 天查体：烦躁，双侧瞳孔不等（左 3.5mm，右 3mm），对光反射迟钝，颈强直，巴宾斯基征阳性。血沉 57.00mm/h，肝素结合蛋白 220.00ng/mL，真菌葡聚糖 50.6pg/mL，曲霉半乳甘露聚糖 0.37μg/ml，癌胚抗原 15.028ng/mL（0 ~ 5ng/mL），铁蛋白 634.525ng/mL（32 ~ 501ng/mL），墨汁染色阴性，抗酸染色阴性，人类疱疹病毒免疫球蛋白 G（immunoglobulin G，IgG）阳性（+），巨细胞病毒 IgG 阳性（+），C 反应蛋白 23.24mg/L。入科后第 6 天，血及脑脊液寄生虫（囊虫、肺吸虫、弓形虫、旋毛虫）抗体均为阴性，请我院神经内科及影像科会诊考虑：毛细血管扩张症可能，建议全身正电子发射计算机断层显像排除肿瘤。每日体温曲线见图 28-1。进一步查颅脑 MRI 平扫加增强 + 磁共振血管成像（magnetic resonance angiography，MRA）+ 磁共振灌注成像（perfusion-weighted imaging，PWI），了解颅内目前状况，2018 年 6 月 10 日头颅 MRI 如图 28-2 ~ 图 28-5 所示。MRI 结果示：①颅内多发异常信号，怀疑感染性病变，结合临床协诊；②右侧上额突、双侧筛窦炎；③双侧乳突炎；④脑 MRA 未见明显异常；⑤ PWI 示左侧额叶病变强化区较正常脑组织呈相对高灌注，结合临床协诊，仍不能确诊患者颅内病变性质。

2018 年 6 月 11 日转至神经内科，追问病史：家属代诉 1 个月前患者纳差，胃镜及活检未见上消化道肿瘤，1 个月患者体重减轻 5kg 左右，患者意识不清，精神差，间断胡言乱语，未见明显烦躁。查体不配合，四肢活动自如。患者主要考虑脑囊虫或脑转移瘤可能性大，正电子发射计算机断层显像示：①双侧额、顶叶、左侧颞叶、双侧小脑、中脑多发片状及结节状沿脑表面沟回分布代谢活跃灶，疑炎症，建议结合其他检查。②双侧筛窦炎；双颈 II 区多个淋巴结代谢较活跃，考虑炎性淋巴结。③左肺下叶软组织结节代谢稍活跃，考虑炎性结节；左肺多发斑片状高密度影代谢未见异常，考虑炎症；左侧胸腔积液；纵隔稍大淋巴结代谢稍活跃，考虑炎性淋巴结；量胃管置入术后改变。④ L1 椎体内骨岛；左侧肩关节炎；前下腹壁正中软组织代谢稍活跃，考虑非特异性摄取；左侧臀部软组织肿胀代谢稍活跃，考虑炎症。结核特异性外膜抗原抗体测定阴性；结核特异性分泌抗原抗体测定阴性；结

表 28-1 2018 年 6 月 1 日脑脊液性质表

颜色	细胞数	氯化物	糖	蛋白	淋巴细胞百分比	单核细胞百分比	激活单核细胞百分比	病毒	囊虫抗体	墨汁	抗酸	培养	ADA	结核抗体
无色透明	2×10^6	134.2mmol/L	3.0mmol/L	662mg/L	62%	28%	10%	阴性	阴性	阴性	阴性	阴性	2.74	阴性

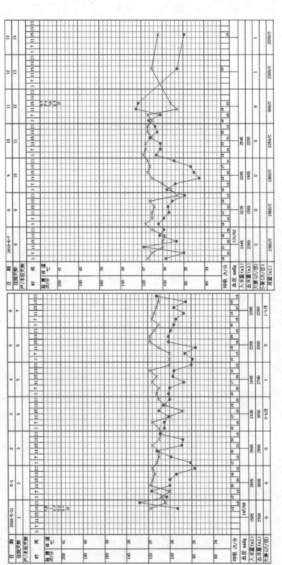

图 28-1 每日体温曲线

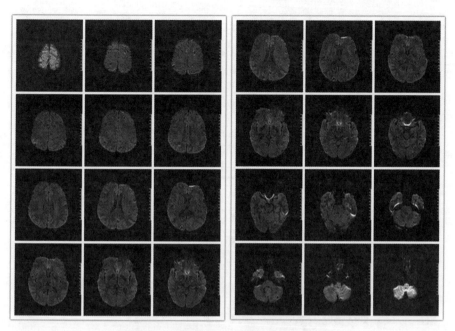

图 28-2　2018 年 6 月 10 日头颅 PWI

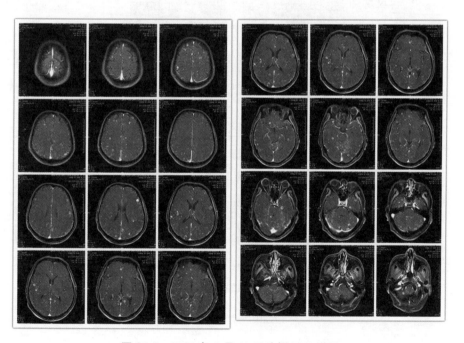

图 28-3　2018 年 6 月 10 日头颅 MRI 增强

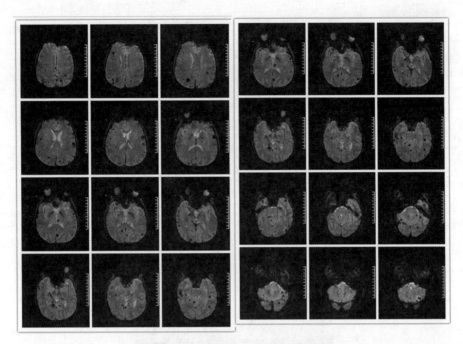

图 28-4　2018 年 6 月 10 日头颅 SWI

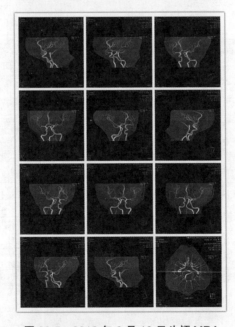

图 28-5　2018 年 6 月 10 日头颅 MRA

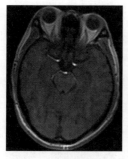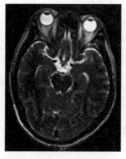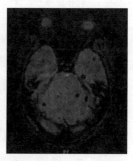

图 28-6　2018 年 6 月 24 日复查脑 MRI 平扫 +SWI

核抗体 IgG 测定阴性，腺苷脱氨酶 3.460ng/mL，囊虫抗体 IgG 阴性；囊虫抗体 IgM 阴性；脑脊液免疫球蛋白 IgG 81.70mg/L；脑脊液白蛋白 527.40mg/L，血清白蛋白 31.30g/L。2018 年 6 月 24 日复查脑 MRI 平扫＋增强，磁共振磁敏感加权成像（SWI）见图 28-6。结果示：①双侧大脑半球、小脑半球、脑干多发异常信号，与 2018 年 6 月 10 日 MRI 比较变化不明显，请我院"脑疾病多学科诊疗协作团队"联合会诊；②双侧筛窦炎；③脑磁敏感加权成像提示双侧大脑半球、小脑半球、左侧丘脑多发异常信号，考虑含铁血黄素沉积。基因测序结果未见明显异常，患者现诊断不清，会诊建议给予活检帮助诊断，转科手术活检。2018 年 6 月 28 日转至我院神经外科，排除手术禁忌后，全麻下行磁共振导航下颅内多发占位切除术。术后第 1 天，患者未诉特别不适，查体：神志清楚，精神差，间断胡言乱语，不能与人正常交流。查体不配合，四肢活动自如。患者出现幻觉，高度烦燥，已镇静。术后予以脱水、降颅压及预防感染等对症支持治疗。术后第 12 天，患者神志模糊，拆除缝线，切口甲级愈合。术后病理示：第一次报告：（2018 年 7 月 10 日）（左额叶占位）恶性肿瘤，需免疫组化协诊明确来源。第二次报告：（左额叶占位）转移性腺癌，结合免疫表型请首先检查肺及甲状腺。CK（＋），CK7（＋），CK20（－），TF-1（＋），CDX-2（－），P63（－），Sym（±），GFAP（－），S-100（－），Oligo-2（－），Ki-67（约 30%＋）。结合 PET-CT 结果考虑肺及甲状腺癌脑转移可能性大，可行穿刺活检，进一步明确诊断，指导下一步治疗。与患者家属沟通病情及后续治疗方案后家属要求出院。

3. 分析与讨论

此患者有意识不清、发热症状，MRI 显示颅内多发异常信号，PWI 示：左侧额叶病变强化区较正常脑组织呈相对高灌注；磁敏感加权成像示：双侧大脑半球、小脑半球、脑干多发异常信号，术后病理示：（左额叶占位）转移性腺癌，结合免疫表型请首先检查肺及甲状腺。符合甲状腺和肺癌多发脑转移的诊断。该患者入我科后有头痛、呕吐等颅内压力升高表现，给予抗感染，脑保护、降颅压、促醒等药物治疗，营养支持、维持水、电解质平衡及对症支持治疗。后续完善腰椎穿刺检查、感染指标、肿瘤标志物、病毒学、真菌及寄生虫抗体检测等，结果表示脑内细菌感染、病毒、寄生虫感染的可能性低。完善 MRI 平扫加增强 +MRA+PWI，后复查脑 MRI 平扫＋增强，磁共振磁敏感加权成像，完善正电子发射计算机断层显像、基因测序，结果未见明显异常。诊断不明确，后手术活检，病理诊断恶性肿瘤，结合免疫表型，表明肺及甲状腺癌转移可能性大，可行穿刺活检，进一步明确诊断，但家属要求出院。

甲状腺癌是内分泌系统常见恶性肿瘤之一，甲状腺癌可发生脑转移，但不常见，临床表现多为头晕、头痛、走路跛行等。严重的话则可以出现脑转移瘤压迫脑组织，导致水肿、颅内压增高从而出现恶心、呕吐等不适的症状。肺癌是我国最常见的恶性肿瘤之一，最常见的远处转移部位之一是脑部[2]，表现为颅内压增高、特异性的局灶性症状和体征，如精神症状、癫痫发作、感觉或运动障碍等。

常见的辅助检查有：头颅 MRI 典型脑转移瘤平扫可见 T_1 中低、T_2 中高异常信号，病灶周围水肿，增强扫描后可见较明显强化。电子计算机断层扫描（computed tomography，CT）：平扫时脑转移瘤多表现为等密度或低密度，少数为高密度灶；典型脑转移瘤在增强 CT 上强化明显，周围可见水肿。正电子发射计算机断层显像：能够评价肿瘤及正常组织的代谢差异，有助于肿瘤的定性诊断，同时可寻找原发肿瘤。腰椎穿刺及脑脊液检查：行脑脊液压力检测，收集脑脊液并完善脑脊液常规、生化及细胞学病理诊断检查，脑转移尤其是软脑膜转移的患者可出现脑脊液压力增高、蛋白含量增高，如细胞学检查见癌细胞可明确诊断。血清肿瘤标志物：肺癌相关的血清肿瘤标志物包括癌胚抗原、细胞角蛋白片段 19、鳞状上皮细胞癌抗原等。另外还可以通过分子病理检测：对于晚期腺癌或含腺癌成分的其他类型肺癌，诊断的同时常规进行表皮生长因子受体基因突变和间变性淋巴瘤激酶融合基因等的检测。

综上所述，尽管意识不清、发热以原发的颅脑疾病和感染多见，但对于近期纳差、体重明显下降的中年患者，出现原因不明意识不清、发热应考虑恶性肿瘤脑转移的可能，应详细了解病史、全面进行体格检查，影像学检查等均有利于本病的诊断。

（崔玉青，时学秀　郑州大学第一附属医院）

专业点评

该病例聚焦原因不明、间断的发热与意识不清临床症状，排除结核、寄生虫感染等特殊感染性发热及颅内感染。但症状未缓解、影像学异常，给予系列颅内影像及 PET 辅助检查，考虑存在颅内多发占位。临床多学科诊治，后在全麻下行磁共振导航下颅内多发占位切除术。术后最终病理报告：（左额叶占位）转移性腺癌，结合免疫表型首先考虑肺及甲状腺。

提出对于近期纳差、体重明显下降的中年患者，出现原因不明意识不清、发热，在除外感染性发热，应考虑到有脑转移瘤的可能。

该疑难病例报道，临床过程较全面，有近乎接近真相的结果；但仍存在一定的困惑，对临床思路有挑战。在描述中应补充颈部查体及超声甲状腺检查，胸部HRCT 检查等，以进一步完整资料、佐证临床诊断和病理结果。也提示对临床三基的基本功底更要充分运用。

（周发春　重庆医科大学附属第一医院）

参考文献

［1］Avci İ, Başkurt O, Şeker S, et al. Late-onset Metastasis of Intracranial Papillary Thyroid Carcinoma［J］. World neurosurgery, 2019, 130: 7-9.

［2］石远凯，孙燕，于金明，等 .《中国肺癌脑转移诊治专家共识（2017 年版）》治疗要点［J］. 实用心脑肺血管病杂志 , 2017, 25（3）: 37.

以肌无力为主要临床表现的副肿瘤综合征

1. 病例摘要

患者，女性，74岁，主因"进行性肢体乏力6月，伴纳差、恶心1周"于2017年9月28日入院。入院情况：患者于2017年4月出现双下肢乏力伴麻木，并逐渐进展，逐渐累及四肢，6月症状加重，并出现口角麻木，全身疼痛，行小针刀神经穴位治疗，症状可短暂缓解，后患者乏力症状逐渐加重，出现行走费力，行走有踩棉花感，反应迟缓。于8月出现进食差，伴恶心、乏力、头晕，全身疼痛，并逐渐加重，9月26日就诊我院急诊科。血生化：钠126mmol/L，氯91mmol/L；行头颅CT扫描：左侧放射冠区脑缺血灶，予对症补液支持治疗，腹部增强CT检查示胆囊结石，右侧重复肾及肾盂畸形双肾小囊肿。入院查体：神志清楚，双下肢无水肿，四肢软瘫，肌力4级，双侧膝腱反射减弱，双侧巴宾斯基征阴性。

2. 诊疗经过

入院后给予抑酸、补液、纠正低钠血症、调节胃肠功能等支持治疗后患者仍纳差，不思饮食，全身无力加重，不能自行行走，抬头、咀嚼、吞咽及呼吸困难逐渐加重。10月3日患者逐渐出现意识障碍，血压132/76mmHg，心率78次/分；血气分析：pH 7.27，二氧化碳分压80mmHg，氧分压146mmHg，碱剩余9.8mmol/L，血氧饱和度（SaO_2）99%；血常规：白细胞计数10.45×10^9/L，中性粒细胞计数9.71×10^9/L；血生化：钾3.0mmol/L，氯88mmol/L，钠133mmol/L。予气管插管、机械通气转入ICU。10月6日停镇静后患者神志清楚，但四肢肌力下降，肌无力加重。10月10日予行甲硫酸新斯的明试验，予新斯的明注射后脱机，但患者迅速出现氧合指数下降，先后2次均失败。10月13日为进一步明确诊断，行腰椎穿刺术，测颅内压力为130mmH_2O，脑脊液常规：蛋白定性试验（±）。脑脊液生化：微量蛋白0.71g/L，血氯112mmol/L，血糖3.44mmol/L。10月14日行多学科会诊，考虑副肿瘤综合征及慢性吉兰－巴雷综合征可能，予血及脑脊液标本送外院行副肿瘤抗体检测，同时予以注射用丙种球蛋白冲击治疗；10 月 19 日丙种球蛋白冲击治疗 5 天，患者神经系统症状无改善，不符合吉兰 - 巴雷综合征治疗后表现，考虑吉兰 – 巴雷综合征可能性小。10 月 21 日再次复查腰穿，测颅内初压为 140mmH$_2$O，末压为 120mmH$_2$O；脑脊液常规：白细胞计数 1×10^6/L，蛋白定性试验（＋），细胞总数 142×10^6/L；脑脊液生化：氯 112mmol/L，糖 3.03mmol/L，微量蛋白 0.74g/L。脑脊液病理检查示：少量以淋巴细胞为主的急慢性炎细胞。10 月 27 日北京协和医院 HuYoRi 抗体结果回报抗 Hu 抗体（＋），结合患者病史及体征，考虑确诊副肿瘤综合征，再次复查肿瘤标志物：CA125（＋），铁蛋白（＋），血清胃泌素释放肽前体 ProGRP（＋），考虑小细胞肺癌及妇科肿瘤可能性大。11 月 3 日行纤维支气管镜检查：支气管未见新生物。11 月 5 日行胸部增强 CT：右上叶尖后段支气管增粗及充盈缺损，较前加重，考虑肿瘤。11 月 6 日家属要求自动出院，未行进一步检查治疗。

3. 分析与讨论

副肿瘤综合征（paraneoplastic syndromes）是发生在某些恶性肿瘤患者体内，在未发现肿瘤转移的情况下，已影响远隔的自身器官，引起功能障碍的疾病。副肿瘤综合征常由内分泌腺肿瘤产生过量激素或非内分泌肿瘤分泌异位激素、分泌有生物活性的蛋白或细胞因子、自身免疫反应及肿瘤破坏正常生理功能所致，最常合并副肿瘤综合征的恶性肿瘤是小细胞肺癌。副肿瘤综合征可能会影响多个器官系统，尤其是内分泌、神经、皮肤、血液系统。影响得远隔自身器官，如在神经系统，也称之为神经系统副肿瘤综合征（paraneoplastic neurological syndromes，PNS），它是由于肿瘤影响远隔神经系统和横纹肌产生症状，而非肿瘤直接侵犯神经组织和横纹肌造成影响和损害症状[1]。

神经系统副肿瘤综合征发生于大约 1% 的肿瘤患者，可以影响神经系统的任何部分，包括大脑、边缘系统、脑干、小脑、脊髓、周围神经、神经肌肉接头和肌肉。机制尚不清楚，可能的机制：肿瘤直接分泌损害神经系统的物质；肿瘤抗原使机体产生特异性抗体，这种抗体抑制肿瘤，也破坏神经系统；肿瘤致机体免疫功能低下继发病毒感染[2]。

神经系统副肿瘤综合征临床表现十分多样，2004 年 Graus 等提出 PNS 诊断标准建议，将 PNS 分典型和非典型两类，典型的 PNS 包括小脑变性、边缘性脑炎、脑脊髓炎、亚急性感觉性神经病等，非典型 PNS 包括脑干脑炎、运动神经元病、坏死性脊髓炎、急性坏死性肌病等。但因原发肿瘤通常是隐匿的，诊断通常依赖于高度的临床怀疑以及排除其他可能的病因，主要依赖于病史、影像学、血清学、脑电图检查、神经传导检查、肌电图、脑脊液检查，容易漏诊及误诊[3]。随着研究的深入，副肿瘤综合征患者血清中发现抗 Hu、抗 Ri、抗 Yo 等抗神经元抗体，这些抗体对副肿瘤综合征或某些类型肿瘤的高度特异性常被用于诊断。Graus 等结合临床症状以及抗体检测，提出了四条诊断建议：①典型 PNS 症状并且在症状出现后 5 年内发现肿瘤；②非典型 PNS 症状合并神经副肿瘤抗体阳性，并在 5 年内发现肿瘤；③非典型 PNS 症状在抗肿瘤非免疫治疗后缓解，④无肿瘤发生，但特征性抗体阳性。此外，还提出 3 种情形为可疑 PNS：①有典型的症状，无抗体阳性，无肿瘤，但有很高的肿瘤发生风险；②典型或非典型症状，合并部分特征性抗体，无肿瘤；③非典型症状，无特征性抗体，但 2 年内发现肿瘤。但是抗体的出现并不总是副肿瘤综合征，因为一些没有副肿瘤综合征表现的肿瘤患者也可出现低滴度的抗体，而抗体检测阴性也可出现副肿瘤综合征[4]。尽管有相当多的重叠，但是一些抗体对一种或一组临床综合征和肿瘤类型具有特异性，表明潜在的癌症部位。例如，抗 Yo 抗体与小脑变性和妇科癌症有较大的相关性，而抗 Hu 抗体多与肺癌、乳腺肿瘤相关[5]。对于副肿瘤综合征的治疗，尚无特异性方法，主要为病因治疗，在原发肿瘤被切除或放、化疗改善后，神经症状可逐渐缓解；其他治疗包括免疫抑制、静脉用免疫球蛋白、血浆置换、类固醇激素等免疫疗法[6]。

本例患者，神经系统损害不符合原发性神经病变规律，而辅助检查未见到相应病灶，无法解释临床表现，2 次腰穿结果均未不提示中枢神经系统感染，丙种球蛋白冲击治疗无效排除吉兰 - 巴雷综合征，新斯的明试验阴性排除重症肌无力，结合其血液及脑脊液抗 Hu 抗体阳性、肿瘤标志物异常升高、胸部增强 CT 结果等检测，均符合神经副肿瘤综合征。

分析本例认为，当神经系统损害不符合原发性神经病变规律，而辅助检查未见到相应病灶，无法解释临床表现，经治疗又无效时，一定要想到副肿瘤综合征的可能。副肿瘤综合征所致的临床表现可出现在恶性肿瘤出现前数月，甚至数年或同时存在。大约 1/2 的副肿瘤综合征患者在出现症状时，原发性肿瘤刚处在早期可根治阶段，故对持续而又难以解释的神经系统功能缺损，要想到本病，反复进行相关检查，以便及时发现肿瘤。

（韩建伟　解放军总医院第八医学中心）

专业点评

临床上经常遇到不明原因呼吸衰竭和不明原因困难脱机的患者。因长时间保留人工气道和接受机械通气，常常导致呼吸机相关性肺炎迁延不愈，延长了机械通气时间、住 ICU 时间和总住院时间。此时，患者本人往往丧失信心，出现抑郁、焦虑、躁动和谵妄等精神状态改变，从而增加了镇痛镇静剂的使用，最终增加了病死率。而 ICU 医师囿于知识面的限制，增加了明确病因的难度。

作者对本病例的诊断思路如下：

1. 患者的主诉涉及的均为非特异性症状。单纯从主诉看，很容易联想到消化系统疾病。但仔细询问病史，实际上在主诉之前就已经出现肌无力症状，而且呈渐进性加重趋势，然后才出现乏力、纳差和恶心等，至此，明确患者最主要的临床表现是逐渐进展的肌无力。

2. 作者围绕肌无力进行常见多发病的排他性检查。首先，根据临床表现、体格检查、影像学检查排除中枢血管性和肿瘤性病变。然后，根据 2 次腰穿结果排除中枢神经系统感染。再次，根据诊断性治疗——大剂量输注丙种球蛋白无效排除吉兰－巴雷综合征；新斯的明试验阴性排除重症肌无力。

3. 排除常见多发病后，再结合临床进行有针对性的实验室和影像学检查。最终明确神经副肿瘤综合征。

对于重症医学专业的医师而言，本病例无疑是诊疗思维的典范。那就是，先救命（机械通气），后诊病；边救命，边治病。先排除常见多发病，后针对少见、罕见病。

（余追　武汉大学人民医院）

参考文献

[1] Grativvol R S, Cavalcante W, Castro L, et al. Updates in the Diagnosis and Treatment of Paraneoplastic Neurologic Syndromes [J]. Curr Oncol Rep, 2018, 20（11）: 92.

[2] Graus F, Delatttre J Y, Antoine J C, et al. Recomended diagnostic criteria for paraneoplastic neurological syndrome [J]. J Neurosurg Psychiatry, 2004, 75（8）: 1135-1140.

[3] Giometto B, Grisold W, Vitaliani R, et al. PNS Euronetwork. Paraneoplastic

neurologic syndrome in the PNS Euronetwork database: a European study from 20 centers［J］. Arch Neurol, 2010, 67（3）: 330-335.

［4］Lancaster E. Paraneoplastic Disorders［J］. Continuum（Minneap Minn）, 2017, 23（6）: 1653-1679.

［5］董会卿. 神经副肿瘤综合征[J]. 中国神经免疫学和神经病学杂志, 2020, 27(2): 96-99.

［6］吕心怡, 王国平, 汤其强, 等. 经典与非经典副肿瘤神经综合征临床特点分析［J］. 中华医学杂志, 2021, 101（9）: 615-619.

休克、昏迷、肌无力致副肿瘤
综合征及肌无力综合征

1. 病例摘要

患者，男性，68 岁，以"咳嗽、咳痰、气喘 3 年，加剧半天伴意识不清 4 小时"为主诉于 2018 年 4 月 30 日 19:40 入院。患者入院前 3 年始无明显诱因反复出现咳嗽、咳痰，伴活动后气喘，曾就诊我院呼吸内科诊断为慢性阻塞性肺疾病。1 个月前因"受凉"后咳嗽、咳痰、气喘等症状再发，表现为咳嗽较前频繁，伴咳痰，痰液黏稠，不易咳出，伴气喘加剧、全身乏力，再次就诊我院，于我院呼吸内科住院，予完善相关检查后，主要诊断为慢性阻塞性肺疾病急性发作并肺部感染，予抗感染、雾化化痰及对症支持处理，住院期间患者开始出现双下肢肌力明显变差，无法独立行走，经上述治疗后患者咳嗽、咳痰、气喘等症状有所好转，遂予办理出院，出院后以卧床为主、无法自行下床活动，且仍偶有咳嗽、咳痰，伴有喘憋感。

半天前患者无明显诱因感上述症状加剧，遂再次就诊我院东街院区急诊科，查血气分析（插管前）：pH 7.406，二氧化碳分压（PCO_2）49mmHg，氧分压（PO_2）45mmHg，血钾 2.90mmol/L，血钠 117mmol/L，血氯 73mmol/L。血压正常。肺部CT（图 30-1）提示：双侧多发渗出性改变，右肺上叶陈旧性结核，右肺上叶多发肺大疱，左肺下叶外侧基底段结节。查体：体温 36.5℃，脉搏 99 次 / 分，呼吸 30 次 /分，血压 147/76mmHg，血氧饱和度 85%，神志清楚，呼吸急促，双肺呼吸音粗，可闻及散在湿啰音。结合患者肺部 CT 及既往病史考虑"慢性阻塞性肺病急性发作、肺部感染、I 型呼吸衰竭、电解质紊乱（低钾、低钠、低氯血症）"，予抗感染、解痉平喘、雾化化痰、补钾、补钠等处理，气喘症状一度有所改善。但入院前 4 小时患者气喘再发加剧，伴意识不清，呼之不应，伴血压（44/24mmHg）、心率下降，立即予床边行气管插管接呼吸机辅助通气、加强补液、血管活性药物升压等处理。

完善头部 CT（图 30-2）提示：右侧放射冠区软化灶，双侧脑室周围白质区脱髓鞘改变；老年脑改变。降钙素原 4.36ng/mL。考虑病情危重，遂予收入我科。

入院查体：神志呈朦胧状态，血压 95/55mmHg［多巴胺以 13μg/（min·kg）速度持续静脉泵入］，四肢可见自主活动，左侧较右侧少，四肢肌张力正常，双侧病理征未引出，脑膜刺激征阴性。入科时血气分析：pH 7.33，PCO_2 47mmHg，PO_2 76mmHg，血钠 125mmol/L、血钾 3.6mmol/L、血钙 1.08mmol/L、乳酸 3.2mmol/L、碳酸氢根 24.8mmol/L、碱剩余 −1.5mmol/L。

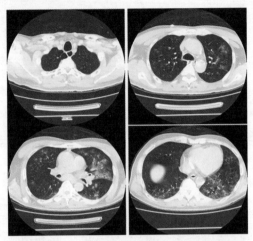

图 30-1　2018 年 4 月 30 日肺部 CT

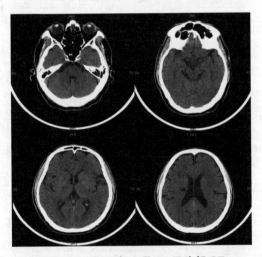

图 30-2　2018 年 4 月 30 日头部 CT

　　患者 14 年前于外院住院，诊断"脑梗死"，经药物治疗（具体不详）后症状好转出院，出院后遗留左侧肢体乏力。发现"原发性高血压"7 年余，血压最高185/90mmHg，长期服用口服降压药物治疗，自述血压控制尚可。糖尿病病史十余年，长期服用口服降糖药物治疗，自述血糖控制尚可。4 个月前患者因"左侧面部麻木 2 天，加重 8 小时"，就诊于我院神经内科，考虑"后循环缺血"，予对症支持处理后症状缓解，出院后服用"甲钴胺、氟哌噻吨美利曲辛（黛力新）"等药物治疗，期间出现双下肢乏力症状。个人史：嗜烟 40 年，平均 2 包 / 天，已戒烟 3 年。

入院主要诊断：①昏迷原因待查；②休克原因待查；③慢性阻塞性肺病急性发作；④肺部感染；⑤Ⅰ型呼吸衰竭；⑥乳酸性酸中毒；⑦电解质代谢紊乱：低钾、低钠、低氯血症；⑧双侧脑室脱髓鞘性改变；⑨脑梗死后遗症；⑩ 2 型糖尿病；⑪ 高血压病 3 级，很高危；⑫ 左肺结节性质待查。

2. 诊疗经过

患者入院后予完善血常规、血气分析、生化全套、血培养、痰培养加药敏、胸片、心脏彩超等辅助检查以协助诊断；予急诊带入经口气管插管接呼吸机辅助呼吸，留置中心静脉导管监测中心静脉压协助指导补液及去甲肾上腺素联合多巴胺持续静脉泵入维持血压、留置鼻饲管，行纤维支气管镜检查及吸痰可见气道黏膜稍充血肿胀，有较多黄白色黏痰夹杂较多食物残渣；予"哌拉西林他唑巴坦 4.5g 8 小时 / 次 + 左氧氟沙星 0.5g 1 次 / 日"抗感染，甲泼尼龙抗炎，解痉平喘，雾化化痰，抑酸保胃及补液纠正电解质紊乱、促胃肠动力及对症支持处理等治疗。

本例患者入院后第 2 天，神志很快好转，查体基本合作，右上肢肌力 4 级，右下肢肌力 3 级，左上肢肌力 3^+ 级，左下肢肌力 3 级。补充诊断"四肢乏力待查"。经治疗后患者血流动力学很快稳定，入院后约 17 小时即停用升压药，神志很快好转，电解质紊乱很快纠正，肌力也逐渐好转。期间完善（2018 年 5 月 2 日）肺部动脉血管成像（图 30-3）：肺动脉血管成像未见明显异常；双肺炎症性改变，左肺下叶结节影；双肺上叶气肿、肺大疱；纵隔肿大淋巴结；双侧胸腔少量积液；主动脉及冠状动脉硬化症，心包少量积液；左肾小结石；左侧肾上腺增粗。（2018 年 5 月 5 日）头、颈、胸腰椎 MRI（图 30-4）：右侧脑室体部旁白质区软化灶伴胶质增生，双侧额顶叶及侧脑室旁白质区多发脱髓鞘改变，部分空蝶鞍，老年性脑改变；L3/L4 椎间盘轻度膨出，L4/L5、L5/S1 椎间盘膨出。（2018 年 5 月 5 日）复查肺部 CT（图 30-5）：双肺炎症；双肺上叶气肿、肺大疱；纵隔肿大淋巴结；右侧胸腔少量积液；主动脉及冠状动脉硬化症。左侧肾上腺增粗。

于 5 月 6 日，肌力检查提示：右侧肢体肌力 5^- 级、左侧肢体肌力 4^+ 级，予间断停机后患者血氧饱和度良好、咳嗽、咳痰能力佳，予以拔除气管插管。并可下床坐于椅子上行呼吸康复锻炼（图 30-6）。于 5 月 7 日 21:00 患者突发神志呈中昏迷状态，血压下降至 69/38mmHg，急查血气分析：pH 6.83，PCO_2 测不出，PO_2 104mmHg，血钠 132mmol/L，血钾 6.6mmol/L，血钙 1.26mmol/L，乳酸 0.6mmol/L，碳酸氢根测不出，碱剩余测不出。考虑酸中毒、休克、Ⅱ型呼吸衰竭、高钾血症。立即予"多巴胺、去甲肾上腺素"升压，气管插管接呼吸机辅助通气（SIMV模式，FiO_2 50%，VT 500mL/min，F 16次/分，PEEP 5cmH$_2$O），"50%葡萄糖+胰岛素、葡萄糖酸钙"等降钾处理，约25分钟后患者神志较前有所好转，呈浅昏迷状态，双侧瞳孔直径约3.5mm对光反射均灵敏，血压上升至140/71mmHg，约2小时后患者神志转清，但四肢肌力再次变差，查体双上肢肌力4级，双下肢肌力3级。

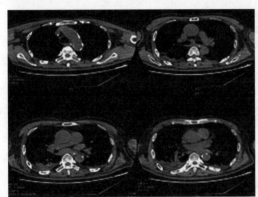
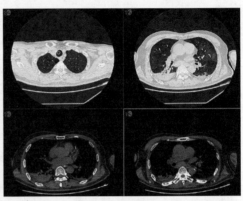

图30-3　2018年5月2日肺部血管成像

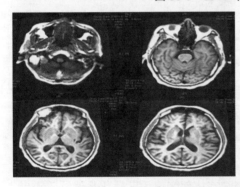
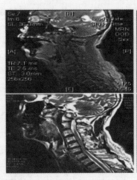
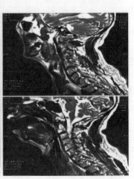

头　　　　　　　　　　　颈

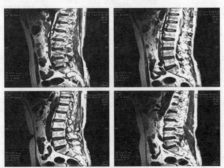

胸腰椎

图30-4　2018年5月5日头颈胸腰椎MRI

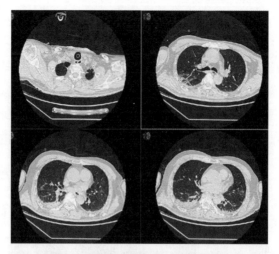

图 30-5　2018 年 5 月 5 日肺部 CT

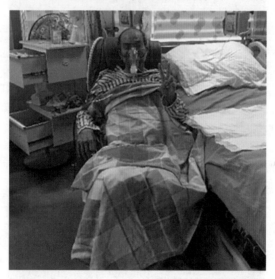

图 30-6　2018 年 5 月 6 日患者坐位呼吸康复

　　再次详细回顾患者既往病史，患者 2018 年 1 月因左侧面部麻木入住我院东街院区神经内科，住院期间始出现左下肢麻木。当时入院查体左侧肢体肌力 5 级，右侧肢体肌力 5⁻ 级；第二天起查体双侧肢体肌力 5 级。当时（2018 年 1 月 22 日）肌电图报告（图 30-7）：左右尺神经、左右胫神经损害。住院期间完善（2018 年 1 月 12 日）肺部 CT（图 30-8）提示：右肺上叶陈旧性结核、左肺下叶外侧基底段结节。（2018 年 1 月 18 日）复查肺部 CT（图 30-9）提示：①右肺上叶陈旧性结核，纵隔多发肿大淋巴结（椭圆形）；②右肺慢性炎症性改变，右肺上叶多发肺大疱；③左肺下叶外侧基底段结节，与前片相仿。经治疗后好转出院，出院后始出现双下肢乏力症状。

结论：左右正中神经 MCV 正常；F 波潜伏期正常；
左尺神经、左胫神经 MCV 减慢；F 波潜伏期正常；
左尺神经 MCV 减慢；F 波潜伏期延长；
右胫神经 CMAP 腘窝刺激仅见微小波动；F 波潜伏期正常；
左右腓总神经 MCV 正常；
左右正中神经、左右尺神经、左右腓肠神经 SCV 正常。

提示：左右尺神经、左右胫神经损害。

报告医生：
2018 年 01 月 22 日

图 30-7　2018 年 1 月 22 日肌电诊断结果

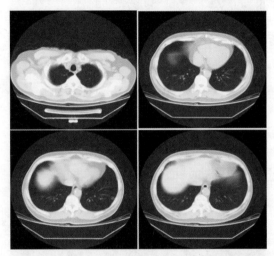

图 30-8　2018 年 1 月 12 日肺部 CT

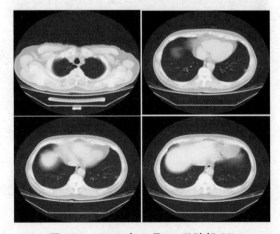

图 30-9　2018 年 1 月 18 日肺部 CT

2018 年 5 月 8 日肌电图（图 30-10）结果提示：神经肌肉接头功能障碍，突触前膜损害。结合患者多次肺部 CT 提示肺部结节及纵隔肿大淋巴结初步考虑四肢肌无力原因为兰伯特 - 伊顿综合征，予完善副肿瘤综合征抗体谱等相关检查，并予丙种球蛋白静脉滴注（25g 1 次 / 日），辅以运动疗法及其他推拿治疗。患者既往住院及本次住院期间肺部 CT 多次提示左肺下叶小结节及纵隔多发肿大淋巴结，建议行正电子发射计算机断层显像（PET-CT）检查以进一步协助诊治，患者家属拒绝行该项检查。5 月 10 日完善腰椎穿刺：见脑脊液清澈透明，压力 115mmH$_2$O。脑脊液常规：无色透明，浑浊度清，潘氏试验阴性，细胞计数 0.002×10^9/L，多个核细胞 50.0%，单个核细胞 50.0%。脑脊液生化：葡萄糖 6.29mmol/L，氯 119mmol/L，蛋白定量 228mg/L。脑脊液十六项抗体检查：均阴性；脑脊液培养：5 天无细菌生长。经上述治疗后患者肌力逐渐好转，神志清楚，呼吸机辅助通气下无明显气喘，无发热、畏冷等不适，生命征相对稳定，患者家属要求转上级医院继续治疗，予办理出院。出院查体：T 37.0℃，心率 90 次 / 分，呼吸 14 次 / 分，血压 128/62mmHg，血氧饱和度 100%。经口气管插管呼吸机辅助通气（CPAP 模式，FiO$_2$ 25%，PS 15cmH$_2$O，PEEP 5cmH$_2$O）下无气喘，神志清楚，精神倦怠，双肺呼吸音粗，双肺湿啰音较前减少。心率 90 次 / 分，律齐，心音有力，各瓣膜听诊区未闻及病理性杂音。腹平软，无压痛及反跳痛，移动性浊音阴性，肠鸣音 4 次 / 分。双下肢无水肿。神经系统：神志清楚，左眼睑闭合较右侧差，双侧鼻唇沟无变浅，口角无偏斜，颈部软，无抵抗，双上肢肌力 5$^-$ 级，双下肢肌力 4$^-$ 级，四肢肌张力正常，双侧病理征未引出，脑膜刺激征阴性。出院主要诊断：①乏力待查：副肿瘤综合征（兰伯特 - 伊顿综合征）；②左肺结节性质待查；③肺性脑病；④感染性休克 + 低血容量性休克；⑤Ⅱ型呼吸衰竭；⑥慢性阻塞性肺疾病急性发作；⑦肺部感染；⑧Ⅰ型呼吸衰竭；⑨乳酸性酸中毒；⑩电解质代谢紊乱：低钾、低钠、低氯血症；⑪双侧脑室脱髓鞘性改变；⑫脑梗死后遗症；⑬2 型糖尿病；⑭高血压病 3 级，很高危。患者出院后相关检查结果：2018 年 5 月 15 日脑脊液十六项抗体检查：均阴性；2018 年 5 月 17 日副肿瘤抗体检查（图 30-11）：抗 VGCC 抗体 203.477pmol/L 阳性。根据患者出院后上级医院就诊过程随访得知：手术病理结果（图 30-12）：肉眼所见：（纵隔肿物）结节样肿物一个，大小 6cm×3.5cm×1.8cm，附菲薄完整包膜，见少量脂肪组织，大小 3.8cm×0.8cm×0.6cm，切面灰白，质中，呈分叶状；病理诊断（纵隔肿物）：结合免疫组化考虑低分化神经内分泌癌，倾向小细胞癌，侵犯脂肪组织，侵犯淋巴结。

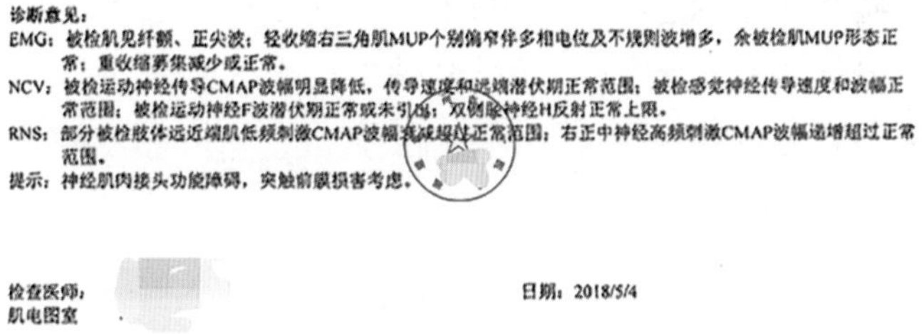

诊断意见：
EMG：被检肌见纤颤、正尖波；轻收缩右三角肌 MUP 个别偏窄伴多相电位及不规则波增多，余被检肌 MUP 形态正常；重收缩募集减少或正常。
NCV：被检运动神经传导 CMAP 波幅明显降低，传导速度和远端潜伏期正常范围；被检感觉神经传导速度和波幅正常范围；被检运动神经 F 波潜伏期正常或未引出；双侧瞬目反射电位正常上限。
RNS：部分被检肢体远近端肌低频刺激 CMAP 波幅递减超过正常范围；右正中神经高频刺激 CMAP 波幅递增超过正常范围。
提示：神经肌肉接头功能障碍，突触前膜损害考虑。

检查医师：　　　　　　　　　　日期：2018/5/4
肌电图室

图 30-10　2018 年 5 月 4 日肌电诊断结果

项　　　目	英文简写	结果	提示	参考值	单位
抗AchR抗体		0.098		<0.5	nmol/L
抗MuSK抗体		0.011		≤0.05	nmol/L
抗Titin抗体		0.211		<1	
抗VGCC抗体		203.477	↑	≤30	pmol/L

项　　　目	结　　果	参考范围	检测方法
抗Hu抗体IgG	阴性	阴性	
抗Yo抗体IgG	阴性	阴性	
抗Ri抗体IgG	阴性	阴性	
抗Ma2抗体IgG	阴性	阴性	
抗CV2抗体IgG	阴性	阴性	IIFT
抗Amphiphysin抗体IgG	阴性	阴性	
抗ANNA-3抗体IgG	阴性	阴性	
抗Tr抗体IgG	阴性	阴性	
抗PCA-2抗体IgG	阴性	阴性	
抗GAD抗体IgG	阴性	阴性	
抗Hu抗体IgG	阴性	阴性	
抗Yo抗体IgG	阴性	阴性	
抗Ri抗体IgG	阴性	阴性	
抗Ma2抗体IgG	阴性	阴性	BLOT
抗CV2抗体IgG	阴性	阴性	
抗Amphiphysin抗体IgG	阴性	阴性	

图 30-11　2018 年 5 月 17 日副肿瘤抗体检查结果

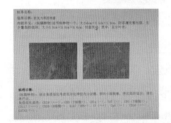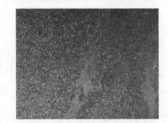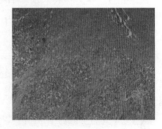

图 30-12　2018 年 5 月 23 日上级医院病理结果

3. 分析与讨论

根据患者既往病史及住院经历，结合此次入院相关检查，除"昏迷原因待查、休克原因待查、肌无力原因待查"外，余诊断基本明确。

1）首次昏迷原因鉴别

（1）肺性脑病：慢性阻塞性肺疾病重症患者或急性加重由于通气功能严重受损而出现显著的低氧血症和二氧化碳潴留（Ⅱ型呼吸衰竭），此时患者可有明显发绀和严重呼吸困难，当二氧化碳严重潴留，呼吸性酸中毒失代偿时，患者可出现行为怪异、谵妄、嗜睡甚至昏迷等肺性脑病的症状[1]。本例患者具有慢性阻塞性肺疾病基础，此次再发气喘，于急诊科就诊期间先是气喘一度有所缓解而后又突发昏迷，伴发低血压，遂立即予气管插管接呼吸机辅助通气，随后至入科时（约 4 小时）神志很快由深昏迷转为朦胧状态，入科后行纤维支气管吸痰可见气道黏膜稍充血肿胀，有较多黄白色痰夹杂较多食物残渣，可以明确患者存在误吸病史，因患者在插管前未能及时抽得血气分析，故考虑患者昏迷原因为气道堵塞引起肺性脑病可能。

（2）低钠脑病：重度低钠血症血钠 ≤ 125mmol/L，文献提示血钠 110 ~ 125mmol/L 时患者症状明显且严重，可出现头痛、恶心、意识混乱，甚至呕吐、呼吸窘迫、嗜睡、癫痫样发作、昏迷（GCS 评分 ≤ 8 分）等症状[2]。追问病史患者入院前 1 周余低钠饮食、进食量少，入科后查得血气分析显示血钠 123mmol/L，由于患者出现昏迷之前即存在低钠血症，因此考虑低钠脑病可能性不大。

（3）急性缺血性脑卒中，诊断标准[3]：①急性起病；②局灶神经功能缺损（一侧面部或肢体无力或麻木，语言障碍等），少数为全面神经功能缺损；③影像学出现责任病灶或症状体征持续 24 小时以上；④排除非血管性病因；⑤脑 CT/MRI 排除脑出血。患者有高血压、糖尿病等脑血管意外高危因素，平静状态下起病，迅速出现意识不清，呼之不应，无局灶神经功能缺损等表现，急诊查头颅 CT 未见出血灶及梗死灶，可排除脑出血可能，但脑梗死的影像学表现常有滞后性，故仍需警惕脑梗死，有待完善头颅 MRI 以进一步明确诊断。

（4）自发性脑出血：指非创伤性脑内血管破裂，导致血液在脑实质内聚集，其在脑卒中各亚型中的发病率仅次于缺血性脑卒中，位居第二。症状突发，多在活动中起病，常表现为头痛、恶心、呕吐、不同程度的意识障碍及肢体瘫痪等。诊断标准[4]：①急性起病；②局灶神经功能缺损症状（少数为全面神经功能缺损），常伴有头痛、呕吐、血压升高及不同程度意识障碍；③头颅 CT 或 MRI 显示出血灶；④排除非血管性脑部病因。本例患者有高血压、糖尿病等基础疾病，起病急，突发昏迷，因患者头部 CT 未见明显出血灶，不符合其诊断标准，故可基本排除。

（5）短暂性脑缺血发作：好发于中老年人，男性多于女性，患者多伴有高血压、动脉粥样硬化、糖尿病或高脂血症等脑血管病危险因素。发病突然，局部脑或视网膜功能障碍，历时短暂，最长时间不超过 24 小时，不遗留后遗症状。发病原因之一血流动力学改变，是在各种原因所致的颈内动脉系统或椎基底动脉系统的动脉严重狭窄的基础上，血压的急剧波动和下降导致原来靠侧支循环维持血液供应的脑区发生一过性缺血。此型短暂性脑缺血临床症状比较刻板、发作频率通常密集，每次发作持续时间短暂，一般不超过 10 分钟。本例患者具有高血压、糖尿病，发生昏迷时伴随严重的血压下降等特点，但患者昏迷时间远大于 10 分钟，且无反复发作，故昏迷原因尚不能完全排除或者确定为短暂性脑缺血发作，有待进一步完善相关检查以协助诊断。

（6）缺血缺氧性脑病：是指由于各种原因引起的脑组织缺血、缺氧，导致脑部病变及脑组织损伤，常见原因包括围生期窒息、呼吸心搏骤停和一氧化碳中毒，可有不同程度的意识障碍等症状。患者急诊科就诊期间初步测得血压尚可，昏迷发生的同时伴随测得血压偏低，应注意休克导致脑组织低灌注引起缺血缺氧性脑病可能，但因昏迷与休克两者发生的时间孰先孰后，未能十分明确，故考虑该病不能完全排除，必要时复查头颅 CT 或 MRI。

（7）中枢神经系统感染：此病常有前驱感染史，表现为发热、头痛、意识障碍、癫痫、精神症状等，但病情进展相对较慢，患者无上述病史，结合入科前头部 CT 所示，可基本排除，必要时予完善脑脊液检查。

（8）糖尿病酮症酸中毒、高血糖高渗状态：有糖尿病史，常有感染、饮食失调等诱因，意识逐渐加重，恢复相对较慢，本例患者意识障碍发生快，改善也快，结合其血糖、电解质、血气分析、血浆渗透压等检查可基本排除。另外根据患者 5 月 5 日头颅 MRI 所示：右侧脑室体部旁白质区软化灶伴胶质增生，双侧额顶叶及侧脑室旁白质区多发脱髓鞘改变，部分空蝶鞍，老年性脑改变。可协助排除入院时昏迷上述脑梗死、脑出血、脑炎、缺血缺氧性脑病等鉴别诊断。根据 5 月 10 日脑脊液检查报告及临床查体，亦可排除中枢神经系统感染。

患者第二次昏迷发生于气管插管拔管后第 2 天，急查血气分析提示 Ⅱ 型呼吸衰竭：肺性脑病常继发于高碳酸血症失代偿导致的呼吸衰竭[5]，患者有慢性阻塞性肺疾病基础，呼吸肌肌力下降导致呼吸无力，进而 CO_2 潴留导致意识障碍，故第二次昏迷的直接原因考虑肺性脑病。

首次休克原因分析：①患者于院外卧床休息 1 周后出现肺部感染，考虑吸入性肺炎后诱发慢性阻塞性肺疾病急性加重，结合入院时纤维支气管镜检查及吸痰可见气道黏膜稍充血肿胀，有较多黄白色黏痰夹杂较多食物残渣，白细胞、降钙素原升高，SOFA 评分 > 2 分，入科后经积极补液、血管活性药物持续静脉泵入升压等处理血压仍偏低，血气示乳酸仍 > 2mmol/L，考虑为感染性休克[6]；追问病史患者近 1 周来进食少、低钠饮食，考虑合并低血容量性休克。②心源性休克：根据患者入院后心脏彩超提示心脏射血分数大致正常，入院前后 B 型脑利钠肽正常，及心电图所示，可基本排除急性心肌梗死、心律失常、严重心肌病等所致心源性休克。③梗阻性休克：根据患者心脏彩超及入院后完善肺动脉血管造影所示，可基本排除心脏压塞、巨块型肺栓塞、主动脉夹层动脉瘤等所致梗阻性休克。④神经源性休克：常见原因为严重创伤、剧烈疼痛刺激或脑干衰竭高位脊髓损伤或者药物性因素导致周围血管扩张，大量血液淤积于扩张的微循环内，回心血量减少导致血压下降，患者未见明显上述相关因素，故可基本排除。⑤过敏性休克：该患者未见相关食物或者药物过敏史，故可基本排除。

2）第二次休克原因分析

患者第二次休克发生前，经前期抗感染、补液等处理后循环基本稳定，已停用血管活性药物多日，无明显发热，多次复查降钙素原等炎症指标较前明显下降，考虑感染较前明显控制，血容量尚可，另外上述引起休克的原因未见发生，故第二次休克原因仍不明确。

3）患者肌无力原因分析

①延髓麻痹：因延髓发出的后组脑神经受损出现咽喉肌无力表现，但多有其他神经定位体征，病情进行性加重无波动，疲劳试验和新斯的明试验阴性，抗胆碱酯酶药治疗无效，本例患者新斯的明试验阳性且肌无力症状存在波动性，故可基本排除；②肌营养不良症：隐匿起病，症状无波动，病情逐渐加重，肌萎缩明显，血肌酶明显升高，新斯的明试验阴性，抗胆碱酯酶药治疗无效，本例患者新斯的明试验阳性且肌无力症状存在波动性，故可基本排除；③多发性肌炎：表现为四肢近端肌无力，多伴有肌肉压痛，无晨轻暮重的波动现象，病情逐渐进展，血清肌酶明显升高，新斯的明试验阴性，抗胆碱酯酶药治疗无效，本例患者新斯的明试验阳性，无肌肉压痛表现，故可基本排除；④重症肌无力：重症肌无力是乙酰胆碱受体抗体介导的、细胞免疫依赖和补体参与的神经肌肉接头处传递障碍的自身免疫性疾病[7]。病变主要累及 NMJ 突触后膜上乙酰胆碱受体。通常的症状是某些特定的肌群呈波动性疲劳或无力，具有晨轻暮重，持续活动后加重，休息后可缓解的特点。本例患者无明显晨轻暮重表现，且肌电图结果显示神经肌肉接头功能障碍，突触前膜损害，故可基本排除；⑤兰伯特 - 伊顿综合征：是一种罕见的神经肌肉传递功能障碍疾病，具有独特的病理生理、临床、电生理和实验室特征。兰伯特 - 伊顿综合征有两种形式。副肿瘤性形态与最常见的小细胞肺癌的恶性肿瘤有关，自身免疫形态常与其他免疫异常疾病有关。约 90% 的兰伯特 - 伊顿综合征患者存在抗突触前膜 P/Q 型电压门控钙通道的抗体，这些抗体直接参与了兰伯特 - 伊顿综合征的病理生理过程，引起神经末梢乙酰胆碱的减少，从而导致肌无力[8]。兰伯特 - 伊顿综合征临床上表现为近端肌无力、自主神经功能障碍和反射消失。根据患者肌电图显示神经肌肉接头功能障碍，突触前膜损害。副肿瘤抗体检查显示：抗 VGCC 抗体 203.477pmol/L 阳性。结合患者上级医院就诊过程，纵隔肿物病理诊断：结合免疫组化考虑低分化神经内分泌癌，倾向小细胞癌。故考虑肌无力原因为兰伯特 - 伊顿综合征，据此证实我科对于该病的初步诊断。

4）该病例诊治难点

①兰伯特 - 伊顿综合征初期临床表现不典型，症状特异性不高，极易被忽视和

漏诊，其中 50% ～ 60% 的患者合并小细胞肺癌，一旦被漏诊或延误诊治，患者的手术时机及临床预后将受到严重影响；②本例患者入院病情十分复杂，病情一波三折，先是突发昏迷休克经积经治疗后病情很快好转，顺利停机拔管后再次突发昏迷休克经及时处理后病情再次迅速好转，病情变化迅速、凶险。

5）启示

①面对病情复杂多变的患者，需要临床医师提高警惕，时刻注意患者各项症状体征等病情变化，方可使患者得到及时处理和救治；②疑难危重症患者常合并多系统多器官疾病，许多微小细节容易被忽略，我们应该做到不轻易放过任何可能影响病情的症状、体征及相关辅助检查，及时发现问题，以免延误患者的诊治机会。

（林天来，李荣府　福建医科大学附属泉州第一医院）

专业点评

本病例经纵隔肿物切除结节样肿物（3.8cm×0.8cm×0.6cm）及病理诊断考虑低分化神经内分泌癌，倾向小细胞癌，侵犯淋巴结，副肿瘤 VGCC 抗体 203.477pmol/L 阳性，确诊为神经副肿瘤综合征（兰伯特 - 伊顿肌无力综合征）。但本病发病特征主要以咳嗽、咳痰、意识障碍、昏迷，休克低氧血症、电解质紊乱、双肺渗出为主要的重症表现，病情不断反复，一波未平、一波又起。神经副肿瘤综合征是癌肿对患者机体远处组织、脏器非转移性损害的神经、肌肉系统受其影响的一组临床综合征，常见于小细胞肺癌等，属疑难杂症，诊断缺乏金标准。本病例以肺部结节，面部麻木、肌无力、影像学等临床表型，抽丝剥茧寻线索，一步一步深入细致分析病情，最终拨开云雾见月明，明确了诊断。病例救治中的启示，重症患者尽管以重症表现入院，需要及时救治，体现重症急救能力，但要切记原发病的考虑，真正体现重症患者边抢救，边诊断原发病的思维和能力。

（马四清　青海省人民医院）

参考文献

［1］中华医学会呼吸病学分会慢性阻塞性肺疾病学组，中国医师协会呼吸医师分会慢性阻塞性肺疾病工作委员会. 慢性阻塞性肺疾病诊治指南（2021 年修订版）［J］. 中华结核和呼吸杂志，2021，44（3）：170-205.

［2］张劭夫 . 2014 欧洲低钠血症诊疗临床实践指南解读［J］. 中国呼吸与危重监护杂志 , 2015,14（1）: 103-106.

［3］中华医学会神经病学分会 , 中华医学会神经病学分会脑血管病学组 . 中国急性缺血性脑卒中诊治指南 2018［J］. 中华神经科杂志 , 2018, 51（9）: 666-682.

［4］中华医学会神经病学分会 , 中华医学会神经病学分会脑血管病学组 . 中国脑出血诊治指南（2019）［J］. 中华神经科杂志 , 2019, 52（12）: 994-1005.

［5］王金荣 , 邵立业 , 郭伟 , 等 . 无创通气治疗肺性脑病研究进展［J］. 国际呼吸杂志 , 2018, 38（2）: 156-160.

［6］中国医师协会急诊医师分会 , 中国研究型医院学会休克与脓毒症专业委员会 . 中国脓毒症／脓毒性休克急诊治疗指南（2018）［J］. 中国急救医学 , 2018, 38（9）: 741-756.

［7］京津冀重症肌无力联盟 . 重症肌无力外科治疗京津冀专家共识［J］. 天津医药 , 2020, 48（4）: 327-332.

［8］Ivanovski T, Miralles F. Lambert-Eaton Myasthenic syndrome: early diagnosis is key［J］. Degener Neurol Neuromuscul Dis, 2019, 9: 27-37.

利妥昔单抗治疗伯基特淋巴瘤
并发肿瘤溶解综合征

1. 病例摘要

患者，男性，58 岁，因"确诊淋巴瘤 8 年，腹胀 3 周"于 2020 年 12 月 13 日入我院血液内科。8 年前确诊淋巴浆细胞淋巴瘤，并进行规律化疗，2 年前行"自体干细胞移植术"，3 周前因腹胀行腹部 CT 示腹腔多发淋巴结肿大，正电子发射计算机断层显像（PET-CT）示淋巴瘤复发，骨髓穿刺示成熟 B 淋巴细胞肿瘤。既往有慢性乙型病毒性肝炎、膜性肾病，因脾破裂行"脾切除术"、因阑尾炎行"阑尾切除术"。

入院查体：体温 37.1℃，心率 86 次 / 分，呼吸 20 次 / 分，血压 138/89mmHg，全身皮肤无黄染、瘀点及瘀斑，浅表淋巴结未及肿大，口腔无溃疡，双肺呼吸音粗，未闻及干湿啰音，心律齐，未闻及病理性杂音，肝脏未触及。

血常规：白细胞计数 24.79×10^9/L，中性粒细胞绝对值 7.85×10^9/L，红细胞计数 4.05×10^{12}/L，血红蛋白 130g/L，血小板计数 137×10^9/L。血生化：血钾 3.88mmol/L，血钙 2.00mmol/L，血磷 1.2mmol/L，尿素 7.56mmol/L，肌酐 50μmol/L，尿酸 501μmol/L，乳酸脱氢酶 4590U/L，血糖 5.87mmol/L。脑脊液示与骨髓相同表型的异常淋巴细胞。腹部肿物病理：侵袭性 B 细胞淋巴瘤，MYC（8q24）基因发生染色体易位，未检测到 Bcl2、Bcl6 基因异常，结合形态、免疫组化及分子检测结果，符合伯基特（Burkitt）淋巴瘤。诊断：① Burkitt 淋巴瘤Ⅳ期 B 组复发；②多浆膜腔积液；③自体干细胞移植术后；④慢性乙型病毒性肝炎；⑤膜性肾病；⑥阑尾切除术后；⑦脾切除术后。

2. 诊疗经过

入院后（12 月 15 日）予利妥昔单抗 600mg 静脉滴注化疗，化疗前水化、静脉补液 3000mL，碳酸氢钠碱化尿液，别嘌醇片 0.1g 降尿酸。利妥昔单抗治疗 5 小时后，出现发热、嗜睡、胸闷、气促，氧合指数下降，尿量减少，生命体征：体温38.4℃、心率 140 次 / 分、血压 107/75mmHg、血氧饱和度 86% ~ 93%（面罩 6 ~ 8L/min），血磷、血尿酸、血肌酐明显升高，血钙下降（图 31-1 和图 31-2，12 月 15日化疗后 5 小时），考虑肿瘤溶解综合征（tumor lysis syndrome，TLS）。立即予积极补液、碱化尿液、促进尿酸排泄等治疗，但患者血磷、尿酸、肌酐仍进行性升高，血钙进行性下降（图 31-1 和图 31-2，12 月 16 日入 ICU 前），并出现少尿、休克，立即转入重症监护室（intensive care unit，ICU）。入室查体：神志昏迷，体温 41℃，心率 112 次 / 分，呼吸 40 次 / 分，血压 78/52mmHg，急查动脉血气：pH7.46，氧分压 61mmHg，二氧化碳分压 32mmHg，碳酸氢根 24.4mmol/L，全血碱剩余 –0.4mmol/L，氧合指数 102mmHg。立即补液扩容、气管插管机械通气，连续性血液净化治疗（continuous renal replacement therapy，CRRT）（模式：CVVH），患者血磷、尿酸、肌酐明显下降，血钙恢复正常（图 31-1 和图 31-2，12 月 17 日CRRT 治疗 24 小时）。CRRT 治疗 4 天后，肾功能、电解质等恢复正常（图 31-1 和图 31-2，12 月 20 日转出 ICU），氧合指数＞ 400mmHg，循环稳定，撤离机械通气，转出 ICU。

3. 分析与讨论

肿瘤溶解综合征（tumor lysis syndrome，TLS）1977 年由 Crittenden 和 Ackerman首次报道[1]，指大量肿瘤细胞破坏、溶解，释放细胞内代谢产物进入血液，超过机体清除能力所致的一系列代谢紊乱及相应的综合征。临床特征为高尿酸血症、高钾血症、高磷血症、低钙血症、酸中毒和肾功能衰竭等[2]。TLS 多见于血液系统肿瘤，如急性淋巴细胞白血病、Burkitt 淋巴瘤和非霍奇金淋巴瘤等，有时亦可见于实体肿瘤中，如小细胞肺癌、结肠癌和乳腺癌等。

为指导诊断和治疗，1993 年 Hande 和 Garrow 将 TLS 分类为实验室 TLS（LTLS）和临床 TLS（CTLS）。2004 年 Cairo 和 Bishop[3]改良 Hande-Garrow 分类法，更符合临床，目前在国际上广泛应用。具体为：

（1）LTLS 定义为化疗前 3 天至化疗后 7 天的同一 24 小时内出现以下两项或两项以上者：①血尿酸 ≥ 476umol/L 或较基线增高 25% 以上；②血钾 ≥ 6mmol/L 或较基线增高 25% 以上；③成人血磷 ≥ 1.45mmol/L，儿童血磷 ≥ 2.1mmol/L，或较基线增高 25% 以上；④血钙 ≤ 1.75mmol/L 或较基线下降 25% 以上。

（2）CTLS 定义为 LTLS 加以下至少一项者，且与治疗药物无直接关系或很可能无关：①血清肌酐增高（正常上限 1.5 倍）；②心律失常或猝死；③急性发作的抽搐。

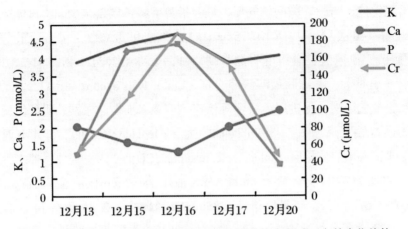

图 31-1 血钾（K）、血钙（Ca）、血磷（P）、肌酐（Cr）的变化趋势

分别为 12 月 13 日入院时、12 月 15 日化疗后 5 小时、12 月 16 日入 ICU 前、12 月 17 日 CRRT 治疗后 24 小时、12 月 20 日转出 ICU 时。

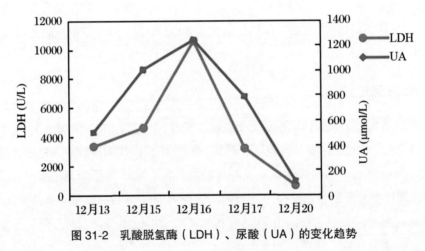

图 31-2 乳酸脱氢酶（LDH）、尿酸（UA）的变化趋势

分别为 12 月 13 日入院时、12 月 15 日化疗后 5 小时、12 月 16 日入 ICU 前、12 月 17 日 CRRT 治疗后 24 小时、12 月 20 日转出 ICU 时。

此例患者利妥昔单抗治疗 5 小时后出现高尿酸血症、高磷血症、低钙血症和肾功能恶化，符合 CTLS 诊断标准。TLS 主要的病理生理机制是由于肿瘤细胞大量坏死，细胞内成分释放（包括 DNA、RNA、钾、磷、尿酸等）入血。TLS 的症状并没有明显的特异性，很大程度上表现为代谢异常和急性肾损伤（acute kidney lnjury，AKI）相关的临床表现：①肿瘤细胞溶解使细胞内核酸大量释放，DNA 代谢成为腺苷和鸟苷，这二者可转化成黄嘌呤，继而再转化成尿酸，产生高尿酸血症，尿酸在肾小管内形成结晶，这已被认为是 AKI 发生的主要机制；②细胞内钾释放，同时肾功能不全、钾排泄障碍产生高钾血症；③细胞内磷酸盐释放，产生高磷酸血症并可继发磷酸盐沉积于肾小管；④高磷血症使钙以磷酸盐的形式沉积，产生低钙血症，这些代谢异常又可进一步导致急性肾衰竭、抽搐、心律失常甚至猝死[4-5]。因此积极清除肿瘤代谢产物可能减缓 TLS 的进展。

　　TLS 的发生与否与细胞崩解的数量和速度有关，通常发生在首次化疗后，偶见自发性 TLS，多为高负荷肿瘤、对化疗药物敏感的患者。TLS 是严重或致死性的并发症，对高危患者早期预防、早期识别并及时治疗 TLS 对于挽救患者生命至关重要。国际专家共识小组（Cairo 等，2010）[6]根据恶性肿瘤的类型、肿瘤负荷情况（白细胞、乳酸脱氢酶等）、对化疗的敏感度以及肾功能状态等将患者发生 TLS 风险分为高危（＞5%）、中危（1% ~ 5%）和低危（＜1%）。

　　对于高危患者，应采取预防措施防止 TLS 的发生[7]。具体措施包括充分静脉补液、应用降尿酸药物、使用磷酸盐结合剂和尽量减少钾的摄入。①水化：开始治疗前 24 ~ 48 小时至治疗完成后 48 ~ 72 小时输液 2500 ~ 3000mL/d（低渗或等渗盐液）；②别嘌呤醇：用于中低危 TLS，标准剂量 300 ~ 500mg/（m^2·d），化疗前 2 ~ 3 天使用，并至少应用 7 天；③拉布立酶：用于高危患者，推荐剂量 0.05 ~ 0.2mg/（kg·d），持续 5 ~ 7 天，不联用别嘌呤醇，因为可能会降低拉布立酶的疗效。对于红细胞葡萄糖 -6- 磷酸脱氢酶缺乏的患者应避免使用拉布立酶，因尿酸降解的副产物过氧化氢可引起严重溶血。

　　尽管采取相应的预防措施，仍有 3% ~ 5% 的患者发生 TLS[8]。发生 TLS 的患者应转入 ICU 密切监测及接受以下治疗[7]：①水化、促进排尿：液体保证 3000mL/d，尿液 100mL/h，水合液体中不能加入钾；②如无禁忌证，拉布立酶 0.2mg/（kg·d），治疗持续时间由临床缓解决定；③无症状低钙血症无须处理，有症状低钙血症应当接受葡萄糖酸钙（根据年龄 / 体重确定剂量）短期治疗，并密切监测钙浓度，磷酸盐浓度和肾功能；④钾浓度 ≥ 6mmol/L 或钾浓度从基线增加 25% 的患者应当进行心脏监测并积极降钾治疗；⑤难治性流体潴留、高钾、高磷、高尿酸或低钙，尽快行血液净化治疗，持续至肾功能、严重电解质紊乱、尿量恢复正常；⑥心电监护、每 4 ~ 6 小时测定 1 次电解质、肌酐和尿酸。

　　利妥昔单抗是一种靶向 CD20 的单克隆抗体，通过补体依赖细胞介导的细胞毒作用，抗体依赖细胞介导的细胞毒作用诱导细胞凋亡，能显著改善 CD20 阳性非霍奇金淋巴瘤患者的预后[9]，现已成为这类患者的标准化疗方案[10]。主要不良反应为输液反应所致的发热、寒战及低血压等，一般较少出现 TLS 的病例报道[11]。然而，本患者虽然在化疗前给予水化、碱化尿液和别嘌呤醇等预防性措施，但用药 5 小时后仍然出现 CTLS。原因考虑与该患者自身特点相关：患者为 Burkitt 淋巴瘤、治疗前肿瘤细胞呈现出高增殖率（乳酸脱氢酶超过正常值 2 倍）、肿瘤侵犯骨髓及腹腔、化疗前存在高尿酸血症，这些特点提示本患者为发生 TLS 的高危人群。此外，TLS 高危人群的预防一般首选拉布立酶，别嘌呤醇多用于中低危 TLS 且血尿酸水平正常，该药只是减少尿酸的形成，但不能快速降低血尿酸的水平，因此本例患者选择该药用于预防 TLS 发作欠合适。

尿酸在碱性尿液中溶解度增加，碱化尿液理论上可能有助于尿酸的排泄，但尿酸前体（黄嘌呤和次黄嘌呤）先于尿酸产生，在碱性环境下溶解度反而下降，别嘌呤醇通过抑制黄嘌呤氧化酶阻滞尿酸形成，但增加了肾脏排泄尿酸前体的负荷，可能导致黄嘌呤结晶在肾小管沉积，引起黄嘌呤梗阻性肾病。此外，对于已经发生 TLS 并且存在显著高磷血症的患者，碱化尿液还可能促进磷酸钙在肾脏、心脏及其他器官中沉积。故目前在 TLS 的预防和治疗中均不建议碱化尿液[7]。本患者化疗前后给予碱化尿液可能有争议之处。

TLS 具有潜在致命性，如未及时合理诊治，病死率可高达 36%。本患者病情恶化后，立即收住重症医学科，经积极补液、抗休克、机械通气、CRRT 等综合治疗后，病情迅速好转稳定。期间，CRRT 发挥重要作用，可以快速纠正高钾血症、高磷血症及高尿酸血症，清除因肿瘤破坏溶解所产生的代谢产物，维持水、电解质及酸碱平衡，改善患者肾功能。因此，TLS 出现严重肾功能不全、严重电解质紊乱时，应尽早进行 CRRT 治疗[12]。

综上所述，TLS 是常见的肿瘤急症之一，临床上应早期识别出 TLS 高危患者，给予恰当的预防和治疗方案，"预防性"入住 ICU 将获得更好的治疗策略以及严密的监测，CRRT 能有效治疗 TLS，特别对于病情危重患者，宜尽早 CRRT 治疗。

（尹子涵，黄磊　北京大学深圳医院）

专业点评

本例淋巴瘤患者，因"腹胀 3 周，淋巴瘤复发"入院。既往肾病。入院生命体征平稳，血常规、生化指标（-）。利妥昔单抗化疗并预防性水化、碱化尿液、抗尿酸治疗。化疗后 5 小时出现药物不良反应及肿瘤溶解综合征（TLS），迅速进展为急性肾衰、循环衰竭、呼吸衰竭、神志异常。转 ICU 插管呼吸机支持、补液、连续血液净化 CRRT 及拉布立酶治疗；4 天后病情缓解、生化指标正常，停呼吸机拔气管插管，转出 ICU。

　　TLS 多见于血液系统肿瘤，亦见实体瘤，是常见肿瘤急症。临床表现为化疗前 3 天至化疗后 7 天间出现因肿瘤细胞破坏、溶解，代谢物入血，超过机体清除力所致代谢紊乱及相应综合征，可导致急性肾衰、抽搐、心律失常，严重者猝死。积极、有效清除肿瘤代谢物可阻断 TLS 进展。

　　该例成功救治经验提示，临床医师对肿瘤患者化疗期间应警惕 TLS 发生；严密监测其相应症状、体征及生化指标；对于 TLS，及时有效 CRRT 治疗可增加抢救成功率。

（张京岚　北京安贞医院）

参考文献

［1］Crittenden D R, Ackerman G L. Hyperuricemic acute renal failure in disseminated carcinoma［J］. Archives of internal medicine, 1977, 137（1）: 97-99.

［2］Wilson F P, Berns J S. Tumor lysis syndrome: new challenges and recent advances［J］. Adv Chronic Kidney Dis, 2014, 21（1）: 18-26.

［3］Mitchell S. Cairo and Michael Bishop.Tumour lysis syndrome: new therapeutic strategies and classification［J］. Arch Intern Med, Br J Haematol, 2004, 127（1）: 3-11.

［4］Belay Y, Yirdaw K, Enawgaw B. Tumor lysis syndrome in patients with hematological malignancies［J］. Oncol, 2017, 2017: 1-9.

［5］Gupta A, Moore J A. Tumor Lysis Syndrome［J］. JAMA Oncol, 2018, 4（6）: 895.

［6］Cairo M S, Coiffier B, Reier A, et al. Recommendations for the evaluation of risk and prophylaxis of tumor lysis syndrome in adults and children with malignant diseases: an expert TLS panel consensus［J］. Br J Haematol, 2010, 149（4）: 578-586.

［7］Jones G L, Will A, Jackson G H, et al. Guidelines for the management of tumor lysis syndrome in adults and children with haematological malignancies on behalf of the British Committee for Standards in Haematology［J］. Br J Haematol, 2015, 169（5）: 661-671.

［8］McBride A, Trifilio S, Baxter N, et al. Managing Tumor Lysis Syndrome in the Era of Novel Cancer Therapies［J］. J Adv Pract Oncol, 2017, 8（7）: 705-720.

［9］中国老年保健协会淋巴瘤专业委员会，中华医学血液学分会. 利妥昔单抗静脉快速输注中国专家共识（2020 年版）［J］. 白血病·淋巴瘤, 2021, 30（1）: 1-4.

［10］Saleh K, Michot J M, Camara-Clayette V, et al. Burkitt and Burkitt-Like Lymphomas:a Systematic Review［J］. Curr Oncol Rep, 2020, 22（4）: 33.

［11］Ribrag V, Koscielny S, Bosq J, et al. Rituximab and dose-dense chemotherapy for adults with Burkitt's lymphoma:a randomised, controlled, open-label, phase 3 trial ［J］. Lancet, 2016, 387（10036）: 2402-2411.

［12］Zafrani L, Canet E, Darmon M. Understanding tumor lysis syndrome［J］. Intensive Care Med, 2019, 45（11）: 1608-1611.

非 HIV 感染的马尔尼菲青霉病
合并溶骨性损害

1. 病例摘要

患者，男性，59 岁，因 "咳嗽、咳痰 3 个月余" 入院。既往有痛风病史 6 个月余；血吸虫病史 30 余年。3 个月前无明显诱因下出现剧烈咳嗽，伴咳痰，痰色白，量少，伴胸闷气促，无畏寒发热，无胸痛咯血，无头晕乏力等不适。当时至当地医院就诊查胸部 CT 发现 "肺部阴影"，给予抗感染治疗，咳嗽、咳痰较前缓解。2 个月前感头部胀痛，剧烈难忍，持续未缓解，自服 "草药" 治疗，诉可缓解症状。1 个月前右侧头部触及一肿块，大小约 3cm×3cm，边界不清，触痛不明显。现患者仍有咳嗽、咳痰，夜间较剧，活动后感胸闷气促，可平卧，声音嘶哑，头痛较前未见明显缓解，头部肿块无明显变化。

查体：体温 38.4℃，血压 113/76mmHg，脉搏 93 次 / 分，呼吸 21 次 / 分，神清，精神可，浅表淋巴结未及肿大，皮肤巩膜无黄染、无皮疹、破溃。双肺呼吸音粗，未闻及干湿啰音。右侧头部可触及一约 3cm×3cm 肿块，边界不清，活动度差，无触痛及波动感；心律齐，各瓣膜区未闻及病理性杂音。腹平软，全腹无压痛，反跳痛，肝脾肋下未及，移动性浊音阴性，双下肢无水肿，神经系统检查阴性。初步诊断：①肺部阴影待查：感染？肿瘤？结核？②头部肿物性质待查；③痛风；④血吸虫病。

辅助检查结果示：①血常规：白细胞 27.9×10⁹/L、中性粒细胞比例 87.3%；C 反应蛋白 184.9mg/L；血沉、降钙素原均无异常。②肝肾功能、电解质、凝血谱、风湿免疫系列、NK 细胞、T 细胞检测、肿瘤标志物全套均无异常。③人类免疫缺陷病毒（human immunodeficiency virus，HIV）、丙肝、梅毒、乙肝抗体均阴性；结核菌涂片、酶联免疫斑点检测、隐球菌抗原、（1，3）-β-D- 葡萄糖检测、半乳甘露聚糖抗原检测均阴性。④血培养、痰培养、头部肿物穿刺培养、支气管镜活检、骨髓穿刺培养：马尔尼菲青霉病。⑤头颅磁共振成像（magnetic resonance imaging，MRI）：右侧顶部头皮下及板障区肿胀信号改变，弥散受限。⑥头颅电子计算机断层扫描（computed tomography，CT）：右侧额骨骨质吸收破坏伴软组织影，提示恶性肿瘤病变。⑦心脏超声：主动脉瓣少量反流，左室舒张功能减低。⑧肝胆脾胰B超：血吸虫性肝病，门静脉增宽，脾大，胆囊、胰腺未见明显异常。⑨支气管镜检查：未见明显异常；超声支气管镜示4R、4L和7组淋巴结低回声团块影，经支气管针吸活检术；支气管镜活检常规病理示：炎性坏死渗出组织，未见肿瘤；支气管镜活检细胞学报告:（淋巴结）见支气管上皮细胞及炎症细胞；CT引导下肺穿常规病理示:肺组织急慢性炎症。

2. 诊疗经过

入院后，完善血培养、痰培养、结核菌涂片、风湿免疫指标、肿瘤标志物、免疫功能指标、胸部CT、头颅MRI、气管镜检查、肺穿刺等，治疗上予哌拉西林他唑巴坦钠针（3.375g，静脉滴注，8小时/次）抗感染，辅以化痰、雾化、抑酸及补液等对症治疗。治疗1周，炎症指标仍进行性升高，持续高热，入院第15天复查肺部CT平扫，两肺炎症较前进展（图32-2）。请呼吸科、感染科、血液科等多学科会诊，完善骨穿检查，留取血培养、痰培养、头部肿物穿刺液培养，完善头颅增强MRI：右侧额顶部局部骨质破坏，骨转移不能除外。入院第15天头部肿物穿刺液培养回报真菌生长，改予亚胺培南-西司他丁钠（0.5g，静脉滴注，6小时/次）联合伏立康唑（首剂400mg，静脉滴注，12小时/次后；200mg，12小时/次）抗感染治疗，入院第19天患者出现呼吸急促，氧合下降，改面罩吸氧，仍无明显改善，予气管插管，呼吸机辅助通气，加予甲泼尼龙（40mg，静脉注射，12小时/次）对症治疗。同时完善肺动脉CT血管造影（CT angiography，CTA），入院第18天骨髓培养、痰培养、头部穿刺液培养均提示：马尔尼菲青霉菌（图32-1），抗感染方案继续同前，治疗1周后，体温较前下降，波动在37~38℃，炎症指标进行性下降，氧合情况可，复查胸片，肺部渗出较前吸收，予脱机拔管，转入呼吸内科病房，治疗上改予头孢哌酮舒巴坦钠（2g，静脉滴注，6小时/次）联合伏立康唑片（200mg，口服，12小时/次）抗感染治疗，患者体温正常，复查炎症指标明显下降，胸部CT较前明显好转，于第36天好转出院。出院诊断：①马尔尼菲青霉菌病；②痛风；③血吸虫病。出院后3个月，复查肺部CT平扫，左肺下叶团片状高密度影明显减小，两肺渗出减轻；头部CT平扫，右侧顶部肿胀及其颅骨损害明显减少（图32-3、图32-4）。

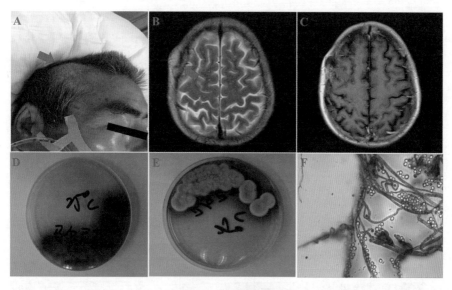

图 32-1　入院检查

A.患者右侧头部触及一肿块，大小约 3cm×3cm，边界不清；B、C.头颅 MRI：右侧顶部头皮下及板障区肿胀信号改变，弥散受限；D～F.骨髓培养、血培养、痰培养、头部穿刺液培养均提示：马尔尼菲青霉菌。

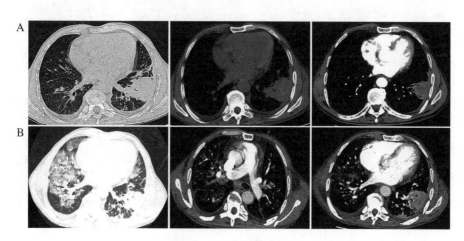

图 32-2　入院时 CT

A.肺部增强 CT：左肺下叶团片状高密度影，增强后强化，纵隔淋巴结肿大伴坏死，炎症考虑，结核待排？B.肺动脉造影（入院 19 天）：肺动脉 CTA 未见异常，两肺炎症明显进展。

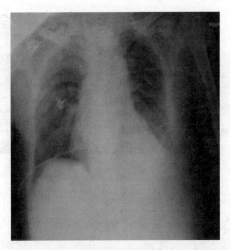

图 32-3　胸片（出院时）：两肺渗出明显减少

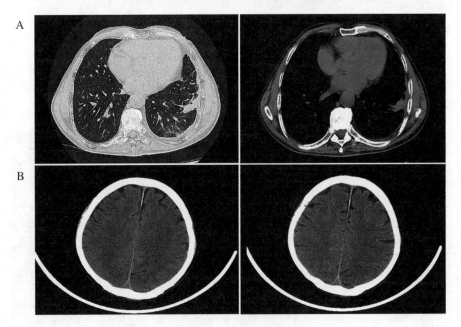

图 32-4　出院后 CT

A.肺部 CT 平扫（出院后 3 个月）：左肺下叶团片状高密度影明显减小，两肺渗出减轻；B.头部 CT 平扫（出院后 3 个月）：右侧顶部肿胀及其颅骨损害明显减少。

3.分析与讨论

本例患者为中年男性，南方人，既往无免疫缺陷的基础疾病，以呼吸道症状起病，合并颅骨骨质破坏，经过广谱抗生素经验性治疗无效，结合以上临床表现和抗生素治疗结果，我们需考虑真菌或其他病原体感染可能，临床表现符合局限型马尔尼菲青霉病。同时需与肺结核、淋巴结结核、肺脓肿、肿瘤、淋巴瘤、组织胞浆菌病、其他真菌性感染相鉴别。我们通过各种手段积极寻找病原学依据，包括血培养、痰培养、头部肿物穿刺培养、支气管镜活检、骨髓穿刺等，终于在骨髓、痰液、头部肿物穿刺液中培养出真正的元凶马尔尼菲青霉病，立即予伏立康唑有效地抗真菌治疗后，患者临床表现、实验室检查和影像学表现明显好转，康复出院。

马尔尼菲青霉病（Penicilliosis marneffei，PSM）是由马尔尼菲青霉菌（Penicillium marneffei，PM）感染的真菌病[1-3]。PSM 发病率与季节相关，主要流行于东南亚，多发生在免疫功能低下的患者如艾滋病，近年来，非 HIV 感染 PSM 病例也时有报道[4-6]。PM 主要侵犯人体单核巨噬细胞系统，包括骨髓、肝、脾、肺、淋巴组织以及肠道淋巴结等。临床表现多样，局限型 PSM 见于免疫功能正常患者，病原菌仅局限在入侵部位，常伴有溶骨性病变[7]。播散型 PSM 多见于 CD4 < 50/μL 的患者，临床表现取决于 PM 侵犯的器官及程度。确诊方法依赖血、骨髓、痰液等培养和组织病理中找到 PM，PM 感染人体后，首先在骨髓中大量繁殖，只有部分释放入血，骨髓培养阳性率高于血培养。因此，怀疑该病时，早期做骨髓培养至关重要。在治疗上，早期足量抗真菌治疗能改善疾病的预后。目前尚无临床指南推荐，在最新版《热病》上推荐首选治疗：两性霉素 B 0.5 ~ 1mg/（kg·d）×2 周，接着伊曲康唑 400mg/d×10 周，然后 200mg/d 口服；HIV 感染需要长期使用。在药敏试验中，虽然两性霉素 B 仅中度抗菌活性，但是临床治疗疗效仍显著，尤其严重患者的首次治疗。体外试验证实，伏立康唑最低抑菌浓度值最小，敏感度最高，伊曲康唑仅次于前者[8-10]。临床报道，伏立康唑治疗 HIV 播散型 PSM 患者，有效率达 77.8% ~ 88%。在我们的病例中，患者对伏立康唑治疗有效，无明显不良反应，在随访 3 个月期间无复发。因此，在两性霉素 B 有禁忌的情况下，可以考虑应用伏立康唑治疗。近年来，体外研究证实，钙调磷酸酶抑制剂联合常规抗真菌药物（环孢素 A 分别与两性霉素 B、伊曲康唑、氟康唑有协同作用），环孢霉素 A 联合治疗可能使 PSM 患者受益，但有待进一步探索[11-15]。

通过对本病例的回顾及其文献的复习，让我们深刻认识到，对疾病的诊治，需要我们从临床表象中，寻找疾病的本质和内在联系。要做到这一点，不但依赖我们平时扎实的临床基本功和发散的临床思维，而且取决于我们对疾病本质的清晰剖析。不然只能一叶障目，不见泰山。

（葛赟，徐芝君，胡妍婷，黄曼　浙江大学医学院附属第二医院）

专业点评

　　霉病为条件致病菌，并呈明显的宿主因素、地域环境因素及发病的不典型性。该篇病例分析，将患者入院的非典型性，症状显示不同系统损害的表现与临床检查相结合，同时将医师如何规范诊断，如何将病理生理与检查结果相结合，不止依赖检查，还要不断地病史询问，成功救治患者。随着人类活动的扩大，交通更便利，跨国界旅行等变得越来越简单。作为医师还会遇到更多的非本地域、非本国家常见病的发生。该病历诊断治疗分享，为年轻的临床医师提供了一个较好范本。

（徐磊　天津市第三中心医院）

参考文献

［1］Zhou F, Bi X, Zou X, et al. Retrospective analysis of 15 cases of Penicilliosis marneffei in a southern China hospital ［J］. Mycopathologia, 2014, 177（5-6）: 271-279.

［2］DiSalvo A F, Fickling A M, Ajello L. Infection caused by Penicillium marneffei: description of first natural infection in man ［J］. Am J Clin Pathol, 1973, 60（2）: 259-263.

［3］Wu T C, Chan J W, Ng C K, et al. Clinical presentations and outcomes of Penicillium marneffei infections: a series from 1994 to 2004 ［J］. Hong Kong Med J, 2008, 14（2）: 103-109.

［4］Chitasombat M, Supparatpinyo K. Penicillium marneffei infection in immunocompromised host ［J］. Curr Fungal Infect Rep, 2013, 7: 44-50.

［5］Qiu Y, Zhang J, Liu G, et al. Retrospective analysis of 14 cases of disseminated Penicillium marneffei infection with osteolytic lesions ［J］. BMC Infect Dis, 2015, 15: 47-54.

［6］Chan Y F, Woo K C. Penicillium marnefei osteomyelitis ［J］. J Bone Joint Surg Br, 1990, 72（3）: 500-503.

［7］Pun T S, Fang D. A case of Penicillium marneffei osteomyelitis involving the axial skeleton ［J］. Hong Kong Med J, 2000, 6（2）: 231-233.

［8］Liu G N, Huang J S, Zhong X N, et al. Penicillium marneffei infection within an osteolytic lesion in an HIV-negative patient ［J］. Int J Infect Dis, 2014, 23: 1-3.

［9］Sudjaritruk T, Sirisanthana T, Sirisanthana V. Immune reconstitution inflammatory syndrome from Penicillium marneffei in an HIV-infected child: a case report and review of literature ［J］. BMC Infect Dis, 2012, 12: 28.

［10］Huang Y T, Hung C C, Liao C H, et al. A Detection of circulating galactomannan in serum samples for diagnosis of Penicillium marneffei infection and cryptococcosis among patients infected with human immunodeficiency virus ［J］. J Clin Microbiol, 2007, 45: 2858-2862.

［11］Huang Y T, Hung C C, Hsueh P R. Aspergillus galactomannan antigenemia in penicilliosis marneffei ［J］. AIDS, 2007, 21（14）: 1990-1991.

［12］Le T, Kinh N V, Cuc N T K, et al. A trial of itraconazole or amphotercin B for HIV-associated talaromycosis ［J］. N Engl J Med, 2017, 376（24）: 2329-2340.

［13］Hu Y, Zhang J, Li X, et al. Penicillium marneffei infection: an emerging disease in mainland China ［J］. Mycopathologia, 2013, 175（1-2）: 57-67.

［14］Supparatpinyo K, Schlamm H T. Voriconazole as therapy for systemic Penicillium marneffei infections in AIDS patients ［J］. Am J Trop Med Hyg, 2007, 77（2）: 350-353.

［15］Ouyang Y, Cai S, Liang H, et al. Administration of Voriconazole in Disseminated Talaromyces（Penicillium） Marneffei Infection: A Retrospective Study ［J］. Mycopathologia, 2017, 182（5-6）: 569-575.

发热 – 头痛 – 少尿 – 意识障碍
致肾综合征出血热

1. 病例摘要

患者，女性，38 岁，因"畏寒 5 天、发热伴头痛 3 天"，于 2014 年 6 月 6 日入住我院。5 天前患者在无明显诱因下自觉畏寒，3 天后出现发热，体温最高达 38.8℃，伴有头痛，进行性少尿，无四肢湿冷，无咳嗽、咳痰，无腹痛腹泻，无黑蒙晕厥等不适。2014 年 6 月 1 日就诊于当地医院，血常规：白细胞计数 20.3×10^9/L，血红蛋白 119.0g/L，血小板计数 23.00×10^9/L；血生化：谷丙转氨酶 195.0U/L，谷草转氨酶 506.0U/L，总胆红素 50.35μmol/L，直接胆红素 16.91μmol/L，C 反应蛋白 62.70mg/L；骨髓象提示：巨核成熟障碍，轻度缺铁。腹部 B 超提示双侧肾周积液、腹腔积液。外周血细胞形态学：白细胞总数增多伴严重核左移，血小板减少。外院予以"头孢他啶 + 利巴韦林 + 左氧氟沙星"抗感染等治疗，患者症状未见明显缓解，动态监测血常规提示白细胞进行性增长，血小板进行性减少，并有进行性少尿，同时伴有双下肢酸痛，遂至我院感染科进一步治疗。病程中，患者食欲、睡眠差、恶心、呕吐症状明显、大便正常，小便量较少，近期体重无明显变化。既往史、个人婚育史以及家族史无特殊。体格检查：体温 37.8℃，脉搏 80 次 / 分，血压 110/80mmHg，呼吸 22 次 / 分，神志清楚，精神萎靡，贫血貌，全身皮肤散在瘀点，皮肤穿刺部位可见陈旧性瘀斑，无皮疹；全身浅表淋巴结未触及肿大；双瞳孔等大等圆，直径 3mm，对光反射存在，巩膜稍黄染，咽红充血，双侧扁桃体无肿大；颈软，气管居中，双肺呼吸音清，未闻及干湿啰音；心律齐，未闻及明显病理性杂音；腹平软，无压痛、反跳痛，肝脾肋下未及，移动性浊音（–）；双下肢无水肿，神经反射不能完成。

实验室检查示血常规：红细胞计数 3.96×10^{12}/L，白细胞计数 54.5×10^9/L，中性粒细胞百分比 62.2%，血小板计数 15×10^9/L，网织红细胞百分比 3.5%；肝肾功能：谷丙转氨酶 305U/L，谷草转氨酶 718U/L，总胆红素 52.84μmol/L，直接胆红素

22.21μmol/L，尿素氮 13.81mmol/L，肌酐 35.4μmol/L，乳酸脱氢酶 1569U/L；心肌酶谱、胰腺功能：肌酸激酶同工酶 89U/L，肌酸激酶 79U/L，脂肪酶 157.6mmol/L，淀粉酶 131U/L；尿常规：外观黄色微混浊，隐血（+++），尿蛋白（+++），尿胆素原正常，白细胞计数 29.4μL，红细胞计数 3577.30μL。

凝血功能：活化部分凝血活酶时间 44 秒，凝血酶原时间 17.1 秒，凝血酶时间 20 秒，D- 二聚体 2.69μg/mL，血沉 7.0mm/h，抗人球蛋白试验（－）。头颅 CT 未见明显异常。

腹部超声示：肝脏回声增粗，考虑慢性肝损害。血清汉坦病毒免疫球蛋白 M（+）、免疫球蛋白 G（+），诊断：肾综合征出血热。

2. 诊疗经过

入感染科后主要予以抗炎降温（氢化可的松，200mg，1 次 / 日）、抗病毒（利巴韦林，1g，1 次 / 日）、纠正电解质紊乱、营养支持等对症治疗，治疗期间患者症状及凝血功能、尿常规等实验室指标好转，但血小板无明显恢复。2014 年 6 月 12 日患者多次突然出现谵妄、胡言乱语、被害妄想、干呕等症状，查体患者神志淡漠，巩膜黄染加重，球结膜水肿，右侧有出血，睑结膜苍白，咽红充血，上腭可见散在的出血点，双肺听诊可闻及湿啰音，心腹（－）。实验室检查结果提示血小板入院后持续性下降，涂片见破碎红细胞百分比约 3%，谷丙转氨酶、谷草转氨酶、乳酸脱氢酶较入院时明显增高。紧急转入 ICU，APACHE II 评分 22 分，立即予以维持呼吸循环、保护重要器官及维持内环境稳定等抢救治疗。根据患者出现的中枢神经系统症状并结合血小板减少、肾脏损害和发热，诊断考虑为血栓性血小板减少性紫癜（thrombotic thrombocytopenic purpura，TTP）发生。行血浆置换（plasma exchange，PE），治疗过程中辅助糖皮质激素（甲泼尼龙，0.5g/d，共 3 次）、山莨菪碱（40mg/d）及阿司匹林（0.1g/d）等治疗，首次 PE 后患者症状改善明显，后期再次行 4 次 PE（每次血浆量约 45mL/kg，隔日 1 次）治疗。治疗期间患者神志逐渐恢复，但仍时有精神障碍，部分语言逻辑错误，血 ADAMTS13 活性 0。2014 年 7 月 6 日患者病情稳定后出院，随访 2 个月后恢复正常。

3. 分析与讨论

本例主要讨论肾综合征出血热诱发 TTP 的临床特点、诊断思路以及治疗原则。本例患者主要为中年女性，病程中出现多脏器受累：①感染中毒症状：不明原因的畏寒、发热伴头痛，双下肢肌肉关节酸痛，消化道症状（食欲不振、恶心呕吐等），神经精神症状（烦躁不安、谵妄等）；②水肿及出血：全身皮肤多发瘀点，穿刺部位可见瘀斑，球结膜水肿出血；③肾脏功能受累：持续性少尿，大量蛋白尿；④肝脏损害：黄疸、巩膜黄染；⑤血液系统受累：白细胞明显升高、血小板进行性降低。结合患者临床表现、实验室检查和特异性汉坦病毒抗体免疫球蛋白M、免疫球蛋白G阳性可确诊肾综合征出血热。

肾综合征出血热（hemorrhagic fever with renal syndrome，HFRS）也称流行性出血热（epidemic hemorrhagic fever，EHF），是一种严重的全身炎症反应性疾病，血管内皮受损导致的血管通透性增加和出血是该病最基本的病理生理变化，是该病发生发展过程与临床表现的基础[1]。诊断肾综合征出血热后，立即予以糖皮质激素抗炎降温、抗病毒等治疗，患者体温恢复正常，实验室各项指标也趋于正常，但血小板无明显改善，且治疗过程突发意识状态改变。可能有以下几个原因：①重症感染；②电解质紊乱；③脑出血；④疾病本身所导致。经过初步的检查未找到明显的感染灶和感染源，感染证据不足；电解质紊乱已经予以纠正；CT结果未发现头颅内有出血灶。原发疾病不能解释患者新出现的精神神经症状。进一步分析患者病情发现，患者在治疗期间内出现发热、网织红细胞升高，血乳酸脱氢酶以及间接胆红素升高等可考虑溶血性贫血，但抗人球蛋白试验阴性，血涂片可见大量的破碎红细胞，可见溶血性贫血病因应以机械性为主，患者肾脏临床表现以少尿和蛋白尿为主，氮素尿和肌酐升高并不明显，排除肾前和肾后性因素可以推断以肾性因素为主，结合患者发热，血小板低和外周破碎红细胞升高等临床表现，可以推断肾综合征出血热诱发TTP发生。

TTP在临床上较少见。TTP分为遗传性和获得性，后者在临床上最常见，根据有无明显病因，获得性TTP又可分为特发性TTP和继发性TTP。大多数TTP患者病因不明，少数患者可能继发于妊娠、药物（如噻氯吡啶、氯吡格雷等）、自身免疫性疾病、严重感染、肿瘤、骨髓移植等有关因素[2]，该患者肾综合征出血热是诱发该病的重要因素。TTP的发病机制目前主要是：患者血液中出现了超大分子量的血管性血友病因子（vWF），vWF是一种参与人体止血的由内皮细胞合成的糖蛋白，其可以与血小板结合，促进血小板血栓形成，导致血小板消耗性减少，从而继发出血、微血管管腔狭窄，最终使重要组织器官损伤或功能障碍（最常累及心、脑、肾）。遗传性TTP患者主要是体内先天性缺乏vWF裂解蛋白酶（vWF-cp），而获得性TTP主要是患者的血液中出现了vWF-cp的自身抗体（免疫球蛋白G型），阻碍了vWF的降解。vWF-cp是一种含Ⅰ型血小板结合蛋白序列的解聚蛋白样金属蛋白酶（a disintegrin and metalloproteinase with thrombospondin type Ⅰ motives，ADAMTS），编号为 ADAMTS13[3-4]。该患者血液学标本经苏州大学血液学中心检测结果显示 ADAMTS13 活性 0。

目前 TTP 缺乏特异性的诊断指标。中国专家共识推荐：

（1）临床表现：主要是根据其经典的五联征或三联征，但并不是所有的患者都会有同时出现上述症状。报告中 2 例患者均出现了较明显的中枢神经系统症状。

（2）实验室检查：①血小板减少（$< 100 \times 10^9/L$）和微血管病性溶血性贫血［尤其是外周血破碎红细胞比例（$> 1\%$）］是最重要的两项指标[5]；②血清乳酸脱氢酶明显升高对于患者早期诊断、治疗效果和复发有重要的意义；③血浆 ADAMTS13 活性显著降低或抑制物阳性，但并非所有患者都会表现 ADAMTS13 活性降低或抑制物阳性[6]。

（3）鉴别诊断 TTP 需与溶血尿毒综合征、Evans 综合征、弥散性血管内凝血、HEELP 综合征、巨幼细胞性贫血等疾病相鉴别。该患者血小板下降同时外周血见破碎红细胞增加，并排除了自身免疫性溶血性贫血（抗人球蛋白试验阴性）；凝血功能正常而 D- 二聚体增高，符合微血管血栓形成导致继发性血小板减少的特征。

未经治疗的 TTP 病死率高达 90%，早期治疗可明显改善明确或者高度怀疑 TTP 患者的预后[7]。目前主要治疗措施如下。

（1）血浆疗法：包括 PE 和血浆输注（PI），PE 是目前治疗器官功能衰竭的重要组成方法之一，也是 TTP 患者的最有效的治疗方法，PE 不仅可以清除患者体内的超大分子 vWF 和抗 ADAMTS13 自身抗体，而且能够提供正常的 ADAMTS13。置换液一般选用 FFP，推荐剂量 40 ～ 60mL/kg。传统 PE 主要是血浆滤除和 FFP 输入同时进行，置换过程中约有 1/3 的 FFP 随着 PE 持续分离而丢失。该患者采取了改良后的 FFP，即首先滤除患者大约一半血浆的同时予以输入等量的晶体液和胶体液（2：1）以维持患者的血压和渗透压（若血压维持不佳，适当辅助血管活性药物），然后再予以输入 FFP 置换。改良后的 PE 较传统的方法可以有效地减少血浆的浪费以及防止血液传染疾病的发生。该患者采用改良 PE 后治疗周期和置换次数较以往文献报告明显减少，患者的预后也较好。PI 一般用于遗传性 TTP 或没有 PE 条件的患者，但其疗效不如 PE。

（2）免疫抑制剂：糖皮质激素和环孢素能够稳定血小板和内皮细胞膜，抑制 ADAMTS13 自身抗体产生，对于获得性 TTP 有较好的疗效，目前 PE 联合糖皮质激素已经成为 TTP 患者最主要的治疗方案，可明显降低 TTP 患者的病死率。另外山莨菪碱能够抑制细胞膜的脂质过氧化作用进而减轻血管内皮细胞损伤，PE 联合山莨菪碱不仅可以提高 TTP 患者血小板数值恢复速率而且对于改善患者的神经系统症状有明显效果[8]，该患者神经精神症状重，治疗期间辅以山莨菪碱，患者症状改善较明显。对于少数重度 PE 效果欠佳或复发的 TTP 患者还可以辅助利妥昔单克隆抗体、免疫球蛋白（静脉输注）、长春新碱等治疗[2,5]；输注血小板会激发血栓形成继而加重血栓性微血管病，TTP 患者仅在出现危及生命的严重出血时方可考虑输注少量血小板。对于严重贫血的患者可以适当输注浓缩红细胞。目前尚未有明确的 TTP 患者停止治疗指征，一般认为患者临床症状缓解，血小板及乳酸脱氢酶恢复正常后可逐渐延长 PE 时间，糖皮质激素由静脉滴注改为口服直至停用。该患者采用了 5 次 PE，并取得良好效果，是治疗成功的重要措施。为了减少复发，患者病情稳定后应继续服用阿司匹林 6 ~ 18 个月[5]。

肾综合征出血热诱发 TTP 临床较少见，当原发疾病得到有效控制后，出现精神神经症状，血小板持续低、网织红细胞高于正常值、外周血破碎红细胞增多等临床症状时应该考虑到 TTP 发生的可能。由于 TTP 患者病情进展十分迅速，如果一旦临床表现高度怀疑 TTP 应该立即予以紧急治疗。治疗继发疾病的同时不能忽视对原发疾病继续的治疗，这样才能有效控制病情的发展，从而改善患者预后。

（祁羽鹏，鲁卫华　皖南医学院第一附属医院－弋矶山医院）

专业点评

该病例发病特征典型，诊治思路清晰，相关检查全面、完整，展示了面对重症、疑难患者如何既坚持"一元论"来理解疾病的发生发展，又拓宽思路、及时预知疾病新的发展动向的整体观和前瞻性的重症思维方法。该例患者诊断 TTP 证据充足，治疗效果良好。在临床过程中，许多患者未必如此典型，但可能具有与该 TTP 病例相似的表现及病理生理机制，该类患者也常称之为 TTP 样综合征，与 TTP 不同，其主要是继发于重症疾病所致的内皮细胞病相关的血管微血栓病，其发生的核心机制为补体激活及"内皮细胞双重止血机制激活"。如该病例所示，危重患者若出现不易解释的神经功能障碍、进行性血小板减少、肾功能异常、发热等，均需联想到 TTP 或 TTP 样综合征。

（刘奇　郑州大学第一附属医院）

参考文献

［1］Jiang H, Du H, Wang L M, et al. Hemorrhagic Fever with Renal Syndrome: Pathogenesis and Clinical Picture ［J］. Front Cell Infect Microbiol, 2016, 6: 1.

［2］Matsumoto M, Fujimura Y, Wada H, et al. Diagnostic and treatment guidelines for thrombotic thrombocytopenic purpura（TTP）2017 in Japan ［J］. International Journal of Hematology, 2017, 106（1）: 1-13.

［3］Schiviz A, Wuersch K, Piskernik C, et al. A new mouse model mimicking thrombotic thrombocytopenic purpura: correction of symptoms by recombinant human ADAMTS13 ［J］. Blood, 2012, 119（25）: 6128-6135.

［4］Kremer J H, Heeb S R, Skowronska M, et al. Pathophysiology of thrombotic thrombocytopenic purpura and hemolytic uremic syndrome ［J］. Journal of Thrombosis & Haemostasis, 2018, 76（11）: 1154-1162.

［5］中华医学会血液学分会血栓与止血学组. 血栓性血小板减少性紫癜诊断与治疗中国专家共识（2012 年版）［J］. 中华血液学杂志, 2012, 33（11）: 983-984.

［6］Thomas W, Cutler J A, Moore G W, et al. The utility of a fast turnaround ADAMTS13 activity in the diagnosis and exclusion of thrombotic thrombocytopenic purpura ［J］. British Journal of Haematology, 2019, 184（6）: 1026-1032.

［7］Rock G A, Shumak K H, Buskard N A, et al. Comparison of plasma exchange with plasma infusion in the treatment of thrombotic thrombocytopenic purpura ［J］. Canadian Apheresis Study Group, 1991, 325（6）: 393-397.

［8］Chen L, ling Y S, Lin C H, et al. Combined use of heparin and anisodamine reduces the risk of early thrombosis in native arterovenous fistula［J］. Vascular, 2013, 21（6）: 369.

原发免疫性血小板减少症合并肺孢子菌肺炎

原发性免疫性血小板减少症是血液系统的免疫性疾病，一线治疗推荐糖皮质激素药物应用。肺孢子菌肺炎在非 AIDS 患者中报道呈逐渐增多趋势。肺孢子菌肺炎是由肺孢子菌引起的急性呼吸道传播疾病，病程进展快，其中重症肺炎病例常合并急性呼吸窘迫综合征（ARDS）、呼吸衰竭，甚至多脏器功能衰竭，病死率较高。早发现、早报告、早诊断、早治疗，加强重症病例救治，尽早加用抗真菌药物，是有效提高治愈率、降低病死率的关键。现报告一例原发免疫性血小板减少症合并肺孢子菌肺炎确诊病例的诊治经过，具体如下。

1. 病例摘要

患者，女性，44 岁，因"咳嗽、气促、胸闷、乏力 4 天"，于 2017 年 12 月 14 日就诊于安徽医科大学第二附属医院血液内科。4 天前患者无诱因下出现干咳、无痰，伴胸闷、气促，无发热，不伴有皮疹及肌肉酸痛，活动后咳嗽明显，夜间咳嗽明显，伴全身乏力，未予治疗，于 12 月 14 日就诊安徽医科大学第二附属医院血液内科，查胸部 CT 示双肺异常密度，间质性改变（图 34-1），C 反应蛋白（CRP）100.4mg/L，血常规示白细胞计数（WBC）12.07×10^9/L，中性粒细胞绝对值（NE）10.32×10^9/L，血小板计数（PLT）62×10^{12}/L。按"免疫性血小板减少症，间质性肺炎（可能）"入住血液内科。患者 4 个月前因体检发现血小板最低为 15×10^{12}/L 就诊我院血液内科，完善检查在我院血液科诊断为：原发免疫性血小板减少症，于我院血液科门诊定期随访，2017 年 8 月 4 日开始口服泼尼松 30mg 1 次/日，9 月 10 日复查 PLT 为 32×10^{12}/L，激素减量至 20mg 1 次/日，11 月 28 日复查 PLT 为 32×10^{12}/L，调整为甲泼尼龙 16mg 1 次/日联合达那唑，复查肝功能提示异常，停用达那唑，11 月 30 日激素减量至甲泼尼龙 16mg 1 次/日维持，并于 2017 年 11 月 30 日、2017 年 12 月 7 日先后两次给予长春新碱控制原发病，12 月 7 日复查 PLT 为 67×10^{12}/L。否认高血压病、糖尿病、结核、肝炎等病史，否认家族史。

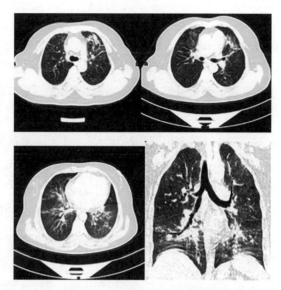

图 34-1　12 月 14 日胸部 CT

2. 诊疗经过

入血液内科后给予甲泼尼龙 40mg 抗炎、莫西沙星 0.4g 1 次 / 日、复方磺胺甲
噁唑 4 片（每片含磺胺甲噁唑 0.4g 和甲氧苄啶 80mg）3 次 / 日、膦甲酸钠 250ml 12
小时 / 次、奥司他韦 75mg 2 次 / 日抗感染治疗，患者病情进行性加重，出现呼吸窘迫、
发绀，血氧饱和度最低至 87%（双路 6 ～ 8L/min 鼻塞 + 面罩吸氧），故于 2017 年
12 月 17 日 20:30 转入重症加强治疗病房行重症监护治疗。转入时，患者呼吸急促，
查体欠配合。查体：神志清楚，精神烦躁，口唇发绀，体温 36.8℃，脉搏 130 次 / 分，
呼吸频率 37 次 / 分，血压 142/55mmHg，血氧饱和度 56%（双路 6 ～ 8L/min 鼻塞 +
面罩吸氧），满月脸，唇周可见小须，全身皮肤、巩膜无黄染，浅表淋巴结未触及
肿大，双侧瞳孔等大等圆，直径约 2mm，对光反射灵敏，双肺呼吸音清，未闻及明
显干湿啰音，球结膜水肿，心律齐，各瓣膜未闻及病理性杂音，腹平软，无压痛、
反跳痛，双下肢无水肿，全身皮肤菲薄。血气分析示：pH 7.33，二氧化碳分压（PCO_2）
33.2mmHg，氧分压（PO_2）49mmHg，乳酸（Lac）4.64mmol/L，碱剩余（BE）–7mmol/
L，血钠（Na^+）135mmol/L，血钾（K^+）3.8mmol/L，碳酸氢根（HCO_3^-）17.5mmol/
L，血红蛋白（Hb）13.3g/dL。转入时初步诊断：①肺部感染；②急性间质性肺炎：
病毒感染？真菌感染？细菌感染？③急性呼吸衰竭；④急性呼吸窘迫综合征（重度）；
⑤免疫性血小板减少；⑥肝囊肿。

转入 ICU 后处理：保护性隔离；无创呼吸机辅助通气，采用 S/T 模式，吸入氧
浓度 0.55，IPAP 12cmH_2O，EPAP 6cmH_2O；调整抗感染方案，停用膦甲酸钠，继续

奥司他韦抗病毒感染、复方磺胺甲噁唑基础上加用卡泊芬净抗真菌感染、莫西沙星调整为亚胺培南 - 西司他丁钠抗细菌感染；在甲泼尼龙抗炎基础上加用丙种球蛋白加强免疫支持治疗，纠正酸碱平衡，维持内环境稳定；白蛋白纠正低蛋白血症；预防应激性溃疡；乙酰半胱氨酸抗氧化；多索茶碱解痉平喘；营养支持。完善血常规、血生化、降钙素原（PCT）、血栓与止血、血清 G+GM 试验、呼吸九联检、Torch 系列、EB 病毒 DNA 检测、巨细胞病毒 DNA 检测、血支原体抗体、ANA、血清结核抗体、流感病毒筛查、细胞免疫功能检测。每日复查胸部正位片，12 月 17 日胸片示双肺透亮度尚可（图 34-2）。维持患者各项生命体征，密切监测生命体征变化。

12 月 17 日血常规：白细胞计数 11.4×10^9/L，中性粒细胞计数 10.17×10^9/L，淋巴细胞百分比 7.9%，淋巴细胞计数 0.9×10^9/L，血细胞比容 0.41，平均血红蛋白浓度 326g/L，血小板计数 62×10^{12}/L；血生化：总蛋白 59.8g/L，白蛋白 29.7g/L，白蛋白 / 球蛋白比值 1.0，尿素氮 4.23mmol/L，血肌酐 65μmol/L，尿酸 76μmol/L，血糖 4.1mmol/L，血钾 3.61mmol/L，血钙 2.03mmol/L，HCO_3^- 21.1mmol/L；降钙素原 0.023pg/mL，白介素 6 182pg/mL；血栓与止血：凝血酶标准化比值 0.9，凝血酶原活动度 99.9，活化部分凝血活酶时间 20 秒，纤维蛋白原 6.34g/L，凝血酶时间 16.5s，抗凝血酶Ⅲ 110.4%，D- 二聚体 0.5mg/L，纤维蛋白原降解产物 1.87μg/mL；血清 G+GM 试验（2017 年 12 月 18 日返）：1-3-β-D 葡聚糖 205.1pg/mL，GM 0.45；呼吸九联检 IgM（–）；Torch 系列：巨核细胞病毒 IgG 抗体＞ 1000AU/mL，单纯疱疹病毒Ⅰ型 IgG 抗体 271.96AU/mL，余病毒抗体正常范围；EB 病毒 DNA 检测＜ 1000copies/mL；巨核细胞病毒 DNA 检测（–）；血支原体抗体（–）；抗核抗体 16 项全（–）；脑钠肽 44ng/L；类风湿因子＜ 9.94IU/mL；血清结核抗体（–）；甲 / 乙型流感病毒抗原筛查（–）；铁蛋白 869ng/mL；细胞免疫功能检测：总 T 淋巴细胞百分比 57.5%，辅助 /诱导 T 淋巴细胞百分比 24.2%，总 T淋巴细胞计数 234/μL，辅助 / 诱导 T淋巴细胞计数 99/μL，抑制 / 细胞毒 T淋巴细胞计数 114/μL。

经积极治疗后患者病情改善不明显，仍有每日高热，最高体温 39℃。

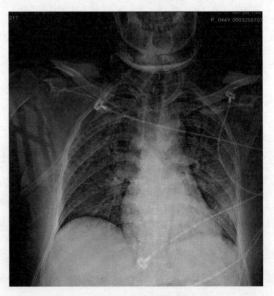

图 34-2 12 月 17 日胸部正位片

12 月 20 日，患者突发呼吸困难，氧合指数下降，调整无创吸入氧浓度为 70%，复查动脉血气：pH 7.511，PCO_2 27.6mmHg，PO_2 54mmHg，复查胸片提示双侧皮下、纵隔气肿、双肺野呈弥漫性白肺样改变（图 34-3）。12 月 20 日行气管切开，气管切开接呼吸机辅助呼吸，采用容量控制通气模式，吸入氧浓度 0.6，呼气末正压 $8cmH_2O$，潮气量 250mL（5mL/kg PBW），经气切套管处可吸出少许白色泡沫痰（图 34-4）。查

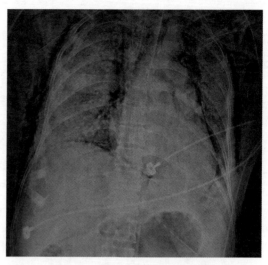

图 34-3　12 月 20 日胸部正位片

体：镇痛镇静肌松状态，体温 36.6℃，脉搏 96 次 / 分，无自主呼吸（处于持续镇痛镇静状态），血压 128/79mmHg，血氧饱和度 90%（经气切套管接呼吸机辅助呼吸下，FiO_2 0.60），全身皮肤、巩膜无黄染，浅表淋巴结未触及肿大，双侧瞳孔等大等圆，直径约 2mm，对光反射消失，双肺呼吸音粗，未闻及明显干湿啰音，球结膜水肿，心律齐，各瓣膜未闻及病理性杂音，上腹胀，肠鸣音弱，双下肢无水肿，全身皮肤菲薄。12 月 21 日行气管镜检查可见各支气管管腔通畅，黏膜稍红，无气道分泌物。留取肺泡灌洗液（BALF 液）培养、六胺银染色、病原体宏基因组检测。12 月 22 日回示肺泡灌洗液（12 月 21 日送检）六胺银染色结果为阴性。12 月 23 日回示痰培养（12 月 21 日送检）无致病菌生长。患者氧合指数（P/F）为 148，行肺复张（PC 法：PC $20cmH_2O$+PEEP $20cmH_2O$）治疗，P/F 为 136，肺复张（recruitment maneuvers，RM）失败。12 月 21 日、12 月 22 日分别行 16 小时、14 小时俯卧位治疗，每次俯卧位后 P/F 分别为 176、184，提示俯卧位治疗有效（图 34-5）。12 月 26 日患者再次出现氧合下降，P/F 为 77，再次行 RM（PC 法：PC $20cmH_2O$+PEEP $20cmH_2O$）治疗，氧合指数改善，P/F 为 213。12 月 29 日，武汉康盛达医学检验所回报患者肺泡灌洗液的检测结果，感染病原体宏基因组检测报告提示真菌感染：卡式肺孢子菌。2018 年 1 月 1 日复查胸部 CT 提示双肺间质性改变（图 34-6）。2018 年 1 月 2 日患者脱机改高流量吸氧，于病程第 26 天（2018 年 1 月 8 日），病情好转转入普通病房，转科前 P/F 360。出 ICU 后随访患者 T 淋巴细胞计数恢复正常（图 34-7），复查胸部 CT 明显吸收（图 34-8）。患者出院诊断：①急性间质性肺炎；②肺孢子菌肺炎；③免疫性血小板减少；④肝囊肿。

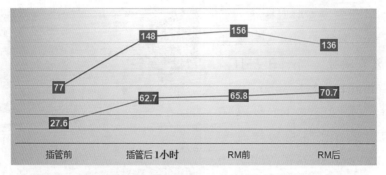

图 34-4　气管插管前后动脉血气氧分压与二氧化碳分压变化趋势

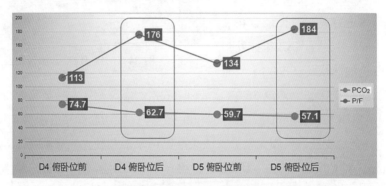

图 34-5　动脉血气氧合指数与二氧化碳分压变化趋势

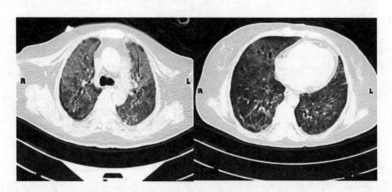

图 34-6　2018 年 1 月 1 日肺部 CT（肺窗）

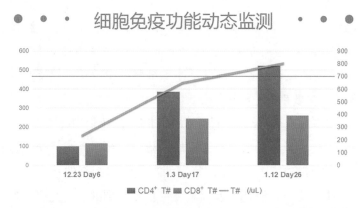

图 34-7 患者入 ICU 后 CD4$^+$T 淋巴细胞计数与 CD8$^+$T 淋巴细胞计数变化趋势

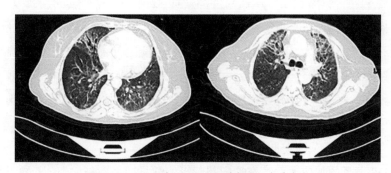

图 34-8 2018 年 1 月 8 日肺部 CT（肺窗）

3. 分析与讨论

该患者入院临床表现需与以下疾病相鉴别：①病毒性肺炎：患者发病处于秋冬流感流行季节，患者属免疫抑制人群，是流感的高危人群，结合患者肺部临床症状，影像学改变呈沿支气管分布的渗出影，病毒性肺炎不能排除；②侵袭性真菌感染：患者系免疫低下人群，真菌感染的高危人群，真菌感染不能排除；③细菌性肺炎：患者初期表现为干咳无痰，结合患者临床感染征象，住院数日不能排除合并继发感染可能；④药物性肺炎：回顾患者药物史，无泼尼松、达那唑、长春新碱等药物导致药物性间质性肺炎相关不良药物反应的病例报道；⑤出血性肺泡炎：患者无咯血表现，可完善 ANA、ANCA 等实验室指标明确有无风湿相关疾病；⑥肺水肿：患者循环稳定，心功能正常，临床依据不足。

卡式肺孢子菌属肺孢子菌，肺孢子菌肺炎是由肺孢子菌引起的间质性浆细胞性肺炎，为条件性肺部感染性疾病。经呼吸道传播，病程进展快，早期不积极干预则预后差[1]。艾滋病（acquired immune deficiency syndrome，AIDS）患者罹患肺孢子菌肺炎常见，然而非 AIDS 者罹患肺孢子菌肺炎呈临床增多趋势，具有一定特点。长期激素治疗是非 AIDS 者罹患肺孢子菌肺炎最常见的危险因素。糖皮质激素（如泼尼松）剂量＞ 20mg/d 达 8 周或以上就会使非 AIDS 者罹患肺孢子菌肺炎的风险显著增加。非 AIDS 的免疫抑制者，特别是伴 T 细胞缺少或正在接受其他具有细胞毒的抗 TNF 药物治疗的患者中，当泼尼松剂量＞ 20mg/d 超过 1 个月时应考虑预防[2]。近期有肾脏疾病患者继发免疫缺陷与肺孢子菌肺炎的病例报道[3]，本例患者基础有免疫性血小板减少史，肺部感染前有激素应用史，应用时间＞ 4 个月，日剂量甲泼尼龙 16mg，该患者在此次发病前又进行了两次免疫抑制剂的治疗，尽管患者血小板计数较初始有明显改善，但是患者细胞免疫功能受到抑制，为机会性感染提供的宿主条件。早期针对性对高危人群经验性预防可以避免重症肺炎的发生。

血 G 试验指标异常提示临床需高度怀疑真菌感染，与后来证实的肺真菌感染是一致的，提示血 G 试验是肺真菌感染的敏感指标，同样，AIDS 患者采用 G 试验可以为艾滋病合并肺孢子菌肺炎患者诊断提供一定实验室参考依据[4]，意见一致。肺泡灌洗液通过六胺银染色的方法检测卡式肺孢子菌，由于标本采样、运输、检验过程中要求较高，存在一定的假阴性可能，而病原基因组检查为该患者的确诊提供一个新的途径[5]。

HIV 患者肺孢子菌肺炎的胸部 CT 有一定影像学特点[6]，典型者呈磨玻璃样改变，非 AIDS 患者的肺孢子菌肺炎临床肺部影像学早期表现与之类似，缺乏特异性，最终诊断需综合病史、临床症状、实验室和影像学检查结果。更需要提高认识、及早进行抗真菌治疗以降低病死率。该类患者死亡的主要原因是无法逆转的恶性缺氧，及其导致的一系列病理生理改变，故迅速改善缺氧是救治成功的关键。改善缺氧措施有机械通气（小潮气量、高 PEEP、俯卧位通气等），机械通气应用中患者初次使用肺复张失败，俯卧位获益。根据指南推荐，重度氧合障碍（P/F ＜ 150）建议先考虑肺复张、再选择俯卧位，次之考虑 ECMO。俯卧位通过改善重力依赖区的通气、血流比值，较肺复张更好地实现通气氧合改善。

综上所述，重症肺孢子菌感染患者救治的关键还是早期发现、早期诊断、早期治疗。针对长期应用激素人群，细胞免疫功能的动态监测，高危人群的早期预警为临床工作者带来了启示。

（杨翔，曹利军，尹路，张频捷，胡秋源，
陈虎，孙昀　安徽医科大学第二附属医院）

专业点评

　　该患者长时间应用糖皮质激素治疗原发免疫性血小板减少症，免疫功能不可避免受损，此次就诊症状特点为干咳、呼吸困难、肺部体征少和肺间质病变，且本次入院 CD4$^+$T 淋巴细胞 < 200 个 /μL，提示此患者感染肺孢子菌可能性大。延迟治疗增加机械通气的需要和病死率，PCP 特异性治疗不应因等待实验室检查结果而延迟。该患者入院后立刻启动复方磺胺甲噁唑经验性治疗，治疗及时规范。

　　PCP 传统确诊方法为痰液或者 BALF 染色镜检，对检验人员的技术要求较高，且非 HIV 感染的 PCP 患者肺内肺孢子菌负荷量较低，导致阳性诊断率很低。由于 mNGS 的推广应用，使得呼吸道和血液标本中的肺孢子菌诊断变得轻而易举，而且 mNGS 可以同时识别多种病原体。此患者在常规病原学检查结果阴性的情况下，及时行呼吸道标本 mNGS 检查，及时确诊了 PCP，为目标抗感染提供了依据。

　　PCP 患者易进展为急性呼吸衰竭（ARF）而需要转入 ICU。该患者出现呼吸窘迫、低氧血症后转入 ICU，给予呼吸支持、保护性肺通气、深镇静肌松、肺复张以及俯卧位通气，为治疗 PCP 提供重要保障。对于重症 PCP 患者，延迟转入 ICU 与无创通气（NIV）失败均增加病死率。从氧合指标来看，该患者入 ICU 时已经符合重度 ARDS 诊断标准，实施 3 天 NIV 并未改善呼吸状况或者动脉血气，如果能更早入住 ICU，且 NIV 6 小时内呼吸功能无改善即启动有创通气，可能更有利于控制病情。

（秦秉玉，王存真　河南省人民医院）

参考文献

［1］何小清，沈银忠 . 肺孢子菌肺炎诊治的研究进展［J］. 中国真菌学杂志，2018，13（4）：247-251.

［2］White P L, Backx M, Barnes R A, et al. Diagnosis and management of Pneumocystis jirovecii Infection［J］. Expert Review of Anti-infective Therapy, 2017, 15（5）：435-447.

［3］孙丹，许书添，郭锦洲，等 . 肾脏疾病患者继发免疫缺陷与肺孢子菌肺炎［J］. 肾脏病与透析肾移植杂志，2018，27（2）：119-123.

［4］黄述婧，陈铭，代芳芳，等 . G 试验对艾滋病合并肺孢子菌肺炎诊断价值的探讨［J］. 首都医科大学学报，2016，37（4）：504-508.

［5］Song Y, Ren Y, Wang X, et al. Recent Advances in the Diagnosis of Pneumocystis

Pneumonia［J］. Med Mycol J, 2016, 57（4）: E111-116.

［6］陈龙华, 史东立. 艾滋病合并耶式肺孢子菌肺炎的CT特点及与预后的关系［J］. 放射学实践, 2016, 31（7）: 634-637.

系统性红斑狼疮伴肠系膜血管炎

系统性红斑狼疮（systemic lupus erythematosus，SLE）是慢性自身免疫性疾病，常发生于育龄女性，发病机制复杂，临床表现多种多样，可累及多脏器、多系统，包括皮肤、肾脏、血液系统、神经系统、消化系统等。30% ~ 50% 的 SLE 患者会出现消化道症状[1]，包括消化道出血、肝脏或胆管疾病、急性胰腺炎、假性肠梗阻、感染性腹膜炎、肠坏死、肠穿孔、狼疮肠系膜血管炎（lupus mesenteric vasculitis，LMV）等。其中 LMV 在 SLE 患者中的发病为 2.2% ~ 9.7%[1-2]，缺乏特异性临床表现，如果治疗不及时其病死率可高达 50%[2-3]。现汇报我科于 2020 年 9 月收治的一例 SLE 合并 LMV 患者，并结合文献进行讨论。

1. 病例摘要

患者，女性，25 岁，以"腹痛 7 天，加重 1 天"为主诉于 2020 年 9 月 2 日夜间入院急诊外科。患者于入院前 7 天无明显诱因出现上腹痛，疼痛剧烈，放射至背部，疼痛不能忍受，伴恶心、腹胀，无腹泻、发热等症状，至当地医院行腹部立位平片示"不全肠梗阻"。CT：①胃壁增厚水肿，考虑炎性改变；②肠管壁增厚水肿，考虑炎性改变；③盆腔积液；④肠系膜根部多发肿大淋巴结；⑤心包积液。给予禁食，胃肠减压、灌肠处理后腹痛症状稍有好转，1 天前上述症状加重，伴少尿，为求进一步诊治，遂急诊来我院。既往体健。入院查体：神志清楚，自主体位，急性面容，表情痛苦，呼吸频率快，腹平坦，上腹部有压痛、反跳痛，移动性浊音阴性，肠鸣音 1 次 / 分。初步诊断：腹痛待查，急性胰腺炎？不完全性肠梗阻？入院后超声可见胆囊内沉积物，肝周、脾周积液。

血常规：白细胞计数 4.13×10^9/L，血红蛋白 107.0g/L，血小板计数 208×10^9/L；尿素 8.22mmol/L，肌酐 79μmol/L，尿酸 573μmol/L，淀粉酶 123U/L，脂肪酶 217.00U/L。炎症标志物：C 反应蛋白 3.90mg/L，降钙素原 0.059ng/mL。给予禁食水、抑酸、抗感染、静脉营养等对症支持治疗。9 月 3 日早晨因腹痛加重、少尿（210mL）转入我科。

入科查体：神志清，呼吸急促，31 次 / 分，腹部平坦，腹部压痛，以右侧为著，无反跳痛，肠鸣音消失。转入后急查增强 CT 为右下腹局部回肠管壁增厚并中度强化、胃壁增厚水肿、小肠梗阻、肠系膜根部多发肿大淋巴结（图 35-1）；钾 6.8mmol/L。与家属沟通同意后行连续肾脏替代疗法治疗，留置胃管、胃肠减压、腹腔穿刺引流、抗感染、静脉营养、镇痛镇静等治疗。并送检风湿免疫相关化验：风湿相关指标抗核抗体 1∶3200 阳性（+++），抗双链 DNA 抗体阳性（+），抗组蛋白抗体阳性（++），抗核小体抗体阳性（++），抗 nRNP/Sm 抗体阳性（+）；补体 C3 0.38g/L，补体 C4 0.05g/L；考虑 SLE 活动累及消化系统请风湿免疫科会诊，追问病史近期在驾校学车长时间阳光暴露，诊断为 SLE 合并 LMV，治疗建议给予甲泼尼龙 1g/d 冲击 3 天和人血免疫球蛋白 0.4g/（kg·d）连用 5 天。

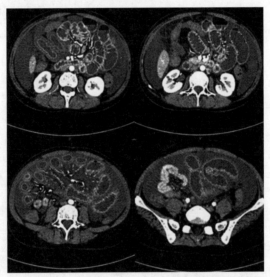

图 35-1　甲泼尼龙冲击治疗前腹部增强 CT

2. 诊疗经过

入科第 2 天执行会诊意见和继续禁食水、静脉营养等治疗。入科第 4 天尿量恢复至 2100mL，腹腔超声腹水量少给予拔出腹腔引流管，但仍腹胀、腹痛缓解不明显，肠鸣音减弱，1 次 / 分。甲泼尼龙 1g 冲击 3 天后改为 60mg/d，入科第 6 天诉仍有腹胀，无腹痛，腹痛无压痛、反跳痛，但肠鸣音仍较弱，1 次 / 分，甲泼尼龙 60mg/d 继续应用。入科第 8 天出现腹痛、腹胀症状加重，伴腹泻，黄绿色稀水样便。复查全腹增强 CT：肠及乙状结肠管壁水肿增厚，考虑炎性；胃未扩张，局部壁呈低密度影，炎性水肿？部分肠管扩张，考虑不全梗阻（图 35-2）。继续甲泼尼龙 1g/d 冲击、腹腔穿刺引流，3 天后改为甲泼尼龙 80mg/d 应用。入科第 14 天因腹痛腹胀反复给予第一次环磷酰胺 0.2g 免疫抑制治疗。入科第 18 天排气，少量流质饮食。入科第 24 天给予第二次环磷酰胺 0.2g 免疫抑制治疗，甲泼尼龙改为 40mg/d 应用，并转风湿免疫科继续治疗。转科后 4 天改为口服甲泼尼龙片 32mg/d、羟氯喹片 0.40g/d 并要求出院。出院后 6 个月随访无复发。

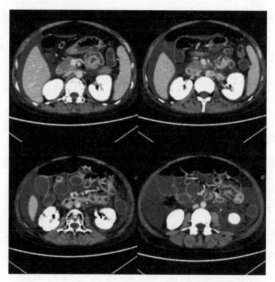

图 35-2　甲泼尼龙冲击治疗第 8 天腹部增强 CT

3. 分析与讨论

SLE 并发 LMV 是 SLE 出现急性腹痛的原因之一，发病率低，国内 2006 年至 2016 年共发布 23 篇 258 例患者[4]，而 2016 年以来报道 198 例[5-7]，可发生于 SLE 的任何时期，易发生于活跃期，而本病例中 LMV 是 SLE 的首发表现，给临床诊断带来了一定的困难，以恶心、腹痛、腹胀的消化道症状为主要表现收入外科。腹部增强 CT 是最有效的诊断方法，治疗以 SLE 的相关治疗为主，本病例中激素冲击和免疫抑制剂治疗后好转。

SLE 合并 LMV 的发病机制[3]可能是感染、药物、化学物品等诱发炎症系统激活，与免疫复合物沉积在血管壁，补体激活，炎细胞浸润引起损伤；免疫复合物沉积后激活补体引起纤维素样沉积，导致黏膜下水肿而血管损伤、小血管血栓形成。LMV 的病理表现是纤维素样坏死、血管壁白细胞碎裂、纤维蛋白性血栓形成、肌层管周出血，肠壁节段性水肿、溃疡、坏疽或穿孔；也会见到广泛的肌细胞坏死、肌层的活动性炎症和嗜酸性粒细胞的浸润。

LMV 的临床表现无特异性，诊断无统一标准，主要是肠系膜血管炎症引起胃肠道血供不足而导致缺血性肠病表现[4,6]：腹痛、腹泻、恶心、呕吐、腹胀、停止排气排便，严重时可出现便血、肠穿孔等，LMV 患者的腹痛一般为持续弥漫性腹痛，与急性胃肠炎、消化道溃疡及胰腺炎等的疼痛相区别。少数患者主要表现为顽固性腹泻、恶心、呕吐，无明显的腹痛，或者轻度的腹部压痛[8]。LMV 易合并其他系统损害：肾损伤、心血管系统（心包积液、心肌损害）、血液系统、呼吸系统、中枢系统等[4]。患者查体常有腹部压痛、伴或不伴反跳痛，腹肌紧张，肠鸣音减弱或消失。本病例患者治疗过程中反复出现恶心、腹痛、腹胀症状，时有加重，查体呼吸频率快，腹部压痛，肠鸣音减弱或消失。

实验室检查补体 CH50、C3、C4 可评估 SLE 的活动度，腹部增强 CT 是早期诊断 LMV 的首选检查，显示为肠壁和肠系膜血管的病变，特征是肠壁水肿、增厚，肠腔扩张，成"双晕征"或"靶形征"样改变，肠系膜血管增粗呈"梳齿状""栅栏样"改变；病变肠管可为节段性或多灶性，中间存在正常的肠管，但与肠系膜动脉分支的供血分布区域不对应；肠外可出现肾盂、输尿管积水，可通过复查 CT 检查评估疗效。腹部 DR 可见多个气液平面、肠管扩张、腹腔积液，也可见输尿管扩张和膀胱容积减少。血管造影有助于 LMV 的诊断，但因 SLE 常累及小血管，造影难以发现小血管炎症出现假阴性结果。消化道造影检查可见肠缺血性改变，十二指肠、末端回肠多个节段不规则的增厚、皱襞突出，"拇指印"样改变。胃肠镜检查可见慢性浅表性胃炎、十二指肠炎或全结肠炎，无特征性病变，对本病诊断不敏感[4]。超声可见肠壁水肿、增厚，但临床无统一标准而未推广。LMV 还可出现贫血、血小板减少、C 反应蛋白或红细胞沉降率升高的变化。本例患者通过增强 CT 检查可见右下腹局部回肠管壁增厚并中度强化、胃壁增厚水肿、小肠梗阻，可见典型的肠道"双晕征"和肠系膜血管"梳齿状""栅栏样"改变，且有肾功能损伤，累及呼吸系统、心血管系统，考虑诊断为 SLE 合并 LMV，送检风湿相关化验支持诊断，而且在治疗过程中通过复查 CT 检查辅助评判疗效，指导第二次激素冲击治疗。

因 LMV 持续进展可发生肠坏死、肠穿孔，一旦确诊立即进行相关治疗，在禁食水、胃肠减压、抑酸、预防感染、静脉营养等对症治疗的同时应尽早给予抗炎和免疫抑制治疗。一般糖皮质激素用量为甲泼尼龙 1 ~ 2mg/（kg·d）静脉应用，对此剂量反应不佳者需增加激素用量，甚至需激素冲击治疗才能控制病情。而对重症患者可甲泼尼龙 1g/d 冲击治疗 3 ~ 5 天[9]，病情控制后激素可逐渐减量。有研究表明环磷酰胺 0.5 ~ 1.0g/m² 体表面积、1 次/月的冲击疗法或环磷酰胺 0.5g、2 次/月的小剂量用于激素疗效不佳或复发的 LMV 患者的疗效较好[1,10]，也有研究环磷酰胺可减少 LMV 的复发。对于难治性复发的 LMV 患者可考虑应用硫唑嘌呤、吗替麦考酚酯[9]。而对于激素和免疫抑制剂疗效不佳者，可考虑利妥昔单抗治疗[11]，但无大规模的 RCT 证实。对于药物治疗无效者应尽快外科手术治疗。但这些治疗方案的疗效比较还需要大规模的前瞻性临床研究进行验证。因 LMV 是免疫功能紊乱和肠道黏膜屏障的破坏，在大剂量激素冲击或免疫抑制剂应用时可能会引起细菌移位导致脓毒症，故在治疗过程中需警惕感染。本病例患者甲泼尼龙冲击 2 个疗程后病情缓解不理想，小剂量环磷酰胺免疫抑制治疗后缓解，恢复饮食，随访半年无反复。

　　LMV 的发生多与 SLE 活动相关，预后与血管受累的范围有关，消化道症状无特异性，也无特异性诊断标准，不易引起医师的重视，但病死率高[2]，故应尽早明确诊断、综合评估、及时选择恰当的治疗方案，激素及免疫抑制剂治疗常有效，可避免不必要的外科手术。对于确诊 SLE 患者，尤其是处于活动期者出现消化道症状，应该想到 SLE 并发 LMV 的可能，进行增强 CT 明确诊断。对没有 SLE 基础疾病出现不明原因的恶心、呕吐、腹痛、腹胀、腹泻等消化症状时，容易发生误诊或漏诊。本例患者病情危重，累及呼吸、肾脏，且反复加重，在甲泼尼龙冲击治疗、小剂量环磷酰胺免疫抑制治疗后临床症状好转，恢复饮食。

（张晓娟，刘韶华，王晓达　濮阳市第五人民医院，

孙同文　郑州大学第一附属医院）

专业点评

　　系统性红斑狼疮（SLE）并发狼疮肠系膜血管炎（LMV）属于 SLE 的临床特殊表现，相对少见，临床表现缺乏特异性，主要是肠道缺血的表现，需要注意和各种临床常见的急腹症相鉴别，腹部增强 CT 是具有诊断意义的检查手段。该病例腹部增强 CT 可见典型的肠道"双晕症"和肠系膜血管"梳齿状""栅栏样"改变，治疗后消失，为我们认识 LMV 提供了很好的病例。该病例提示我们当 SLE 患者发生 LMV，说明 SLE 处于活动期，临床医师应高度重视，给予积极的激素治疗和（或）联合免疫抑制剂治疗。

（臧彬　中国医科大学附属盛京医院）

参考文献

[1] Lian T Y, Edwards C J, Chan S P, et al. Reversible acute gastrointestinal syndrome associated with active systemic lupus erythematosus in patients admitted to hospital

　　　［J］. Lupus, 2003, 12（8）: 612-616.

［2］ Kwok S K, Seo S H, Ju J H, et al. Lupus enteritis: clinical characteristics, risk factor for relapse and association with anti-endothelial cell antibody［J］. Lupus, 2007, 16（10）: 803-809.

［3］ Ju J H, Min J K, Jung C K, et al. Lupus mesenteric vasculitis can cause acute abdominal pain in patients with SLE［J］. Nat Rev Rheumatol, 2009, 5（5）: 273-281.

［4］ 文钟, 姚承佼, 朱丹, 等. 系统性红斑狼疮伴发肠系膜血管炎临床分析［J］. 风湿病与关节炎, 2017, 6（1）: 26-29.

［5］ 廖冠义, 游文献, 钟玉, 等. 系统性红斑狼疮伴肠系膜血管炎 44 例临床特征分析［J］. 中华消化杂志, 2020, 40（9）: 624-627.

［6］ 刘源, 彭孝倩, 丁航, 等. 系统性红斑狼疮合并肠道病变的临床特征及诊治分析［J］. 胃肠病学和肝病学杂志, 2021, 30（2）: 168-173.

［7］ 梁志刚. 狼疮肠系膜血管炎的临床表现与治疗方式研究［J］. 中国实用医药, 2017, 12（04）: 84-85.

［8］ 李中艳, 曾芙蓉, 洪小平, 等. 系统性红斑狼疮肠系膜血管炎 9 例临床分析［J］. 山西医药杂志, 2014, 43（8）: 917-919.

［9］ Janssens P, Arnaud L, Galicier L, et al. Lupus enteritis: from clinical findings to therapeutic management［J］. Orphanet J Rare Dis, 2013, 8: 67.

［10］ Yuan S, Ye Y, Chen D, et al. Lupus mesenteric vasculitis: clinical features and associated factors for the recurrence and prognosis of disease［J］. Semin Arthritis Rheum, 2014, 43（6）: 759-766.

［11］ Oh J S, Kim Y G, Lee S G, et al. Successful treatment of recurrent lupus enteritis with rituximab［J］. Lupus, 2010, 19（2）: 220-222.

系统性红斑狼疮合并重症肺孢子菌肺炎

肺孢子菌肺炎（pneumocystis pneumonia，PCP）是由卡氏肺孢子菌（pneumocystis carinii pneumonia，PJ）感染引起的一种真菌感染性疾病，肺孢子菌为条件致病菌，通常只在免疫缺陷的人群中感染，如获得性免疫缺陷综合征（acquired immune deficiency syndrome，AIDS）、肿瘤、放化疗、器官移植、长期服用激素及免疫抑制剂等患者[1]。重症 PCP 患者往往伴有严重的呼吸衰竭，进展为 ARDS，俯卧位通气有助于改善 ARDS，是一个比较好的选择。本文报道一例俯卧位通气治疗重症肺孢子菌肺炎治愈的病例，并结合文献进行讨论。

1. 病例摘要

患者，男性，16 岁，4 个月前因"发热"至当地医院风湿科就诊，确诊为"系统性红斑狼疮"，经治疗后体温下降，后体温再次升高，转至我院风湿科治疗，经治疗后好转出院，出院后长期服用甲泼尼龙 20mg 1 次 / 日、羟氯喹片 0.2g 2 次 / 日、吗替麦考酚酯分散片 0.75g 3 次 / 日。此次以咳嗽、发热 4 天、呼吸困难 1 天为代主诉于 2021 年 7 月 19 日入我院 EICU 病房。患者 4 天前受凉后出现咳嗽、发热，呈刺激性干咳，无痰，体温最高达 39℃，无寒战、呼吸困难，无腹痛、腹泻，自服布洛芬、甲泼尼龙、羟氯喹后出现呕吐、纳差，体温降至 36℃，咳嗽无明显好转，后未再继续治疗。2 天前再次出现发热，体温最高达 39.4℃，无明显热型，口服克感敏后体温下降，至当地医院就诊，行胸部数字化摄影检查提示肺部感染（未见报告），后以"肺部感染"收住呼吸科治疗。

入院后完善胸部 CT 提示：双肺多发炎性改变，纵隔内及双侧腋窝区多发增大淋巴结（图 36-1），给予哌拉西林他唑巴坦 + 阿莫西林治疗（剂量不详），经治疗后体温降至 36℃。1 天前体温再次升高至 39℃，心率 158 次 / 分，给予阿奇霉素、普萘洛尔对症支持治疗，患者突发呼吸困难、全身大汗、发绀，心电监护提示氧饱和度监测不出，急转至重症监护病房，给予气管插管、呼吸机辅助通气等治疗，因病情危重，家属要求转入我院继续治疗，由我院救护车接诊至我科。

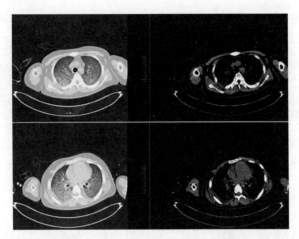

图 36-1 患者 2021 年 7 月 19 日胸部 CT

入院时查体：体温 38℃，脉搏 89 次 / 分，呼吸 20 次 / 分，血压 110/65mmHg［去甲肾上腺素 0.78μg/（kg·min）持续泵入］，血氧饱和度（SPO$_2$）96%（经口气管插管接呼吸机辅助呼吸，压力控制模式，氧浓度 90%），呼气末正压（positive end-expiratory pressure，PEEP）8cmH$_2$O，压力 14cmH$_2$O，药物镇静状，镇静评分（richmond agitation-sedation scale，RASS）–3 分，查体无法配合。全身散在大量红色皮疹，以头部及颈前胸部为重，双侧大腿可见多处红色条纹。双侧瞳孔等大等圆，直径约 2.0mm，对光反射迟钝，双肺呼吸音粗，未闻及干湿啰音，无胸膜摩擦音。心前区无隆起，心尖搏动正常，心浊音界正常，心前区无异常搏动，心率 89 次 / 分，律齐，心脉率一致，各瓣膜听诊区未闻及杂音，无心包摩擦音。腹软，肠鸣音 3 次 / 分，无过水声，无血管杂音。肌张力、肌力查体不配合，病理征未引出。初步诊断：①休克查因：心源性休克？感染性休克？②系统性红斑狼疮：狼疮性脑病？③呼吸衰竭：气管插管术后；④肺部感染；⑤电解质紊乱，低钾血症。

入院后查动脉血气：pH 值 7.4，二氧化碳分压 45.0mmHg，氧分压 89.0mmHg，乳酸 1.3mmol/L，细胞外碱剩余 1.5mmol/L；乳酸脱氢酶 1511U/L；血常规：白细胞计数 10.67×10^9/L，红细胞计数 3.98×10^{12}/L，血红蛋白 132.4g/L，血小板计数 122×10^9/L，中性粒细胞百分比 94.9%，淋巴细胞百分比 4.5%；结缔组织病全套：抗核抗体（IgG 型）1∶320 阳性（+），抗 Ro52 抗体强阳性（+++），抗 SSA 抗体强阳性（+++），抗 Sm 抗体强阳性（+++），抗 nRNP/Sm 抗体强阳性（+++），抗 SSA 抗体 361.13RU/mL，抗 Ro52 抗体 145.59RU/mL，抗 nRNP/Sm 抗体 65.43RU/mL，抗 Sm 抗体 77.54RU/mL；降钙素原 7.820ng/mL；C 反应蛋白 182.20mg/L。

2. 诊治与治疗

入科后完善血培养、痰培养、痰液真菌免疫荧光染色。系统性红斑狼疮患者结合长期服用激素及免疫抑制剂病史，并 CD4$^+$ T 淋巴细胞计数 171 个 /μL，氧合指数 98mmHg，胸部 CT 可见双肺呈弥漫性改变，考虑肺孢子菌感染可能性大，不除外其他病原菌混合感染，应予以重拳猛击，暂给予抗感染治疗：美罗培南针 1g，8 小时 / 次 + 复方磺胺甲噁唑 3 片，6 小时 / 次 + 卡泊芬净针 50mg（首剂 70mg），1 次 / 日 + 更昔洛韦针 0.25g，12 小时 / 次。辅以呼吸机辅助呼吸、纤支镜吸痰、镇静、镇痛、营养支持、抑酸护胃、化痰平喘、营养心肌、抑制炎症反应、维持水、电解质平衡等对症治疗。综合患者病情，请风湿免疫科会诊后停用吗替麦考酚酯，激素调整为甲泼尼龙 40mg 1 次 / 日，给予人免疫球蛋白针 20g，1 次 / 日，冲击治疗 5 天。2021 年 7 月 24 日患者突发呼吸窘迫，血压下降，给予 100% 氧浓度呼吸支持后，氧饱和度维持在 72% 左右，给予镇静及肌松药物应用后增加呼吸机支持条件改善氧合，与家属沟通体外膜肺氧合（extracorporeal membrane oxygenation，ECMO）支持后家属拒绝。患者处于免疫力低下状态，可能存在多种病原菌感染的可能，治疗上继续积极寻找病原菌，留取肺泡灌洗标本行细菌学培养及宏基因组二代测序（metagenomic next generation sequencing，mNGS）以明确病原菌。2021 年 07 月 25 日患者呼吸机支持条件仍较高，给予药物深镇静［瑞马唑仑 2.4μg/（kg·min），顺阿曲库安 0.53μg/（kg·min）持续泵入，RASS 评分 –5 分］，气管插管接呼吸机辅助呼吸（压力控制模式，FiO$_2$ 85%，R 15 次 / 分，PEEP 10cmH$_2$O，PC above PEEP 20cmH$_2$O），氧饱和度 96%，提示肺部病变严重，肺泡灌洗液 mNGS 结果（表 36-1）显示卡氏肺孢子菌感染。同日痰培养结果显示：中量产气克雷伯菌、中量嗜麦芽窄食单胞菌。培养结果与病史相符，卡氏肺孢子菌对复方新诺明敏感，现阶段应用有效，嗜麦芽窄食单胞菌多是机会致病菌，考虑与患者长期服用激素所致免疫低下及长期应用广谱抗菌药物所致，产气克雷伯菌显示对"美罗培南"敏感，结合病情，暂不调整抗菌药物，调整激素用量为甲泼尼龙针 40mg，2 次 / 日。2021 年 7 月 26 日复查胸部 CT（图 36-2）提示肺部感染较前加重，右侧胸腔中等量积液，为减轻患者肺压迫，行右侧胸腔闭式引流术，同时为加强痰液引流、改善通气、缓解呼吸窘迫症状，尝试行俯卧位通气（图 36-3），持续数小时后患者烦躁，呼吸窘迫，氧饱和度下降至 75%，终止俯卧位通气，但经治疗后患者呼吸机支持力度下降，氧浓度可降低至 50%，后每日间断给予俯卧位通气。2021 年 7 月 29 日患者呼吸功能较前稍改善，尝试间断脱机；2021 年 7 月 30 日患者胸腔引流量较前减少，复查胸部 CT

（图 36-4）示双肺磨玻璃及实变影较前减轻，胸腔积液量较前明显减少，给予拔除胸腔闭式引流管；患者脱机后氧饱和度可，神志清，于同日拔除气管插管，加强拍背排痰，嘱自主咳嗽、咳痰、吹气球锻炼肺功能。2021 年 7 月 31 日将甲泼尼龙针40mg，2 次 / 日，改为泼尼松片 50mg 1 次 / 日。患者病情稳定，生命体征平稳，于2021 年 8 月 3 日转风湿免疫科普通病房继续治疗。后患者病情逐渐好转，于 2021年 8 月 16 日复查胸部 CT（图 36-5）示双肺感染较前好转，痊愈出院，嘱院外继续口服药物治疗，定期随访。

表 36-1　患者 2021 年 7 月 24 日肺泡灌洗液 mNGS 结果

细　菌						
属			种			
类型	名称	序列数	名称	序列数	相对丰度	关注度
−	−	−	−	−	−	−
病　毒						
类型	名称	序列数	名称	序列数	相对丰度	关注度
DNA	巨细胞病毒属 Cytomegalo	134	CMV Human betaherpesvirus 5	133	66.76%	低
真　菌						
名称		序列数	名称	序列数	相对丰度	关注度
肺孢子菌属 Pneumocystis		267	卡氏肺孢子菌 Pneumocystis jirovecii	267	98.28%	高
寄生虫						
名称		序列数	名称	序列数	相对丰度	关注度
−		−	−	−	−	−
特殊病原体（包括分枝杆菌、支原体 / 衣原体等）						
类型	名称	序列数	名称	序列数	相对丰度	关注度
−	−	−	−	−	−	−

注：序列数：高通量测序数据中，唯一比对到某属或某种的特异性序列数量。

相对丰度：将病原体依据细菌、真菌、病毒和寄生虫进行分类，计算该病原体在相应分类中基因组的相对比例。

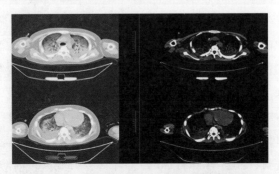

图 36-2　患者 2021 年 7 月 26 日胸部 CT

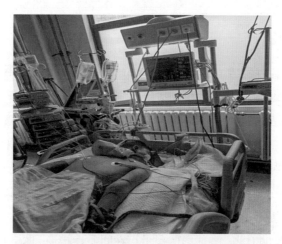

图 36-3　患者 2021 年 7 月 26 日俯卧位通气状态

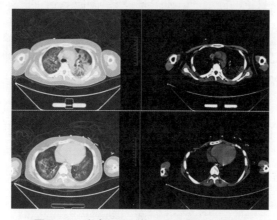

图 36-4　患者 2021 年 7 月 30 日胸部 CT

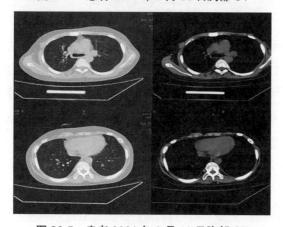

图 36-5　患者 2021 年 8 月 16 日胸部 CT

3. 分析与讨论

本例患者为青少年男性，既往有系统性红斑狼疮和长期应用激素及免疫抑制剂治疗史；此次急性起病，发病后经过常规抗细菌治疗未见好转，并出现呼吸困难、呼吸衰竭。此例患者发病地点在医院外，有新近出现的咳嗽、咳痰、发热症状，胸部影像学检查显示新发的斑片状浸润影，并除外肺结核、肺部肿瘤等其他疾病，可诊断为社区获得性肺炎[2]。该患者呼吸困难，氧合难以维持，需要有创机械通气治疗、呼吸频率 ≥ 30 次 / 分、氧合指数 ≤ 250mmHg，多肺叶浸润，可诊断为重症肺炎[2]。入我院后血气分析提示 I 型呼吸衰竭；实验室检测白细胞、中性粒细胞、C 反应蛋白、降钙素原、乳酸脱氢酶升高；胸部影像提示存在间质性肺炎；体格检查药物镇静状态，双肺呼吸音粗，未闻及干湿啰音，无胸膜摩擦音，呼吸窘迫进行性加重；临床症状重，而肺部体征表现轻，两者不匹配。肺炎是动态过程，而胸部影像学和实验室检查结果仅为疾病活动状态的短暂表现，一味等待病原学结果往往会延误病情，早期给予准确的病情评估及恰当的抗生素应用尤为重要。

该患者虽然社区发病，但病原学无法用常见病原学解释，当地常规抗感染治疗后效果不佳，患者临床症状重而体征轻，氧合指数明显下降，思路应该有所转变。结合本例患者的既往病史、临床表现、胸部 CT 及实验室检查结果，虽痰液真菌免疫荧光染色为阴性，但仍考虑其早期为肺孢子菌感染，后期并发产气克雷伯菌、嗜麦芽窄食单胞菌感染。肺孢子菌感染诊断较困难，确诊有赖于肺泡灌洗液六胺银染色或肺孢子菌核酸检测[3-5]，而早期针对肺孢子菌治疗能减轻症状、缩短病程。患者病情重，入院后病情波动，住院时间长，后继发院内获得性肺部细菌感染。

卡氏肺孢子菌可长期潜伏于健康人的肺泡腔内，宿主免疫力低下时，菌体产生大量滋养体和包囊，并在肺组织内迅速扩散导致弥漫性间质性肺炎。主要表现为发热、干咳、进行性呼吸困难及低氧血症，其他表现为寒战、胸痛、体重下降等，常存在多种不典型病原体或混合感染，导致鉴别困难；呼吸道症状不典型，患者自觉症状较重而肺部体征轻，判断感染源困难；患者干咳无痰，导致常规办法很难确定病原学；因多为混合感染，肺部影像学表现不典型，在人类免疫缺陷病毒（human immune deficiency virus，HIV）及非 HIV 患者中轻重不一，而治疗反应不同，临床差异明显；导致延误治疗，难以确诊；HIV 阴性感染者病死率往往高于 AIDS 患者；一旦确诊，就需要药物治疗，未经治疗患者病死率高[6]，开始治疗时间越早越好，但早期诊断困难。非 HIV 感染者的肺孢子菌肺炎典型临床表现为暴发型呼吸衰竭，伴发热和干咳，肺部影像学为双侧弥漫性的间质渗出。因此临床上遇到有上述危险因素，明显呼吸困难，肺 CT 为弥漫性间质病变的时候，除了病毒感染以外，要考虑肺孢子菌肺炎的可能，干咳者应做诱导痰甚至肺泡灌洗送检。

目前治疗 PCP 常用药物为复方磺胺甲噁唑、苯砜、喷他脒、乙胺嘧啶，磺胺多辛，阿托伐醌、克林霉素和伯氨喹等[7]。其中复方磺胺甲噁唑是最有效的药物，因此除非患者对其有严重过敏史，例如 Stevens-Johnson 综合征或者中毒性表皮坏死，都应首选复方磺胺甲噁唑。而棘白菌素类代表药物卡泊芬净通过抑制肺孢子菌体细胞壁葡聚糖合成酶的形成，进而干扰肺孢子菌包囊细胞壁的形成，从而达到灭菌作用，是治疗肺孢子菌肺炎的二线药物。由于人体不含有葡聚糖合成酶，所以棘白菌素安全性高，但因其单用无法杀灭肺孢子菌滋养体，因此临床使用时需联合复方磺胺甲噁唑[8]，且两者联用可能有助于降低插管率、提高临床疗效，可提高患者动脉血氧分压以及改善患者预后[9-10]。此患者我们首先选用复方磺胺甲噁唑联合卡泊芬净，取得了良好的治疗效果。

合适的机械通气应用在重症肺孢子菌肺炎患者的治疗中很重要。本例患者入院前呼吸困难，氧合难以维持，且有 ARDS 证据，此时应果断给予有创机械通气并采用肺保护性通气策略。俯卧位通气近年来常用于 ARDS 患者，是指对机械通气患者采取俯卧位，以改善患者氧合的一种治疗性体位通气措施[11]。俯卧位通气自 20 世纪 70 年代被首次运用到临床[12]，可改善患者背部肺组织复张情况，从而减轻重症肺炎导致的低氧血症[13-14]。俯卧位通气在临床实施过程中可能产生一系列并发症，包括压力性损伤、气管导管移位或阻塞，以及胃内容物反流误吸等，因此近年来有学者提出改良俯卧位通气的概念，即改变俯卧位通气时的体位，通过对患者床头的抬高以及整体侧卧，降低了操作过程中的剪切损伤，有效减少 ARDS 患者压力性损伤以及胃内容物反流误吸的发生，对血流动力学及通气相关指标无不良影响[15]。

本例患者诊断为重症肺孢子菌肺炎、呼吸衰竭、重度 ARDS，病情危重，给予了强有力及针对性的抗感染治疗、有创机械通气等处理后氧合仍未改善，虽然俯卧位通气能否改善重症 PCP 患者的生存率仍不明确，有待进一步大规模临床研究证实。但对于重症 PCP，可考虑使用改良俯卧位通气，改善低氧血症，为患者的生存争取机会。

（訾亚楠，裴辉，张晓凡，郭正武，朱志强　郑州大学第一附属医院）

专业点评

  本文报道了一例俯卧位通气治疗重症肺孢子菌肺炎治愈的病例。发病及诊疗经过记录详细。该患者是一名青少年男性，既往有系统性红斑狼疮和长期应用激素及免疫抑制剂治疗史，此次急性发病，病原学早期无法明确，且常规抗感染治疗后效果不佳，临床症状重而体征轻，氧合指数 ≤ 250mmHg，该作者及早改变了临床抗感染思路，第一时间考虑为肺孢子菌感染，并完善了宏基因组二代测序，明确了病原菌。根据文献指导意见，明确了目前治疗 PCP 常用药物为复方磺胺甲噁唑、苯砜、喷他脒、乙胺嘧啶、磺胺多辛、阿托伐醌、克林霉素和伯氨喹等；并采用了俯卧位通气改善重力依赖区氧合情况。诊疗过程有理有据，结局满意。额外补充一点，磺胺类药物在使用过程中容易引起肝功能损伤，但对于已经存在药物性肝损伤，又不得不使用磺胺类药物抗感染治疗的患者，临床药师应从以下方面综合考虑与评估：首先，应根据患者具体病情，个体化评估；其次，在警惕药物治疗风险的同时，需综合评估权衡利弊，优先解决当前主要治疗矛盾；再次，在药物治疗过程中，需注意对药物疗效和不良反应密切监护，及时调整药物治疗方案。

（朱曦　北京大学第三医院）

参考文献

［1］王青，朱锦琪，刘胜岗，等.肺孢子菌肺炎 21 例临床特征分析［J］.湘南学院学报（医学版），2021，23（2）：26-28.

［2］瞿介明，曹彬.中国成人社区获得性肺炎诊断和治疗指南［J］.中华结核和呼吸杂志，2016，39（4）：253-279.

［3］徐钰源，徐旭雯，梁广宇，等.通过宏基因组二代测序技术辅助诊断非 HIV 相关耶氏肺孢子菌合并巨细胞病毒肺炎 1 例并文献复习［J］.右江民族医学院学报，2020，42（5）：635-639.

［4］张为，佘丹阳，谢晓玮，等.二代测序技术在非人类免疫缺陷病毒感染者肺孢子菌肺炎诊断中的应用价值［J］.中华结核和呼吸杂志，2020，43（10）：844-849.

［5］王瑜琼，黄琳娜，詹庆元.肺孢子菌肺炎诊断方法的研究进展［J］.中华结核和呼吸杂志，2020，43（10）：878-880.

［6］龙爽，牟向东，张成，等.非艾滋病患者伊氏肺孢子菌感染和定植的流行病学特点［J］.中华医学杂志，2018，98（30）：2414-2417.

［7］孙丹，李世军．接受免疫抑制治疗患者肺孢子菌肺炎的诊治进展［J］．肾脏病与透析肾移植杂志，2017，26（6）：567-572.

［8］Tu G W, Ju M J, Xu M, et al. Combination of caspofungin and low-dose trimethoprim/sulfamethoxazole for the treatment of severe Pneumocystis jirovecii pneumonia in renal transplant recipients［J］. Nephrology, 2013, 18（11）：736-742.

［9］龙爽，牟向东，张成，等．复方磺胺甲噁唑联合棘白菌素类药物治疗非艾滋病肺孢子菌肺炎患者的临床疗效及安全性评估［J］.实用药物与临床，2019，22（8）：808-812.

［10］李爱新，汪雯，张彤，等．卡泊芬净联合复方磺胺甲噁唑治疗艾滋病合并肺孢子菌肺炎临床观察［J］．临床荟萃，2017，32（2）：163-166.

［11］Lan M J, Xiao-Di H E. Prone positioning ventilation for treatment of acute lung injury and acute respiratory distress syndrome［J］. Chin J Traumatol（English Edition），2009，12（4）：238-242.

［12］Piehl M A, Brown R S. Use of extreme position changes in acute respiratory failure［J］. Critical Care Med, 1976, 4（1）：13-14.

［13］王超平，赵勇，王昀，等．俯卧位肺复张对重症肺炎治疗的有效性和安全性的系统评价［J］．东南大学学报（医学版），2021，40（3）：347-353.

［14］Cyh A, Yltb C, Ckl A. The prone position ventilation（PPV）as an approach in pregnancy with acute respiratory distress syndrome（ARDS）［J］. Taiwanese Journal of Obstetrics and Gynecology, 2021, 60（3）：574-576.

［15］刘婉琳，付敏，夏兰，等．改良俯卧位通气在成人急性呼吸窘迫综合征患者的应用［J］．湖南中医药大学学报，2021，41（7）：1120-1125.

发热—头痛—双下肢无力—不典型结核性脑膜炎继发脊髓脱髓鞘

1. 病例摘要

患者，男性，51 岁。主因"发热、头痛、纳差 2 周，加重伴意识不清 1 天"于 2020 年 1 月 23 日入我院结核病科重症监护室。患者 2020 年 1 月 3 日无明显诱因出现发热、头痛，眼睛发胀，咳嗽，无咽痛、流涕，未测体温（发病前有排尿困难），自服"罗红霉素（严迪）、磷酸奥司他韦（达菲）、连花清瘟"等药物 1 周，症状无好转。1 月 7 日就诊于哈尔滨医科大学附属第一医院，体温 39.5℃左右，伴寒战，予"哌拉西林钠他唑巴坦钠、更昔洛韦"及退热等治疗。行腰椎穿刺（颅压不详），脑脊液（cerebrospinal fluid，CSF）细胞数 230.0×10⁶/L、淋巴细胞百分比 71%，总蛋白 2213.27mg/L、微量白蛋白 1830.0mg/L，抗酸染色阴性，墨汁染色阴性，未见肿瘤细胞、未见白血病细胞，未见淋巴瘤细胞，考虑"结核性脑膜炎"可能，转往哈尔滨市胸科医院。期间出现胡言乱语、意识模糊、躁动、共济失调，并出现尿潴留，给予异烟肼注射液 0.6g，1 次 / 日、注射用利福平 0.45g，1 次 / 日、吡嗪酰胺片 0.5g，3 次 / 日、盐酸乙胺丁醇片 0.75g，1 次 / 日、利奈唑胺注射液 600mg，1 次 / 日、莫西沙星 0.4g，1 次 / 日、地塞米松 10mg，1 次 / 日、甘露醇注射液抗结核、脱水等治疗，症状改善不明显。1 月 16 日就诊于北京朝阳医院，给予"左氧氟沙星、头孢曲松钠"抗感染，神志逐渐恢复。1 月 17 日就诊于北京协和医院，出现呼吸困难，考虑痰堵窒息，予气管插管呼吸机辅助呼吸，肠内营养液 500mL，2 次 / 日、甘露醇注射液 250mL，3 次 / 日、美罗培南抗感染及镇静、退热等治疗，因疑诊"结核性脑膜炎"于 1 月 17 日转入我院。既往无基础疾病。

查体：意识不清，呼之不应。颈强直，颏下 5 横指，双侧瞳孔约 2mm，对光反射迟钝。双下肺呼吸音低，未闻及干湿啰音，双下肢无水肿，双上肢肌力 3 级、肌张力正常、感觉存在、深浅反射存在；双下肢肌力 0 级、肌张力消失、无触觉、痛觉；双下肢浅反射消失，膝腱反射存在，双侧病理征未引出，克氏征、布氏征不能配合。

辅助检查：白细胞计数 11.49×10^9/L、中性粒细胞百分比 86.8%、谷丙转氨酶 103.0U/L（参考值 0 ~ 42U/L）、谷草转氨酶 69.8U/L（参考值 0 ~ 37U/L）、总胆红素 31.6μmol/L（参考值 2 ~ 21μmol/L）、直接胆红素 14.57μmol/L（参考值 0 ~ 6.8μmol/L）、白蛋白 32.3g/L（参考值 35 ~ 50g/L）、乳酸脱氢酶（lactate dehydrogenase，LDH）261.9U/L（参考值 40 ~ 250U/L）。D- 二聚体 2762μg/L。降钙素原 0.1ng/mL（参考值 0 ~ 0.5ng/mL），血沉 20mm/h，IgM 九联阴性（-）。半乳甘露聚糖试验阴性（-），真菌 D- 葡聚糖阴性（-），γ- 干扰素试验阴性（-）；痰涂片抗酸杆菌阴性（-），分枝杆菌快速培养阴性（-），结核 / 非结核分枝杆菌 DNA 核酸检测阴性（-），结核菌核酸及利福平耐药基因检测阴性（-）；腰穿测颅内压力 140mmH$_2$O，奎克试验通畅，脑脊液无色透明、蛋白定性阳性（++）、白细胞计数 367×10^6/L（参考值 100 ~ 1000×10^6/L）、单核细胞 98%、血糖 3.28mmol/L（参考值 2.5 ~ 4.5mmol/L）、微量白蛋白 1.67g/L（参考值 0.15 ~ 0.45g/L）、氯化物 119.41mmol/L（参考值 119 ~ 129mmol/L）、腺苷脱氨酶（adenosine deaminase，ADA）16.9U/L（参考值 4 ~ 24U/L）（表 37-1）。经气管导管吸出下气道分泌物培养为鲍曼不动杆菌、铜绿假单胞菌，尿培养为肺炎克雷伯杆菌，导管尖端培养阴性（-）。

表 37-1　脑脊液指标变化

次数	颅内压（mmHg）	CSF 蛋白（g/L）	细胞数（×10⁶/L）	血糖（mmol/L）	氯化物（mmol/L）	LDH（IU/L）	ADA（U/L）
1	140	1.67	805	3.28	119.41	167	16.9
2	90	1.34	747	1.63	115.23	147	14.8
3	200	1.81	2160	1.99	113.19		11.7
4	140	1.02	490	2.33	116.28		9.3
5	170	0.61	590	1.93	123.14	53	5.8
6	150	0.66	38	1.49	121.93	43	2.5
7	160	0.62	163	1.98	121.62	25	1.9

头颅磁共振：双侧基底节区、丘脑及侧脑室旁见斑点、斑片状稍高信号（FLAIR 序列），脑沟、裂略加深，脑室未见明显扩张；中线结构未见明显移位（图 37-1）。脊柱磁共振：脊柱序列规则，生理曲度欠自然，颈段侧弯左突，多发椎体缘增生、变尖，颈 4 ~ 7 椎间隙变窄，胸 7 椎体类圆形稍短 T1 长 T2、抑脂高信号影，颈 5 ~ 7、腰 5、骶 1 椎体缘斑条状短 T_1 长 T_2 信号影，颈 4 ~ 5、腰 3 ~ 4、腰 5 ~ 骶 1 椎间盘信号减低并向后突出，相应硬膜囊前缘受压，局部黄韧带略增厚，所示颈 2 至胸 11 椎体水平脊髓内条片状稍长 T_2、抑脂高信号影。

胸部 CT：两侧胸腔积液伴两肺下叶膨胀不全，两肺下叶少许炎症。国际疾病分类诊断：结核性脑膜炎？肺部感染、胸腔积液、肝功能异常、低蛋白性营养不良、多发腰椎间盘突出、胆囊结石伴胆囊炎、电解质紊乱、高尿酸血症、反流性食管炎（图 37-2）。

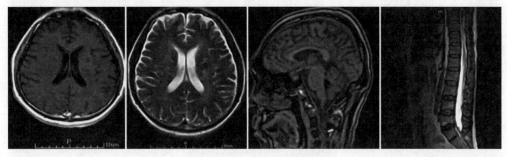

图 37-1　头颅磁共振改变

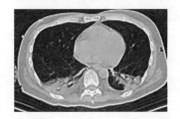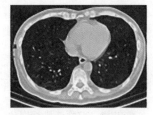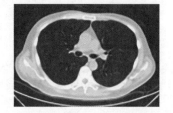

图 37-2　胸部 CT 改变

A. 监护病房治疗；B. 激素冲击；C. 康复治疗。

2. 诊疗经过

结核性脑膜炎的诊断根据文献[4]标准考虑为"很可能为脑膜炎"，可以给予试验性治疗。但总体治疗可分为四个阶段。

（1）第 1 阶段，1 月 3 日发病至 1 月 17 日入我院前。此阶段经抗结核治疗未见明确效果，而其他医院抗感染亦无效，诊断不明，但倾向于"结核性脑膜炎"。当地医院先是按照感冒治疗抗病毒［罗红霉素（严迪）、磷酸奥司他韦（达菲）、连花清瘟］，之后抗细菌无效并进展（哌拉西林钠他唑巴坦钠、更昔洛韦），进而抗结核治疗仍无明显好转（异烟肼注射液 0.6g，1 次 / 日、注射用利福平 0.45g，1 次 / 日、吡嗪酰胺片 0.5g，3 次 / 日、盐酸乙胺丁醇片 0.75g，1 次 / 日、利奈唑胺注射液 600mg，1 次 / 日、莫西沙星 0.4g，1 次 / 日）。

（2）第 2 阶段：1 月 17 日至 2 月 5 日由于一般状况变差，需要生命支持治疗，进入重症监护室救治后转危为安。包括：①呼吸机辅助通气，通气模式：容量控制通气＋压力支持通气＋呼气末正压通气。②抗结核、抗感染（异烟肼 0.9g，1 次 / 日，乙胺丁醇 0.75g，1 次 / 日，伏立康唑 200mg，2 次 / 日）和调整肠道菌群（地衣芽孢杆菌胶囊、双歧杆菌乳杆菌三联活菌片）。③防治脑水肿：20% 甘露醇 250mL，8 小时一次，根据颅内压及患者神志变化调整；琥珀酸甲泼尼龙 40mg，1 次 / 日，减轻炎症反应。④加强气道护理，雾化排痰，经气管导管吸出大量黄脓痰。⑤营养神经（神经节苷脂、维生素 B_{12}）。治疗一周后神志转清，咳嗽反射存在，1 月 24 日第一次拔除气管导管，但很快出现自主咳痰能力弱，神志不清反而加重。1 月 27 日二次插管后继续控制肺部感染至持续脱机观察咳嗽、咳痰反射和力量均完好，2 月 4 日再次拔管。患者神志转清，生命体征平稳转入普通病房，遗留有排尿排便失禁、双下肢肌力 0 级。

（3）第 3 阶段：2 月 5 至 3 月 20 日转至结核科予专科治疗效果明显。①考虑影像学及脑脊液实验室检查结果不能排除结核性脑膜炎，经验性给予抗结核治疗（异烟肼 0.9g 1 次 / 日，利福平胶囊 0.45g，1 次 / 日，吡嗪酰胺 0.5g，2 次 / 日，乙胺丁醇 0.75g，1 次 / 日，甲磺酸左氧氟沙星 0.2g，3 次 / 日，硫酸阿米卡星 0.6g，1 次 / 日）。②治疗肺部感染（哌拉西林钠他唑巴坦钠 2.5g，12 小时 / 次。至 2 月 13 日双下肢肌力已恢复为 1 级）。③患者家属自行于外院会诊，专家考虑继发性脊髓脱髓鞘，建议联合抗病毒治疗、大剂量激素冲击和丙种球蛋白免疫冲击，方案为：阿昔洛韦 0.25g，8 小时 / 次）。大剂量激素冲击（琥珀酸甲泼尼龙 500mg，1 次 / 日），3 天后减量为 60mg，1 次 / 日，后继续逐渐减量，同时免疫支持，静注人免疫球蛋白 20g，1 次 / 日，利奈唑胺 0.6g，1 次 / 日。排尿排便功能逐渐恢复，双下肢肌力恢复至 3 级。

（4）第 4 阶段：3 月 20 日至 4 月 10 日于康复医学科康复锻炼恢复正常。包括：身体功能障碍作业疗法训练、肢体平衡功能训练、运动协调性训练、日常生活动作训练、器械运动训练等。出院后继续康复治疗 2 个月，随访了解到已痊愈，除平衡协调性稍有下降，工作和生活恢复正常。

3. 分析与讨论

结核性脑膜炎（tuberculous meningitis，TBM）是常见的肺外结核之一，由结核分枝杆菌侵入蛛网膜下腔引起软脑膜、蛛网膜，进而累及中枢神经系统的非化脓性炎症，约占肺外结核的 6%，其病死率可达 26.8%[1]，是结核病最严重的形式，诊疗难度大、后遗症多，是高病死率、高致残率的病种之一。早诊断早治疗可以获得良好预后，但是由于临床症状和脑脊液改变均非特异，诊断难度极大。脑脊液中检测到结核分枝杆菌可作为结脑诊断的"金标准"，但涂片抗酸染色和结核菌培养阳性率很低，对临床早期诊断价值有限。目前尚无一种可靠实用的诊断方法能够满足临床诊断的需要。除典型的粟粒性肺结核证据外，单纯的结核性脑膜炎必须依靠临床综合判断。结脑病情进展迅速，诊断不明时常需先行抗结核试验性治疗[2]。本例患者在诊治过程中有两个主要特点：一是实验室检查没有典型阳性结果支持结核性脑膜炎的诊断，试验性治疗的成功使诊断得到验证；二是对后遗症状的治疗采取了积极干预的策略，在和家属沟通良好的前提下，采用大剂量激素和丙种球蛋白冲击疗法并辅以康复治疗，使双下肢功能恢复很成功，没有因后遗症致残和丧失劳动力，具体论述如下：

（1）诊治的难点：患者为中年男性，既往体健，起病前有排尿困难，表现为发热、头痛、纳差，逐渐出现意识障碍。而实验室检查未见明显阳性结果，使得早期诊断有一定困难，易于误诊。早期症状如发热、头痛、颈强直等并非结脑的特异性表现。结脑 CSF 特点是糖和氯化物同时降低，蛋白升高，但患者只有细胞数和蛋白升高，其他指标基本正常。需要鉴别的脑膜炎通常有病毒性、细菌性、真菌性脑膜炎等[3]，但病毒性脑膜炎发病急、病程短、有自限性，症状体征轻微，CSF 细胞数 $< 100.0 \times 10^6/$ L，蛋白 < 100 mg/dL。真菌性脑膜炎多见隐球菌脑膜炎，多有免疫抑制相关疾病或药物使用史，发热、头痛程度高于结脑，颅压高，墨汁染色阳性是其特征。细菌性脑膜炎由各种细菌引起，发病急、高热、寒战、血白细胞和脑脊液白细胞均明显升高，脑脊液可检测到病原菌，抗细菌治疗有效。从该患者的发病和临床证据分析，有发热、头痛、纳差等中毒症状，8 次腰穿颅压均 < 200 mmH$_2$O，脑脊液理化性质不符合细菌性、真菌性、病毒性脑膜炎，并且前期抗病毒、抗细菌治疗效果不明显。在此基础上我们考虑结核性脑膜炎的依据有：①参考 Marais 结核性脑膜炎量化诊断标准，结核性脑膜炎临床评分为 10 分，排除其他类型脑膜炎，可确定为"很可能的结核性脑膜炎"[4]；②有研究认为检测 CSF 中 ADA 含量来诊断 TBM，具有较高的敏感度与特异度[5]，ADA > 8U/L，高度怀疑结核性脑膜炎（敏感度 59%，特异度 96%）；③后期诊断性抗结核治疗后症状和脑脊液理化性质改善，证实结核性脑膜炎的诊断，因此获得诊断是综合分析临床证据的结果，是临床表现极其不典型的结核性脑膜炎。

结核性脑膜炎强调及早治疗。患者发病后在抗感染无效时及时给予了抗结核治疗，但是病情仍在进展，分析原因可能是由于脑细胞炎症水肿在持续进行，导致中枢咳嗽、咳痰反射减弱，坠积性肺炎发生，进而呼吸困难，出现通换气障碍使意识障碍加重，而肺部感染的炎症反应对中枢功能亦有不良影响，这使得院外治疗过程中意识障碍逐渐加重。当给予气管插管、呼吸机支持、抗感染和加强气道护理等治疗，使肺部感染得到控制后，神志转清。在第 1 次拔管后，由于自主咳痰能力受限很快再次因痰液引流不畅、通换气障碍神志转为昏睡，第 3 次腰穿脑脊液压力上升和细胞数、蛋白升高的改变可以反映肺部感染加重对中枢功能的打击。第 2 次插管后慎重拔管，直到咳嗽反射和力量基本正常才考虑拔管。

　　另外第二阶段加入了伏立康唑抗真菌预防性抗真菌，理由是考虑院前使用多种抗生素患者病情未控制，反而使肺部感染加重，多种抗生素的使用易导致二重感染，为预防继续抗感染方案对机体正常菌群的干扰，使用了抗真菌药物，并补充益生菌调节菌群，维护正常的微生态环境是促进疾病好转的前提。可以看到神志转清，咳嗽、咳痰能力恢复的效果，为成功撤机拔管和离开重症监护室创造了时机。第三阶段转入普通科室，根据临床证据考虑结核性脑膜炎不能除外，经验性给予了强有力的联合抗结核方案（异烟肼、利福平、乙胺丁醇、吡嗪酰胺、左氧氟沙星、阿米卡星），治疗一周余双下肢肌力已恢复为 1 级，可见抗结核对中枢功能的恢复已起效。同时外院专家认为中枢功能障碍可能为继发性的脊髓脱髓鞘，根据建议给予了大剂量激素、丙球的冲击治疗。丙球可以封闭单核吞噬系统、B 细胞，进而对人体内免疫复合物起到清除作用，对组织还有保护作用，减少抗体的攻击和破坏，与感染性抗原形成不溶性免疫复合物，在感染性疾病和炎性疾病中，丙球联合激素、抗生素治疗有很好的效果，在该患者也看到联用药物促进了病情进一步好转，炎症逐渐局限，双下肢肌力和排尿排便功能的恢复。从表 37-1 脑脊液压力和理化性质呈下降趋势可反映出恰当的治疗病情是完全可以改善的。治疗效果上分析继发性脊髓脱髓鞘的考虑是成立的。

　　（2）后遗症的治疗：该患者转出重症监护室时遗留双下肢感觉运动功能障碍，排尿排便失禁。后遗症的治疗是后期的难点和重点。结脑分为脑膜炎型、脑结核瘤型、脊髓型和混合型，脊髓型以脊髓膜炎和脊髓炎改变为主，颅内病灶和脑膜病变可以缺如，表现为截瘫、大小便功能障碍、脊髓平面感觉障碍等，但该型脑脊液特点突出，以蛋白质增高为主，可以高出一般脑膜炎 10 倍以上[6]，颜色深，压力不高，奎克试验一般不甚通畅。而该患者脑脊液没有这样的特点，故不属于结脑脊髓型。经外院神经内科会诊考虑为继发性的脊髓脱髓鞘，建议激素联合丙种球蛋白冲击。该病症属于非特异性感染造成的急性脊髓炎症，可有进行性的脊髓炎性病变或坏死，通常有双下肢麻木与无力等表现，伴有排尿、排便功能障碍及感觉功能衰退等症状。该患者可能由于结核菌感染引起的自身免疫反应波及脊髓所致。甲泼尼龙在急性脊髓炎的临床治疗中被广泛认可，作用于神经中枢能够产生非特异性免疫抑制作用，对水肿与炎症均有较好抑制作用，能改善神经供应能量及血液循环。大剂量用药可有效提升药物浓度，对靶细胞产生直接作用，达到免疫抑制与抗炎效果，帮助神经功能尽快恢复[7]。因此，在联合抗结核的基础上使用大剂量甲泼尼龙冲击在本例患者治疗中显示了非常好的效果，后续的康复锻炼进一步帮助患者恢复了肢体功能，未遗留肢体功能障碍。

该患者经历半年左右的时间最终疗效满意，但过程比较曲折，给我们的启示是疾病进程中主要矛盾和矛盾的主要方面是在变化的，在疾病的不同阶段需要辨别当时的主要矛盾，比如该患者发病后治疗过程中出现了新问题，即肺部感染和呼吸功能障碍，而那时抗结核治疗未能显示出效果，脏器功能障碍的出现掩盖了原发病的真相，当纠正了机体功能失衡后，抗结核治疗方显出疗效，这个过程也符合了重症医学对疾病认识的哲学思想[8]。

（马玉祥，苏瑾文　解放军总医院第八医学中心）

专业点评

临床病例个案报告应该是诊断明确的罕见病型或者疑难重症的临床诊疗经验分享。该病例病程长，诊治过程较复杂，治疗效果波动反复。

有些想法提出来供探讨：

（1）诊断方面：①该病例的结核性脑膜炎的诊断是综合分析临床证据（症状、体征、化验、影像及治疗等）得出的"不典型结核性脑膜炎"，并未获得阳性证据支持。②治疗上一直是联合用药，含抗菌、抗真菌、抗结核等治疗，病情在治疗过程中时有反复，不能按照临床经验分析为抗结核治疗有效；相反在最后的脊髓炎诊断考虑"脱髓鞘改变后"使用"大剂量激素和免疫球蛋白冲击治疗"患者病情才有了明显好转的表现，所以临床治疗上也没有对结核的诊断提供有力支持。且用一元论来解释两个诊断逻辑上有一定困惑。

（2）治疗方面：无论是生命支持、抗感染、抗炎和免疫治疗，该作者都未提出个性化、有价值推荐的新方法、新手段。

（3）写作方面：标题突出的是症状和诊断，而文中分析的重点又不在临床症状上；全文的临床资料堆砌过多，重点不突出。

（周发春　重庆医科大学附属第一医院）

参考文献

［1］Jullien S, Ryan H, Modi M, et al. Six months therapy for tuberculous meningitis［J］. Cochrane Database Syst Rev, 2016, 9: CD012091.

［2］王仲元. 结核病临床教程［M］. 北京：化学工业出版社, 2016：127.

［3］任泽泽, 戴伊宁, 杨丹红, 等. 结核病性脑膜炎与其他脑膜炎的鉴别诊断［J］. 国际流行病学传染病学杂志, 2017, 44（1）：32-37.

［4］段鸿飞. 重视结核性脑膜炎的诊断和治疗［J］. 中国防痨杂志, 2019, 41（1）：14-17.

［5］Saini P A, Chakrabarti P R, shiIpi D, et al. Raised adenosine deaminase in the cerebrospinal fluid:A tool for the diagnosis of tuberculous meningitis in developing countries［J］. Niger Postgrad Med J, 2017, 24（1）：56-59.

［6］韩利军, 闫世明, 郭子源, 等. 62 例成人脊髓型结核性脑膜炎临床分析［J］. 中国防痨杂志, 2008, 30（4）：279-282.

［7］王奎. 大剂量甲泼尼龙冲击治疗对急性脊髓炎患者神经功能及不良反应的影响 ［J］. 现代诊断与治, 2020, 31（5）：714-716.

［8］刘大为. 实用重症医学［M］. 北京：人民卫生出版社, 2017：6.

胆囊结石 – 意识障碍 – 高氨血症

1. 病例摘要

患者，女性，44 岁，农民，因"体检发现胆囊结石半月余"于 2017 年 6 月 18 日就诊于河南省新乡市中心医院。患者于 2017 年 6 月 2 日体检时行超声检查发现胆囊结石，无腹痛、腹胀，无恶心、呕吐，无畏寒发热，无性格及意识改变，无皮肤黄染。患者以"胆囊结石"入住普外科。患者从体检以来神志清，饮食正常，大小便无异常。既往无肝炎、结核等传染病史，无高血压，糖尿病及心脑血管疾病病史。患者无外出居住史，无有毒药物接触史，不吸烟饮酒。24 岁结婚，爱人体健，孕 4 产 4，均顺产，2 子出生后不久死亡，死因不详，2 女身体健康。无家族遗传疾病史。

入院体格检查：体温 36℃，血压 126/70mmHg，心率 80 次 / 分，意识清，双肺未闻及啰音，腹软，无压痛、叩击痛，肝脾肋缘下未触及，墨菲征阳性。双下肢无水肿，病理征阴性。入院检查：血常规：白细胞计数 5.4×10^9/L，血红蛋白 119g/L，血小板计数 168×10^9/L；凝血：活化部分凝血活酶时间（APTT）36.7 秒，纤维蛋白原（FIB-C）2.08g/L。

生化检查：谷丙转氨酶 18U/L，谷草转氨酶 15U/L，白蛋白 35g/L，间接胆红素 9.3μmol/L，直接胆红素 5.2μmol/L，尿素氮 3.47mmol/L。心电图显示：窦性心律，ST 段改变。彩色超声显示：肝脏轮廓清，大小形态正常，门静脉及肝内胆管未见扩张；胆囊 66mm×30mm，囊壁毛糙，囊内多枚强回声。肝外胆管无扩张。

2. 诊疗经过

患者经询问病史，查体及完善相关检查。入院诊断：①胆囊结石；②慢性胆囊炎。患者有外科手术指征，无手术禁忌，完善术后前准备，于 6 月 21 日全麻下行腹腔镜胆囊切除术。术中腹腔镜下探查见胆囊大小正常，无充血、水肿，胆总管无扩张，肝脏暗红色，表面有大小不等结节。手术顺利，术中术后出血约 50mL，术中生命体征平稳，术后麻醉复苏后安返病房。术后常规辅助治疗，头孢呋辛感染预防。术后第 1 天，神志清，生命体征平稳，皮肤无黄染，腹软，引流管通畅。术后第 2 天晨，患者出现言语减少，无目的动作增多，注意力及定向变差，给予维持水、电解质平衡及醒脑静药物治疗，症状缓解。患者于术后第 3 天出现昏迷，呼吸浅快，随转入重症医学科。入科查体：体温 36.3℃，脉搏 128 次 / 分，血压 135/91mmHg，呼吸 28 次 / 分，血氧饱和度（未吸氧）93% 昏迷，GCS 评分 E1V1M3，双侧瞳孔 5mm，对光反射迟钝。颈软，四肢肌张力不高，双侧病理征阴性。肺部少量湿啰音。腹软。血常规：白细胞计数 11×10^9/L，中性粒细胞百分比 88%，血红蛋白 121g/L，血小板计数 170×10^9/L；谷丙转氨酶 45U/L，谷草转氨酶 24U/L，间接胆红素 15μmol/L，直接胆红素 24μmol/L，肌酐 80μmol/L，白蛋白 32g/L；C 反应蛋白 49.85mg/L；血气分析：pH 7.50，二氧化碳分压 27mmHg，氧分压 90mmHg，血乳酸 1.8mmol/L，碱剩余（BE）–1mmol/L；凝血：活化部分凝血活酶时间 34.5 秒，纤维蛋白原 3.92g/L。头颅 CT：未见异常（图 38-1）。腰椎穿刺：脑脊液压力 245mmH₂O，白细胞 3×10^6/L，血红蛋白 0.78g/L，病原学、细胞学均阴性。脑电图：低辐 θ 波昏迷脑电图。血氨 1328μmol/L（参考值 9 ~ 30μmol/L）。未发现电解质紊乱，无甲状腺功能、皮质醇功能异常。考虑高氨血症引起意识障碍。入重症医学科后治疗：行经口气管插管保护气道，呼吸机辅助呼吸，头孢哌酮舒巴坦注射液控制感染；行床旁血液净化行血氨清除，并应用精氨酸、门冬氨酸鸟氨酸、支链氨基酸治疗；营养支持治疗；甘露醇减轻颅内压。患者转科 2 天后意识转清，停用床旁血液净化，转科第 3 天脱呼吸机，拔除口气管插管。入住重症医学科 5 天化验动脉血氨逐渐下降至 147μmol/L（表 38-1）。患者无肝功能衰竭表现，出现明显高氨血症，排除肾功能排泄异常，蛋白质过度分解代谢产氨增多，及门体分离因素，考虑存在单纯血氨代谢障碍 - 鸟氨酸循环障碍。考虑患者中年女性，术后发病，有两子出生后不久死亡。考虑可能存在 X 染色体连锁遗传病——鸟氨酸氨甲酰基转移酶缺乏症（OTC）[1]。患者在金域临床检验中心行 OTC 基因测序检测到 OTC 基因一个杂合突变：C.77+1G ＞ C（图 38-2）。结合患者临床表现，患者鸟氨酸氨甲酰基转移酶缺乏症诊断明确。门诊随诊 1 年，患者病情稳定，监测动脉血氨波动在 150μmol/L 左右。在医师建议下，患者家属对两女儿行 OTC 基因测序检测以预防此遗传疾病再次发生，发现一女儿携带同患者 OTC 基因序列。

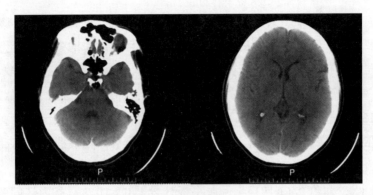

图 38-1　患者头颅 CT

表 38-1　患者血氨变化情况

入科时间	第 1 天	第 2 天	第 3 天	第 4 天	第 5 天
血氨（μmol/L）	1328	659	226	177	147

受检者
C.77+1G>C
杂合突变

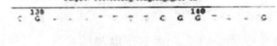
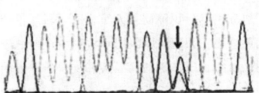

图 38-2　OTC 基因测序结果

3. 分析与讨论

该病例的诊治难点与启示：①无肝脏疾病病史并肝功能正常患者，高氨血症引起意识障碍容易被忽略。②高氨血症病因诊断需先排查肝脏、药物、代谢紊乱、感染及重吸收病因。③高氨血症先天性代谢缺陷患者，需根据患者基本病情、病史和遗传疾病特征诊断。④意识障碍病因检查需根据临床表现排查器质性和代谢性病因。⑤全面又细致地把握患者每个异常情况的相关联系，能接近患者根本病因。

患者早期仅体检发现胆囊结石，无腹部不适，无意识障碍表现，说明患者本次住院之前并无高氨血症发病，患者无胆囊切除术禁忌，常规腹腔镜手术治疗，术中及术后第 1 天病情稳定。考虑非手术及麻醉药物引起意识障碍。第二阶段，患者术后出现意识障碍并逐渐加重，生命体征不平稳并入住重症医学科。首先稳定患者生命体征，明确昏迷病因诊断。通过脑部 CT 检查排除脑出血、脑栓塞等器质性病变，腰椎穿刺结果结合无明显感染临床表现，排除颅内感染引起意识障碍；亦无药物或毒物接触。患者为进展性加重，考虑代谢性疾病引起意识障碍。实验室检查未发现电解质紊乱，无甲状腺功能、皮质醇功能等内分泌异常。动脉血氨指标增高明显，因氨中毒可促进脑部假性递质摄取；抑制脑细胞能量代谢；干扰神经电信号传导；引起胶质细胞水肿的损害，从而引起意识障碍。经过综合治疗血氨下降后意识好转，更支持高氨血症引起意识改变诊断[2]。第三阶段，患者经降血氨治疗后病情好转，但血氨增高根本病因不明。患者无肝功能衰竭表现，出现明显高氨血症，排除肾功能排泄异常，蛋白质过度分解代谢产氨增多及门体分离因素，考虑存在单纯血氨代谢障碍 - 鸟氨酸循环障碍。排除可能对鸟氨酸循环障碍影响的药物如卡马西平、丙戊酸钠。本病例诊断更倾向先天性代谢缺陷。目前发现的先天性氨代谢缺陷疾病有鸟氨酸氨甲酰基转移酶缺乏症；氨甲酰合成酶缺乏症；N- 乙酰谷氨酰胺合成酶缺乏症；精氨酰琥珀酸裂解酶缺乏症；高氨血症 - 高鸟氨酸血症 - 同型瓜氨酸尿赖氨酸尿性蛋白不耐症；有机酸尿症脂肪酸氧化作用缺陷。要明确诊断可能需要尿和血氨基酸质谱分析，需要较长时间。然而进一步分析每一种遗传性疾病发病特点及本患者特点。不难发现患者符合鸟氨酸氨甲酰基转移酶缺乏症的病理生理表现。OTC 缺乏症是成人尿素循环中最常见的[3]，是一种 X 染色体连锁疾病，多见于男婴。在每个肝细胞的 X 染色体都随机灭活（莱昂化作用）才能出现表型变异。许多女性患者直到成人时期才出现 OTC 的临床表现[4]。而本例患者中年女性，术后发病，生育的两男婴出生后不久死亡，有可能为带有 X 染色体 OTC 基因患儿[5]。患者在金域临床检验中心行 OTC 基因测序检测到 OTC 基因一个杂合突变：C.77+1G ＞ C。此位点突变未见相关报道，经剪切位点预测，认为极可能致病。

鸟氨酸氨甲酰基转移酶缺乏症患病率约为 1/63 000。一项多中心的调查显示表现出高氨血症的 OTC 男性患者占 52%。5% 在新生儿期发病（出生后 30 天或更早），而女性患者中新生儿期发病的仅占 4%，51% 在 2 ~ 12 岁发病。目前我国此病多为婴儿和儿童个案病例，国内尚无中年女性患者此病报道。

（熊申明，付云　河南省新乡市中心医院）

专业点评

患者以"胆囊结石、慢性胆囊炎"入院行择期手术，术后第 2 天出现意识障碍并逐渐加重，入住重症医学科。作者通过抽丝剥茧，层层递进的方法明确昏迷的病因诊断。通过排除药物或毒物接触、代谢性疾病及电解质紊乱、脑出血、脑栓塞等器质性病变、颅内感染。最终化验聚焦在血氨明显增高，因氨中毒可促进脑部假性递质摄取；抑制脑细胞能量代谢；干扰神经电信号传导；引起胶质细胞水肿的损害，从而引起意识障碍。并通过 OTC 基因测序检测到 OTC 基因一个杂合突变，同时结合其两子均产后不明原因的死亡，最终发现是 X 染色体 OTC 基因 C.77+1G ＞ C 位点杂合突变。此病例罕见，作者针对临床难以解释的问题深入思考，寻找原因，这种刨根问底的精神值得临床医师学习，尤其是重症医学科医师，在对症治疗的同时积极寻找病因极其重要。

（杨晓军　宁夏医科大学总医院）

参考文献

［1］孔元原，韩连书，杨艳玲，等 . 鸟氨酸氨甲酰转移酶缺乏症诊治专家共识［J］. 浙江大学学报（医学版），2020，49（5）：539-547.

［2］Khoja S, Nitzahn M, Hermann K, et al. Conditional disruption of hepatic carbamoyl phosphate synthetase 1 in mice results in hyperammonemia without orotic aciduria and can be corrected by liver-directed gene therapy［J］. Molecular genetics and metabolism, 2018, 124（4）: 243-253.

［3］Laemmle A, Gallagher R C, Keogh A, et al. Frequency and patho physiology of acute liver failure in ornithine transcarbamylase deficiency（OTCD）［J］. PLoS One, 2016, 11（4）: 353-358.

［4］Meyburg J, Opladen T, Spiekerktter U, et al. Human heterologous liver cells transiently improve hyperammonemia and ureagenesis in individuals with severe urea cycle disorde［J］. Journal of inherited metabolic disease, 2017, 41（Suppl 1）: 1-10.

［5］Waisbren S E, Gropman A L, Members of the Urea Cycle Disorders Consortium（UCDC），et al. Improving long term outcomes in urea cycle disorders-report from the Urea Cycle Disorders Consortium［J］. Inherit Metab Dis, 2016, 39（4）: 573-584.

甲状腺功能减退引起心搏骤停

1. 病例摘要

患者，女性，65 岁，因"下肢无力伴水肿 5 年，加重伴意识障碍 1 周，心肺复苏术后 3 天"于 2019 年 5 月 10 日收入 ICU。患者约 2014 年起出现下肢无力，每日活动量逐渐减少，卧床时间逐渐增多，近两年下肢无力症状呈加重趋势，伴上睑下垂，生活需要家人护理，持续卧床状态。因患者既往有脊髓灰质炎病史，外院就诊考虑其后遗症，未予以特殊治疗。此次发病近 1 个月来，患者无明显诱因食欲减退、便秘，无恶心、呕吐，间断腹胀，有排气，排大便无力，需应用灌肠液；入院 1 周前，患者出现意识模糊、嗜睡，伴呼吸困难，为进一步救治于 2019 年 5 月 7 日就诊于急诊科。血气分析：pH 7.40，二氧化碳分压（PCO_2）54mmHg，氧分压（PO_2）36mmHg，碱剩余（BE）8.6mmol/L，血氧饱和度（SaO_2）69%。

CT 检查示：①两肺感染性病变，右肺上叶小肺大疱，两侧胸腔积液伴两肺下叶膨胀不全；②心包大量积液；③右侧臀部、大腿根部肌肉萎缩；④所示肾周筋膜略厚，双侧肾盂、输尿管略扩张，膀胱壁欠光整；⑤腹盆腔积液，局部腹膜增厚；⑥动脉硬化改变；⑦头颅未见明显异常。给予抗感染、化痰、吸氧等治疗，5 月 8 日凌晨 1 点患者病情加重，氧饱和度下降至 50% 以下，血气分析：pH 7.27，PCO_2 79mmHg，PO_2 56mmHg，BE 9.4mmol/L，SaO_2 84%。心率逐渐下降至 0 次 / 分，心跳停止，立即行气管插管、心肺复苏术，经积极抢救治疗约 10 分钟，患者恢复自主心律，小剂量血管活性药物维持血压，持续呼吸机辅助呼吸。为进一步救治急诊以心肺复苏术后收入 ICU。既往小儿麻痹症病史 60 余年，高血压病史 20 余年，最高达 200/120mmHg，平时服用非洛地平、硝苯地平、尼群地平控制血压 130/80mmHg 左右；冠心病病史 20 余年，长期服用单硝酸异山梨酯、阿司匹林肠溶片；糖尿病病史 10 余年，长期服用阿卡波糖、二甲双胍控制血糖。

血常规及凝血：白细胞计数 5.87×10^9/L、血红蛋白 92g/L、血细胞比容 0.29L/L、血小板计数 107×10^9/L、中性粒细胞百分比 84.00%；凝血酶原时间 13.5 秒、凝血酶原活动度 71%、PT 国际标准化比值 1.23、活化部分凝血活酶时间 27.7 秒、纤维蛋白原含量 3.52g/L、凝血酶时间 13.5 秒、D- 二聚体 651μg/L。

血生化：C 反应蛋白 121.97mg/L、肌红蛋白 55.6ng/mL、谷丙转氨酶 15.5U/L、谷草转氨酶 18.0U/L、尿素氮 6.48mmol/L、肌酐 67.19μmol/L、尿酸 416.6μmol/L、总胆红素 33.9μmol/L、直接胆红素 10.92μmol/L、白蛋白 32.0g/L、钾离子 2.69mmol/L。

血心肌酶：B 型钠酸肽 189pg/mL、肌酸激酶同工酶（质量法）1.22ng/mL、全血肌钙蛋白 I0.05ng/mL。

腹盆 CT：①腹盆腔积液，局部腹膜增厚。②所示肾周筋膜略厚，双侧肾盂、输尿管略扩张，膀胱壁欠光整。③右侧臀部、大腿根部肌肉萎缩。

胸部 CT：①心包大量积液。两肺感染性病变。右肺上叶小肺大疱。②两侧胸腔积液伴两肺下叶膨胀不全。③动脉硬化改变。

头颅 CT：头颅未见明显异常。

心脏超声：舒张期可见液性暗区如下：左室后壁外 1.0cm，左室侧壁外 2.0cm，右房底部外 2.5cm，右室前壁外 0.5cm。

入院时查体：体温 35.0℃，脉搏 77 次 / 分，血压 189/128mmHg。气管插管状态。全身水肿，压之无凹陷，双侧瞳孔等大等圆，直径约为 2.5mm，对光反射存在。呼吸机辅助呼吸［压力支持通气（PSV），压力（PS）14cmH$_2$O，呼气末正压通气（PEEP）6cmH$_2$O，吸入气中的氧浓度分数（FiO$_2$）60%］，双肺叩诊呈清音，两肺呼吸音清，未闻及明显干湿啰音。心前区无隆起，心尖搏动正常、有力，位于左侧锁骨中线内 2cm，未触及震颤，心包摩擦感未触及。心界向双侧扩大，心率 77 次 / 分，律齐，心音遥远。未闻及心包叩击音，各瓣膜听诊区未闻及杂音，P$_2$ > A$_2$，心包摩擦音未闻及。脉率搏动整齐。腹部膨隆，腹壁静脉不明显，未见肠形及蠕动波，全腹未触及包块，肝脾肋下未触及，膀胱未及，双肾未触及，移动性浊音(+)。肠鸣音弱，1 ~ 2 次 / 分。四肢重度水肿，无下肢静脉曲张。足背动脉搏动正常，双侧膝腱反射减弱，双侧巴宾斯基征未引出。

2. 诊疗经过

入科后予呼吸机辅助呼吸、抗感染、脑保护及脏器功能支持、营养支持等综合治疗。查甲状腺功能回报：三碘甲状腺原氨酸 < 0.300nmol/L、甲状腺素 10.15nmol/L、血清促甲状腺素 > 100.0μU/mL、游离三碘甲状腺原氨酸 0.937μmol/L、游离甲状腺素 0.75μmol/L、甲状腺球蛋白 0.538ng/mL、抗甲状腺过氧化物酶抗体 187.7U/mL。考虑甲状腺功能减退导致全身黏液性水肿昏迷，予以左甲状腺素钠鼻饲治疗。鉴于患者心肺复苏术后，病情为重，短期内脱机困难，于 2019 年 5 月 23 日行气管切开术。经综合治疗，患者意识逐渐转清，四肢肌力较前好转，呼吸机条件较前有所下调，心包积液、胸腔积液量较前有所减少，间断脱机锻炼顺利。2019 年 7 月 10 日，患者顺利脱机，神志清楚，生命体征相对平稳，经呼吸科医师会诊后，转入呼吸科继续治疗。2019 年 8 月 7 日，予以拔除患者气切套管。2019 年 8 月 14 日，患者一般状况良好，气切切口愈合良好，予以出院。

3. 分析与讨论

（1）疾病概述：甲状腺功能减退危象（又称黏液性水肿昏迷）是甲状腺功能低下失代偿的一种严重的临床状态，是甲状腺功能减退症未能及时诊治，病情发展的晚期阶段。本症常发生于老年女性患者，虽然发生率不高，但有较高的病死率，是一种罕见的危及生命的重症，80% 发生于 > 60 岁的老年女性[1]。

（2）临床表现：甲状腺功能减退危象患者中枢神经系统表现为嗜睡、昏睡、反应迟钝、记忆力差、认知障碍及抑郁，严重者表现为昏迷。甲状腺功能减退危象患者呼吸系统常表现为呼吸衰竭，其原因首先考虑呼吸中枢对低氧血症及高碳酸血症的反应减低，进而导致肺通气不足引起，Ⅱ型呼吸衰竭促进患者昏迷；其次，此类患者存在大量胸腔及腹腔积液导致肺容量减少；另外，此类患者鼻咽喉部黏液性水肿及巨舌致上呼吸道梗阻。本例患者来我院急诊后即处于Ⅱ型呼吸衰竭状态，并引起心搏骤停，经及时建立人工气道机械通气心肺复苏成功。甲状腺功能减退危象患者心血管系统表现为非特异性心电图异常、心动过缓、心脏扩大、心脏收缩力下降及休克；部分患者可出现大量心包积液及严重心肌病。本例患者既往有冠状动脉粥样硬化性心脏病病史，故在心功能不全的病因诊断上不易鉴别；但患者大量心包积液，且诊疗过程中心率相对较慢，对甲状腺功能减退的诊断具有一定提示作用。此外，甲状腺功能减退危象患者低体温、电解质紊乱也较为常见，均在本例患者中有所体现。

（3）诊断与鉴别诊断：目前，临床上甲状腺功能减退危象并无明确的诊断标准[2]，常根据患者的病史、临床表现及甲状腺功能检查结果诊断。甲状腺功能减退早期可出现神经系统、循环系统、消化系统、内分泌系统、泌尿系统等症状均存在，对轻度甲状腺功能减退，临床上不易诊断，当某一系统症状表现突出时，甚至掩盖甲状腺功能减退的基本症状，较易误诊。如本例患者早期出现乏力症状时，曾误诊为小儿麻痹症后遗症，而未予以及时治疗。因本病系临床罕见病，如患者早期甲状腺功能减退未发现，当患者出现甲状腺功能减退危象时，因其症状不具有显著特征性，易误诊为肺性脑病、肺部感染、心功能不全、肾功能不全及脑血管意外等。

（4）治疗及预后：甲状腺功能减退危象的治疗应予以甲状腺激素替代治疗以逆

转甲状腺功能低下状态，一般推荐左旋甲状腺素静注，目标是在 24 ~ 48 小时内稳定病情[3]，同时去除如感染等诱因，纠正电解质紊乱，并予以脏器功能支持。本例患者因基础疾病多，且心肺复苏术后，已出现多脏器功能障碍，病情危重，救治过程复杂且治疗周期较长，在此不做具体阐述。该患者于我院治疗 3 个多月，最终神志转清，心肺等各脏器功能恢复良好，顺利出院。出院 1 个月后随访，该患者已可以生活自理。本病例提示早期诊断并积极治疗可降低甲状腺功能减退危象患者病死率。

（徐成　北京解放军总医院第八医学中心）

专业点评

黏液性水肿昏迷（myxedema coma，MC）是一种严重威胁生命的失代偿性甲状腺功能减退症，病死率高。长期存在甲状腺功能减退的老年妇女中更为常见。诊断主要基于临床表现和实验室检查。近来临床也有 MC 的诊断评分系统开始应用。主要包括甲状腺功能减退、中枢神经系统衰竭、体温过低、通气不足、循环衰竭和低钠血症等因素。

本例老年女性，临床表现相对典型（作者查体对患者皮肤性状、脱屑及体毛等未做描述）。急诊遇到此类患者，无论循着意识障碍或低体温等主线，诊断时均应考虑到内分泌系统疾病。而一旦诊断或疑似 MC，应注意及时转入 ICU 行器官功能监测、支持与保护治疗。

通常甲减需补充 L-T$_4$ 替代治疗，若诊断 MC，必要时还需静脉注射 L-T$_3$，并积极寻找诱因。本例患者可能系长期甲减未及时治疗导致纳差、意识障碍等症状进行性加重并发电解质及酸碱平衡紊乱，又进一步诱发 MC。

（孙昀　安徽医科大学第二附属医院）

参考文献

［1］陈灏珠 . 实用内科学［M］. 北京：人民卫生出版社，2001：2018-2020.

［2］Yafit D, Carmel-Neiderman N N, Levy N, et al. Postoperative myxedema coma in patients undergoing major surgery: Case series［J］. Auris Nasus Larynx, 2019, 46（4）：605-608.

［3］谢自敬 . 内分泌代谢急症［M］. 北京：人民卫生出版社，2000：84-91.

席汉综合征伴精神障碍

席汉综合征（Sheehan's syndrome，SS）是以垂体功能减退为主要表现的临床综合征。在临床上相对少见，多由产后大出血导致脑垂体严重缺血坏死引起。因其起病隐匿，病程漫长且病情复杂，许多基层医院又受到客观条件限制，无法对下丘脑、垂体及其相关靶腺功能进行测定，临床误诊严重。尤其当患者伴有精神障碍等表现时，极易被误诊为精神分裂症等相关精神疾病，从而延误患者的诊疗。本文就一例曾经被误诊为"精神分裂症"的席汉综合征患者的具体诊疗过程做汇报，并结合相关文献进行讨论。

1. 病例摘要

患者，女性，51 岁，农民，以"精神异常 3 年余，意识障碍 3 天"为代主诉于 2020 年 11 月 17 日急诊入院。患者于入院前 3 年余无明显诱因出现精神异常，主要表现为自言自语、精神低落、幻听等症状，无攻击倾向，生活尚可自理，间断就医，曾按"精神分裂症"给予药物治疗（具体不详），效果不佳。3 年来上述症状逐渐加重，于入院前 3 天出现意识障碍，呈昏睡状态，双下肢不自主运动。入院查体：体温 35.6℃，呼吸 18 次 / 分，脉搏 66 次 / 分，血压 78/46mmHg，精神萎靡，表情淡漠，消瘦，皮肤苍白、且干燥粗糙，头发稀疏，阴毛腋毛稀疏，乳房萎缩，双侧瞳孔等大、等圆，对光反射迟钝。四肢及低垂部位指凹性水肿。肺部查体未见异常。心脏听诊心音弱，心律齐，各瓣膜区未闻及病理性杂音。腹平软，腹壁可见剖宫产术后瘢痕，余未查及阳性体征。

血常规：白细胞计数 5.27×10^9/L，红细胞计数 2.87×10^{12}/L，血红蛋白 84.4g/L，血小板计数 302×10^9/L。电解质：血糖 1.8mmol/L，K^+ 3.1mmol/L，Na^+ 115.0mmol/L，Cl^- 83.0mmol/L，Ca^+ 0.99mmol/L。

2. 诊疗经过

给予补充电解质等对症处理后，患者电解质紊乱未得到显著改善。再次追问病史，患者于 20 余年前生育第 2 子后开始出现畏寒，寡言，反应迟钝，食欲、性欲减退，乏力，精神淡漠等表现，未在意，直至 3 年前出现上述精神异常，才按"精神分裂症"给予药物间断治疗，但效果不佳且精神异常逐渐加重。遂进一步检查激素水平，肾上腺皮质激素：促皮质激素 8（ACTH8）6.89pg/mL，ACTH AM0 < 5.00pg/mL，ACTH4 5.72pg/mL，皮质醇 8 6.17g/dL，皮质醇 5.73g/dL，皮质醇 PM4 4.18g/dL。甲状腺功能：三碘甲状腺原氨酸（T_3）0.34nmol/L，甲状腺素（T_4）21.28nmol/L，游离三碘甲状腺原氨酸（FT_3）1.71pmol/L，游离甲状腺素（FT_4）1.48pmol/L，血清促甲状腺素（TSH）1.00U/mL。垂体薄层磁共振成像（Magnetic Resonance Imaging，MRI）显示：垂体萎缩变小。因此，结合患者病史、临床表现、实验室检查及影像学检查，患者并非"精神分裂症"，而应诊断为席汉综合征，而且本例患者由于长期未得到治疗，病情进展合并了垂体危象、休克、低血糖及严重电解质紊乱。经补充糖皮质激素及甲状腺激素后，患者精神状态较前明显好转，基本可与家属正常交流。同时电解质紊乱得到纠正，血管活性药物逐渐减停，血压恢复正常，进食正常。最终患者康复出院，并嘱长期口服激素替代治疗。

3. 分析与讨论

席汉综合征于 1937 年首次被定义，是由产后大出血引起垂体动脉痉挛或血栓形成，最终导致垂体功能减退的综合征[1]。目前关于脑垂体梗死的发病机制尚未明确，有学者认为，席汉综合征发生发展的病理基础为孕期垂体增大导致其对缺血更敏感及垂体动脉血供的中断[2-4]。研究表明，垂体功能低下发生的速度和程度取决于垂体组织损伤的范围[2]。一般而言，垂体具有强大的储备能力，当垂体损伤大于 75% 时才会出现一系列临床症状，大部分席汉综合征患者并不会在产后立即出现垂体功能减退，而是在产后多年才被诊断[5-6]。就临床症状和体征而言[7]，促性腺激素及泌乳素分泌不足常最早出现，主要为患者产后未泌乳，逐渐闭经，眉毛、阴毛和腋毛稀疏脱落，乏力，性欲减退或消失，外生殖器萎缩，子宫及乳房萎缩等早衰表现。促甲状腺激素受累次之，促甲状腺激素及甲状腺素分泌不足可表现为慢性病容、面部水肿、皮肤干燥、食欲减退、畏寒、少汗、黏液性水肿、不爱说话、表情淡漠、智力减退、动作迟缓，有的也可表现为幻觉、妄想、木僵、情绪低落等精神障碍症状，极易误诊为精神疾病。促肾上腺皮质激素缺乏出现较晚，但若未及时就医往往导致严重后果，主要表现为周身乏力、厌食、头晕、恶心、呕吐、腹痛、腹泻、体重下降、低血压，容易感染，严重时可出现垂体危象导致休克、昏迷等。本例患者除上述症状体征外，实验室检查示低钠、低钾、低血糖等电解质紊乱，考虑原因为甲状腺功能的减退、糖皮质激素缺乏、抗利尿激素分泌过多及血容量的减少等。

本病容易误诊的原因主要是病史追问不详及相关检查不完善[8]：①大部分接诊医师对本病缺乏足够的认识，该病起病隐匿、病情发展慢、病程较长，若病史追问不详细，容易忽略病因；②大部分患者常伴有精神症状，易隐藏其他临床表现，从而局限医师的诊断思维，易忽视鉴别诊断；③忽略了必要的检查、检验，如激素水平及头颅MRI检查。该疾病的治疗原则为激素替代治疗，如补充性激素、甲状腺激素、肾上腺皮质激素，从而纠正机体内分泌紊乱，若病因为肿瘤等，除激素替代治疗外，应对因行手术或者放疗等处理。

综上，产后大出血史，严重低血压、休克，产后无乳汁分泌，产后出现闭经，不同程度垂体功能减退，CT 或 MRI 示部分或完全空泡蝶鞍等是临床上诊断席汉综合征患者的重要依据。早期诊断和及时治疗是减少席汉综合征患者出现严重并发症，并降低病死率的关键。故临床上遇到病情较长、临床症状复杂多样或难以用一般疾病进行解释，且既往有产后大出血的女性患者，应考虑到席汉综合征的可能。

（徐亚楠　郑州大学第一附属医院）

专业点评

该病例是一例以"精神异常 3 年余，意识障碍 3 天"为主诉入院的患者。患者入院时存在意识障碍及低血压等症状，患者此时已无法自己准确表达发病经过，对于此类患者，ICU 医师，特别是年轻医师往往因为不能准确获得病史，而"习惯性、主观性"的考虑诸如脓毒症、内环境紊乱、糖尿病、脑血管意外、中毒等常见导致精神志改变，发生低血压的疾病，并进行了不正确的诊疗而延误病情。作者通过完整的体格检查及细心地分析，再次追问病史进而准确诊断了席汉综合征并治疗，最终取得很好的疗效。

通过该病例，提示对于 ICU 医师在接诊患者初期认真详细地询问病史及进行完整的体格辅助检查显得尤为重要，特别是针对于意识障碍的患者，若予常规的诊疗措施效果不佳时，应考虑疑难少见疾病可能，扩广思路，形成完整的诊疗理念并行全面的鉴别诊断。

不足之处在于：①在病史中并没有描述发生席汉综合征的诱因为何，如是否有过大出血病史等；②在有助于鉴别诊断的检查不齐全，如针对下丘脑性闭经、子宫性闭经等鉴别诊断需要查到性激素六项、妇科B超等，若能考虑更全面并进行相关病史询问及检查，该病例则更完整。

（汤展宏　广西医科大学第一附属医院）

参考文献

［1］Kovacs K. Sheehan syndrome［J］. Lancet, 2003, 361（9356）: 520-522.

［2］Tessnow A H, Wilson J D. The changing face of Sheehan's syndrome［J］. Am J Med Sci, 2010, 340（5）: 402-406.

［3］Bakiri F, Bendib S E, Maoui R, et al. The sella turcica in Sheehan's syndrome: computerized tomographic study in 54 patients［J］. J Endocrinol Invest, 1991, 14（3）: 193-196.

［4］Yamauchi T, Yoshio N, Mizuguchi T, et al. Acute fatty liver of pregnancy complicated with anterior pituitary insufficiency［J］. Intern Med, 2001, 40（12）: 1227-1231.

［5］Sert M, Tetiker T, Kirim S, et al. Clinical report of 28 patients with Sheehan's syndrome［J］. Endocr J, 2003, 50（3）: 297-301.

［6］黄建霞, 王宁. 席汉综合征并发全血细胞减少1例报道［J］. 重庆医学, 2015(9): 1291-1292.

［7］Diri H, Karaca Z, Tanriverdi F, et al. Sheehan's syndrome: new insights into an old disease［J］. Endocrine, 2016, 51（1）: 22-31.

［8］Kelestimur F. Sheehan's syndrome［J］. Pituitary, 2003, 6（4）: 181-188.

剧烈运动致高热、昏迷、多器官功能障碍综合征

1. 病例摘要

患者，男性，20 岁，为某大学大二学生，主因"突发意识障碍半小时"于 2016 年 8 月 11 日 23:20 入院。入院时情况：8 月 11 日 08:00—17:00（日间最高气温 34.3℃，相对湿度 60% 以上）接受军训，17:00 左右着长衣长裤 20 分钟跑 1500m 后自觉头晕，突发意识不清，立即被送至我院急诊科。入急诊科时患者昏迷，体温 39.9℃，心率 120 次 / 分，血压 115/62mmHg，呼吸频率约 40 次 / 分，双侧瞳孔等大等圆，直径约 3mm，对光反射均迟钝。呼吸音粗，双肺未闻及明显干湿啰音，四肢肌张力升高，躯干及四肢散在红色出血点，巴氏征阴性。考虑诊断热射病，急诊科予物理降温，扩容补液等支持治疗。当日 22:30 心电监护示氧饱和度下降为 85%，血气示 I 型呼吸衰竭，肺 CT 示双下肺斑片影，为进一步检查及治疗急诊以"热射病"收入内科 ICU。患者既往体健，无传染病史，否认手术、创伤等病史家族史无异常。

入院诊断：①劳力型热射病；②横纹肌溶解综合征；③肝功能异常；④急性肾功能异常；⑤吸入性肺炎。

2. 诊疗经过

入院后完善相关实验室检查、身体检查，立即予经口气管插管呼吸机辅助呼吸，予冰毯机、冰帽降温，持续心电监护，监测体温（图 41-1）、监测 24 小时出入量、每小时尿量（图 41-2）；予扩容补液抗休克，床旁连续肾脏替代治疗（continuous renal replacement therapy，CRRT）维持水、电解质、酸碱平衡，肾脏替代治疗；头颅 CT 示轻度脑水肿（图 41-3A、G），给予镇静、亚低温（图 41-4）、冬眠合剂、甘露醇 125mL 12 小时 / 次减轻脑水肿、脑电图功能（图 41-5）监护治疗；肺 CT 示双下肺斑片影，少量渗出影（图 41-3B、H），经口气管插管时可吸出食物残渣，考虑吸入性肺炎合并 ARDS，给予美罗培南 1g 8 小时 / 次抗

感染，甲泼尼龙琥珀酸钠 40mg 12 小时 / 次、乌司他丁 30U 8 小时 / 次抑制炎症反应；腹部 CT 示腹胀，胃肠积气，肠管扩张、肠道水肿，胃肠内大量食物及粪便潴留（图 41-3C、I）；腹部超声示腹腔积液 3cm，予禁食、持续胃肠减压、加强灌肠通便，予生长抑素、奥美拉唑改善胃肠道功能，及抗感染预防肠源性菌血症治疗。入院第 2 天查 B 型钠尿肽（BNP）135pg/mL、全血肌钙蛋白 I（TNi）0.69ng/mL、肌酸激酶同工酶（CK-Mb）16.02ng/mL，心脏超声示三尖瓣反流（少量），左室收缩功能正常低限，左室 EF52%，提示心功能不全，给予左西孟旦改善心功能及营养心肌、调整水液平衡治疗。入院前后实验室检查均提示患者肝、肾功能急性损伤，胆红素升高，继续给予保肝、退黄、持续床旁 CRRT 等对症支持治疗。入院第 2 天监测血小板计数（PLT）49×10^9/L、纤维蛋白原含量（FIB）1.39g/L、凝血酶原活动度（PA）43%、活化部分凝血活酶时间（APTT）144.3 秒、D- 二聚体 1301μg/L，请解放军总医院专家会诊，诊断劳力型热射病，建议及时补充凝血底物（血小板、纤维蛋白原、凝血酶原混合物、血浆）改善凝血功能；预防弥散性血管内凝血（disseminated intravascular coagulation，DIC）加重，予低分子量肝素钙注射液 5000U 皮下注射 1 次 / 日治疗。8 月 14 日查 D- 二聚体呈升高趋势，调整为低分子量肝素钙注射液 5000U 皮下注射 2 次 / 日，监测 D- 二聚体逐步下降（图 41-6）。8 月 16 日经气管插管吸痰可见痰中带血，少量鲜红色，量约 0.5mL，停用低分子量肝素钙治疗，次日复查血栓弹力图基本正常。经积极综合救治，患者病情逐步好转，停亚低温治疗、间断停镇静药物、促醒、胃肠道功能好转，逐步简化治疗。8 月 16 日停镇静药物后，患者神志清楚，呼吸机支持条件（PS10 ~ 12cmH₂O，PEEP 5 ~ 6cmH₂O，FiO₂ 35%），氧合指数 ≥ 300mmHg，予脱呼吸机锻炼，生命体征、循环稳定。8 月 17 日复查肺 CT 示双下肺少量积液，右肺实变影（图 41-3E、K），考虑吸入性肺炎未完全好转，继续予美罗培南、激素治疗，予加强雾化、扣背促进痰液排出。观察患者一般情况可，予拔除气管插管，监测呼吸、循环稳定，血氧饱和度满意，血气分析指标均正常；8 月 17 日复查头 CT 示脑水肿好转（图 41-3D、J），停用甘露醇治疗；腹部 CT 示腹腔积液减少、腹胀明显好转，胃肠道潴留物仍明显（图 41-3F、L），继续予抑酸、增强胃动力、通便治疗。8 月 17 日查肌酸激酶（CK）945U/L、肌红蛋白（MB）141.9μg/L、肌酐（CRE）64.1μmol/L、尿素氮（BUN）4.30mmol/L，尿量 150 ~ 300mL/h，提示横纹肌溶解综合征好转，肾功能正常，停 CRRT 治疗。经治疗，患者呼吸、循环稳定，神志清楚，可自主进食，肢体活动灵活，复查化验提示心功能、肾功能、凝血功能、血小板指标均正常。但自停镇静后患者间断出现谵妄症状，2016 年 8 月 19 日头 MRI 未见明显异常，请精神科会诊考虑谵妄状态（恢复期精神障碍），给予丙戊酸镁缓释片及奥氮平口服治疗。后患者病情好转转神经内科治疗。患者仍间断出现谵妄症状，神经内科予完善腰穿检查，送脑脊液常规、生化、免疫相关抗体均未见异常，查头增强磁共振未见异常。针对吸入性肺炎，8月31日复查肺CT（图41-11）正常，患者遗留精神症状，应家属要求，办理出院。出院诊断：①劳力型热射病；②DIC；③血小板减少症；④多脏器功能障碍综合征（神经系统、心功能、消化道功能、呼吸系统、肾功能、肝功能）；⑤昏迷；⑥吸入性肺炎；⑦横纹肌溶解综合征；⑧谵妄。

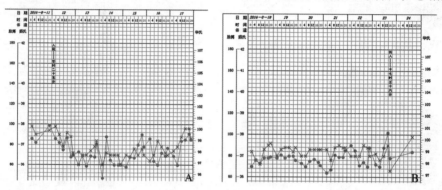

图 41-1 体温及心率检测

A. 入院后体温；B. 心率监测图。

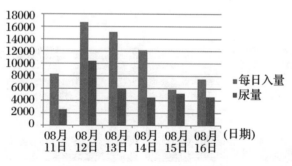

图 41-2 入 ICU 后出入量、尿量

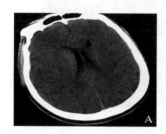 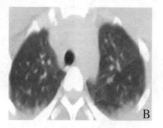 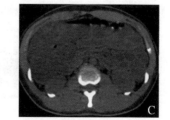

图 41-3 CT 检查

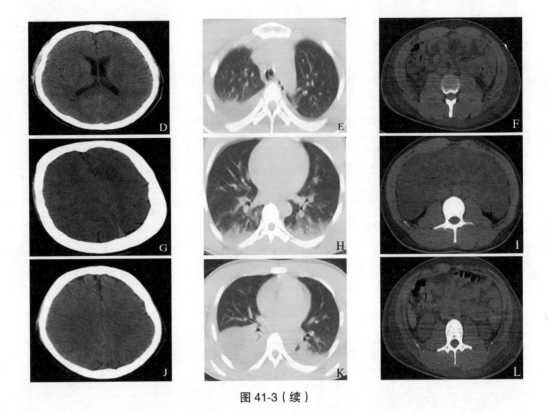

图 41-3（续）

A、G. 2016 年 8 月 12 日头 CT；B、H. 2016 年 8 月 12 日胸 CT；C、I. 2016 年 8 月 12 日腹 CT；D、J. 2016 年 8 月 17 日头 CT；E、K. 2016 年 8 月 17 日胸 CT；F、L. 2016 年 8 月 17 日腹 CT

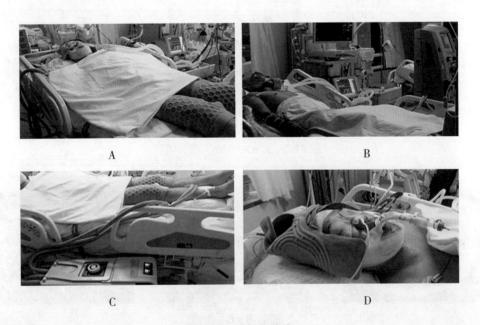

图 41-4　亚低温治疗

3. 分析与讨论

热射病（heat stroke，HS）是由于被动暴露于热环境和（或）剧烈运动所致的机体产热与散热失衡，核心温度升高 > 40℃（常常但非必需）和中枢神经系统异常为特征，如精神状态改变、抽搐或昏迷，并伴有多器官损害的临床综合征[1]。根据发病原因和易感人群的不同，分为经典型热射病和劳力型热射病。劳力型热射病（exertional heat stroke，EHS）主要由于高强度体力活动引起机体产热与散热失衡而发病。EHS 常见于夏季剧烈运动的健康青年人（如参与训练的官兵等），在高温高湿环境下进行高强度训练或从事重体力劳动而发病，早期可有极度疲劳、持续头痛、运动不协调、行为不当、判断力受损、面色潮红或苍白、恶心、呕吐、晕厥等症状，可伴有大量出汗或无汗，继而体温升高，可达 40℃以上。发病急、进展快、病死率高。高热和继发激活的全身炎症反应综合征（systemic inflammatory response syndrome，SIRS）是组织损伤继而导致多器官功能障碍综合征（multiple organ dysfunction syndrome，MODS）的病理生理机制。中枢神经系统（central nervous system，CNS）和凝血功能系统是热射病最早出现和最容易受累的两个系统，早期识别病情并采取积极有效的治疗措施对控制病情有重要作用。本例患者发病初即出现 MODS，以中枢神经系统、凝血功能障碍为著，病情进展迅速，并且最终遗留了精神障碍后遗症。总结本患者治疗成功经验如下。

（1）快速做出明确诊断是本病例治疗成功的第一步：患者病情进展迅速，入院时已出现 MODS。该病例是我科接诊的第一例 HS 患者，发病初期我们对该病诊疗仍存在欠缺，但对症处理及时、全面，包括发现脑水肿即给予亚低温、气管插管、镇静、甘露醇脱水降颅压，给予脑电图实时监测治疗。监测化验凝血功能呈持续下滑状态、血小板快速下降，DIC 趋势明显。我们认识到疾病的严重性，治疗经验不足，及时查阅文献学习，并且入院次日急请全军热射病专家组组长宋清主任会诊给出明确诊断：劳力型热射病，建议密切监测核心体温，快速有效降温治疗，及时补凝（血浆、纤维蛋白原、凝血酶原混合物）、抗凝（低分子量肝素钙 5000U，皮下注射 1 次 / 日），密切监测凝血功能、血栓弹力图变化（图 41-6、图 41-7），及时根据结果调整抗凝方案，及早期启动抗感染、持续 CRRT、其他各脏器功能支持治疗。患者病情很快呈逐步好转趋势。

（2）有效的鉴别诊断是早期诊疗计划中的必要步骤：本病例患者发病后很快出现意识不清。入急诊科时查体：患者呈昏迷状态，体温 39.9℃，心率 120 次 / 分，血压 115/62mmHg，呼吸频率约 40 次 / 分，双侧瞳孔等大等圆，直径约 3mm，对光反射均迟钝，四肢肌张力升高，躯干及四肢散在红色出血点，巴氏征阴性。需鉴别中枢神经系统疾病，包括：①脑血管病：常见包括脑出血、脑梗死、蛛网膜下腔出血、烟雾病等以血管问题为基础的疾病，多表现为意识状态、肢体活动、言语等改变，此类患者多伴有高血压、糖尿病、血管畸形等基础疾病，发病早期一般无发热和神经系统以外的其他器官损伤，影像学检查多可查及责任病灶。本患者首先为青少年男性，无高血压及脑血管畸形病史，患脑血管疾病概率低；其次入院时、入院后查体均无肢体相应责任病灶、病理征阴性，病情改善后查体神清语利，无肢体活动障碍；另外入院后2次头CT及磁共振均无异常表现。基本可排除脑血管相关疾病；②脑炎、脑膜炎：一般根据病原体不同可分为细菌性、病毒性、真菌性、结核等。部分患者可有诱因，流行病学特点等，临床症状与热射病表现相似，可表现为高热、头疼、抽搐等，但发病多与环境因素及剧烈体力活动无关，通过病史可以鉴别。血-脑脊液涂片及培养未见阳性菌，无颅高压表现，遂基本排除该类疾病诊断；③癫痫：为发作性疾病，既往有反复发作病史，通常无发热、多无其他器官受损，脑电图检查可见异常波，非运动时间可发作。本患者无癫痫病史，无发作性表现，初期未曾应用抗癫痫药物，病情好转后未再发作肌张力升高，监测脑电图无癫痫波出现。另外，癫痫病患者发病时多无其他器官系统受累，本患者发病后除神经系统受累外，合并MODS，与癫痫诊断不相符。

（3）早期脑电图监测合并亚低温治疗是该病例治疗过程中的亮点：脑电图对意识障碍的热射病患者，持续的脑电监测可有助于早期发现异常波形，如低幅慢波、癫、双极重叠波等，热射病的脑电图改变往往能够随着病情的缓解而完全恢复且无后遗症，这与原发性神经系统疾病的异常脑电图在预后方面有着明显区别[2-3]。采用亚低温治疗能快速够降低脑耗氧、保护脑组织、减轻脑水肿、减少并发症，是本病例治疗成功的最重要部分。本患者入我科后共使用亚低温治疗仪5天（图41-4），第一个24~48小时亚低温目标设置为35~35.5℃，并合并冬眠合剂（氯丙嗪+异丙嗪+盐酸哌替啶）；第48~72小时目标温度为35.5~36℃，冬眠合剂维持量减少；第72~96小时目标温度36~36.5℃，停冬眠合剂；96~120小时目标温度36~36.5℃，逐渐停止亚低温治疗。2018年8月15日（第120小时）脑功能监提示意识状况良好，逐步减镇静药强度，患者可简单点头示意回答问题，SAS评分4分。8月16日神志清楚，8月17复查头CT脑水肿好转，拔除气管插管顺利。间断出现谵妄症状，表现为幻听、被害妄想。脑电图监测无明显癫痫波及其他异常波形，精神科会诊考虑急性脑损伤后谵妄状态，出院后随访半年患者服用精神科药物控制病情谵妄好转，患者自感上课（大学课程）注意力不能很好集中，学习效率及成绩较发病前下降。

（4）血栓弹力图监测在本例患者诊断和治疗过程中及时有效的帮助快速诊断病情、提示了治疗方向、帮助评估病情：热射病时血栓弹力图（TEG）可表现为 R 时间延长、α 角减小和 K 时间延长、MA 减小。本患者发病初期已出现 DIC 倾向，化验凝血功能、D- 二聚体（图 41-6）迅速变差，查血栓弹力图（图 41-7A ~ D 所示：R 时间延长、α 角减小、K 时间延长、MA 减小、LY 30% > 8%、CI < −3），符合热射病初期"代偿期 DIC"表现，帮助早期识别病情，及时给予补凝、抗凝治疗，凝血功能快速改善，复查 TEG 表现正常（图 41-7E ~ H）。

（5）针对患者精神障碍，8 月 19 日头 MRI 未见异常（图 41-8）。8 月 26 日脑功能检测报告（图 41-9）：脑电图轻度异常；S2、S3、S4、S5、S6、S7 降低及缺损，并且乙酰胆碱结构欠正常，脑功能状态欠佳，可能影响记忆力；多巴胺增高，乙酰胆碱类强兴奋介质略增高，与缺血、兴奋、头痛头晕有关；深抑制介质增高是否服药。2016 年 8 月 24 日脑脊液穿刺：无色透明，潘氏试验阴性，细胞数 2×10^6/L，白细胞计数 0×10^6/L；脑脊液生化：Pro 0.17g/L，Glu 3.46mmonl/L。基本排除颅内感染的可能性；自身抗体：脑脊液及血 NMDA 抗体、CASPR2 抗体、AMPA1 抗体、AMPA2 抗体、LG- Ⅱ抗体、GABAB-R-A 抗体均为阴性，不支持自身免疫相关性脑炎诊断。8 月 25 日精神科会诊诊断谵妄状态（恢复期），建议予醒脑静、丙戊酸镁缓释片 0.25g 1 次 / 晚治疗。患者仍存在虚构、妄想症状，联合奥氮平片抗精神症状治疗。8 月 31 日复查头 MRI 平扫及增强未见明显异常（图 41-10）。脑脊液寡克隆带、24 小时鞘内合成率未见异常。综合以上检查考虑热射病遗留精神障碍可能性大。

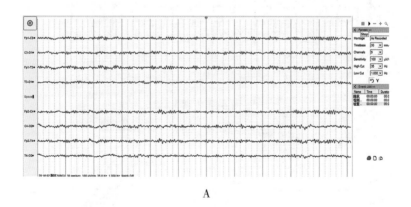

A

图 41-5　2016 年 8 月 12 日脑电图（A ~ D）

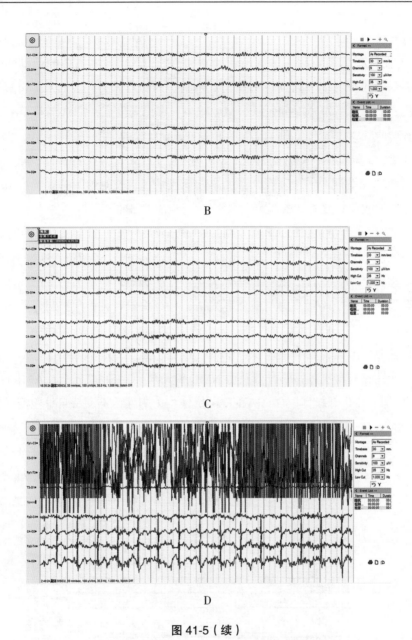

B

C

D

图 41-5（续）

活化部分凝血活酶时间（APTT）变化趋势图

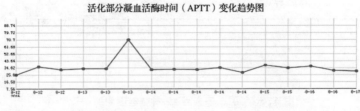

A

图 41-6　监测凝血功能、D- 二聚体

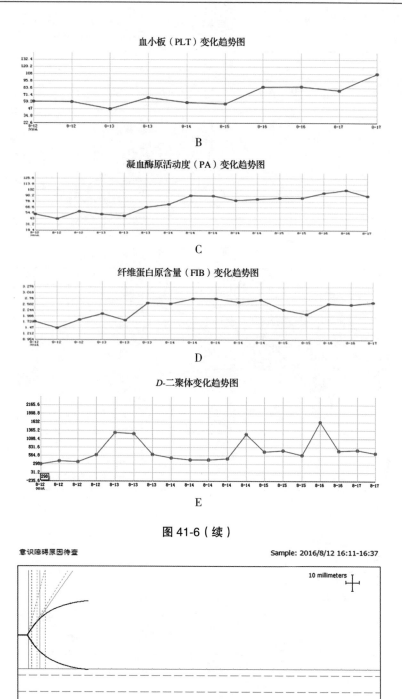

图 41-6（续）

图 41-7　2016 年 8 月 12 日和 2016 年 8 月 16 日血栓弹力图

Sample: 2016/8/12 16:11-16:20

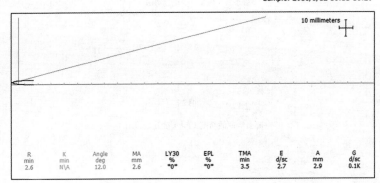

R min	K min	Angle deg	MA mm	LY30 %	EPL %	TMA min	E d/sc	A mm	G d/sc
2.6	N\A	12.0	2.6	"0"	"0"	3.5	2.7	2.9	0.1K

B

Sample: 2016/8/12 16:12-16:22

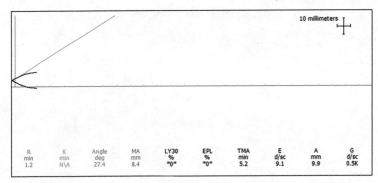

R min	K min	Angle deg	MA mm	LY30 %	EPL %	TMA min	E d/sc	A mm	G d/sc
1.2	N\A	27.4	8.4	"0"	"0"	5.2	9.1	9.9	0.5K

C

Sample: 2016/8/12 16:12-16:37

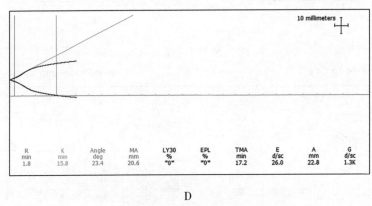

R min	K min	Angle deg	MA mm	LY30 %	EPL %	TMA min	E d/sc	A mm	G d/sc
1.8	15.8	23.4	20.6	"0"	"0"	17.2	26.0	22.8	1.3K

D

图 41-7（续）

Sample: 2016/8/16 17:47-17:56

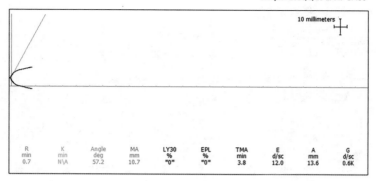

R min	K min	Angle deg	MA mm	LY30 %	EPL %	TMA min	E d/sc	A mm	G d/sc
0.7	N\A	57.2	10.7	"0"	"0"	3.8	12.0	13.6	0.6K

E

Sample: 2016/8/16 17:47-18:00

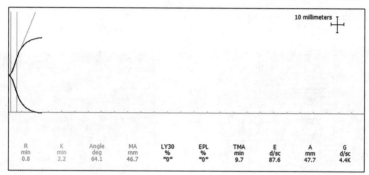

R min	K min	Angle deg	MA mm	LY30 %	EPL %	TMA min	E d/sc	A mm	G d/sc
0.8	2.2	64.1	46.7	"0"	"0"	9.7	87.6	47.7	4.4K

F

Sample: 2016/8/16 17:38-17:45

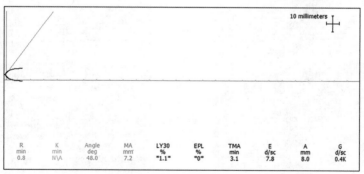

R min	K min	Angle deg	MA mm	LY30 %	EPL %	TMA min	E d/sc	A mm	G d/sc
0.8	N\A	48.0	7.2	"1.1"	"0"	3.1	7.8	8.0	0.4K

G

图 41-7（续）

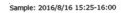

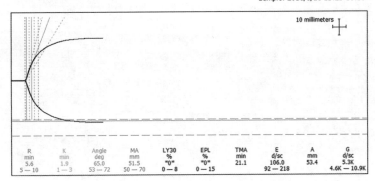

R min	K min	Angle deg	MA mm	LY30 % "0"	EPL % "0"	TMA min	E d/sc	A mm	G d/sc
5.6	1.9	65.0	51.5	0—8	0—15	21.1	106.0	53.4	5.3K
5—10	1—3	53—72	50—70				92—218		4.6K—10.9K

H

图 41-7（续）

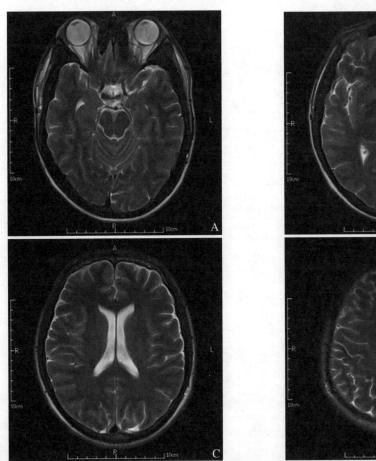

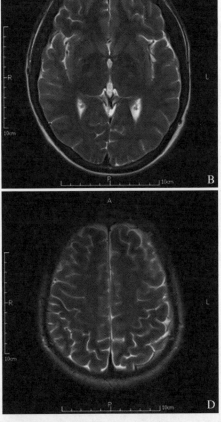

图 41-8　2016 年 8 月 19 日 MRI 未见明显异常

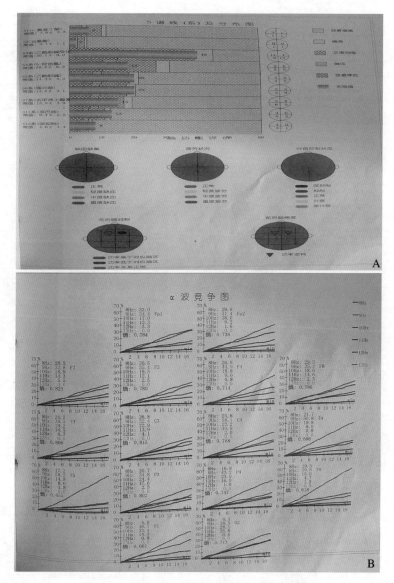

图 41-9 2016 年 8 月 26 日脑功能检测报告

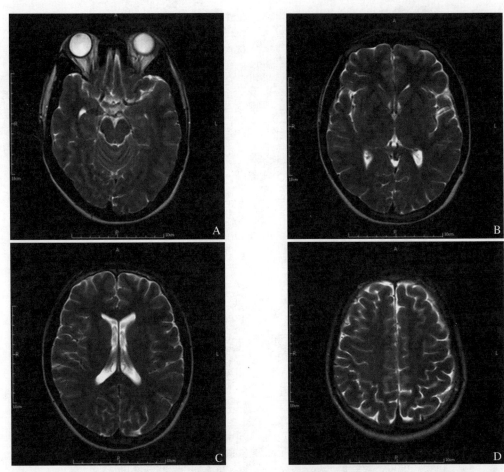

图 41-10　2016 年 8 月 31 日 MRI 未见明显异常

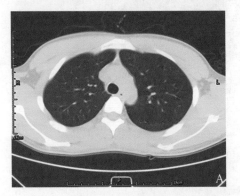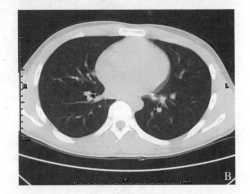

图 41-11　2016 年 8 月 31 日肺 CT 较 2016 年 8 月 11 日片对比完全好转

　　诊治难点：劳力型热射病好发于青壮年，常有剧烈运动史，其特征性表现在于核心体温＞40℃伴意识障碍。劳力型热射病是可防可治性疾病，早期判断和识别热射病是治疗的关键；早期快速降温至安全的核心体温（＜39.0℃）是降低热射病致死率和致残率的关键。

启示：早期快速识别劳力型热射病诊断、及时快速做出鉴别诊断是本病例治疗成功的第一步。早期应用亚低温治疗、应用脑电图、血栓弹力图监测快速、准确地实时评估病情，及时给出正确诊疗方向提供依据。早期脑保护、气管插管、早期镇静合并亚低温治疗、快速启动抗感染、监测凝血功能并补凝、抗凝治疗及快速改善肠应激性肠梗阻、持续 CRRT 肾脏保护、改善横纹肌溶解综合征、维持水和电解质平衡及各脏器功能支持治疗是本病例取得最终成功的重要部分。针对患者精神障碍进行较为全面的检查、实验室评估、鉴别病情使本病例更加完整，减少误诊误治风险。

（周丽丽，王佳兴，张玉想　解放军总医院第八医学中心）

专业点评

文章详细介绍了一例劳力型热射病患者的临床表现、诊断、治疗经过。阐述热射病诊断流行病学特点（环境的高温、高湿）、易感因素（着长衣长裤，高强度训练 20 分钟跑 1500m 后）。临床表现中描述了患者重症中暑的早期体征如头晕、意识不清、呼吸急促等，继而外周体温迅速升高，严重的合并症如 DIC、横纹肌溶解、急性肾衰竭、急性肝损害、消化功能损害及吸入性肺炎等多器官损害。治疗中突出迅速、有效降低核心温度这一关键点，通过血栓弹力图监测，及时调整凝血紊乱，行呼吸、持续血液净化等支持治疗，维护脏器功能，抓住劳力型热射病易致大脑损害这一要点，进行多元化脑功能监测，制订脑保护方案。整个救治过程跌宕起伏，通过对患者多维度医学监测，制订个体化的治疗方案，奠定患者成功救治的基石，体现了作者重症患者管理思维和诊疗能力，值得读者对成功经验的借鉴、思考、总结。

劳力型热射病不仅仅见于高温、高湿环境，在相对低温、干燥的高原环境，剧烈运动可诱发该病，在临床诊疗中值得注意。

（马四清　青海省人民医院）

参考文献

［1］全军热射病防治专家组，全军重症医学专业委员会 . 中国热射病诊断与治疗专家共识［J］. 解放军医学杂志，2019，44（3）：181-196.

［2］Koh Y H. Heat stroke with status epilepticus secondary to posterior reversible encephalopathy syndrome （PRES）［J］. Case Rep Crit Care, 2018, 2018: 3597474.

［3］Sagisaka S, Tamune H, Shimizu K,et al. A rare case of full neurological recovery from severe nonexertional heatstroke during a bedrock bath ［J］. J Gen Fam Med, 2018, 19（4）: 136-138.

病例 42

肠梗阻 – 术后肠瘘 – 肠源性感染

1. 病例摘要

患者，女性，50 岁，以"发现降结肠增厚 20 余天，腹痛 10 余天"为主诉入院。患者 2012 年 2 月 7 日因贫血就诊于当地医院，完善腹部 CT 发现降结肠管壁增厚、腹腔多发淋巴结。2021 年 2 月 19 日患者无明显诱因出现腹痛，为全腹胀痛，伴恶心、呕吐、排气排便停止，无发热，当地医院对症治疗后于 2021 年 3 月 1 日就诊于我院消化内科。

2. 诊疗经过

入院后完善相关检验，给予奥美拉唑抑酸、头孢噻肟钠＋奥硝唑抗感染、补液等治疗。2021 年 3 月 3 日患者主诉腹痛、可忍受，排气少，排便无，夜间出现恶心、呕吐，肠镜检查和腹部增强 CT 检查示：结肠占位伴肠梗阻（图 42-1）。2021 年 3 月 6 日患者腹痛加重，伴有发热，体温最高达 39.0℃，查体：腹软，全腹轻压痛，左侧腹部压痛明显，急查血常规示：白细胞计数 $3.30 \times 10^9/L \downarrow$，中性粒细胞百分比 81.00%↑。不除外腹膜炎加重，遂转入我院普通外科第二病区。于 2021 年 3 月 7 日入手术室在全麻下行"剖腹探查术、根治性左半结肠切除术"。术后患者出现呼吸困难，血压下降，去甲肾上腺素维持血压 107/52mmHg，呈休克表现，胸片提示：双肺炎症（图 42-2），考虑患者腹腔感染严重、感染性休克，转入重症医学科。入科后予报病危、特级护理、多功能监护仪监护、吸氧、美罗培南等抗感染、乌司他丁抑制炎症反应及扩容补液、血管活性药物维持血压、改善凝血功能、纠正贫血、营养支持、维持水和电解质及酸碱平衡等治疗。2021 年 3 月 10 日（术后 3 天）患者诉胸闷憋气，呼吸急促，呼吸频率24～29次/分，血气分析示氧合指数＜100mmHg，胸片提示双肺明显炎症改变，较前加重（图 42-3）；复查超声示盆腔内可见异常回声区。术区引流液量较多，且性状黄色混浊，考虑腹腔严重感染导致重度呼吸窘迫综合征，予高流量湿化氧疗及无创呼吸机辅助通气，但效果不佳，遂行气管插管术接呼吸机辅助通气。2021年3月11日（术后4天），患者夜间出现血压下降，波动在95/70mmHg左右，心率112次/分左右，腹腔引流袋可见较多黄色混浊引流液引出。

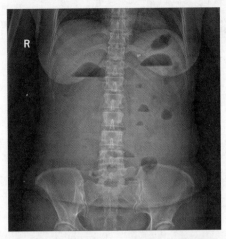

图42-1 腹部平片可见气液平面，提示肠梗阻

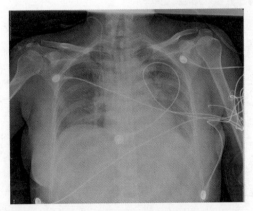

图42-2 术后1天胸片提示双肺纹理增多、紊乱

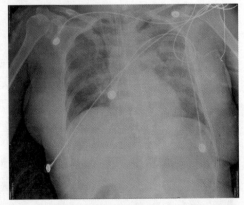

图42-3 术后3天胸片较术后1天提示肺部炎症加重

凝血指标：凝血酶原时间34.9秒，凝血酶原活动度22%，国际标准化比值3.19，活化部分凝血活酶时间38.4秒，纤维蛋白原含量2.72g/L，凝血酶时间14.4秒，D-二聚体11579μg/L；肝酶指标：谷丙转氨酶2351.4U/L，谷草转氨酶5658.5U/L，总胆红素42.2μmol/L，直接胆红素22.6μmol/L，总蛋白（TP）44.7g/L，白蛋白（ALB）31.2g/L；心肌酶指标：肌酸激酶（CK）1184U/L，肌酸激酶同工酶162U/L，乳酸脱氢酶（LDH）13469IU/L；肌酐（CRE）58.0umol/L，尿素氮（BUN）13.34mmol/L；患者凝血功能仍紊乱、血小板下降、转氨酶明显升高，严重代谢性酸中毒、高钾血症，考虑严重腹腔感染导致脓毒症、脓毒症休克、肝肾等多器官功能障碍。予扩容

补液、输血及连续性肾脏替代治疗（continuous renal replacement therapy，CRRT）治疗后，患者循环状况、组织灌注明显好转，乳酸下降，酸中毒及高钾血症已纠正。2021 年 3 月 16 日（术后 9 天），患者高热，呼吸循环仍不稳定，去甲肾上腺素维持血压 100 ～ 125/65 ～ 80mmHg，巩膜重度黄染，腹腔引流袋见约 700mL 大量深黄色粪便样液体引出（图 42-4），请普外科会诊后考虑肠瘘，并予以双套管冲洗，持续引流。引流液培养鉴定结果：铜绿假单胞菌，对亚胺培南、阿米卡星等敏感，遂调整抗生素为美罗培南 + 阿米卡星抗感染，继续腹腔双套管冲洗，保持引流通畅。继续抑制炎症反应、保肝等治疗。2021 年 3 月 25 日患者高热，体温最高 39℃以上，腹部手术敷料包扎固定，外观可见少量黄色混浊渗液，留置左下腹及手术切口下方腹腔引流管共 2 根，持续双套管冲洗接负压吸引，可见黄褐色液体引出。肝周及腹腔可见液性暗区，右下腹范围约 3.9cm×9.1cm，内透声差；肝左外叶旁可见范围约 3.9cm×4.8cm 液性暗区，内可见多发分隔。遂超声科医师床旁行腹腔穿刺置管引流术，可见脓性液体引出（图 42-5）。遂行床旁换药，调整引流管位置，继续持续腹腔引流管冲洗，保证引流通畅。2021 年 3 月 25 日因气管插管达 2 周，行气管切开术。2021 年 3 月 31 日胸腔超声提示左侧胸腔积液 5.3cm，遂超声引导下行胸腔积液穿刺引流术，此后患者病情相对稳定，间断脱机，无憋气等不适主诉。患者持续脱机状态，生命体征平稳，凝血功能较前好转，胆红素呈下降趋势，予腹部换药，保持引流通畅，并间断雾化排痰，于 2021 年 4 月 6 日转入普通病房继续治疗。

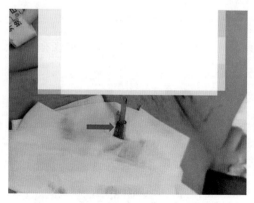

图 42-4　腹腔穿刺出深黄色粪便样液体

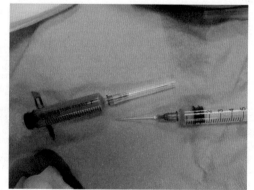

图 42-5　超声科医师行腹腔穿刺置管引流术，可见脓性液体引出

3. 分析与讨论

肠道不仅是消化吸收的器官，肠黏膜本身也是机体十分重要的一道抗感染防御屏障。正常肠道黏膜屏障由生物屏障、机械屏障、化学屏障和免疫屏障四部分组成[1]。

在通常情况下，肠道内微生物群构成一个对抗病原体的重要的保护屏障。这个微生态菌群的稳定性遭到破坏后，肠道定植抵抗力大为降低，可导致肠道中潜在性病原体（包括条件致病菌）的定植和入侵。来源于因肠道屏障功能损害、肠道微生态失调及肠道免疫屏障缺损而导致肠道细菌移位引起的菌血症，称为"肠源性全身感染"[2]。肠源性感染是继发于烧伤、创伤、休克、感染和大手术后的内源性感染。危重患者肠源性感染可引起全身性严重感染，并且贯穿于疾病的整个过程，甚至发展为致死性感染，肠源性感染的防控是危重患者抢救的关键。

本例患者为结肠癌晚期，术前发生肠梗阻，其术后发生肠源性全身感染的原因及机制值得深入探讨。研究表明发生肠梗阻时肠腔内压力增高，静脉回流受阻，黏膜瘀血、缺血、缺氧，肠腔进一步绞窄时，肠绒毛脱落，变性坏死，使肠屏障功能破坏，同时肠内容物滞留，大量细菌在肠腔内繁殖，促进肠源性细菌、内毒素易位。另外大量液体丢失，迅速引起脱水和组织灌注不良，引起代谢性酸中毒[3]。它所引起的一系列病理生理变化导致肠通透性增高，给肠源性细菌、内毒素易位提供了基础。肠道细菌或内毒素通过肠上皮细胞进入肠系膜淋巴结、肝脏。脾脏及其他远距离或血液的过程称为肠道细菌、内毒素易位。研究发现在最常见的易位细菌是大肠埃希菌、变形杆菌和铜绿假单胞菌[4]。该患者术后8天腹腔引流液培养结果鉴定为铜绿假单胞菌，药敏对亚胺培南、阿米卡星敏感，可以确定引发该患者肠源性全身感染的主要致病菌是铜绿假单胞菌。铜绿假单胞菌是常见的引起严重医院获得性感染的条件致病菌，其引起医院感染高达30%以上。其广泛定植于潮湿环境、物品表面、各类导管、开放的气道，在人类的皮肤和黏膜罕见，为专性需氧菌。完整的皮肤是天然的屏障，故铜绿假单胞菌很少成为健康人的原发病原菌，但改变或损伤宿主正常的防御机制，如烧伤导致皮肤黏膜破坏、留置导尿、气管切开/插管、免疫机制缺陷如粒细胞缺乏、低蛋白症、应用激素或广谱抗生素患者，常可导致皮肤、尿路、呼吸道的感染[5]。该患者因肠道手术，使其完整的肠道屏障被破坏，故铜绿假单胞菌成为全身感染的致病菌。

肠道细菌易位的结果可能是引发肠源性全身感染，并且触发全身炎症反应综合征（systemic inflammatory response syndrome，SIRS）甚至多器官功能障碍综合征（multiple organ dysfunction syndrome，MODS）。肠道本身是危重患者最先受损的器官。研究报道肠管黏膜内有大量的淋巴细胞，是免疫炎性细胞激活和大量炎性介质释放的重要场所，因此肠管被称为"炎症反应的马达和加速器"，易引起远隔器官的损伤。该例患者腹腔感染严重，并且在术后10天出现肠瘘，肠道内大量炎症因子释放，进一步加重了其感染性休克，从而进展为MODS。

研究表明易位的细菌黏附到肠上皮细胞表面或肠黏膜表面溃疡部位，通过肠黏膜屏障进入黏膜固有层，进而侵入淋巴管或血流，最终影响肝、肺等远端脏器，这种肠肺、肠肝之间的相互影响成为肠 - 肺轴、肠 - 肝轴[6-7]。其中肺是肠道细菌易位后最容易受损的器官，从而也更容易导致急性肺损伤。该例患者术后反复出现急性呼吸窘迫综合征，符合急性呼吸窘迫综合征（acuterespiratrydistresssyndrme，ARDS）柏林诊断标准，包括：①患者术后即出现气促及呼吸困难；②术后胸片示其双肺出现斑片状模糊影，却无胸腔积液、肺部结节及肺不张等；③该患者出现通透性肺水肿，却无法用心衰解释，因其 BNP 并无异常；④由图 42-6 可以看出，该患者术后 2 天氧合指数介于 200 ～ 300mmHg，属轻度 ARDS，而术后 3 天氧合指数 ≤ 100mmHg，且 PEEP ≥ 5cmH$_2$O，属重度 ARDS[8]。经去除感染源及抗生素治疗后，氧合指数逐渐上升至正常。该患者术后 16 天在痰培养中检测出铜绿假单胞菌，与腹腔引流液同属一株菌，从侧面证实了肠 - 肺轴的存在。

肠 - 肝轴是肠黏膜屏障的最后一道防御屏障，主要功能是防御肠腔内毒素易位。正常情况下，在肠腔内的胆盐与内毒素结合形成一种不吸收的无毒复合物，从而防止了内毒素的易位。而该病例肠道首先受损，无法阻止肠道内毒素易位，而细菌、毒素通过损伤的肠屏障，通过门脉系统回流到肝脏，从而引起肝脏的衰竭。该患者术后 4 天即出现肝功能衰竭，符合肝功能衰竭的标准：①该患者术后即出现昏迷等神志的改变，并伴有腹胀、恶心、呕吐；②在术后短期内出现黄疸，并进行性加重，血清总胆红素每日上升大于 17.1mol/L（图 42-7）；③该患者有明显出血倾向，D-二聚体持续升高，且在术后凝血酶原时间从术后开始均明显延长（图 42-8），而凝血酶原活动度在术后 3 天小于 40%（图 42-9）[9]。由此可以明确诊断该患者在术后 3 天开始出现肝衰竭。综上本例为结肠癌晚期患者，行结肠癌根治术，术后反复出现感染症状及肠瘘，并继发菌血症、脓毒症、全身炎症反应综合征及多器官功能障碍综合征。

在处理术后腹腔感染的过程中有以下难点。

（1）及时正确地诊断：肠道细菌和毒素易位的临床表现往往隐匿，缺乏特异性，大部分患者的 SIRS 和 MODS 往往是非特异性临床表现，因此肠道细菌和毒素易位诊断很困难。但符合以下诊断依据时，应高度怀疑：①存在危险因素：如广谱抗生素，肠蠕动消失，肠道低灌注史，肠外营养，胆汁淤积以及应用免疫抑制剂等；②不明原因的 SIRS；③不明原因的 MODS；④血培养阳性，且为肠道菌群。本例患者早期肠蠕动消失，肠梗阻，存在术后肠道低灌注史，且术后出现 SIRS 及 MODS，腹腔引流液培养结果为铜绿假单胞菌，为肠道菌群。因此及时正确地做出判断，早期对该患者做出经验性抗感染方案，为患者获得更有效的液体复苏及器官功能保护提供了机会。

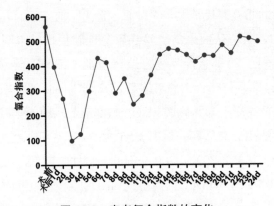

图 42-6　患者氧合指数的变化

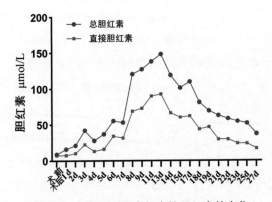

图 42-7　患者总胆红素与直接胆红素的变化

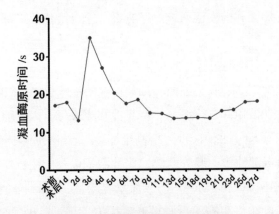

图 42-8　患者凝血酶原时间变化

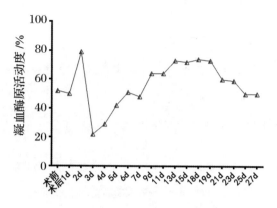

图 42-9　患者凝血酶原活动度的变化

（2）及时去除感染源：患者术后反复出现感染，术部引流大量腹腔引流液及粪便样物质，继发肠瘘。腹腔感染是腹部手术后常见并发症，虽有内科持续的抗生素的干预，但其原发灶的感染不予清除，治疗效果无法达到预期。普外科医师采用双套管负压持续引流治疗，有效彻底地将腹腔内大量感染性液体引流出来，由于负压引流速度较快，大大缩短总置管时间。

（3）及时的器官功能维持：由于术后患者合并多器官功能衰竭，因此，在术后至 7 天内需要对发生衰竭的器官予以支持。肠、肺、肝是肠源性全身感染患者最易受累的器官，也是治疗的重点。本例患者术后即进入 ICU，及时给予液体复苏、呼吸机辅助呼吸、血管活性药物维持循环，为后续干预措施提供了时机。

（4）及时细致的肠道管理：肠源性全身感染导致的 MODS 首发肠功能障碍，打断 MODS 的恶性循环应该从肠管做起，维护肠黏膜屏障功能的完整是抗感染的重要手段之一[10]。①首先应改善肠道灌注，恢复肠道的机械屏障。肠黏膜的缺血缺氧是损伤肠黏膜屏障的最主要的因素。本例患者入 ICU 后即予 CRRT 治疗，及时纠正血流动力学紊乱，恢复肠管的血液灌注，从而纠正肠黏膜的缺血缺氧状态，恢复肠道的机械屏障；②及时应用抗生素，2019 版中国腹腔感染诊治指南中建议条件允许的情况下，一旦腹腔感染所致脓毒症或脓毒症休克诊断明确，推荐 1 小时内开始经验性抗感染治疗。该重度腹腔感染患者入 ICU 后即给予经验性的美罗培南抗感染治疗，为恢复肠道正常菌群提供了基础。

（刘京涛，张玉想，顾炎　北京解放军总医院第八医学中心）

专业点评

　　有统计表明腹腔感染发展至脓毒性休克将显著增加患者病死率。该例患者术前经历了较长时间的肠梗阻，可能存在着营养不良以及肠黏膜屏障功能受损。加之肿瘤导致的机体免疫功能下降以及手术的进一步等因素，患者术后出现了脓毒性休克及 MODS 表现。

　　治疗腹腔感染导致脓毒症的核心是尽早识别并清除 / 引流感染病灶，同时应用合适的抗生素；在此基础上持续监测患者免疫状态，通过药物和（或）血液净化的手段，对患者进行免疫调节、炎症干预及脏器功能支持。

　　该例患者术后 4 天腹腔引流管即可见黄色混浊引流液，同时 MODS 进行性加重，不排除已出现肠道吻合口瘘。可通过肠道造影等检查手段加以证实。尽早发现病灶并及时行充分引流将有利于控制脓毒症及 MODS。患者低位结肠瘘，视引流是否通畅及瘘口大小，必要时可行瘘口近端造瘘，以利于患者实施肠内营养。

（孙昀　安徽医科大学第二附属医院）

参考文献

［1］Al-Sadi R, Ye D, Said H M，et al. IL-1β-induced increase in intestinal epithelial tight junction permeability is mediated by MEKK-1 activation of canonical NF-κB pathway［J］. American Journal of Pathology, 2010, 177（5）: 2310-2322.

［2］Brubaker J, Zhang X, Bourgeois A L, et al. E. coliIntestinal and systemic inflammation induced by symptomatic and asymptomatic enterotoxigenic infection and impact on intestinal colonization and ETEC specific immune responses in an experimental human challenge model［J］. Gut Microbes, 2021, 13（1）: e1891852-1891857.

［3］Pohl J M, Gutweiler S, Thiebes S, et al. Irf4-dependent CD103CD11b dendritic cells and the intestinal microbiome regulate monocyte and macrophage activation and intestinal peristalsis in postoperative ileus［J］. GUT, 2017, 66（12）: 313856-313867.

［4］deSouza L, Sampletre S N, Figueiredo S, et al. Bacteral translocation in acutepancreatitis Experimentalstudy in rats［J］. Rev Hosp Clin Fac Med Sao Paulo, 1996, 51（4）:116-120.

［5］齐玉萍. 铜绿假单胞菌医院感染防控［J］. 中国医学论坛报, 2021.https://www. cmtopdr.com/post/detail/6873d316-8f90-4059-a65a-e260d 2626202.html

［6］He Y, Wen Q, Yao F, et al. Gut-lung axis: The microbial contributions and clinical implications［J］. Crit Rev Microbiol, 2017, 43（1）: 81-95.

［7］董敏, 张小强, 乔亚琴, 等. 肝硬化与肠道微生态失衡研究进展［J］. 肝脏, 2018, 23（5）: 446-450.

［8］Force A D T, Ranieri V M, Rubenfeld G D, et al. Acute respiratory distress syndrome: the Berlin definition［J］. JAMA, 2012, 307（23）: 2526-2533.

［9］中华医学会感染病学分会肝衰竭与人工肝学组, 中华医学会肝病学分会重型肝病与人工肝学组. 肝衰竭诊治指南（2018 年版）［J］. 现代医药卫生, 2018, 34（24）: 3897-3904.

［10］Venter M, Rode H, Sive A, et al. Enteral resuscitation and early enteral feeding in children with major burns-effect on McFarlane response to stress［J］. Burns, 2007, 33（4）: 464-471.

主动脉球囊反搏救治 A 型
主动脉夹层术后循环衰竭

主动脉夹层（aortic dissection，AD）属心胸外科急症之一，是各种原因导致的主动脉壁内膜撕裂，循环中的血液通过内膜破口进入主动脉壁中层，导致中层大范围撕裂并形成夹层。根据 Stanford 分型可分为 A 型和 B 型，A 型夹层指内膜破口在升主动脉，如果升主动脉未累及，则为 B 型[1]。治疗 A 型夹层的方法有传统开放手术、杂交手术和介入的方法治疗，目前 A 型主动脉夹层的主要治疗方法依然是传统外科开放治疗[2]。随着技术的进步，A 型主动脉夹层传统开放手术术后依然存在较高的病死率，为 7% ~ 30%[3]。术后的主要死亡原因是心源性休克、出血，脑缺血[4-5]，心源性休克占 A 型夹层术后死亡的 50%[6]。

主动脉球囊反搏（intra-aortic balloon counterpulsation，IABP）是目前心脏外科术后低心排血量综合征最常用心脏机械辅助装置，具有使用简单、并发症低并能快速置入使用的优点。在心脏手术围手术期，IABP 作为辅助治疗已被推荐用于缺血性心肌功能障碍或低心排血量综合征患者[7]。

目前认为主动脉夹层是 IABP 的禁忌证，主要担心夹层进展和主动脉破裂，但是目前陆续有在夹层术后患者中成功应用的个案报道[6]。我们在一位夹层术后患者中成功应用了 IABP，现报道如下。

1. 病例摘要

患者，男性，41 岁，因"突发胸背部剧烈疼痛 2 小时"，在外院就诊，CTA 示主动脉夹层 A 型（图 43-1）。于 2018 年 6 月 13 日全麻体外循环下行"主动脉根部置换 + 升主动脉置换 + 全主动脉弓置换 + 象鼻子术"，术后呼吸循环稳定，生命体征平稳，于 2018 年 6 月 15 日顺利停用呼吸机，拔除气管插管，给予无创通气序贯治疗。2018 年 6 月 17 日，患者病情恶化，呼吸循环衰竭，意识不清，高热，体温最高达 38.9℃，考虑严重肺部感染，再次给予气管插管和机械通气治疗。患者继发急性呼吸窘迫综合征（acute respiratry distress syndrme，ARDS）、急性肾损伤

（acute kidney injury，AKI），给予抗感染、连续性肾脏替代治疗（continuous renal replacement therapy，CRRT），效果不佳，病情继续恶化，联系我院会诊后，于 2018 年 6 月 20 日转入我院继续抢救治疗。

2. 诊疗经过

入我科时，气管插管，机械通气，多巴胺 3μg/（kg·min），多巴酚丁胺 20μg/（kg·min），肾上腺素 0.3μg/（kg·min），去甲肾上腺素 0.5μg/（kg·min）泵入下，心电监护示：体温 41.8℃，心率 166 次 / 分，呼吸频率 22 次 / 分，血压 78/46mmHg，氧饱和度 99%，中心静脉压 10cmH$_2$O，实验室检查：白细胞计数 30.40×10^9/L，中性粒细胞百分比 98.10%，降钙素原（PCT）＞ 100 ng/mL，高敏肌钙蛋白 -T 1.17μg/L，肌红蛋白＞ 3000μg/L，N 端 B 型钠尿肽前体（NT-proBNP）＞ 15000ng/L，肌酐 443μmol/L，氧合指数 100%，乳酸 3.2mmol/L。血压极不稳定，立即给予 CRRT（外院带入右侧股静脉透析管），同时超声引导下给予右侧股动脉穿刺，植入 IABP 循环辅助（图 43-2），根据心脏超声和 X 线片调整导管位置，24 小时后循环明显改善，心率降至 90 次 / 分，血压 120/50mmHg，乳酸降至 2.7mmol/L，于 2018 年 6 月 28 日循环稳定后停用 IABP。一天后因严重腹泻导致的低容量加重了原有的心功能不全，循环功能进行性恶化，考虑再次应用 IABP 抢救治疗，此时多巴酚丁胺 8μg/（kg·min），肾上腺素 0.3μg/（kg·min），去甲肾上腺素 0.12μg/

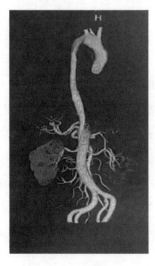

图 43-1　术前 CTA

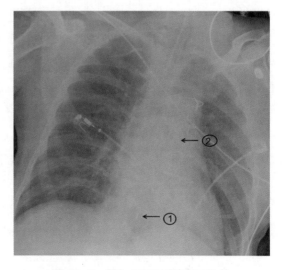

图 43-2　置入 IABP 后胸部正位片

箭头①指示为 IABP 导管尖，箭头②指示为置入的降主动脉网状支架。

（kg·min）泵入下，心电监护示：体温 37.7℃，心率 133 次 / 分，呼吸频率 37次 / 分，血压 80/49mmHg，氧饱和度 99%，在重新超声定位下，于左侧股动脉穿刺植入 IABP，24 小时后，患者心率降至 87 次 / 分，血压升至 167/82mmHg，多巴酚丁胺停用，肾上腺素减至 0.08μg/（kg·min）。于 2018 年 7 月 9 日患者神志清楚，心电监护示：体温 37℃，心率 98 次 / 分，呼吸频率 18 次 / 分，血压118/65mmHg，氧饱和度 99%；实验室检查：白细胞计数 24.09×10^9/L，中性粒细胞百分比 95.4%，降钙素原 10ng/mL，NT-proBNP 3188ng/L，肌酐 167μmol/L；尿量正常，内环境稳定，顺利停用 CRRT 及 IABP。IABP 两次累计使用 411 小时。

此患者在使用 IABP 第 3 天出现腹泻并逐渐加重，便隐血阳性，艰难梭菌 A/B毒素阴性，给予粪便移植治疗和肠道应用万古霉素，未取得任何效果，最终结合肠镜检查考虑缺血性肠病，腹泻持续近 70 天，经过 3 个月的治疗，患者最终于 2018年 10 月 15 日痊愈出院，随访 6 个月，健康状况良好，无夹层复发及 IABP 相关并发症。

3. 分析与讨论

IABP 在 1967 年由 Kantrowitz 首次报道成功应用于临床治疗心源性休克，之后迅速在临床得到广泛应用，从最初的心肌梗死后的心脏功能支持到心脏术后的心源性休克，甚至在小儿以左心功能衰竭导致的低心排血量的治疗中也非常有效[8-10]。IABP 最主要的生理作用是改善冠状动脉循环，以及降低左室压力和降低心脏工作负荷，这也决定了 IABP 的适应证：一是左室功能支持；二是改善心肌氧供需平衡，减轻心肌缺血性损害[5,7,10]。

以往认为 IABP 属于主动脉夹层的禁忌证，主动脉夹层术后发生循环衰竭的患者如果在传统药物治疗无效时，患者只能走向死亡。在这种极端情况下，不断有人尝试使用循环机械支持装置进行治疗，并取得不错的治疗效果。Jaussaud 等人[11]在 8 年间给 10 例 A 型主动脉夹层术后患者应用了 IABP，仅 2 例发生 IABP 相关并发症，一例发生胆固醇栓塞综合征，在撤离 IABP 后病情迅速好转，一例是股动脉穿刺出发生假性动脉瘤需外科修复动脉，8 例血流动力学改善，6 例成功救治，因此作者认为对夹层术后药物治疗不佳的循环衰竭患者应用 IABP 是合理的。Weaver等人[6]也在 2 例 A 型夹层术后患者给予应用了 IABP，1 例成功救治，1 例因全心衰竭死亡，未有 IABP 相关并发症发生。这些不断提供夹层术后循环衰竭给予 IABP循环机械支持的可行性证据。

主动脉夹层主要的病理改变是主动脉内膜的撕裂导致主动脉壁各层分离并形成假腔。IABP 的使用则需将球囊导管放置在主动脉左锁骨下动脉开口远端，IABP 工作时,气囊将会自动充气和排气。IABP 最主要并发症就是血管相关并发症,包括肢体、肠系膜缺血,主动脉穿孔,出血等[12]。这也就是为什么主动夹层是使用 IABP 的禁忌证,最主要的担心就是带气囊的导管在工作时会导致夹层进展和甚至主动脉破裂。但是从目前已报道的文献中尚无术后应用 IABP 导致夹层破裂的发生。

此例患者是 A 型夹层并已行手术治疗,术后出现了循环衰竭,心源性休克,在药物治疗无效情况下,我们在超声引导下选择股动脉穿刺,植入 IABP 导管,并采用经胸心脏超声结合胸部 X 线片证实导管在降主动脉真腔内及调整导管的位置。患者在使用 IABP 后循环迅速得以稳定,在停用 IABP 后病情恶化,发生休克,重新在对侧股动脉穿刺置入 IABP,9 天后顺利撤离 IABP。此患者在应用 IABP 后第3 天发生严重的腹泻、消化道出血但无消化道穿孔发生。患者腹泻量最大时可达约4000mL/d,持续腹泻近 70 天才逐渐好转。我们除外感染及其他原因导致的腹泻后考虑患者腹泻原因系肠道缺血导致,除了夹层本身和休克导致的肠道缺血,可能与IABP 导致的肠系膜缺血存在一定的关系,IABP 本身可以导致肠系膜缺血,但发生率较低[12]。我们推测在胸腹主动脉存在夹层病变时可能会增加肠系膜缺血的发生,遗憾的是未能给予完善 CTA 检查给予明确。患者最终痊愈出院,随访 1 年,患者健康状况良好,无 IABP 导致的其他并发症出现。

何时在夹层患者围术期循环衰竭时中应用 IABP,均属于探索阶段,目前尚无统一的标准。考虑到 IABP 是目前最常用的循环机械辅助装置,尤其是在发展中国家一些特定人群中,花费及效能高于 ECMO/VSD[10],这也是为什么我们首选了 IABP 治疗夹层术后循环衰竭的原因之一,同时目前可见的文献也大都以 IABP 为主。通过这例患者及文献复习,我们认为在药物治疗无效的夹层术后循环衰竭患者中,作为一种挽救生命的抢救治疗措施,应用 IABP 是可行的,但需要警惕 IABP 相关并发症及夹层进展的可能性,医师在作出决定时需依据患者病情权衡患者风险及收益。

（郭驹,李颖,柴瑞峰,王正凯,居来提·肉扎洪,艾尔肯·斯依提,
宋云林,谢志毅　清华大学附属北京清华长庚医院;
于湘友　新疆医科大学第一附属医院）

专业点评

急性主动脉夹层从发病到手术时间越短,病死率越高,灌注不良综合征越严重,病死率越高。心源性休克在 A 型夹层修复后很常见,约占术后病死率的 50%。潜

在的病理状态可能是多种因素的结合，包括缺血心肌病，冠状动脉灌注不良，以及手术相关因素，如过长的阻断和体外循环时间。IABP 在 A 型夹层后的应用可以作为个案报道，但不作为临床经验推广，夹层累积的范围、手术方式、IABP 风险都要全面考虑，应用也存在争议。为了防止肠系膜动脉被球囊压迫而导致缺血，IABP 导管头一般是放置于降主动脉起始段，文章中 IABP 导管头可能偏低，病历中也体现了患者肠系膜动脉缺血导致严重腹泻，病死率可达到 80% 以上。通常碰到这种情况，优先考虑肠系膜血管造影，开通血管，否则严重腹泻、便血甚至感染休克，病死率极高。文章中考虑患者反复严重心源性休克，但乳酸水平并不高，CVP 也正常，缺乏心脏彩超和血流动力学数据，需要考虑感染在病情恶化中也起了很大的作用，比如缺血性肠病继发肠源性感染。总的来说，急性 A 型夹层紧急手术可能增加手术并发症发生率和致死率，但会明显降低术前病死率，能提高总体治疗效果，挽救更多的生命，因此要为合并灌注不良综合征患者争分夺秒、争取手术机会。

（李幼生　上海交通大学医学院附属第九人民医院）

参考文献

［1］Golledge J, Eagle K A. Acute aortic dissection［J］. The Lancet, 2008, 372（9632）: 55-66.

［2］Jassar A S, Sundt T M. How should we manage type A aortic dissection?［J］. General thoracic and cardiovascular surgery, 2019, 67（1）: 137-145.

［3］Poon S, Field M. Target mortality for repair of acute type A dissection［J］. The Journal of thoracic and cardiovascular surgery, 2019, 157（4）: e113-e115.

［4］Appoo J J, Pozeg Z. Strategies in the surgical treatment of type A aortic arch dissection［J］. Annals of Cardiothoracic Surgery, 2013, 2（2）: 205-211.

［5］Geirsson A, Szeto W Y, Pochettino A, et al. Significance of malperfusion syndromes prior to contemporary surgical repair for acute type A dissection:outcomes and need for additional revascularizations［J］. European Journal of Cardiothoracic Surgery, 2007, 32（2）: 255-262.

［6］Weaver H, Farid S, Nashef S, et al. Use of intraaortic balloon pumps in acute type A aortic dissection［J］. The Annals of thoracic surgery, 2017, 104（4）: e321-e322.

［7］Van Nunen L X, Noc M, Kapur N K, et al. Usefulness of intra-aortic balloon pump counterpulsation［J］. The American Journal of Cardiology, 2016, 117（3）: 469-

476.

［8］Kantrowitz A, Tjonneland S, Freed P S, et al. Initial clinical experience with intraaortic balloon pumping in cardiogenic shock［J］. JAMA, 1968, 203: 11-38.

［9］Hou D,Yang F, Hou X. Clinical application of intra-aortic balloon counterpulsation in high-risk patients undergoing cardiac surgery［J］. Perfusion, 2018, 33（3）: 178-184.

［10］Parissis H, Graham V, Lampridis S, et al. IABP: history-evolution-pathophysiology-indications: what we need to know［J］. Journal of Cardiothoracic Surgery, 2016, 11（1）: 122.

［11］Jaussaud N, Durand M, Boignard A, et al. Is intra-aortic balloon pump absolutely contra-indicated in type A dissection?［J］. J Cardiovasc Surg, 2015, 56: 513-518.

［12］De Jong M M, Lorusso R, Al Awami F, et al. Vascular complications following intra-aortic balloon pump implantation:an updated review［J］. Perfusion, 2018, 33（2）: 96-104.

前列腺激光切除术后急性肾损伤 1 例

1. 病例摘要

患者，男性，84 岁，主因"进行性尿频、尿急伴排尿费力 7 年"于 2020 年 7 月 28 日入院。入院情况：患者于 7 年前无明显诱因出现尿频、尿急伴排尿费力，无腰痛、腹胀，体温正常。患者于当地医院诊断为前列腺增生，口服药物治疗效果不佳。患者于 5 年前于当地医院行双侧疝气术后出现无法排尿，行膀胱造瘘术，术后 1 周恢复正常排尿。患者于 1 年前出现排尿费力加重，伴不自主漏尿。于当地医院行超声检查，提示：膀胱壁厚不光滑，膀胱结石（35.7mm×20.2mm），前列腺增生（64.6mm×53.9mm×49mm）。于 7 月 28 日来我院门诊就诊。尿常规：白细胞计数 447.1/μL、红细胞计数 6706.5/μL，前列腺特异抗原 12.22ng/mL，游离态前列腺特异抗原 3.22ng/mL，游离态前列腺特异抗原 / 前列腺特异抗原 0.26。为进一步检查及治疗门诊以"前列腺增生"收入泌尿外科。

入院查体：泌尿外科情况：双肾未及，未闻及血管杂音，双肾区叩击痛阴性，双侧输尿管行径无压痛，膀胱区未见膨隆，未扪及充盈的膀胱及包块。肛门指诊：肛门括约肌紧张，前列腺体积增大，中央沟变浅，表面光滑，质韧，无压痛，指套退出后未见血迹。

2. 诊疗经过

入院后于 8 月 12 日行膀胱镜下 2μm 激光前列腺切除术＋钬激光碎石术，术后拔除尿管仍出现尿潴留，泌尿系 CT：膀胱充盈尚可，膀胱壁略厚，相当于膀胱壁与输尿管下段连接处可见致密影，大小约 0.7cm×0.9cm，前列腺体积偏大，其内少许高密度影。考虑尿潴留与结石碎石术后残石堵住尿道有关，保守治疗无效并于 2020 年 9 月 1 日在全麻下行经尿道前列腺激光切除＋膀胱结石取出术，术后转入 ICU。术后患者尿量少，每日 700 ~ 850mL，肌酐显著升高，24 小时内由 56.47μmol/L 上升至 144.4μmol/L，最高 405.2μmol/L，予输血、补液、血管活性药物升压，在循环稳定、无组织灌注不足表现后，患者尿量、肌酐仍无改善，9 月 5 日行泌尿系超声检查提示双肾盂轻度积水伴输尿管上段扩张，考虑梗阻性急性肾功能不全，予调整三腔尿管位置后，患者尿量逐渐上升，肌酐下降。9 月 7 日复查超声双肾盂肾盏、双侧输尿管未见扩张，肌酐降至 122μmol/L，9 月 8 日肌酐降至正常范围转出 ICU。

3. 分析与讨论

患者入院后结合病史、体征和辅助检查，主要从肾前性、肾性和肾后性三个方面分析术后急性肾损伤原因。首先，患者术前无心功能不全、心衰病史，术前检查心脏超声左室 EF：62%，B 型钠酸肽、全血肌钙蛋白、肌酸激酶同工酶均在正常范围，但术后患者有失血、血压下降等容量不足的表现，故存在肾前性因素；其次，患者术前肌酐正常范围，否认高血压、糖尿病、慢性肾脏疾病史，且未应用有严重肾损伤的药物，可初步除外肾性肾衰；最后，老人患有前列腺增生、膀胱结石，且在首次术后仍有尿潴留再次行手术治疗，辅助检查亦证实双肾盂积水伴输尿管上段扩张，肾后性急性肾损伤诊断明确。该病例因术后存在失血、失血性休克，故在最初出现急性肾损伤时，首先考虑的是肾前性因素，故予输血、补液、血管活性药物升压等治疗，但在纠正前负荷不足后，尿量及肌酐水平并未改善（图 44-1、图 44-2），故考虑是否存在肾后性因素，予复查肾输尿管超声提示肾盂积水伴输尿管扩张，调整导尿管后，尿量逐步增多，肾功能逐步恢复正常。

急性肾损伤（acute kidney injury，AKI）指急性肾功能下降，临床主要表现为血清肌酐的升高和尿量减少，2012 年改善全球肾脏病预后组织（Kidney Disease: Improving Global Outcomes，KDIGO）制定了 AKI 诊断标准[1]：48 小时内血清肌酐上升 ≥ 26.5μmol/L 或 7 天之内 SCr 上升至 ≥ 基础值的 1.5 倍；持续 6 小时尿量 < 0.5mL/（kg·h）。该患者 24 小时内肌酐上升远大于 26.5μmol/L，且超过基础值 1.5 倍，故急性肾损伤诊断明确。

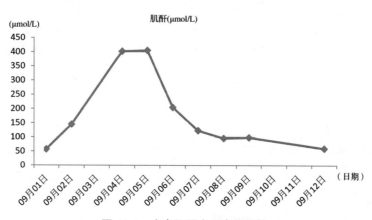

图 44-1　患者肌酐水平变化趋势

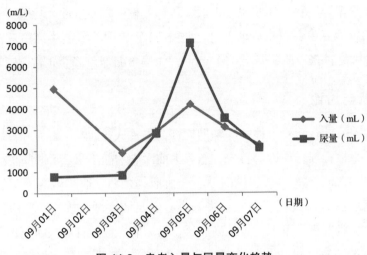

图 44-2　患者入量与尿量变化趋势

急性肾损伤在不同收入的国家发病率大致相似，既往文献报道住院患者急性肾损伤的发病率为 3%～21%，ICU 患者的发病率较高，可达 30%～50%。术后 AKI 的发生在很大程度上取决于外科手术的类型，且大多数术后肾脏损害的原因是多因素的，故报告的发病率范围很广，可能反映了患者相关风险因素的复杂性和手术相关参数的异质性。一项研究报道腹部大手术后 AKI 发生率为 13.4%，而另一项 Meta 分析报告，主要腹部手术的发病率在 6.7%～39.3%。然而，对于接受心脏手术的患者，发病率为 22.1%，大多数患者病情较轻，只有 3% 需要 RRT。

AKI 是患者不良结局的重要独立危险因素。除了明显的伴随并发症（液体过载、酸碱状态紊乱和电解质失衡），AKI 还与较长的 ICU 和住院时间、出院时较高的血清肌酐水平、较高的肾功能不恢复率和进展为慢性肾病（chronic kidney disease，CKD）有关，总的来说，病死率更高。重要的是，死亡风险随着 AKI 严重程度的增加而增加。就短期病死率而言，AKI 患者的相对死亡风险增加了 12.6 倍。此外，AKI 已被确定为危重患者新发生院内感染的独立危险因素。值得注意的是，尽管大多数患者仅发生一过性 AKI，但发现肾功能恢复的患者 1 年病死率增加，1 年后 CKD 进展的风险更大。此外，即使在 AKI 处于初期的情况下，长期病死率也显著增加。

与其他 AKI 患者相同，术后 AKI 的患者 CKD 的发病率、其他术后并发症的发生率、短期和长期病死率的风险以及更高的成本和资源利用率增加有关。最近的两项研究表明，术后血清肌酐升高与更差的临床结局之间存在持续的相关性，并且这种相关性在较低的临界值下持续存在。即使对于出院时肾功能部分甚至完全恢复的患者，AKI 的不良反应持续数年。

急性肾损伤根据发生的解剖部位可分为肾前性、肾性和肾后性。肾前性 AKI 是由于肾脏低灌注引起的肾脏功能的损害，其机制是肾脏血流量的急剧减少造成肾小球滤过率的急剧下降从而导致 AKI，常见原因主要包括：血容量不足、心力衰竭、肾内血管收缩等；肾后性 AKI 主要是各种原因所致尿路系统梗阻，包括泌尿系结石、前列腺增生以及腹膜后或盆腔的肿瘤等；肾性 AKI 由各种肾脏实质性病变或肾前性肾衰竭发展而导致急性肾损伤。在以上三种病因中最常见的是肾前性 AKI，占 40% ~ 60%；最不常见的是肾后性 AKI（2% ~ 4%），因随着患者年龄的增加，前列腺增生或肿瘤等导致尿路梗阻的概率增加，其比例可增加至 10%，成为老年人相对于成年人更为常见的病因。此外结肠直肠、泌尿和妇科手术通常与尿潴留有关。此外导尿管错位或堵塞也可导致尿路梗阻损伤肾脏功能。

以上是传统的基于解剖位置的分类方法，而有学者根据相关综合征将围手术期 AKI 分为血流动力学性、肾毒性、分子损伤相关性、炎症性和梗阻性。血流动力性 AKI 多为手术导致低血容量（失血、麻醉剂致动静脉张力下降、正压通气等）或是手术导致高静脉压致肾脏损伤（如胸腹部手术、过量输液等）。血流动力学改变的另一个后果是远端器官的组织灌注减少，在缺血 – 再灌注过程中释放各种分子，包括肌红蛋白、尿酸和高迁移率族蛋白 B1（high mobility group box 1 protein，HMGB1）。这些分子属于一类损伤相关分子模式（damage-associated molecular pattern，DAMP），可通过模式识别受体发出信号。由于创伤或手术本身造成的组织损伤也可将 DAMP 释放到循环中。事实上，即使是轻微的手臂缺血 – 再灌注也会导致 HMGB1 非法释放到循环中，从而触发肾脏的应激反应。手术和随后的愈合过程是众所周知的炎症过程，炎症介质如肿瘤坏死因子 -α 以及循环免疫效应细胞的激活可损伤肾脏。脓毒症会产生严重的全身炎症反应，也与病原体相关分子的释放有关。肾毒性 AKI 多为药物性，比如抗生素（如氨基糖苷类）可产生肾毒性，此外有研究报道，羟乙基淀粉与 AKI 和严重脓毒症患者的生存率降低有关，生理盐水在危重病和非危重病患者中，会增加主要不良肾事件（死亡、透析或持续性肾功能不全）的发生率。

AKI 作为手术相关的并发症，占术后患者的 16.7% ~ 30%，不同的手术类型对 AKI 的影响不同，其中心脏外科手术具有最高的 AKI 发生率，被确定为术后 AKI 的独立危险因素[2]。具体机制多与缺血再灌注导致肾小管坏死、激活神经内分泌系统引起水钠潴留及肾血管强烈收缩导致肾内分流以及接触潜在性肾毒性药物引起肾小管损伤等因素相关。

目前，急性肾损伤的诊断仍是依据血清肌酐和尿量变化，但由于肾脏自身强大的代偿能力，早期肾损伤时，血清肌酐变化敏感性较差，而尿量常受液体摄入量、利尿剂等因素影响，因此许多国内外研究学者力求寻找早期诊断 AKI 的生物标志物。近年来，已研究探索发现的 AKI 生物标志物有 30 多种，主要包括反映肾小球功能受损的标志物，如胱抑素 C、尿总蛋白、基质金属蛋白酶 -9、富含半胱中性粒细胞明胶酶相关脂质运载蛋白、肾损伤因子 1、白细胞介素 -18 等[3-4]，但受制于取材、检测方法、费用以及单一指标敏感性和特异性等因素，且多缺乏大型多中心的临床研究，故临床应用较少，目前仍以尿量和肌酐作为诊断 AKI 金标准。

AKI 的预防和治疗主要包括早期识别并纠正可逆病因、维持内环境稳定、营养支持、防止并发症以及肾脏替代治疗。对于肾前性因素所致的 AKI，通过补液或联合升压药维持血流动力学稳定以维持有效组织灌注压十分必要。对于补液种类的选择指南中推荐以晶体液为主，而非胶体液。此外，不同分期 AKI 患者指南给出了相关干预措施，包括停止所有肾损害措施、严格控制血糖、避免使用造影剂、调整药物剂量、考虑肾脏替代治疗等。肾脏替代治疗（renal replacement therapy，RRT）是治疗 AKI 的有效手段之一，对于何时开始 RRT 并无统一标准，指南中提到：存在危及生命的水、电解质及酸碱平衡紊乱时应紧急启动 RRT，但决定是否开始 RRT，应全面考虑患者的临床背景，以及是否存在能被 RRT 改善的病情。指南的推荐较为宽泛且证据分级低，尤其在没有并发症的情况下，RRT 的启动时机目前还存在很大争议。关于 RRT 介入时间的研究，目前多个大型临床研究显示，在预后方面（60天或 90 天病死率），延迟 RRT 策略和早期 RRT 策略无统计学差异[5]。只是在卫生经济学方面，有研究显示延迟 RRT 策略可减少患者 ICU 停留时间以减轻患者经济负担。

AKI 的预后多与年龄和并发低蛋白血症、感染性休克、多脏器功能不全等因素有关。老年人多伴随肾功能减退，肾毒性药物应用、不合理血压控制均易导致老年患者发生 AKI。少尿或无尿是 AKI 死亡的危险因素，因少尿或无尿的发生，往往标志着更加严重的 AKI，临床更易发生液体失衡、内环境紊乱，故其延续时间越长，恢复可能越小，病死率越高[6]。

（韩建伟　解放军总医院第八医学中心）

专业点评

该病例是一例典型的急性肾损伤病例。该患者前列腺切除术＋钬激光碎石术后可能出现残石堵塞尿道，再次行经尿道前列腺激光切除＋膀胱结石取出术，在第二次手术之后出现失血性休克，循环不稳定，肌酐显著升高、尿量减少，此时考虑因肾前性因素导致急性肾损伤；经积极治疗后肾功能仍无改善，再次复查泌尿系彩超发现双肾盂轻度积水伴输尿管上段扩张，此时急性肾损伤的主要原因考虑为肾后性，经积极处理后患者肾功能逐渐恢复，顺利转出 ICU。该患者经历了肾前性因素、肾后性因素所致的急性肾损伤，疾病的转归依赖于主管医师准确的临床判断及积极有效的治疗方案，在病情未见明显改善时及时考虑到其他可能性，保证患者得到成功救治。

（彭志勇，武汉大学中南医院）

参考文献

［1］Khwaja A. KDIGO clinical practice guidelines for acute kidney injury［J］. Nephron Clin Pract, 2012, 120（4）: c179-184.

［2］Nieuwenhuijs-Moeke G J, Sanders J. Timing of renal replacement therapy in acute kidney injury: case closed［J］. Lancet, 2020, 395（10235）: 1465-1467.

［3］陈沐林, 杨陈, 韩焕钦, 等. 急性肾损伤生物标志物的研究现状及新进展［J］. 医学综述, 2019, 25（9）: 1761-1765.

［4］Zhang Y, Jiang L, Wang B, et al. Epidemiological characteristics of and risk factors for patients with postoperative acute kidney injury: a multicenter prospective study in 30 Chinese intensive care units［J］. Int Urol Nephrol, 2018, 50（7）: 1319-1328.

［5］Forni L G, Darmon M, Ostermann M, et al. Renal recovery after acute kidney injury［J］. Intensive Care Med, 2017, 43（6）: 855-866.

［6］Griffin B R, Gist K,M, Faubel S. Current Status of Novel Biomarkers for the Diagnosis of Acute Kidney Injury: A Historical Perspective［J］. J Intensive Care Med, 2020, 35（5）: 415-424.

高处坠落伤

1. 病例摘要

患者，男性，41 岁，以"高处坠落伤 2 小时"为代主诉，由急诊于 2020 年 9 月 2 日收入信阳市中心医院，患者 2 小时前在工作过程中不慎从六楼坠落（具体受伤过程不详），头部多处撕脱伤、全身多处皮肤破损出血，伴有呼吸困难、烦躁、全身湿冷，无恶心、呕吐、大小便失禁症状。工友急拨打"120"将其送至我院急诊科。

查头、胸及腹部 CT 提示：①左侧额部局部皮肤缺损，双侧颈部局部皮下血肿并少量积气，右侧顶部皮下异物可能。②寰椎粉碎性骨折，颈部 6、7 椎体棘突骨折；③左侧气胸，双肺下叶渗出性改变。胸骨局部显示欠佳。④左侧颈部、左侧胸壁、背部及腋下软组织积气；⑤左侧多发肋骨骨折，胸 11 椎体左侧横突、腰 1 ~ 4 椎体左侧横突骨折；⑥脾脏挫伤并被膜下血肿可能，建议复查或增强 CT 检查，患者伤后嗜睡，疼痛刺激可睁眼，双下肢肢体可以活动。急诊以"①头皮撕脱；②皮下血肿；③寰椎骨折；④颈椎骨折；⑤气胸；⑥肋骨骨折；⑦创伤性皮下血肿；⑧失血性休克；⑨创伤性脾血肿；⑩肾结石"收入我院重症医学科。

入院时查体：体温 36℃，脉搏 130 次 / 分，呼吸 37 次 / 分，血压 83/49mmHg，鼻导管吸氧浓度 5L/min，血氧饱和度维持在 93% 左右，神志呈嗜睡状态，全身多处皮肤擦伤，破损伴有出血，多处皮肤青紫肿胀，左侧额、颈、枕部可见一长约 30cm 头皮撕脱伤，深达颅骨，边缘不齐，伴有活动性出血，伤口严重污染（伤口内有泥沙、头发等异物），周围伴有显著肿胀，右侧枕颈交接处可见一长约 6cm 的开放性伤口，右侧枕部可见一 8cm 的三角形伤口，均深达颅骨，边缘不齐，伴有活动性出血，伤口严重污染（伤口内有泥沙、头发等异物），周围伴有显著肿胀。双侧瞳孔等大等圆，直径约 3.5mm，对光反射迟钝。胸廓挤压试验阳性。鼾式呼吸，左上肺叩诊为鼓音，左下肺可闻及少量湿啰音，右肺呼吸音低，右下肺可闻及少量湿啰音。心律齐，心脏各瓣膜听诊区未闻及病理性杂音。腹部平坦，肝脾肋缘下未触及，上腹部触诊稍韧，伴有压痛，无反跳痛，肠鸣音 3 次 / 分。右侧胫骨前端可见一长约 3cm 的开放性伤口，边缘不齐，伴有活动性出血，伤口严重污染（伤口内有泥沙等异物），周围伴有显著肿胀。双侧病理征未引出。

入院辅助检验检查示：血常规：白细胞 23.10×10^9/L，中性粒细胞百分比 84.4%，淋巴细胞百分比 10.00%，血红蛋白 38g/L，血细胞比容 12.00%，电解质：钾离子 3.03mmol/L，肌酐 120μmol/L；凝血四项及 *D*-二聚体：活化部分凝血活酶时间 31.2 秒，凝血酶原时间 15.9 秒，纤维蛋白原 1.88g/L，*D*-二聚体 26.93mg/L，肌红蛋白 2347.5ng/mL，肌酸激酶同工酶 13.1ng/mL。

颅脑，颈椎，胸部，上腹部和下腹部 CT 示：①左侧额部局部皮肤缺损，双侧顶部局部皮下血肿并少量积气，右侧顶部皮下异物可能，请结合临床；②脑实质 CT 平扫未见明显异常，建议复查；③寰椎粉碎性骨折，颈 6、7 椎体棘突骨折；④左侧气胸，双肺下叶渗出性改变，胸骨局部显示欠佳，建议复查；⑤左侧颈部、左侧胸壁、背部及腋下软组织内积气；⑥左侧多发肋骨骨折，胸 11 椎体左侧横突、腰 1~4 椎体左侧横突骨折；⑦脾脏挫伤并被膜下血肿可能，建议复查或增强 CT 检查；⑧左肾小结石可能；⑨下腹部 CT 平扫未见明显异常。入院诊断：①头皮撕脱；②皮下血肿；③颈椎骨折（寰椎骨折）；④气胸；⑤肋骨骨折；⑥创伤性皮下气肿；⑦失血性休克；⑧创伤性脾血肿；⑨肾结石（图 45-1 ~ 图 45-3）。

2. 诊疗经过

①收住重症医学科；②抗感染、止血及输血纠正贫血及休克等对症治疗；③联系心胸外科会诊后，考虑左侧气胸，肺组织压缩约 50%，予"左侧胸腔闭式引流术"；④左侧胸腔闭式引流术后，"在纤支镜引导下行经鼻气管插管术"，通气模式：容量控制模式；⑤联系神经外科会诊后，予"头皮撕脱伤清创缝合术"（图 45-4）；⑥联系骨科会诊后，予"颈托临时制动外固定术"；⑦ 2020 年 9 月 2 日患者夜间血液循环不稳定，大剂量升压药难以维持，查体腹内压显著升高，板状腹，床旁超声评估提示肝周、腹腔及盆腔有液性暗区，腹腔穿刺抽出不凝血，考虑肝、脾破裂可能，请普外科及麻醉科会诊后，于 2020 年 9 月 3 日凌晨急诊行"脾切除+肝破裂修补术"（图 45-5），术后患者逐渐稳定后减停升压药；⑧患者痰培养提示铜绿假单胞菌，根据药敏试验予敏感抗生素头孢哌酮钠舒巴坦钠抗感染治疗；⑨评估患者短期内无法脱呼吸机拔除气管导管，于 2020 年 9 月 7 日行经皮气管切开术；⑩ 2020 年 9 月 9 日成功脱离呼吸机，气管切开处导管吸氧 3L/min，SPO_2 98%；⑪患者生命体征平稳后，请骨科会诊予于 2020 年 9 月 18 日行"Halo-Vest 架外固定术"；⑫患者 2020 年 9 月 18 日患者出现发热，拔除深静脉导管后，床旁超声评估提示左侧胸

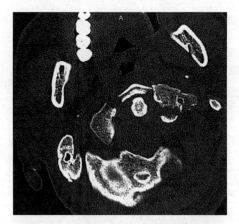

图 45-1　颈椎骨折（寰椎粉碎性骨折）

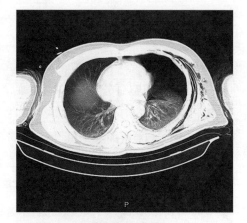

图 45-2　气胸

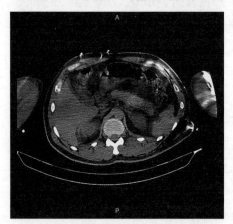

图 45-3　脾脏挫伤并被膜下血肿图

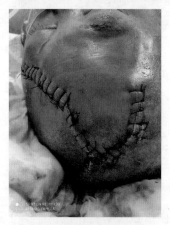

45-4　头皮撕脱伤清创缝合术后

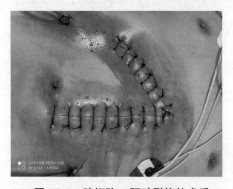

图 45-5　脾切除＋肝破裂修补术后

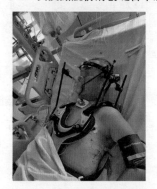

图 45-6　封管金属套管口后

腔积液，予留置"左侧胸腔引流管"引流胸腔积液；⑬患者呼吸循环较前好转，体温、血象呈下降趋势，胸腔引流液逐渐减少，于 2020 年 9 月 21 日"封管金属套管口"，可自行张口讲话，言语清晰并开始经口进食，面罩吸氧 3L/min，血氧饱和度维持在 98% 左右（图 45-6）；⑭2020 年 9 月 26 日患者病情稳定"拔除气管导管"，予鼻导管吸氧 3L/min，血氧饱和度维持在 98% 左右，患者讲话清晰，可正常进食，联系骨科会诊于转入骨科进一步专科治疗；⑮ 患者 2020 年 9 月 29 日患者左足疼痛肿胀，左足第 2 ～ 5 跖骨基底部骨折，予"踝关节支具外固定"，制动；⑯ 联系心胸外科会诊，复查胸部 CT 提示：左侧胸腔积液量不多，予"拔除胸腔引流管"；⑰ 患者病情逐渐好转，于 2020 年 10 月 10 日好转出院。出院诊断：①颈椎骨折（寰椎骨折）；②失血性休克；③脾破裂；④肝破裂；⑤气胸；⑥肋骨骨折；⑦创伤性皮下气肿；⑧头皮撕脱；⑨皮下血肿；⑩肾结石；⑪ 左足第 2 ～ 5 跖骨基底部骨折。

3. 分析与讨论

高处坠落伤是常见的创伤性疾病，不同的国家和地区其发生率和病因各不相同[1]。近年来随着我国城市建设、工业的发展及社会竞争压力的增加，高处坠落伤的发生率越来越高，其预后差，是人类致伤、致残及死亡的主要原因。高处坠落伤常造成头颅、颈部、胸部、内脏、四肢等部位创伤。高处坠落伤是重症医学科的常见病、多发病，早期、及时、正确判断处理可减少并发症的发生，降低病死率[2]。本病例旨在探讨重症医学对高处坠落伤患者的判断处理原则。

本病例中壮年男性，在工作过程中不慎从六楼坠落，来院后急诊查头、胸及腹部 CT 结果提示：①左侧额部局部皮肤缺损，双侧颈部局部皮下血肿并少量积气，右侧顶部皮下异物可能；②寰椎粉碎性骨折，颈部 6 和 7 椎体棘突骨折；③左侧气胸，双肺下叶渗出性改变。胸骨局部显示欠佳；④左侧颈部、左侧胸壁、背部及腋下软组织积气；⑤左侧多发肋骨骨折，胸 11 椎体左侧横突、腰 1 ～ 4 椎体左侧横突骨折；⑥脾脏挫伤并被膜下血肿可能，建议复查或增强 CT 检查。患者入院诊断：①头皮撕脱；②皮下血肿；③颈椎骨折（寰椎骨折）；④气胸；⑤肋骨骨折；⑥创伤性皮下气肿；⑦失血性休克；⑧创伤性脾血肿；⑨肾结石。

该患者入院后病情危重需要长期机械通气呼吸机辅助呼吸，患者患有严重的胸部创伤，（气胸合并肋骨骨折）并有寰椎骨折等。气胸形成后，易压迫肺脏，阻断肺部静脉回流，通气 / 血流比值异常，肺部顺应性降低，可影响换气功能，造成纵隔移位，使心排血量低于正常水平，而中心静脉压增高、肺血管阻力加大，又容易引起心动过缓、休克甚至死亡[3]。对于气胸的患者宜在气管插管前先行胸腔闭式引流，以使气体持续引出，促进肺的复张和胸膜闭合。患者可能在短时间内可出现呼吸衰竭死亡；但是如果在胸腔闭式引流前行气管插管，盲目地给予患者正压机械通气，则可因胸腔内压升高影响血液回流，患者可能因心排血量急剧减少进而导致循环衰竭而死亡。因此，对于本患者气胸诊断明确的情况下，宜在气管插管前先行胸腔闭式引流。胸腔闭式管引流通畅是抢救成功的保障，因此宜立即予大口径引流管充分引流，防止引流管堵塞及滑脱；不宜用细管引流，因为气胸行正压通气时大量高压气体进入胸腔，引流管细则得不到充分引流，且易发生扭曲和受压变窄及堵塞。气胸不予迅速胸腔插管引流可能随时有生命危险者，宜果断迅速施术方能挽救生命，常随着气胸的引流，患者的心肺功能多能随之改善。

对于本患者我们在紧急联系心胸外科医师行胸腔闭式引流术后，给予患者高频、小潮气量、高浓度供氧机械通气策略，并辅以适量镇静剂等药物应用，避免呼吸机人机对抗，并使气道峰压在安全范围内，这样做既避免了气压伤又减少了正压通气对循环功能的影响，此策略不但可迅速纠正患者的低氧血症而且保障了维持生命所需的通气量。

该患者入院后病情危重需要长期机械通气呼吸机辅助呼吸，在行胸腔闭式引流术后，考虑予行气管插管辅助呼吸机通气。寰椎为脊柱中的第 1 颈椎，它位于颅椎交界区，毗邻生命中枢延髓，椎动脉经由寰椎横突孔及椎动脉沟进入颅内。寰椎特殊的解剖位置对上颈椎的稳定性至关重要，该部位的创伤对生命具有潜在的威胁。枕 - 寰 - 枢关节之间无椎间盘且关节囊薄弱、小关节排列接近水平，承受外力时可突然发生韧带断裂[4]。另外有相关文献报道，寰椎骨折患者颈部旋转明显受限，咽后肿胀可导致吞咽困难[5]。困难气道协会、英国重症监护协会以及英国皇家麻醉医师学会等组织联合撰写成人危重症患者气管插管管理指南指出：目前气管插管的方式是通过口（口腔气管插管）或鼻（鼻气管插管）经咽、喉将特制的导管插入气管内。经口气管插管时为了达到暴露声门的目的，可通过改变患者的头部姿势，并使用喉镜协助，使三轴线（口轴线 - 咽轴线 - 喉轴线）完全重叠，便于经口明视插管，临床上将患者床头抬高或向上倾斜 25°～ 30°，并将头颈部固定：下颈椎弯曲，上颈椎伸展——"所谓嗅探位"[6]。对于本患者颈部寰椎骨折，如果经口气管插管，可能存在寰椎脱位造成脊髓压迫，轻者仅表现为局部症状，重者可因脊髓损伤而发生瘫痪，甚至呼吸困难导致死亡。因此对于此类型直接喉镜经口气管插管有困难的患者，我们采取了在纤支镜引导下行经鼻气管插管术。

在患者呼吸循环相对稳定的情况下，我们紧急联系了骨科、普通外科、神经外科等相关科室，进行专科对症治疗。先紧急联系骨科，行"颈托临时制动外固定术"，最大限度地减少脊柱运动、降低二次损伤风险并利于搬运，这是一种暂时过渡性的维持。在颈椎得到暂时性的固定后，根据 SOFA 评分及重病优先等原则，遂联系普外科及麻醉科行"脾切除 + 肝破裂修补术"；最后再次联系骨科行"Halo-Vest 架外固定术"和"左足踝关节支具外固定";患者于入院的 36 天,生命体征稳定后,转当地医院继续治疗。

综上所述,由于城市建设、工业的发展及社会竞争压力的增加,高处坠落伤的患者的发生率越来越高,一方面我们需要加强相关安全的监管和教育。另一方面,在诊治上需加强多学科协作,更多地关注各个系统之间的相互作用及其内在联系;对疾病的进程、病情的严重程度,要有效把握最佳治疗时机,合理安排医疗资源,从而使重症医学科发挥出应有的效益[7]。多学科联合不仅能使重症患者得到及时、准确、有效、合理的诊治,同时也能加强各学科间的协作,提高医疗水平,促进学科发展。

(李青颖,孙玉宝,余旭,许明,吴旻,贺智杰,史新格,王琴,余春林,芦乙滨 河南信阳市中心医院)

专业点评

ICU 收治多发患者的救治流程,包括初始 ABC 评估与处理、筛查处理最为危及生命的伤情及系统排查伤情三个阶段。多发创伤患者可能发生无法控制的大量失血,严重影响凝血功能,应重视创伤性凝血病的早期处理。本病例中,患者入院即存在严重贫血,失血性休克,可多次运用拓展性床旁超声创伤快速评估(eEFAST),尽早发现并处理原发损伤,如病例中的大量气胸、腹腔大出血等致命性损伤。早期快速筛查,入院全面评估,及时发现并处理肝、脾破裂大出血,避免继续失血是本病例救治成功的关键。同时,全程处理我们应有损伤控制外科(DCS)的理念,需要注意早期采取措施减少热量损耗,避免形成"低体温、酸中毒、凝血功能障碍"死亡三联征。在患者生命体征趋于平稳后,需进行伤情的全面排查(可采用CRUSHPLAN 流程),多学科协作,避免误诊、漏诊,使患者最大可能地恢复功能。

(李幼生 上海交通大学医学院附属第九人民医院)

参考文献

[1]戴建英,胡晓萍.高处坠落伤 55 例急诊救治分析[J].临床合理用药杂志,2016,9(1):158-160.

[2]廖煜,赵志强,朱帅科.高处坠落伤急诊救治分析[J].中国实用医刊,2012,(18):

77.

[3] Swierzy M, Helmig M, Ismail M, et al. Pneumothorax［J］. Zentralblatt fur Chirurgie, 2014, 139 Suppl 1（S69-86）: S7.

[4] Levine A M, Edwards C C. Fractures of the atlas［J］. The Journal of bone and joint surgery American volume, 1991, 73（5）: 680-691.

[5] Kaiser D R, Ciarpaglini R, Maestretti G. An uncommon C1 fracture with longitudinal split of the transverse ligament［J］. European spine journal : official publication of the European Spine Society, the European Spinal Deformity Society, and the European Section of the Cervical Spine Research Society, 2012, 21(Suppl 4): S471-474.

[6] Cook T M, Woodall N, Harper J, et al. Major complications of airway management in the UK: results of the Fourth National Audit Project of the Royal College of Anaesthetists and the Difficult Airway Society. Part 2: intensive care and emergency departments［J］. British journal of anaesthesia, 2011, 106（5）: 632-42.

[7] 杨从山, 邱晓华, 黄英姿, 等. 重症患者分级管理的现状分析及建议［J］. 中国卫生质量管理, 2013, 20（1）: 20-23.

DeBakey Ⅲ型主动脉夹层合并急性心肌梗死

主动脉夹层是由于血液通过动脉内膜破口进入主动脉壁中层形成夹层血肿，并延伸剥离而引起的严重心血管急症。急性撕裂样胸背部疼痛是其典型表现，但夹层进展可累及或压迫不同血管引起心血管系统、神经系统、消化系统、泌尿系统等损伤，临床表现复杂，尤其需要与急性心肌梗死相鉴别[1]。DeBakey Ⅰ、Ⅱ型主动脉夹层并发急性心肌梗死临床多见，DeBakey Ⅲ型主动脉夹层合并急性心肌梗死的国内外报道极少，现将我院收治的1例诊治情况报告如下。

1. 病例摘要

患者，男性，43岁，因"心前区疼痛伴头晕2天，再发9小时"于2021年3月21日收入我科。患者自诉2021年3月19日劳累后出现心前区撕脱样疼痛伴头晕，无放射痛及胸骨后疼痛，无心悸、胸闷、恶心、呕吐、头痛、腹痛、腹泻等不适，自行口服降压药物（具体不详），约20分钟后症状好转，未在意；1天前再次出现上述症状，自行口服降压药物后症状好转，仍未诊治；9小时前上述症状再发，性质同前，遂就诊于当地医院，查心电图提示ST-T改变，心肌梗死三项：肌红蛋白（myoglobin，MYO）314.01ng/mL，肌酸激酶同工酶（creatine kinase isoenzymes，CK-MB）> 100ng/mL，肌钙蛋白T（troponin T，TNT）9.37ng/mL，胸、上腹CT提示主动脉弓-降主动脉管腔内稍高密度影，考虑主动脉夹层。当地医院考虑：①急性心肌死；②主动脉夹层待排。因病情复杂，遂转至我院。发病以来，患者神志清，精神欠佳，未进食水，大小便未解。既往发现高血压史4年，最高收缩压大于200mmHg，低压不详，未诊治；8年前因左脚后跟粉碎性骨折行内固定术，术后恢复可；否认心脏病、糖尿病、肝炎、结核、慢性肺疾病、慢性胃病等病史，无输血史、献血史，无食物及药物过敏史。吸烟史15年，每日约10支，未戒烟；饮酒史15年，每日约150mL白酒，未戒酒。家族史无特殊。

入院查体：体温36.5℃，心率87次/分，呼吸22次/分，血压125/60mmHg。神志清醒，精神差，急性病容，全身湿冷，四肢末端冰凉；双肺听诊呼吸音清，未闻及干湿啰音；心律齐，心音强度可，心脏各瓣膜听诊区未闻及杂音；腹部平软，肝牌肋下未触及，无压痛及反跳痛，肠鸣音减弱，四肢运动自如，双下肢无水肿，病理征阴性。入科后急查主动脉 CT 血管造影（CT angiography，CTA）（图 46-1，图 46-2）可见自左锁骨下动脉开口以远起至右侧髂外动脉撕裂的内膜瓣影，腹腔干、肠系膜上、下动脉、双侧肾动脉均起自真腔，左侧锁骨下动脉、左侧颈总动脉、头臂干显影可，未受累及，明确诊断为主动脉夹层（DeBakey Ⅲ 型）。但同时心电图检查（图 46-3）符合急性下壁、前间壁心肌梗死心电图改变，急诊床旁彩超提示主动脉、肺动脉内经正常，心脏各房室腔形态大小正常，左室前壁、侧壁及室间隔运动幅度减低，射血分数 38%，心包腔内无液体回声，腹主动脉内可见条带样回声；急诊心肌梗死标志物：肌钙蛋白 T（TNT）1.5ng/mL（正常值 0 ~ 0.1ng/mL）、肌酸激酶同工酶（CK-MB，质量法）168.4ng/mL（正常值 0 ~ 4.87ng/mL）、肌红蛋白（MYO）581.4ng/mL（正常值 28 ~ 72ng/mL）；心肌酶学：肌酸激酶 1312U/L（正常值 50 ~ 310U/L）、乳酸脱氢酶 579U/L（正常值 120 ~ 250U/L）、天门冬氨酸转移酶 261U/L（正常值 15 ~ 40U/L）；N 端 B 型脑利钠肽前体 10132pg/mL（正常值 0 ~ 125pg/mL）；血常规：白细胞计数 15.64×10^9/L（正常值 3.5×10^9/L ~ 9.5×10^9/L），血红蛋白 123g/L（正常值 130 ~ 175g/L），血小板计数 329×10^9/L（正常值 125×10^9/L ~ 350×10^9/L）；肝肾功能：尿素氮 10.5mmol/L（正常值 3.9 ~ 7.1mmol/L）、肌酐 132mol/L（正常值 44 ~ 115mol/L）、尿酸 323mol/L（正常值 150 ~ 440mol/L），总胆红素 30.4mol/L（正常值 0 ~ 23mol/L）、未结合胆红素 29.8mol/L（正常值 0 ~ 19mol/L）、结合胆红素 0mol/L（正常值 0 ~ 5mol/L）；D- 二聚体 0.52g/mL（正常值 0 ~ 0.5g/mL）、纤维蛋白原降解产物 0.74g/mL（正常值 0 ~ 5g/mL）。其余凝血四项、肝酶、蛋白、降钙素原、尿常规等结果未见明显异常。

2. 诊疗经过

入院后请心内科、心外科协助诊疗，一致认为心电图动态演变、心肌标志物动态变化（图 46-4）、心脏彩超结果符合急性下壁、前间壁心肌梗死诊断，且主动脉 CTA 结果提示急性主动脉夹层（DeBakey Ⅲ 型）诊断明确，监测动脉血压波动较大，生命体征不稳定，故急诊行"胸主动脉覆膜支架植入 + 经皮主动脉造影 + 冠状动脉造影术"，术中发现降主动脉夹层破口距左锁骨下动脉开口后缘约 10mm，决定给予胸主动脉覆膜支架植入，覆膜区抵达左锁骨下动脉开口后缘，植入后再次造影确认头臂干动脉、左颈总动脉、左锁骨下动脉显影良好，未见内漏。随后行冠状动脉造影检查：左冠状动脉优势型，左主干内膜光滑，未见斑块狭窄及夹层，前向血流心肌梗死溶栓治疗危险评分（thrombolysis in myocardial infarction，TIMI）3 级；前降支内膜不光滑，管腔弥漫性狭窄，最重处达 90%，前向血流 TIMI 3 级；中间支开口处狭窄约 80%，前向血流 TIMI 3 级；回旋支内膜不光滑，近中段管腔狭窄约 60%，远段斑块狭窄自第 1 钝缘支开口处以远闭塞，前向血流 TIMI 0 级；右冠状动脉较小内膜欠光滑，近段斑块狭窄约 30%，前向血流 TIMI 3 级。遂试行开通回旋支，导丝通过困难，血压下降至 50/30mmHg 左右，给予肾上腺素、多巴胺应用，血压回升至 90/50mmHg 左右，结束造影，拟择期行冠状动脉旁路移植术。术后给予强心、改善心肌循环、抗凝、抗感染、维持循环稳定等治疗，病情稳定后患者及家属坚持要求出院，拒绝进一步冠状动脉旁路移植术治疗。出院时复查心脏彩超仍提示左室前壁、侧壁及室间隔运动幅度减低，射血分数 39%。

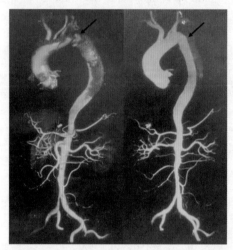

图 46-1　主动脉 CTA 提示主动脉夹层（DeBakey Ⅲ），箭头示夹层破口

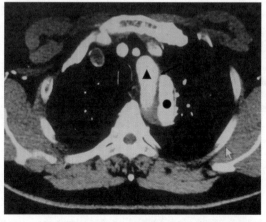

图 46-2　主动脉 CTA 提示主动脉夹层（DeBakey Ⅲ），
三角示真腔，圆圈示假腔，箭头示撕裂内膜

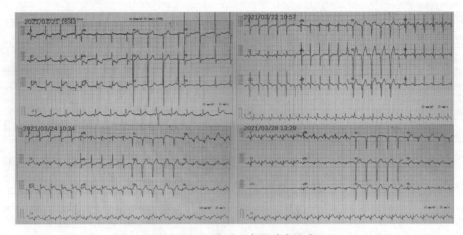

图 46-3　入院后心电图动态演变

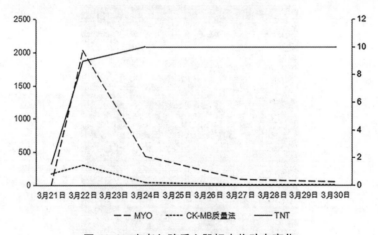

图 46-4　患者入院后心肌标志物动态变化

　　MYO、CK-MB 质量法、TNT 单位均为 ng/mL；TNT 在 3 月 24 日、3 月 27 日、3 月 30 日所测值均大于 10ng/mL，图示以 10ng/mL 记。

3. 分析与讨论

　　主动脉夹层依据起病位置以及病变累及范围进行分型，最常用的分型标准包括 Stanford 分型和 DeBakey 分型。Stanford A 型指夹层病变累及升主动脉，而不论其起病位置，也称近端型；Stanford B 型指不累及升主动脉的主动脉夹层病变，也称远端型。DeBakey Ⅰ 型夹层源于升主动脉，病变延伸超过主动脉弓至降主动脉；DeBakey Ⅱ 型夹层源于升主动脉，病变仅局限于升主动脉内；DeBakey Ⅲ 型夹层源于降主动脉并向下延伸至胸腹主动脉，少数情况下病变也可反向延伸至主动脉弓和升主动脉。Stanford A 型包括 DeBakey Ⅰ 型和 DeBakey Ⅱ 型，约占全部病变的 2/3。Stanford B 型与 DeBakey Ⅲ 型相同，约占 1/3[1]。

Stanford A 型（包括 DeBakey Ⅰ 型、DeBakey Ⅱ 型）主动脉夹层多并发急性心肌梗死，其机制是：①内膜撕裂至升主动脉根部并波及冠状动脉开口，使得冠状动脉灌注减少或局部血栓栓塞冠状动脉，以右冠状动脉常见，故升主动脉夹层合并急性下壁心肌梗死多见报道。②增粗的主动脉根部压迫冠状动脉，使得冠状动脉灌注减少。故对于临床诊断为急性心肌梗死的患者应仔细鉴别，以免漏诊主动脉夹层[2-3]。

Stanford B 型（DeBakey Ⅲ 型）也称远端型，内膜撕裂未累及升主动脉及冠状动脉开口，对于远端型主动脉夹层合并急性心肌梗死，不能用上述机制去解释，可能的机制是：①主动脉夹层和急性心肌梗死存在共同危险因素：高龄、高血压病史、动脉粥样硬化、吸烟史等，冠状动脉及大动脉血管壁相同的病理改变为其同时发病提供病理基础。②主动脉夹层引起的神经体液改变诱发存在病理基础的冠状动脉斑块破裂导致急性心肌梗死，或者急性心肌梗死诱发大动脉压力改变致存在病理基础达大动脉内膜撕裂引起急性主动脉夹层。总之患者同时存在冠状动脉及大动脉病理基础，先后或同时发病[4-6]。

该患者入院后心电图动态演变及心肌标志物动态变化符合急性 ST 段抬高型心肌梗死诊断标准[7]，且主动脉夹层未累及升主动脉及冠状动脉，考虑为动脉粥样硬化斑块破裂所致急性心肌梗死，而冠状动脉粥样硬化性心肌梗死治疗原则是尽早开通血管，即"时间即是心肌"，并需给予双联抗血小板、抗凝等治疗，与同时期发病的急性主动脉夹层治疗相悖，该患者入院后监测血压波动范围大，基础生命体征不稳定，若给予中性内科保守治疗（不抗凝、不止血），病情又随时恶化，甚至引起患者死亡风险，再与家属充分沟通基础上，给予急诊行"胸主动脉覆膜支架植入 + 经皮主动脉造影 + 冠状动脉造影术"，以求术中同时处理降主动脉夹层及开通冠状动脉，使得两种疾病得到根本性治疗。遗憾的是，该患者虽成功植入覆膜支架覆盖夹层破口，终因冠状动脉三支严重病变未能成功介入下开通冠状动脉，拟择期行冠状动脉旁路移植术，术后心电图演变及再发胸痛症状提示急性心肌梗死再发，但家属拒绝进一步治疗而出院。

总之，远端型主动脉夹层合并急性心肌梗死临床极其少见，病情复杂，死亡风险显著增加，主动脉内覆膜支架植入术联合介入下开通血管是其主要治疗方案，临床效果较好。

（李亚辉　郑州大学第二附属医院；张瑞芳　郑州大学第一附属医院）

专业点评 1

该例患者的 DeBakey Ⅲ 型主动脉夹层诊断明确。以往 DeBakey Ⅲ 型主动脉夹层患者病死率高，生存质量差，发病 3 个月内的病死率高达 90%。而传统经胸腹手术创伤大，费用高，并发症率和病死率高。该例患者采用 "胸主动脉覆膜支架植入"，是腔内隔绝术的典型适应证，损伤小，疗效确切。该患者从治疗结果看，动脉夹层的处理满意，其关键是术前准确的影像学评估，选择适当直径、长度的移植物。该例患者的重要腹腔脏器的血供均起自真腔，也是腔内隔绝术成功的保障。如肠系膜动脉、肾动脉起自假腔，则应在术前做好评估（包括是否需要搭桥等）、术后注意主要脏器的保护，并及时予以干预。

该例患者的特殊之处在于合并存在急性心肌梗死，这给我们临床工作者重要的提示：即使是 DeBakey Ⅲ 型主动脉夹层，如存在典型的心电图、心肌标志物、心超等的改变，也存在心肌缺血梗死的可能，不可忽视。笔者也讨论的可能的原因，包括血管的病理共同基础及夹层后的神经体液改变。从上述机制看出，无论是否存在心肌缺血，夹层患者的围手术期的血流动力学管理及重复镇静镇痛是极为重要的，是生命支持、脏器保护之外不可忽视的一环。

（居旻杰　复旦大学附属中山医院）

专业点评 2

急性主动脉夹层发病率低但病死率极高，以突发撕裂样胸部或肩胛部游走性疼痛为典型症状，有时表现为心肌缺血样症状或与缺血等其他疾病同时发生，因此，主动脉夹层的诊断可能延迟、误诊甚至漏诊[8]。在此期间给与溶栓、抗凝药物或血小板糖蛋白 Ⅱ b/Ⅲ a 受体拮抗剂会产生灾难性的后果[9]。本病例诊断过程迅速、准确、处置适当、分析合理。在没有条件行急诊冠状动脉造影和主动脉造影的情况下，超声心动图可以凭借主动脉内漂动的内膜、反向血流等直观变化及时鉴别主动脉夹层和急性心肌梗死。Stanford B 型（DeBakey Ⅲ 型）合并急性心肌梗死虽然少见，但仍有报道。提示我们在临床工作中对病史、影像、实验室检查等临床信息要充分分析，寻找疾病 "真凶" 的蛛丝马迹，做出正确的诊断和处理。

（姚立农　空军军医大学唐都医院）

参考文献

［1］中国医师协会心血管外科分会大血管外科专业委员会 . 主动脉夹层诊断与治疗规范中国专家共识［J］. 中华胸心血管外科杂志 , 2017, 33（11）: 641-654.

［2］肖春晖 , 张邢伟 , 陈玉林 , 等 . 急性主动脉夹层并发急性心肌梗死 12 例临床分析［J］. 解放军医学杂志 , 2009, 34（7）: 923.

［3］刘君 , 何咏聪 , 张晓雪 , 等 . 酷似急性心肌梗死的主动脉夹层临床特征分析［J］. 中山大学学报（医学版）, 2019, 40（1）: 110-116.

［4］洪李锋 , 马业新 , 张敬群 , 等 . 覆膜支架植入术治疗复杂Ⅲ型主动脉夹层合并急性心肌梗死一例［J］. 中国介入心脏病学杂志 , 2010, 18（4）: 229-230.

［5］程艳慧 , 邱景伟 , 浦奎 . 急性心肌梗死合并 DeBaKey Ⅲ型主动脉夹层 1 例［J］. 中国循证心血管医学杂志 ,2017,09（6）:756-757.

［6］王鑫 , 赵法允 . 急性心肌梗死合并 Stanford B 型主动脉夹层同期介入治疗 1 例［J］. 中国循证心血管医学杂志 , 2021, 13（2）: 246-247.

［7］中华医学会心血管病学分会 , 中华心血管病杂志编辑委员会 . 急性 ST 段抬高型心肌梗死诊断和治疗指南（2019）［J］. 中华心血管病杂志 , 2019, 47（10）: 766-783.

［8］Spittell P C, Spittell J A, Jr, Joyce J W, et al. Clinical features and differential diagnosis of aortic dissection: experience with 236 cases（1980 through 1990）［J］. Mayo Clin Proc, 1993, 68: 642-651.

［9］Melchior T, Hallam D, Johansen B E. Aortic dissection in the thrombolytic era: early recognition and optimal management is a prerequisite for increased survival［J］. Int J Cardiol, 1993, 42: 1-6.

肾移植术后－发热－腹痛－咳嗽

1. 病例摘要

患者，男性，51 岁，因"血肌酐升高 2 年余"，于 2017 年 12 月 13 日入院，既往高血压、糖尿病史。入院查体未见明显异常。入院诊断：①慢性肾功能不全；②高血压病 3 级，极高危；③ 2 型糖尿病。

2. 诊疗经过

患者完善术前检查后于 12 月 14 日行同种异体肾移植术，术后给予注射用头孢哌酮钠舒巴坦钠 3g 12 小时 / 次预防感染，应用免疫抑制剂（他克莫司 4mg 12 小时 / 次，吗替麦考酚酯 500mg 12 小时 / 次）及激素（甲泼尼龙琥珀酸钠 0.5g 1 次 / 日），12 月 24 日出现发热，体温 39℃，咳白痰，白细胞计数 15.5×10^9/L、C 反应蛋白 2.66mg/L、中性粒细胞百分比 83.5%，28 日送检血培养复查胸部 CT 未见新发感染病灶（图 47-1），30 日加用卡泊芬净 50mg 1 次 / 日及美罗培南 1g 8 小时 / 次，31 日血培养为耐碳青霉烯肺炎克雷伯菌（carbapenem resistant Klebsiella pneumoniae，CRKP）。复查腹部超声移植肾下方可见 2.8cm×3.5cm 液性暗区，2018 年 1 月 2 日突发腹痛、移植肾区肿胀、血压降低、血红蛋白明显下降，急诊手术：移植肾血管吻合口出血，行腹膜后血肿清除术 + 移植肾切除术，留置腹腔引流管一根，当天血培养结果提示为 CRKP（表 47-1），术后入 ICU 调整抗感染方案为美罗培南 2g 8 小时 / 次 + 头孢他啶阿维巴坦 1.25g 12 小时 / 次，患者休克纠正，仍发热 39.5℃，伴咳嗽、咳白痰，逐渐出现呼吸困难，复查血培养阴性，腹腔引流液 3 次培养均为 CRKP（表 47-2），1 月 9 日复查胸部 CT 两肺散在结节、斑片、片状高密度模糊影（图 47-2），腹部 CT 可见右下肺不规则、密度不均包块（图 47-3）。腹部超声：右下腹原切口上方腹壁可见 4.8cm×8.4cm 混杂回声区，其中可见极低回声区。1 月 11 日行超声引导下穿刺，抽出少许陈旧血性液体，送检培养，结果回报为 CRKP，13 日原抗感染方案 + 替加环素 + 复方多黏菌素 B50WU

12 小时／次。并予连续性肾脏替代治疗（continuous renal replacement therapy，CRRT）维持容量平衡，高流量联合无创呼吸机呼吸支持等治疗（图 47-4，图 47-6）。1 月 18 日咳嗽、咳痰明显减少，未再发热，双肺湿啰音减少，停用多黏菌素 B。1 月 22 日复查胸部 CT 两肺炎症、右下肺实变，较前好转（图 47-2）；腹部 CT 较前血肿及渗出减少（图 47-3），1 月 25 日转普通病房。

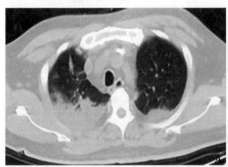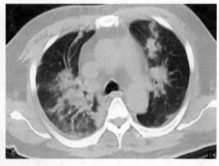

图 47-1　治疗前胸部 CT

表 47-1　血培养肺炎克雷伯杆菌及药敏

申请日期	报告日期	项目类别	报告项目名称	结果
2017-12-28 09:34	2018-01-02 08:26	检验科	血细菌培养	结果如下：
		检验科	鉴定结果：	肺炎克雷伯菌肺炎亚种
		检验科	氨苄西林／舒巴坦	≥ 32.0_R
		检验科	哌拉西林	≥ 128.0_R
		检验科	哌拉西林／他唑巴坦	≥ 128.0_R
		检验科	头孢唑林	≥ 64.0_R
		检验科	头孢呋辛	≥ 64.0_R
		检验科	头孢呋辛酯	≥ 64.0_R
		检验科	头孢替坦	≥ 64.0_R
		检验科	头孢他啶	≥ 64.0_R
		检验科	头孢曲松	≥ 64.0_R
		检验科	头孢吡肟	≥ 64.0_R
		检验科	氨曲南	≥ 64.0_R
		检验科	亚胺培南	≥ 16.0_R
		检验科	美洛培南	≥ 16.0_R
		检验科	阿米卡星	≥ 64.0_R
		检验科	庆大霉素	≥ 16.0_R
		检验科	妥布霉素	≥ 16.0_R
		检验科	环丙沙星	≥ 4.0_R
		检验科	左旋氧氟沙星	≥ 8.0_R
		检验科	复方新诺明	≤ 20.0_S
		检验科	标本评语：	报阳时间：2017 年 12 月 31 日 21:10...

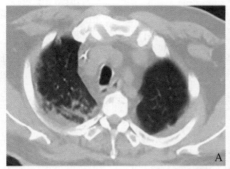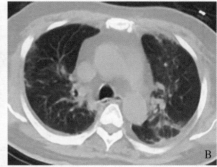

图 47-2　治疗后胸部 CT

表 47-2　引流液培养肺炎克雷伯杆菌及药敏

申请日期	报告日期	项目类别	报告项目名称	结果	异常
2018-01-12 10:44	2018-01-15 09:42	检验科	鉴定结果：	肺炎克雷伯菌肺炎亚种	
		检验科	头孢唑林	≥ 64.0_R	
		检验科	头孢呋辛	≥ 64.0_R	
		检验科	头孢呋辛酯	≥ 64.0_R	
		检验科	头孢替坦	≥ 64.0_R	
		检验科	氨苄西林 / 舒巴坦	≥ 32.0_R	
		检验科	哌拉西林	≥ 128.0_R	
		检验科	哌拉西林 / 他唑巴坦	≥ 128.0_R	
		检验科	头孢他啶	≥ 64.0_R	
		检验科	头孢曲松	≥ 64.0_R	
		检验科	头孢吡肟	≥ 64.0_R	
		检验科	氨曲南	≥ 64.0_R	
		检验科	亚胺培南	≥ 16.0_R	
		检验科	美洛培南	≥ 16.0_R	
		检验科	阿米卡星	≥ 64.0_R	
		检验科	庆大霉素	≥ 16.0_R	
		检验科	妥布霉素	≥ 16.0_R	
		检验科	环丙沙星	≥ 4.0_R	
		检验科	左旋氧氟沙星	≥ 8.0_R	
		检验科	复方新诺明	≤ 20.0_S	
		检验科	标本评语：	报阳时间：2018 年 1 月 13 日 13:27⋯	

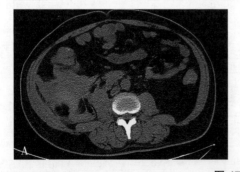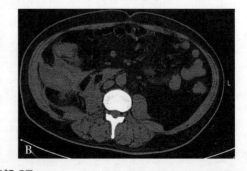

图 47-3　腹部 CT

A. 穿刺前；B 穿刺后

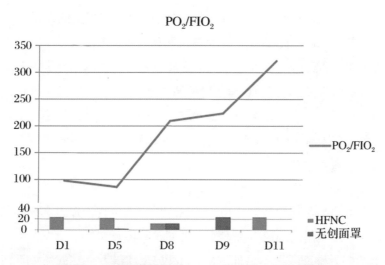

图 47-4　应用经鼻高流量与无创呼吸机氧合指数趋势

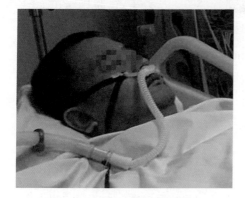

图 47-5　患者应用经鼻高流量氧疗

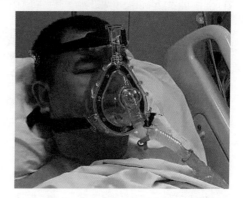

图 47-6　患者应用无创呼吸机辅助呼吸

3. 分析与讨论

　　肺炎克雷伯菌是临床常见的医院感染条件致病菌，可导致肺炎、败血症、肝脓肿等多种感染。随着碳青霉烯类药物越来越广泛地应用，CRKP 呈逐年上升趋势，使抗生素选择性压力愈加严重，增加了患者的治疗难度且病死率较高。由美国 CDC 2013 年公布的数据显示，碳青霉烯类耐药肠杆菌科细菌引起的血流感染病死率达 50.0%，约 6.5% 的患者死于 CRKP[1]。本例患者同种异体肾移植术后 10 天出现高热，术后 14 天血培养结果明确 CRKP 感染，术后 19 天出现移植肾吻合口出血，术后 26 天并发 CRKP 肺部感染。经 ICU 23 天抢救治疗，患者病情平稳转普通病房。本讨论主要围绕以下几个方面：

　　1）本例患者 CRKP 感染原因　本例患者以血培养阳性最先明确诊断为 CRKP

感染，有文献报道，DCD 肾移植术后 3 个月内 CRKP 血流感染的发生率为 1.1%[2]。而导致住院患者发生血流感染可能的危险因素有男性、ICU 入住史、肾脏疾病、肝脏疾病、机械通气、透析、留置导尿、中心静脉置管、氨基糖苷类、喹诺酮类、碳青霉烯类、头孢菌素类、过去 90 天使用抗菌药物[3]。本例患者为男性，既往有肾脏疾病，为行肾移植术入院，术中留置导尿，术后入住 ICU，术后应用过头孢菌素类及碳青霉烯类抗生素，病程后期有透析及中心静脉留置，同时满足 CRKP 血流感染的多项危险因素，为 CRKP 血流感染的高危人群。除了以上易感因素外，器官移植术后患者需要常规应用免疫抑制剂，为防范可能的细菌和真菌感染，临床医师会大量应用碳青霉烯类及其他抗菌药物，多联广谱抗微生物治疗方案在积极救治患者的同时也带来了细菌耐药的风险。本例患者同种异体肾移植术后发生 CRKP 感染，移植肾来源的供者感染因素不除外。由于多数 DCD 供者存在病情危重留滞重症监护病房时间长，侵袭性操作多，使用广谱抗菌药物等因素，发生医院感染的风险大大升高，供者体内定植 / 感染的病原体可通过器官移植过程转移到受者体内引起感染[4]，即供者来源感染（donor-derived infection，DDI），成为器官移植面临的重大挑战。国外文献[5-9] 报道尽管已建立了 DDI 监测系统，但迄今为止仍无法获得 DDI 发生率的准确数据，DDI 给患者带来严重不良后果，病死率为 25% ~ 33%，特别是多药耐药菌引起的 DDI，病死率高达 53%。

2）本例 CRKP 菌血症患者救治成功原因

（1）及时去除感染灶：患者尿、移植肾周、腹腔引流液、血培养均为 CRKP。移植肾切除、引流管的置入，从根本上清除感染灶。移植肾切除一方面直接去除可疑供体来源感染源；另一方面，移植肾切除后，去除移植物，停用免疫抑制剂及激素，利于患者自身免疫功能的重建，从而产生对感染的自身免疫，利于控制感染。

（2）抗感染治疗方案的选择：CRKP 这种耐药菌株的感染很难根除，而且治疗方案有限。有文献报道，CRKP 对亚胺培南和美罗培南的耐药率为 100%，对替加环素和多黏菌素完全敏感，毒力菌株与非毒力菌株对复方磺胺甲噁唑的耐药率差别不大，分别为 60.0% 和 52.9%，但对阿米卡星和庆大霉素的耐药率差别较大，表现为毒力菌株对氨基糖苷类抗生素的耐药率更低[10]。CRKP 的耐药机制主要有以下几个方面：①产酶，包括 KPC 酶、新德里 β- 内酰胺酶（NDM）、头孢菌素酶（Ampc）及青霉素酶（OXA），能高效水解青霉素、头孢菌素、氨曲南和碳青霉烯类；②外膜孔蛋白的突变，从而降低外膜对抗生素的渗透性，目前研究较为清楚的为 Ompk35、Ompk36；③靶位改变，碳青霉烯酶类作用靶位是青霉素结合蛋白（PBPs），细菌可通过改变靶位 PBPs 结构，使其数量减少或亲和力下降，从而使碳青霉烯酶类难以发挥效应；④增加外排泵对抗生素的外排作用是细菌对多数抗生素的共同耐药机制，在 KP 中参与临床相关抗药性的外排泵大部分属于抗药小结分裂区（RND）家族，其中 AcrAB-TolC 系统及 OqxAB 系统发挥重要作用。⑤细菌生物被膜形成，减少碳青霉烯类药物渗透，吸附药物的钝化酶，促进药物水解，阻止机体巨噬细胞及抗体作用菌体。本例患者 CRKP 培养药敏仅对替加环素敏感，但替加环素在肺内以及血中的浓度低，经查阅大量文献，我们应用替加环素联合头孢他啶阿维巴坦、美罗培南、多黏菌素 B。患者感染逐渐控制，血培养转阴，肺部感染得到有效控制。

（3）脏器支持治疗：①呼吸支持：经鼻高流量氧疗与无创呼吸机有机结合。患者肺部感染重、严重缺氧，需要呼吸机辅助呼吸改善缺氧，若给予气管插管，对免疫抑制的患者而言，开放气道，呼吸机相关肺炎发生率明显升高。应用无创呼吸机，患者耐受程度差，影响进食，且出现腹胀。经鼻高流量呼吸湿化治疗，通过提供低水平的气道正压，降低患者肺部无效腔，改善肺通气功能，并可把气体加温到 34 ~ 37℃。通过将经鼻高流量呼吸湿化治疗与无创正压通气有机结合，患者氧合改善明显（图 47-5）、舒适度增加、依从性提高、胃肠功能得到利用，同时避免气管插管开放气道，减少并发症，缩短治疗周期，患者获益；②CRRT：精准容量管理，患者重症感染、肾功能衰竭、心功能不全，根据患者病情变化，随时调整参数设置，以小时为单位进行容量、酸碱评估，精确管理容量；③营养支持；④人文关怀等。

（4）本例临床提示：①目前器官移植面临的最严重问题是器官短缺，供需矛盾日益突出，促使大量边缘供者器官被采用，当潜在供者发生感染时，如何做到既能最大限度地减少供者器官的浪费，又能避免 DDI 的发生，成为器官移植工作面临的难题。由于缺乏常规的主动监控，通常无法识别或报告 DDI 事件，致使目前缺乏有关 DDI 事件发生率的准确数据，主要基于美国器官获取与移植网数据的调查结果显示[5]，DDI 发生率低于 1%，但由于存在同源性检测执行率低、无法获得供者合适标本及患者移植后随访时间短等问题，该发生率可能被低估[11]。目前我国尚未建立 DDI 监测系统，为应对 DDI 带来的挑战，由中华医学会器官移植学分会感染学组共同制定了《中国实体器官移植供者来源感染防控专家共识（2018 版）》，（以下简称《共识》）[12]，以期实现对 DDI 的有效防控。《共识》撰写组调查了我国 11 家具有代表性的移植中心，调查结果显示 DDI 相关严重不良事件（包括因 DDI 接受二次手术、移植物切除、受者死亡）发生率为 1.02%，感染病原体以细菌为主，占 85.4%，其中 CRKP 感染占 41.5%[12]。ICU 收治肾移植术后感染患者，应同时了解供肾者病情（住院时间，感染情况及细菌学培养等），以利于及早对受者感染状态进行评估，合理选择抗生素；②CRKP 感染的影响因素除细菌入侵来源外，也包括细菌毒力、宿主免疫状态、抗生素使用等。有研究也显示，2 周内使用过耐碳青霉烯类抗菌药物、使用抗生素种类 ≥ 3 种为导致下呼吸道感染患者 CRKP 的独立危险因素，表明抗生素的不合理使用也是导致 CRKP 的重要因素。及时、充分、恰当的抗菌药物治疗为成功控制感染的关键[13]，但目前临床因病原学检测技术限制，尚无法在使用抗生素前明确致病菌，对一些严重感染患者，初始经验性治疗常应用"重拳出击、大包围"的做法，继而使碳青霉烯类、三代头孢、酶抑制剂等滥用，造成多重耐药株甚至 CRKP 急剧性增多。因此，临床工作中，在确保为危重患者提供强效适当的初始抗生素治疗同时，应积极进行病原学检测，及时依据病原菌培养与药敏结果更改抗生素进行降阶梯治疗；需严格执行抗菌药物合理使用的管理规定，掌握特殊级抗生素使用指征，掌握抗生素使用疗程，优化抗菌药物使用，减少 CRKP 感染的发生。医务人员严格手卫生、做好接触隔离，ICU 病房做好环境消毒，对积极预防 CRKP 的发生与传播意义重大；③多学科诊疗模式（multi disciplinary team，MDT）：患者疾病的好转，得益于 ICU、泌尿外科、超声科、药剂科、放射科、检验科等多个科室的精诚合作。

（王蓓蕾，张玉想　解放军总医院第八医学中心）

专业点评

我国器官源缺口巨大，这客观上加大了器官移植受体移植术后的抗生素压力。由于对术后感染的担忧，广覆盖的感染预防策略被广泛采用。此外，由于供体的稀缺，DDI 也在所难免。DDI 病原体的明确常常有助于术后受体感染的预防。然而，在许多器官移植中心，供体维护时，为了减少 DDI，广覆盖的抗感染方案常被推荐。广覆盖的策略一方面确实预防了大部分移植术后感染的发生；另一方面，移植后免疫抑制剂和大剂量糖皮质激素的使用情况下，耐药菌所致感染难以避免。

随着酶抑制剂和碳青霉烯类抗生素的广泛使用，耐碳青霉烯的微生物感染逐年增加，包括 CRE、CRAB 和 CRPA，其中 CRKP 呈显著上升趋势。

本例患者符合上述用药基础，在接受肾移植术后第 10 天即出现发热并腹痛，继而出现咳嗽，在多学科组成的治疗团队严密监测下，终于发现血管吻合口破裂出血，形成血肿；首先引发局灶性感染，进一步扩散至腹壁血肿，引起软组织感染。经血流播撒至肺部，引起血流和肺部感染，以及脓毒性休克并 AKI。而且多部位病原学检测均为同源 CRKP，在外科手术和穿刺引流基础上，经过联合抗感染及体外生命支持，患者最终转危为安。整个救治过程思路清晰，方法精准，效果显著；值得分享与借鉴。

值得商榷之处：在致病菌明确为 CRKP 的情况下，替加环素联合头孢他啶阿维巴坦、美罗培南及多黏菌素 B 抗感染组合是否恰当？

（余追　武汉大学人民医院）

参考文献

［1］Solomon S L, Oliver K B. Antibiotic resistance threats in the United States: Stepping back from the brink［J］. Am Fam Physician, 2014, 89（12）: 938-941.

［2］Wang Y, Lei H, Zhang Y X, et al. Epidemiology of carbapenem-resistant Klebsiella pneumoniae bloodstream infections after renal transplantation from donation after cardiac death in a Chinese hospital: a case series analysis［J］. Antimicrobial Resistance and Infection Control, 2018, 7: 66.

［3］刘银梅，史庆丰，吴晓松，等 . 耐碳青霉烯类肺炎克雷伯菌血流感染危险因素的 Meta 分析［J］. 中国消毒学杂志, 2020, 37（7）: 513-517.

［4］Fisher S A. Is this organ donor safe?Donor-derived infections in solid organ transplantation［J］. Surg Clin North AM, 2019, 99（1）: 117-128.

［5］Ison M G, Nalesnik M A. An update on donor-derived disease transmission in organ transplantation［J］. Am J Transplant, 2011, 11（6）: 1123-1130.

［6］Benamu E, Wolfe C R, Montoya J G. Donor-derive infections in solid organtransplant patients:toward a holistic approach［J］. Curr Opin Infect Dis, 2017, 30（4）: 329-339.

［7］Grossi P A. Donor-derived infections, lessons learnt from the past,and what is the future going to bringus［J］. Curr Opin Organ Transplant, 2018, 23（4）: 417-422.

［8］Bartolentti M, Giannella M, Tedeschi S, et al. Multidrug-resistant bacterial infections in solid organ transplant candidates and resipients［J］. Infect Dis Clin North Am, 2018, 32（3）: 551-580.

［9］Lewis J D, Sifri C D. Multidrug-resistant bacterial donor-derived infections in solid organ transplantation［J］. Curr Infect Dis Rep, 2016, 18（6）: 18.

［10］付玉冰，董爱英，汪亚斯，等 . 血流感染 CRKP 的临床特点及高毒力血清型分析［J］. 中国抗生素杂志, 2016, 9（44）: 1091-1095.

［11］Black C K, Termanini K M, Aguirre O, et al. Solid organ transplantation in the 21st century［J］. Ann Transl Med, 2018, 6（20）: 409.

［12］中华医学会器官移植学分会，中华预防医学会医院感染控制学会，复旦大学华山医院抗生素研究所 . 中国实体器官移植供者来源感染防控专家共识（2018版）［J］. 中华器官移植杂志 , 2018, 39（1）: 41-42.

［13］杨修文，崔俊昌，赵进，等 . 碳青霉烯类耐药肺炎克雷伯菌血流感染的临床特征与死亡危险因素分析［J］. 中国感染与化疗杂志 , 2018, 18（2）: 14.

Stanford A 型急性主动脉夹层
体外膜肺氧合治疗相关医院感染

体外膜肺氧合（extracorporeal membrane oxygenation，ECMO）可为心脏术后发生难治性心源性休克（postcardiotomy cardiogenic shock，PCS）患者提供持续有效的呼吸循环支持，为心肺功能的康复提供时间，是救治心脏术后急性心肺功能衰竭的有效治疗手段之一，然而下呼吸道感染是其常见并发症之一，并影响患者预后，甚至死亡。本文报道 1 例 Stanford A 型急性主动脉夹层患者 ECMO 支持下呼吸道感染治愈的病例，并结合文献进行讨论。

1. 病例摘要

患者，男性，47 岁。以"突发胸背部疼痛 8 小时"为主诉于晚 20:24 入院。8 小时前突发胸背部疼痛，呈撕裂样，伴有大汗、乏力，无恶心，无咳嗽、咳痰、头晕、呕吐，无大、小便失禁等，休息后无缓解，急诊至当地医院就诊，查全程主动脉 CTA 示 Stanford A 型主动脉夹层，予以应用盐酸哌替啶、硝普钠等控制血压药物，为进一步诊治来我院。

入院时查体：血氧饱和度 96%，呼吸 20 次 / 分，心率 72 次 / 分，血氧 150/95mmHg，神志清楚，精神差，双肺呼吸音对称、清；心律齐，未闻及杂音。腹膨隆，肠鸣音 2 ~ 3 次 / 分；四肢肌力肌张力正常，巴氏征阴性；甲床红润，双侧足背动脉搏动正常。

入院诊断：①急性主动脉夹层（Stanford A 型）；②高血压病 2 级（极高危组）。入院 CT（图 48-1）：① Standford A 型主动脉夹层，累及主动脉弓上三大分支，腹腔干，肠系膜上下动脉及右肾动脉；并肠系膜上动脉近段假腔内充盈缺损；左肾动脉起自假腔。②双胸膜增厚，粘连，邻近肺不张。③右肺

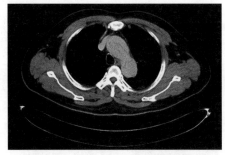

图 48-1 入院 CT 示主动脉夹层

中叶小结节影。

2. 诊疗经过

彩超：主动脉窦部及升主动脉内径增宽，主动脉弓部内径约 27mm，降主动脉起始段内径 26mm，腹主动脉膈肌段内径 27mm，主动脉瓣上约 20mm 处探及膜样回声，内膜剥脱至双侧髂动脉。心血管外科评估夹层高破裂风险，急诊于凌晨 2:00 行升主动脉置换术 + 全弓置换术 + 象鼻支架植入术，手术顺利，于凌晨 5:37 手术结束，阻断升主动脉时间 73 分钟，低流量时间 26 分钟，停循环时间 11 分钟，辅助循环时间 64 分钟。术后给予头孢替安抗感染。患者术后 4 小时清醒，四肢肌力正常，呼吸循环稳定，于术后第 1 天 12:30 脱机，拔出气管插管，鼻导管吸氧 4L/min 下，血氧饱和度 98%，呼吸 20 次 / 分。拔管后患者咳痰无力，给予间断吸痰，少量黄白色黏痰，呼吸 20 次 / 分，血氧分压逐渐下降，给予高流量吸氧；术后第 2 天患者呼吸情况较前改善不明显，血氧饱和度 94%，呼吸 27 次 / 分，浅快，双肺可闻及痰鸣音及少量湿啰音，胸片示左侧胸腔积液（图 48-2），放置左侧胸腔闭式引流管，体温 38.3℃；术后第 3 天患者呼吸困难加重，体温 38.4℃，呼吸 35 ~ 40 次 / 分，可见大量淡红色稀薄痰液，听诊双肺可闻及湿啰音，再次给予气管插管，呼吸机辅助呼吸。结合患者胸片（图 48-3），留置右侧胸腔引流管。引流液较前明显增多，氧分压改善不明显，乳酸持续上升，行开胸止血术。术后彩超：主动脉夹层术后，升主动脉位人工血管血流通畅，主动脉瓣及二、三尖瓣少量反流；左室收缩功能正常，EF 58%，肺动脉高压（轻度），双侧胸腔积液。听诊双肺可闻及广泛湿啰音，吸痰仍可见大量稀薄血性痰。在大量血管活性药物应用后，患者氧饱和度、血压难以维持，有行 ECMO 适应证，无禁忌证，紧急给予 V-A ECMO 支持治疗，同时降低机械通气支持条件。ECMO 支持条件：转速 2300 转 / 分，血流速 3.4L/min，氧流量 4L/min，氧浓度 100%。抗生素更换为美罗培南抗感染治疗；术后第 4 ~ 5 天，经皮血氧饱和度左侧 55%，右侧 62%，上半身氧供差，ECMO 支持模式更改为 V-A-V；痰培养结果：肺炎克雷伯杆菌，继续美罗培南抗感染治疗。术后第 8 天，ECMO 支持模式更改为 V-V；痰培养回示白念珠菌、酵母菌，加用伏立康唑，

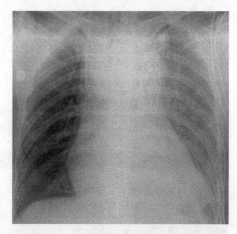

图 48-2　术后第 2 天胸部 X 线示左侧胸腔积液

应用：美罗培南 + 伏立康唑抗感染；术后第 13 天，患者呼吸循环稳定，ECMO 下机，降低呼吸机参数；术后第 14 天，患者突发高热，热峰 39 ～ 40℃，无寒战，不易退热，考虑患者有创操作多、热峰高及病程时间长，白细胞 PCT 明显升高，美罗培南已应用 12 天，结合科室细菌谱，考虑为耐碳青霉烯的肺炎克雷伯杆菌感染。抗生素调整为美罗培南 + 替加环素 + 伏立康唑。术后第 16 天，患者胆红素迅速上升，给予利胆、促胃肠蠕动、灌肠等措施后未见明显下降，考虑可能与药物有关，伏立康唑已应用一周，痰检转阴，停用伏立康唑，替加环素减量；术后第 17 ～ 18 天，胆红素仍进行性升高。血培养及胸腔积液培养报阳性球菌，考虑同时存在血流感染，抗生素方案调整为替加环素 + 利奈唑胺，拔出心包引流管；术后第 20 天，患者再次呼吸困难，氧分压下降低、血压下降至 70/54mmg，第三次给予紧急气管插管，呼吸机辅助呼吸，大量血管活性药物应用，考虑感染性休克可能。下肢可见散在出血点，凝血功能回示凝血酶原时间、活化部位凝血活酶时间延长，不排除弥散性血管内凝血。痰培养回示肺炎克雷伯杆菌，抗生素方案调整为万古霉素 + 替加环素 + 头孢哌酮舒巴坦钠。术后第 24 天，患者体温仍未得到有效控制，降钙素原、白细胞仍呈上升趋势，痰培养结果：肺炎克雷伯杆菌、铜绿假单胞菌，抗生素方案调整为替加环素 + 美罗培南 + 万古霉素；术后第 25 天，血压突然下降至 86/60mmHg，听诊右肺呼吸音低，右侧胸部触之有皮下气肿，行床旁胸片示大量气胸（图 48-4），给予胸腔闭式引流；术后第 26 ～ 28 天，患者皮下气肿较前蔓延，至腹部、阴囊，肺复张效果差，给予加放右下胸腔闭式引流；术后第 29 天，痰培养结果：铜绿假单胞菌、嗜麦芽窄食单胞菌、白念珠菌。血培养转阴，胸腔积液减少。抗生素方案调整为替加环素 + 美罗培南 + 阿米卡星；术后第 30 天，引流胸腔积液呈黄色混浊，量增多，体温峰值 39.5℃，胸腔积液培养屎肠球菌、热带念珠菌，G 实验 275pg/mL。气管镜示：气管

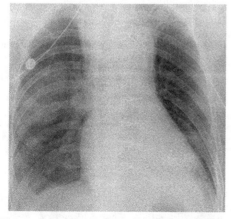
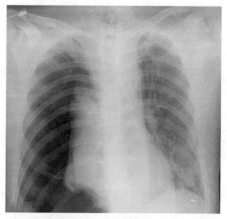

图 48-3　术后第 3 天胸部 X 线示双侧胸腔积液　　图 48-4　术后第 25 天胸部 X 线示大量气胸

下段管腔内可见中等量黄白色脓性分泌物，见气管插管下方气管前壁黏膜斑片状糜烂，余黏膜稍充血，结合患者病程，考虑真菌感染，抗生素方案调整为美罗培南 + 阿米卡星 + 伏立康唑；术后第 32 ~ 35 天，肺部情况较前好转，听诊右肺呼吸音较前清，呼吸频率不快，给予间断脱机。术后第 41 天回病房，第 56 天出院。

3. 分析与讨论

成人心脏外科手术患者中 PCS 的发生率在 0.5% ~ 1.5%[1]，应用传统药物治疗不能维持循环稳定。因此较长时间的循环呼吸支持对心脏术后发生心功能障碍的患者具有重要意义。从 1972 年 ECMO 首次成功应用于临床以来[2]，已成为挽救严重心肺衰竭患者重要辅助治疗技术。

临床上 ECMO 常见模式有静脉 - 静脉（V-V）ECMO、V-A ECMO、静脉 - 动脉 - 静脉（V-A-V）ECMO，前两个模式分别用于呼吸支持和循环支持，V-A-V ECMO 可以同时提供呼吸和循环支持。严重左心衰伴发肺部感染或急性呼吸窘迫综合征伴右心失代偿者常用 V-A-V ECMO[3]。本例患者术后给予鼻导管吸氧，氧分压持续下降，呼吸浅快，给予高流量吸氧后未见好转，吸痰可见大量淡红色稀薄痰液。给予气管插管，呼吸机辅助呼吸。后出现呼吸、循环难以维持情况，针对本例患者，心脏外科、心内科、心外重症监护室等多学科联合会诊后，给予患者 V-A-V ECMO 治疗。在应用 V-A-V ECMO 后，患者的氧合指数显著改善，为后续治疗争取到了宝贵时机。

然而，在接受 ECMO 辅助的心源性休克的患者中医院感染发生率为 3.5% ~ 65%[4-5]，继发于 ECMO 使用的医院感染病死率为 36% ~ 55.1%[4, 6]。国外研究显示[7]，继发于 ECMO 使用的医院感染以血液感染为主，其次是呼吸道感染、泌尿系统感染及外科切口感染。而国内研究显示呼吸道感染的比例高于血液感染[6, 8]，这可能与目前 ECMO 治疗期间经验性应用抗菌药物及逐渐完善的 ECMO 抗感染管理有关。致病菌以革兰氏阴性菌最为常见，其次是革兰氏阳性菌和真菌[9-10]。革兰氏阴性菌种以鲍曼不动杆菌、肺炎克雷伯菌、铜绿假单胞菌最常见；真菌感染中以白假丝酵母菌最常见。本例患者病程中以铜绿假单胞菌、白念珠菌感染为主，其次革兰氏阳性球菌。药敏试验指导抗生素应用后，患者呼吸困难逐渐改善。造成呼吸道感染的常见原因：①患者病情危重、长时间卧床或合并意识障碍，导致咳嗽反射降低，痰液淤滞。②长时间的气管插管、吸痰等呼吸道侵入性操作或机械通气导致正常黏膜屏障被削弱，减退呼吸道纤毛运动能力和防御功能使口腔长植菌下移，从而造成细菌滋生和繁殖。③为预防应激性溃疡长期应用制酸剂以及留置胃管时，肠道细菌胃内过度生长，胃原下呼吸道逆向移行，导致发生内源性感染可能。④应用大剂量肾上腺皮质激素类药物，从而降低机体免疫功能，进一步诱发或加重感染。

医院获得性肺炎：是指入院时不存在、也不处于感染潜伏期，而于入院48小时后发生的肺炎，还包括在医院内获得感染而于出院后48小时内发生的肺炎，它是由细菌、真菌、支原体、病毒或原虫等病原体引起的各种类型的非实质炎症。血流感染：通常定义为从有全身感染相关征象的患者一个或多个外周静脉血培养标本中培养出致病微生物。

综上所述，ECMO支持治疗可为心脏术后患者提供有效的呼吸循环支持为心肺功能的恢复提供宝贵的时间。但感染是主动脉外科手术后院内死亡的危险因素之一，ECMO支持治疗患者呼吸道感染发病率较高，且并发感染后病死率显著增加。因此，对心脏术后应用ECMO支持治疗患者进行病原菌种类和耐药性进行监测，并及时根据细菌培养基药敏试验调整抗生素应用，对减少下呼吸道感染发生、降低病死率尤为重要，同时医护人员的无菌操作、多重耐药菌感染后床旁的隔离、手卫生的规范、呼吸机管路的管理、机械排痰翻身拍背促进痰液引流、各种导管的换药和日常护理、患者的体位等都是积极防治感染的有效措施。

（王栋，丁显飞　郑州大学第一附属医院）

ECMO为心肺功能的康复提供时间，是救治心脏术后急性心肺功能衰竭的有效治疗手段之一，本例患者诊断急性主动脉夹层（Stanford A型）明确，急诊手术成功，术后并发术后出血，二次开胸止血，术后心肺功能衰竭，先后予V-A、V-A-V、V-V ECMO支持，10天成功撤除ECMO。期间并发感染（痰真菌，阴性菌，血阳性菌，胸腔积液阳性菌，真菌），据培养及药敏调整抗菌方案，气胸予引流，经41天ICU加强监护与治疗好转转科。讨论部分探讨ECMO并发感染的流行病学特征及原因，提出此类患者需行病原菌检测和耐药性监测，据药敏调整抗感染方案，可减少下呼吸道感染发生，降低病死率，同时注意无菌操作，手卫生，多重耐药菌床旁隔离，积极防治感染。本文通过一例Stanford A型急性主动脉夹层患者ECMO支持下呼吸道感染治愈的病例，探讨ECMO并发感染的治疗，值得借鉴。

（潘景业　温州医科大学附属第一医院）

参考文献

［1］Biancari F, Perrotti A, Dalén M, et al. Meta-Analysis of the Outcome After Postcardiotomy Venoarterial Extracorporeal Membrane Oxygenation in Adult Patients［J］. J Cardiothorac Vasc Anesth, 2018, 32（3）: 1175-1182.

［2］Hill J D, O'Brien T G, Murray J J, et al. Prolonged extracorporeal oxygenation for acute post-traumatic respiratory failure（shock-lung syndrome）. Use of the Bramson membrane lung［J］. N Engl J Med, 1972, 286（12）: 629-634.

［3］Umei N, Ichiba S, Ujike Y, et al. Successful application of venoarterial-venous extracorporeal membrane oxygenation in the reversal of severe cardiorespiratory failure［J］. BMJ Case Rep, 2015, 2015: bcr2015209901.

［4］Schmidt M, Bréchot N, Hariri S, et al. Nosocomial infections in adult cardiogenic shock patients supported by venoarterial extracorporeal membrane oxygenation［J］. Clin Infect Dis, 2012, 55（12）: 1633-1641.

［5］Kim G S, Lee K S, Park C K, et al. Nosocomial Infection in Adult Patients Undergoing Veno-Arterial Extracorporeal Membrane Oxygenation［J］. J Korean Med Sci, 2017, 32（4）: 593-598.

［6］王红，侯晓彤，李呈龙，等. 心脏术后体外膜肺氧合辅助患者的医院感染［J］. 中华胸心血管外科杂志, 2016, 32（7）: 399-402.

［7］Bizzarro M J, Conrad S A, Kaufman D A, et al. Infections acquired during extracorporeal membrane oxygenation in neonates, children, and adults［J］. Pediatr Crit Care Med, 2011, 12（3）: 277-281.

［8］王静，熊莹，施颖，等. 成人心脏术后患者体外膜肺氧合治疗相关医院感染的危险因素及病原学分析［J］. 中华临床感染病杂志, 2019, 12（1）: 38-43.

［9］张鹏宇，汤楚中，潘绪，等. 心脏术后体外膜肺氧合支持患者的呼吸道感染现状及其对机体免疫功能的影响［J］. 医学临床研究, 2018, 35（6）: 1120-1123.

［10］闫晓蕾，李群，侯晓彤，等. 心脏术后体外膜肺氧合支持患者下呼吸道感染分析［J］. 临床肺科杂志, 2012, 17（12）: 2181-2183.

高龄多发伤并肠瘘患者的多学科治疗

多发伤是指在同一致伤因子作用下，引起身体两处或两处以上解剖部位或脏器的创伤，其中至少有一处损伤可危及生命。多发伤不同于多处伤，前者是两个以上的解剖部位或脏器遭受严重创伤，后者是同一部位或脏器有两处以上的损伤。常见于交通事故、爆炸性事故、矿场事故、高出坠落等。多发伤创伤部位多、伤情严重、组织破坏严重，常伴失血性休克或创伤性休克，免疫功能紊乱，高代谢状态，甚至是多器官功能障碍综合征（multiple organ dysfunction syndrome，MODS）。本文报道 1 例高龄多发伤并肠瘘治愈的病例，并结合文献进行讨论。

1. 病例摘要

患者，女性，78 岁，以"爆炸致多发性损伤 2 小时"为主诉，于 5 月 22 日急诊送入当地中医院，入院时神志模糊，活动受限，急性病容，立即行腹部 CT 等相关检查，考虑"左肾破裂，失血性休克，创伤性休克"，给予纠正休克对症治疗。因条件有限转往武警医院，考虑"多发伤，创伤性休克，创伤性肾破裂，创伤性肾周血肿"，积极纠正休克的同时急诊行"左肾动脉选择性栓塞术"，术后积极给予纠正休克、输血、抗炎、补液等对症治疗，治疗效果欠佳，故于 5 月 23 日转入我院。

入院时患者神志模糊，活动受限，急性病容，心电监测示：体温 36.9℃，心率 121 次 / 分、呼吸频率 43 次 / 分、血压 79/49mmHg，血氧饱和度 94%。查体示：头面部皮肤软组织青紫，呼吸机辅助呼吸，双肺呼吸音粗，可闻及湿啰音，腹部略膨隆，有压痛，无反跳痛及肌紧张，肠鸣音 3 次 / 分。实验室检查：白细胞计数 13.67×10^9/L、中性粒细胞百分比 81.7%、血红蛋白 115g/L、血小板计数 204×10^9/L；尿素 26mmol/L、血清肌酐 132mmol/L、血糖 20.7mmol/L、血钙浓度 1.67mmol/L、乳酸脱氢酶 1744U/L、乳酸 3.86mmol/L、三酰甘油 15.27mmol/L；尿常规示比重 1.040、蛋白阳性（＋）、红细胞计数 5.3 个 / 高倍视野、管型计数 0.63 个 / 低倍视野、病理管型 1.35、酮体阴性（－）。影像学检查见图 49-1 ~ 图 49-4。入院时 APACHE Ⅱ 评分 19 分，SOFA 评分 9 分。入院诊断：创伤性休克，创伤性肾破裂，创伤性肾周血肿，创伤性脑损伤，肺挫伤，急性呼吸衰竭，左侧胫腓骨下端骨折，下肢多处裂伤。

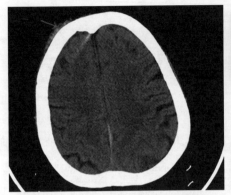

图 49-1　头颅 CT 示创伤性脑损伤

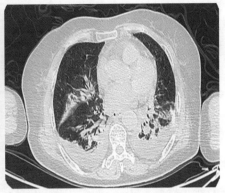

图 49-2　胸部 CT 示肺挫伤

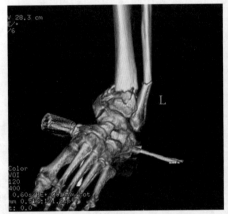

图 49-3　左侧胫腓骨下端骨折

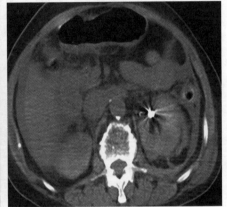

图 49-4　创伤性肾破裂介入栓塞术后

2.诊疗经过

入院后给予积极补液扩容、去甲肾上腺泵入纠正休克，呼吸机辅助呼吸，经验性抗感染，血液净化等对症治疗，病情有所改善。然而治疗过程中患者病情再次加重，主要表现为腹胀、腹部压痛、腹肌紧张和反跳痛，并逐渐加重，同时伴有发热、心率快、血压低、血乳酸增高等循环衰竭症状，行腹腔穿刺检查，抽出液为稀脓性略带臭气，可见食物残渣，辅助检查：白细胞计数 23.12×10^9/L、中性粒细胞百分比 92.3%、血红蛋白 95g/L、血小板计数 95×10^9/L，考虑患者出现急性腹膜炎、消化道穿孔可能，故于 5 月 27 日急诊行"经腹腔镜探查术＋空肠穿孔修补术＋肠粘连松解术"，术后补充诊断：消化道穿孔、急性化脓性弥漫性腹膜炎、脓毒血症、感染性休克。术后继续给予纠正全身情况，多器官功能支持，并根据病原学培养结果给予目标性抗感染方案等积极对症治疗，病情有所好转，循环趋于稳定，逐渐下调血管活性药物，呼吸功能改善。但于6月5日开始患者再次出现发热，心率增快，呼吸深而快，血压下降，血乳酸升高等感染性休克症状，查体：腹胀、腹肌紧张、压痛及反跳痛明显，腹腔引流管每日引流液500～1000mL，引流液颜色黄褐色、黏稠，呈蛋花状样；根据患者外伤史及手术史，考虑术后并发高位肠瘘，腹腔感染，感染性休克，给予补充诊断：肠瘘，积极引流及广谱抗生素控制感染，纠正休克。因患者全身情况较差，病情危重，经多学科讨论，制订肠瘘治疗方案：①开放伤口加强引流；②术区换药保持干燥利于肠瘘愈合；③禁食水，静脉营养支持；④广谱抗生素抗感染等综合措施加强治疗。按肠瘘方案积极治疗，因引流量多，不利于术区的干燥及愈合，给予注射用生长抑素（思他宁）泵入减少胰酶分泌，降低分泌液的产生，改善局部引流；给予静脉营养支持，保证患者营养供给，在静脉营养给予过程中监测肝功能，因患者高龄，心功能较差，静脉营养喂养过程中患者反复出现心律失常，考虑出现心衰症状，待肠瘘症状好转后给予肠内营养后心衰症状改善，故在肠瘘治疗期间呼吸机撤机失败。患者肠瘘逐渐愈合，感染指标趋于稳定，循环稳定，静脉营养逐渐过渡至肠内营养，按照肠内营养由少到多、由稀到稠的原则，逐步增加营养至目标热卡。经过2个月余的综合治疗，患者肠瘘愈合，肠内营养恢复（图49-5～图49-10）。因肠瘘治疗过程中腹部术区开放策略，导致腹部缺损（图49-11），腹壁疝时有发生，需行腹壁修补治疗，故于8月7日行"皮瓣移植术"，腹部皮肤逐渐愈合，部分皮瓣未成活（图49-12），故于9月15日再次行"游离皮瓣移植"，皮瓣移植术后给予肠内营养支持、活血化瘀等对症治疗，腹部缺损皮肤愈合良好（图49-13）。在治疗过程中，因患者病情危重，并发症多，长期卧床，反复的肺部感染，右肺中叶综合征及营养不良等情况，导致患者使用呼吸机过长，脱机困难，针对脱机困难治疗策略如下：第一，加强营养支持，肠瘘愈合后积极肠内营养，促进机体功能恢复；第二，改善心功能，避免发生心衰，控制感染及停用静脉营养后心功能逐渐恢复正常；第三，给予早期康复训练，肺部物理治疗，制订合理脱机训练计划，按计划执行；第四，反复留取病原学标本同时根据病原学结果积极抗感染治疗。经过以上方案综合治疗后病情稳定，成功脱机，并封堵气切套管，肠内营养逐步转为自主饮食，10月3日转往康复科继续治疗。12月10日康复出院。

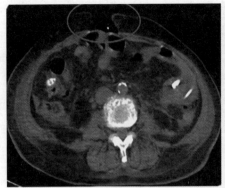

图 49-5　腹部皮肤切口

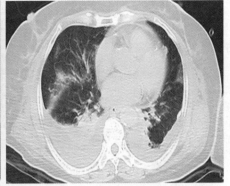

图 49-6　双下肺实变不张

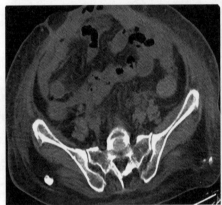

图 49-7　肠瘘

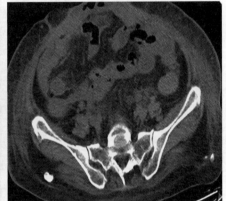

图 49-8　右肺中叶综合征

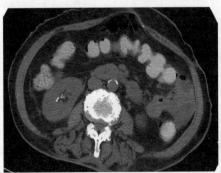

图 49-9　肠瘘逐渐愈合

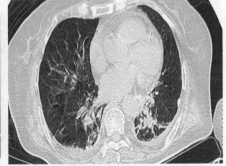

图 49-10　肺部 CT 示肺炎好转

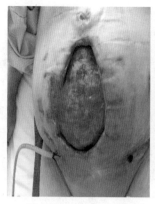 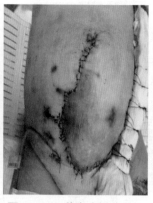 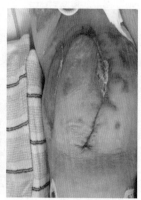

图 49-11　腹壁缺损　　　图 49-12　游离皮瓣移植　　　图 49-13　腹部缺损愈合

3. 分析与讨论

本例患者系多发伤并高龄，有多器官功能不全，病情复杂，治疗困难。其难点主要有：①多发伤，累及多个威胁生命的器官损伤，需胃肠外科、创伤科、烧伤整形科等多学科共同手术治疗；②肠瘘病程长，腹腔感染与肺部感染伴发，增加治疗难度与病程，需积极调整抗生素方案及营养支持协作治疗促进愈合；③长期消耗，营养不良，静脉营养及肠内营养支持，与营养科协作由静脉营养到肠内营养，再到经口进食的转换；④病情危重，病程长，呼吸机依赖，脱机困难，需康复科协助早期康复促进恢复。经过长达数月的综合治疗，最终抢救成功康复出院。

多发伤是重症监护病房最常见的创伤，也是早期病死率最高的创伤性疾病[1]。多发伤后患者生理功能紊乱严重，伤情复杂，病死率高。因此，如何更好地早期识别和治疗是对临床医师诊疗过程中的巨大考验。出血是急性创伤患者死亡的主要原因。损伤控制复苏（damage control resuscitation，DCR）是作为创伤外科医师使用的称为损伤控制手术（damage control surgery，DCS）的原则的扩展而出现的，该原则将外科干预措施限制为解决危及生命的伤害的措施并推迟所有其他有创手术护理，直到代谢和生理紊乱得到治疗。认识到这种方法可以挽救生命，因此应用 DCR 以与 DCS 协同工作，并优先考虑可能降低创伤和出血的发病率和病死率的非手术干预。DCR 的主要原则是恢复体内平衡并预防或减轻组织缺氧和氧债以及凝血功能障碍的发展，进而改善预后。这主要是通过积极的出血控制和输血来实现的，可以恢复组织氧合，不仅避免血小板和凝血因子稀释，而且还可以替代失去的止血潜力。积极提供全血功能的血液产品输注（全血或包括红细胞、血浆和血小板的成分混合物），限制使用晶体以避免稀释性凝血病和用于减轻失血性休克和急性创伤性凝血病的其他辅助措施，包括：①控制性低血压复苏以避免再次出血（成人目标收缩压 80 ～ 90mmHg）；②加压 / 止血敷料和装置；③已证明对氨甲环酸的经验性使用可以降低外伤病死率，可能是由于纤维蛋白溶解减少引起；④预防酸中毒和体温过低；⑤快速有效的手术控制。DCS 理论在严重多发伤救治中的临床应用，可以有效地提高多发患者的抢救成功率[2]。严重多发伤患者伤后生理恢复潜能濒临耗尽，若再施行有创的手术或操作患者往往会因此在术中或术后死亡，所以严重多发伤患者的预后是由其生理极限和内环境紊乱的能否及时纠正决定，而不是由早期的确定性手术和解剖关系的恢复来决定[3-4]。损害控制理论的核心思想不是手术成功而是救治成功。严重多发伤所致的死亡有 3 个高峰：第一死亡高峰出现在创伤后数分钟至数十分钟，死亡主要原因是颅内多发出血，脑干损伤，心脏及大血管破裂等；第二死亡高峰出现在创伤后 6 ～ 8 小时内，常是硬膜下血肿、血气胸、肝脾破裂、骨盆出血和（或）失血性休克所致，此期间的 DCS 能显著降低病死率；第三死亡高峰在发生于创伤后数日或数周内，因多器官功能衰竭或全身严重感染所致[3]。损害控制外科原则的提出正是希望避免多发伤患者这三个高峰陷入低体温、凝血功能障碍、代谢性酸中毒的致命三联征的恶性循环[5]。

DCS 第一阶段的主要目的是采用简略手术控制出血与污染，重视早期复苏质量和加强免疫调控是防止创伤内源性感染的有效途，目前，DCS 仍然是管理多发伤患者的重要治疗策略。早期创伤治疗及护理理念的持续进步可能会引起重症多发伤患者使用 DCS 的需求进一步下降[6]。早期在重症医学科进行继续复苏，待病情稳定、酸碱失衡纠正、体温及凝血功能正常后再进行确定性手术，有利于改善患者的并发症及预后。对于存在凝血障碍、低体温或代谢性酸中毒的患者，如果无法纠正活动性出血，患者的致死率往往较高，所以需要主动进行处理。纠正的措施包括机械通气、液体复苏、体温恢复或输注新鲜冰冻血浆、红细胞悬液、血小板来拮抗凝血功能障碍等[7]。对分期手术，在复苏处理后，如果患者的血流动力学比较稳定，同时心肺功能以及生理指标得到改善，纠正酸碱平衡，可以进行确定性手术。创伤发生后的 2 天内是患者复苏后进行手术的理想时机。手术治疗的主要作用在于清除填塞物，探查患者腹腔并评估损伤程度，冲洗之后留置引流管，最终恢复患者的胃肠道功能[8]。

综上所述，合理、快速地处置急性期伤情是提升多发伤存活率的关键，其难点在于早期快速准确地判断处置和后期的系统排查，避免遗漏，同时须采取合理的复苏方法。本例患者多发伤并肠瘘治疗取得成功，是多学科团队协作救治的结果，对于推广多发伤并肠瘘的救治方法，探索救治新模式有积极意义。

（杨春波，王毅，马龙，李晓鹏，柴瑞峰，
于朝霞，于湘友　新疆医科大学第一附属医院）

专业点评

对于这个多发伤危重病例：创伤性休克，创伤性肾破裂，创伤性肾周血肿，创伤性脑损伤，急性呼吸衰竭，消化道穿孔，急性化脓性弥漫性腹膜炎，感染性休克，左侧胫腓骨下端骨折，下肢多处裂伤，需要有重症医学科、泌尿外科、神外科、骨科、普外科等学科参与，需要手术治疗，也需要抗感染等综合治疗及生命支持治疗，该危重病例之所以救治成功，其亮点就在于：

（1）多学科协作与融合，目前关于在重症医学平台上的多学科协作是成功抢救危重患者必经之路，这一点已经形成共识。

（2）损伤控制复苏（damage control resuscitation，DCR）作指导，损伤控制复苏是作为创伤外科医师使用的称为损伤控制手术（damage control surgery，ICS）原则的扩展而出现的，该原则将外科干预措施限制为解决危及生命的伤害的措施并推迟其他有创手术护理，直到代谢和生理紊乱得到治疗，进而改善预后。

正是在上述两方面有机结合的基础上，在恰当的时间选择了恰当的治疗措施才使该疑难的危重病例抢救成功。

（董晨明　兰州大学第二医院）

参考文献

［1］胡波，张丽娜，郑瑞强，等．多发伤急性期诊治流程［J］.中华重症医学电子杂志（网络版），2017, 3（2）：122-126.

［2］Cap A P, Pidcoke H F, Spinella P, et al. Damage Control Resuscitation［J］. Military Medicine, 2018, 183（suppl_2）：36-43.

［3］王新宇，潘铁文．战创伤损害控制理论的研究现状和进展［J］.创伤外科杂志，2017, 19（3）：238-242.

［4］许永安，张茂．严重创伤损害控制治疗策略的应用进展［J］.创伤外科杂志，2018, 20（11）：879-880.

［5］Malgras B, Prunet B, Lesaffre X, et al. Damage control: Concept and implementation ［J］. J Visc Surg, 2017, 154 Suppl 1: S19-S29.

［6］Benz D, Balogh Z J. Damage control surgery:current state and future directions［J］. Curr Opin Crit Care, 2017, 23（6）: 491-497.

［7］Coccolini F, Roberts D, Ansaloni L, et al. The open abdomen in trauma and non-trauma patients: WSES guidelines ［J］. World J Emerg Surg, 2018, 13: 7.

［8］Chiara O, Cimbanassi S, Biffl W, et al. International consensus conference on open abdomen in trauma ［J］. J Trauma Acute Care Surg, 2016, 80（1）: 173-183.

肝血管瘤术后合并弥散性血管内凝血

弥散性血管内凝血（disseminated intravascular coagulation，DIC）是在许多疾病基础上，致病因素损伤微血管体系，导致凝血活化、全身微血管血栓形成、凝血因子大量消耗并继发纤溶亢进，引起以出血及微循环衰竭为特征的临床综合征[1]。严重 DIC 病死率极高，本文报道 1 例肝血管瘤术后合并 DIC 痊愈的病例。

1. 病例摘要

患者，女性，50 岁，以"上腹部胀满不适 2 月余"为主诉于 2020 年 6 月 29 日入住我院普外科。患者入院前 2 个月无明显诱因出现上腹部胀满不适，无恶心、呕吐，无上腹部疼痛，无胸闷气短，无全身皮肤黄染，无便血、便秘，无尿色深黄，到当地医院就诊考虑胆囊疾病，给予对症治疗，效果不明显。到当地医院行腹部 CT 检查：肝内占位（血管瘤可能）。遂来我院入住普外科。入院时查体：神志清，精神可，体温 36.8℃，脉搏 78 次 / 分，呼吸 20 次 / 分，血压 120/80mmHg。入院后完善相关检查，排除手术禁忌，于 2020 年 7 月 2 日全麻下行"腹腔镜下肝血管瘤切除术＋腹腔镜下肝病损微波消融术"，关腹后留台观察，见引流管引流袋引流出血性液体 400mL，复查血凝功能：凝血酶原时间 24.9 秒，国际标准化比值 2.26，活化部分凝血活酶时间 104.8 秒，凝血酶时间 34.8 秒，纤维蛋白原 0.43g/L。再次手术探查见各穿戳卡刺点均有活动性出血，肝脏创面少量渗血，腹壁多处有皮下出血及瘀血。考虑有重度凝血机制障碍，术后遂转至我科。

入科查体：全麻未清醒状态，体温 36.5℃，脉搏 82 次 / 分，血压 113/76mmHg。气管插管呼吸机辅助呼吸，指脉氧饱和度 96%。查血常规示：白细胞计数 9.69×10^9/L，血红蛋白浓度 92g/L，血小板计数 25×10^9/L；凝血功能：活化部分凝血活酶时间 61.5 秒，凝血酶时间 29.2 秒，纤维蛋白原 0.47g/L，D- 二聚体 18.49μg/ml。肝功能：丙氨酸氨基转移酶 3096U/L，门冬氨酸氨基转移酶 3549U/L，白蛋白 25.1g/L，总胆红素 20.2μmol/L。

入科诊断：①弥散性血管内凝血；②肝血管瘤；③高乳酸血症；④急性肝损伤；

⑤失血性贫血；⑥低蛋白血症。入科后给予以止血、补充凝血因子、改善贫血、维持内环境稳定、防治感染、保肝等对症支持治疗。患者凝血功能差，腹腔引流管持续引流出血性液体，全身多处出血点，血红蛋白、血小板低，反复大量输注红细胞、血浆、血小板、冷沉淀。患者血红蛋白、纤维蛋白原、血小板变化如图 50-1 ～图 50-3 所示。

2. 诊疗经过

入科后第 12 天，经过积极治疗，患者各项指标明显改善，生命体征平稳，在我科治疗共 15 天后转入普外科，后患者痊愈出院。治疗过程中共输注红细胞 19U，血小板 12 个治疗量，冷沉淀 80U，血浆 6200mL。

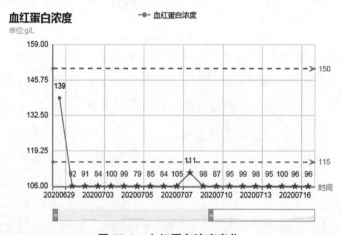

图 50-1　血红蛋白浓度变化

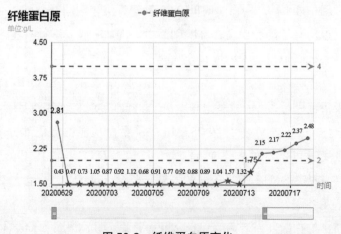

图 50-2　纤维蛋白原变化

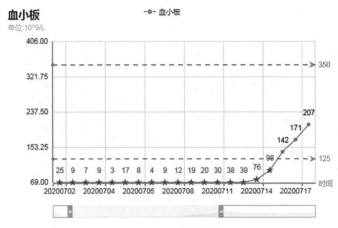

图 50-3　血小板变化

3. 分析与讨论

　　此例患者术前各项检查无明显异常，术后出现手术部位广泛出血，进行性贫血，血小板、纤维蛋白原急剧下降，凝血酶原时间及活化部分凝血活酶时间延长，D-二聚体升高，弥散性血管内凝血诊断明确[2]。弥散性血管内凝血（disseminated intravascular coagulation，DIC）不是个独立疾病，而是众多疾病复杂病理过程中的中间环节。其主要基础疾病包括严重感染、恶性肿瘤、病理产科、手术及外伤等。而此病例患病病因很可能是手术导致组织因子或组织因子类物质释放入血，激活外源性凝血系统[3]。

　　DIC 根据其病理生理特点及发展过程分为三个时期。①高凝期：由于凝血系统被激活，所以多数患者血中凝血酶含量增多，导致微血栓形成，此时的表现以血液高凝状态为主。②消耗性低凝期：由于凝血系统被激活和微血栓的形成，凝血因子、血小板因消耗而减少，此时伴有继发纤溶。所以有出血的表现。③继发性纤溶亢进期：在凝血酶及Ⅻa 的作用下，纤溶酶原活化素被激活，从而使大量纤溶酶原变成纤溶酶，此时又有 FDP 定量的形成，它们均有很强的纤溶或抗凝作用，所以此期出血十分明显。该病例诊断时处于消耗性低凝期，后疾病进展，全身多处出血，大量输注红细胞后，贫血纠正缓慢，进入了继发性纤溶亢进期。

　　目前治疗基础疾病及消除诱因是终止 DIC 病理过程的最为关键和根本的治疗措施。另外抗凝治疗是终止 DIC 病理过程，减轻器官损伤、重建凝血 - 抗凝平衡的重要措施[4]。应当注意，抗凝治疗应在处理基础疾病的前提下，与凝血因子补充同时进行[5]。临床上常用的抗凝药物主要有普通肝素和低分子肝素。抗凝治疗主要适用于 DIC 早期即高凝期，但 DIC 进展迅速，高凝期很难观察到。此病例诊断时已经进入到低凝期，且出血明显，因此抗凝治疗不适合。该病例主要应用替代治疗方法，即边监测相关指标，边输注新鲜冰冻血浆、血小板、冷沉淀、人纤维蛋白原制品[6]。患者至 7 月 13 日左右，相关指标明显改善。当然，该病例抗感染，纠正缺氧、酸中毒及电解质平衡治疗也是必不可少的。

DIC 发生发展过程中涉及凝血、抗凝、纤溶等多个系统，临床表现多样化，容易与其他凝血异常疾病相混淆，且病情恶化迅速，病死率高，因此 DIC 的诊疗仍是一项富有挑战性的工作。

（张艳艳，柳彦涛，方勤，李叶宁　漯河市中心医院）

专业点评

DIC 是一种发生于多种基础疾病的严重并发症。可由外科手术、感染、肿瘤、病理产科、肝病等多种疾病引起。DIC 发生时，大量促凝物质入血，凝血因子和血小板被激活，微循环中微血栓广泛形成，凝血底物被大量消耗，同时继发纤溶亢进，导致患者出现出血、休克、多器官功能障碍和溶血性贫血等临床表现。因 DIC 致病因素不同，不同时相的病理生理过程各异，临床中患者发病的轻重缓急及临床表现差异很大，诊断难度有时较大。该例患者的 DIC 在腹腔镜下肝血管瘤切除术及肝病损消融术后早期出现明显的出血倾向时，即被识别并得到了恰当处置。患者最终得以痊愈。值得注意的是，外科手术后的 DIC 并非总发生在大手术病例，有时也可发生在中、小型手术的病例中。因此，外科术后的 DIC 处置关键在于临床医师对基础疾病和 DIC 的各种临床表现保持高度的警惕，强化对关键指标的动态监测，才可能做到早期识别、及早诊治，以改善患者预后。

（高亮　上海市第十人民医院）

参考文献

［1］中华医学会血液学分会血栓与止血学组 . 弥散性血管内凝血诊断中国专家共识［J］. 中华血液学杂志 , 2017, 38（5）: 361-363.

［2］阮晓岚 , 李胜 , 郭毅 , 等 . D- 二聚体和纤维蛋白原降解产物对弥散性血管内凝血诊断价值的 Meta 分析［J］. 临床血液学杂志 , 2013, 26（5）: 615-618.

［3］Taylor F B, Toh C H, Hoots W K, et al. Towards definition, clinical and laboratory criteria, and laboratory criteria, and a scoring system for disseminated intravascular coagulation ［J］. Thromb Haemost, 2001, 86: 1327-1330.

［4］Wada H, Thachil J, Dinisio M, et al. Guidance for diagnosis and treatment of disseminated intra-vascular coagulation from harmonization of the recommendations from three guidelines ［J］. J Thromb Haemost, 2013, 11: 761-767.

［5］刘永生. 肝素联合成分输血对产科急性弥散性血管内凝血患者凝血功能障碍的治疗效果分析［J］. 中国妇幼保健, 2015, 30（34）: 5985-5987.

［6］辛秀团. 成分输血救治产科大出血并弥散性血管内凝血先兆的临床效果研究［J］. 中国临床医师杂志, 2017, 45（11）: 96-98.

体外膜肺氧合治疗多发伤致休克

随着交通运输和机械产业的迅速发展，由坠落、压砸、交通等高能因素导致的外伤患者日渐增多，此类损伤以多发创伤居多，往往伤情复杂且严重，病情进展快，常伴有失血性休克，心肺功能障碍，甚至多器官功能障碍综合征（multiple organ dysfunction syndrome，MODS）等，一直是创伤救治的难点[1]。随着医学水平的提高，特别是呼吸机、体外膜肺氧合（extracorporeal membrane oxygenation，ECMO）、血液净化等高级生命支持的应用，多发伤的救治水平有了逐步提高。尤其 ECMO 的应用，为早期病情危重、心肺功能衰竭的患者提供了治疗的时间，帮助其度过危险期，为后续治疗提供了保障。本文报道一例 ECMO 辅助治疗下多发伤患者成功抢救的病例，探讨其在创伤救治中的使用价值。

1. 病例摘要

患者，男性，56 岁。以"（代）高空坠落致胸腹部疼痛、意识障碍 4 天，加重 1 天"为主诉于 2021 年 6 月 5 日入院。4 天前干活时不慎由 4 楼（约 12m）高处坠落，随即出现胸部、腹部疼痛伴呼吸困难，意识障碍，表现为意识淡漠，立即拨打 120 至当地医院，急查 CT 等检查，提示多发骨折、纵隔及两侧胸腹部皮下多发积气、左侧液气胸、两肺挫裂伤等，按"多发伤、创伤性休克"给予输注冰冻血浆、"头孢呋辛、哌拉西林"（具体用量不详）抗感染、"甲泼尼龙"抗炎、"乌司他丁"抑制炎症反应、"间羟胺"50mg 微量泵泵入、积极补液、纠正水和电解质紊乱、呼吸机辅助呼吸等对症支持治疗，患者氧饱和度维持在 90% 左右，血压控制在 120/80mmHg 左右。1 天前患者出现意识不清，氧饱和度突然下降至 70% 左右，血压波动在 90/70mmHg 左右，当地医院给予呼吸机辅助呼吸、血管活性药物应用等对症支持治疗，效差。考虑患者病情危重，呼吸、循环难以维持，家属要求转至我院进一步治疗，与家属沟通签署知情同意书后于 2021 年 6 月 5 日 17:50 床旁置管行 V-A ECMO 辅助后急诊 120 转运至我院继续治疗（图 51-1）。急诊以"①多发伤；②呼吸衰竭；③休克"收入我科。入院时查体：昏迷状态，双侧瞳孔等大等圆，直径约 3mm，对光反射迟钝。全身皮肤黏膜苍白、皮下水肿，散在大面积瘀紫、瘀斑及擦伤，部分已结痂，左侧腰部、大腿后侧可见大片皮下出血，胸前区散在张力性水疱。双下肢皮肤淤青，双足皮肤苍白，散在花斑，阴囊瘀紫肿胀，左侧胸腔引流置管、右锁骨下中心静脉置管及留置右腹股沟 ECMO 置管；结膜苍白、水肿。鼻腔可见血性分泌物。呼吸运动减弱，可触及肋骨骨折断端骨擦感，无胸膜摩擦感，有皮下捻发感，双肺可闻及散在湿啰音。心脏听诊无异常。腹膨隆，腹部腹肌紧张。肝、脾触诊不理想，有液波震颤，肠鸣音消失。脊柱活动无法检查。腹壁反射未引出，肌张力正常，肌力查体无法配合，双侧肱二、三头肌腱反射未引出，双侧病理征未引出。

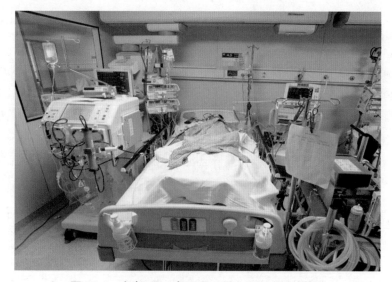

图 51-1　患者 2021 年 6 月 5 日入 EICU 时的情况

辅助检查：血气分析：pH 7.35，离子钙 1.0mmol/L，葡萄糖 6.7mmol/L，乳酸 2.9mmol/L，血细胞比容 17.0%，二氧化碳总量 20.9mmol/L，碱剩余 –5.2mmol/L，血红蛋白 65.0g/L，氯 112.0mmol/L，细胞外碱剩余 –5.6mmHg，碳氧血红蛋白 1.8%；血常规：白细胞计数 11.64×10⁹/L，红细胞计数 2.14×10¹²/L，血红蛋白 65.0g/L，血小板计数 4×10⁹/L，中性粒细胞百分比 96.6%，淋巴细胞百分比 2.7%；血凝试验：凝血酶原时间 14.80 秒，国际化标准比值 1.29，活化部分凝血活酶时间 55.40 秒；纤维蛋白原测定 6.37g/L，*D*-二聚体 5.54mg/L，纤维蛋白（原）降解产物 19.16μg/mL；肝肾功能：尿素 28.00mmol/L，肌酐 436μmol/L，谷草转氨酶 114U/L，总蛋白 47.6g/L，白蛋白 24.6g/L，胆碱酯酶 2.62KU/L；总胆红素 47.90μmol/L；直接胆红素 33.80μmol/L，间接胆红素 14.1μmol/L；心肌酶：谷草转氨酶 117U/L，肌酸激酶 4850U/L，肌酸酶同工酶 129.3U/L，乳酸脱氢酶 558U/L；N 端脑利钠肽前体 2862.96pg/mL，肌钙蛋白 I 0.247μg/L；PCT > 100ng/dL。

外院 CT 结果：①左侧枕部及左侧咽旁积气；②左侧第 2 ~ 10 和 12 肋骨、左侧肩胛骨、腰椎 3 和 4 左侧横突、左侧髋骨、两侧耻骨上下支、两侧坐骨多发骨折，部分对位欠佳，纵隔及两侧胸腹部皮下多发积气；③左侧液气胸；④两肺挫裂伤；⑤主动脉壁钙化灶。

初步诊断：多发伤（ISS 评分 41 分）①多处骨折，多发肋骨骨折、骨盆骨折、腰椎骨折、肩胛骨骨折；②腹腔脏器破裂？大量腹腔积液；③肺挫伤，气胸、胸腔积液。失血性休克。贫血，血小板减少症。急性肾功能衰竭。

2. 诊疗经过

患者入院给予申请输血、血管活性药物应用、ECMO、连续肾脏替代治疗（continuous renal replacement therapy，CRRT）等。腹胀明显，彩超示大量腹腔积液，给予腹腔穿刺引流术，并请急诊普外科会诊，血小板极低，建议病情稳定后行剖腹探查术。结合患者病史，不排除肠破裂，并且 PCT 等炎症指标偏高，考虑脓毒症休克存在，给予抗感染治疗：亚胺培南 - 西司他丁针 1.0g 6 小时 / 次 + 万古霉素针 0.5g 每 12 小时一次 + 氟康唑胶囊（大扶康）0.4g 1 次 / 日。患者 2021 年 6 月 7 日晨复查血红蛋白仍低 66g/L，血小板计数 7×10^9/L；昨日输注血制品后，血红蛋白及血小板回升不明显，不排除存在骨折部位及腹部活动性出血可能，暂考虑继续使用 ECMO 支持，完善床旁胸片，允许情况下行头 + 胸 + 全腹 + 骨盆 CT 扫描，继续给予申请输血、加强抗感染等治疗。经过积极治疗，于 2021 年 6 月 8 日血管活性药物停用，血流动力学基本稳定，给予撤机 ECMO，外出行头 + 胸 + 全腹部 CT 检查（图 51-2 ~ 图 51-5）。患者于 2021 年 6 月 8 日（入院第 3 天）行"小肠切除、吻合（2 处）及回肠末端造瘘 + 肠粘连松解术 + 腹腔脓肿清除术"。术后给予抗感染、抗炎、申请输血、纠正电解质紊乱、控制血压、化痰平喘、保肝护胃等对症支持治疗。期间多次给予申请输注悬浮红细胞、冰冻血浆、冷沉淀等治疗。2021 年 6 月 13 日（入院第 8 天）患者开始逐渐出现尿量，约 140mL；2021 年 6 月 17 日尿量约 500mL，肾功能逐渐恢复，考虑间断透析治疗；2021 年 6 月 19 日患者意识由昏迷状态逐渐好转，呼唤可睁眼；2021 年 6 月 22 日开始间断脱呼吸机治疗；2021 年 6 月 25 日可见腹部伤口处引流出褐色肠道内容物，给予"亚甲蓝针"经胃管注入后发现肠瘘，急诊外科会诊暂不予手术，给予引流管持续冲洗，并停用肠内营养，加用肠外营养支持；后根据患者腹部情况逐渐少量肠内营养供给，并根据病情调整治疗方案。经过一个多月的治疗，患者病情稳定，转至普通病情继续康复治疗（图 51-6）。

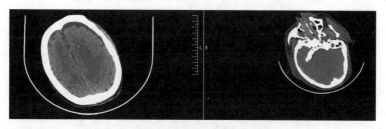

图 51-2　CT 高密度影

患者 2021 年 6 月 5 日颅脑 CT 提示脑出血。

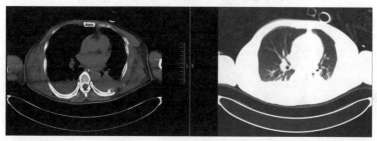

图 51-3　肺挫伤、胸腔积液

患者 2021 年 6 月 5 日胸部 CT。

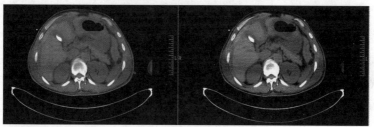

图 51-4　腹部未见明显异常

患者 2021 年 6 月 5 日腹部 CT。

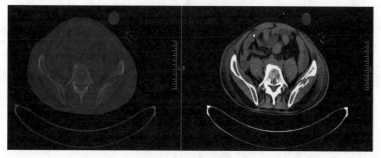

图 51-5　骨盆骨折

患者 2021 年 6 月 5 日腹部 CT。

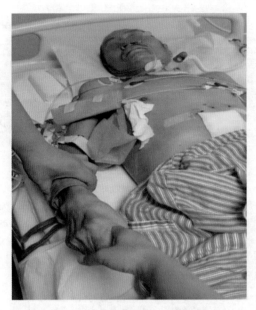

图 51-6　患者神志转清，可遵嘱运动

3. 分析与讨论

多发伤患者病情复杂，进展快，常伴有失血性休克、创伤性凝血病等，常累及心肺等重要脏器，病死率极高[2]。此例患者为典型的多发伤，创伤评分41分，累及头颅、肺部、腹部、上肢、骨盆、腰椎等，损伤广泛且严重，死亡风险极高。伤后全身多处的出血导致出血性休克，继发创伤性凝血病，再加重失血的发生，从而形成恶性循环；严重肺挫伤导致肺挫伤，在早期失血性休克的基础上大量补液扩容又加重肺水肿，影响气体交换，导致低氧血症进行性加重；十二指肠等空腔脏器的破裂，导致感染加重，毒素及炎症风暴加重全身多脏器功能损伤，综合因素导致患者循环呼吸不稳定。因此，为使患者救治争取时间，首要问题是稳定循环和呼吸。所以，ECMO治疗在患者整个救治中起了关键作用，为患者后续的治疗提供了保障。

ECMO作为一种持续体外生命支持手段，历经半个世纪的发展，在危重症领域发挥了不可磨灭的作用。它用于部分或完全替代患者心肺功能，从而为原发病的诊治争取时间。目前临床上常用的模式是静脉 - 静脉（V-V ECMO）和静脉 - 动脉（V-A ECMO）两种。V-A ECMO是血液经过静脉引出，通过体外泵和膜肺氧合后直接经过动脉回输，使流经心肺的血液减少，但可以维持全身的循环和氧合需要，使心肺得以休息，适用于肺损伤、心肺功能衰竭的患者。V-V ECMO是血液经过静脉引出，经过膜肺氧合后再回输静脉，充分替代肺脏的功能，使肺得以休息，而心脏未得到休息，一旦出现心功能衰竭，患者仍可发生致命性的死亡[3]。因此，在临床上，根据患者情况不同选取不同的模式，为患者后续治疗赢得时间。

本例患者一个重要的病史特点是合并十二指肠破裂，但早期 CT 等影像学检查未能发现，也是创伤患者值得我们注意的地方。十二指肠位于腹膜后，横跨脊柱，且相对固定于脊柱前。因此，当上腹部受直接暴力或高空坠落性损伤时，常易致腹膜后段十二指肠破裂。由于其解剖的特殊性，并且十二指肠外伤常合并其他内脏损伤，所以术前诊断相当困难，易漏诊。十二指肠破裂的预后在很大程度上取决于能否得到早期诊断和及时治疗。在多发伤早期，十二指肠破裂的症状往往不明显（如为腹膜后段破裂，其症状尚不典型），且常被邻近重要脏器及大血管损伤或其他部位伤的伤情所掩盖。有研究报道，十二指肠的术前确诊率极低，腹膜后段十二指肠破裂在腹部探查术中漏诊率达 10% ~ 20%[4]。患者入院后发现腹部膨隆明显，诊断性腹穿发现大量墨绿色液体，提醒我们有手术探查指征，在 ECMO 保驾护航下，为患者争取了手术机会。

多发伤是一种累及多系统的疾病，脏器并发症多，病死率高。因此对于多发伤的患者，我们应该动态监测，动态评估，减少漏诊发生率。并且，在治疗过程中，我们应坚持以下原则：①在创伤早期，首先应及时控制出血、减轻缺血缺氧损伤。创伤急救过程中强调"黄金时间"，主要指早期控制出血，减轻出血本身及其继发性病理损害，为严重创伤救治成功打下基础。②其次，及时正确的手术时机是救治成功的关键。手术应首先解决出血性损伤，比如颅内血肿、肝脾破裂等致命性的损伤，然后处理其他损伤。再次，应该发挥多学科合作的优势，大大提高工作效率和救治水平。③保护脏器功能，减少脏器功能损伤是救治成功的保证。由于创伤后的应激、休克、感染等因素，导致体内炎症介质的级联放大，再加上创伤后凝血系统的紊乱，进一步加重了多脏器损伤的发生[5]。因此，在创伤患者中，预防 MODS 贯穿于整个患者救治过程中。

（张晓凡，裴辉，訾亚楠，朱志强　郑州大学第一附属医院）

专业点评

本文通过一例严重多发伤患者采用 ECMO 辅助治疗抢救成功的案例，探讨 ECMO 在创伤救治中的应用价值。本例患者伤后合并腹膜后十二指肠破裂，早期影像学未发现，容易漏诊，早期失血性休克大量补液扩容合并胸部创伤，继发严重低氧血症，呼吸衰竭，后经 ECMO 成功转运，诊穿后有手术指征，但 ECMO 支持下病情不稳。外科建议病情稳定后剖腹探查，经 ICU 积极救治脓毒症休克及输血下病情趋稳，复查 CT 后急诊予手术治疗。时间就是生命，该例患者早期救治过程环环相扣，决策迅速，为患者赢得生的希望，后续肠瘘为多发复合伤急诊手术并发症，康复时间较长，最终患者保守治疗下康复。创伤后应激、休克、感染等多因素致体内炎症因子级联反应，以及创伤后凝血紊乱，可加重 MODS 发生，发展，ECMO 作为一种生命支持手段，为危重患者保驾护航，争取手术机会，赢得生的希望。此例成功救治报道可为同类多发伤患者提供借鉴参考，但需注意 ECMO 为支持手段，重点仍是创造机会治疗原发病。

（潘景业　温州医科大学附属第一医院）

参考文献

［1］孙凌江，王振杰. 损伤控制外科策略在以腹部损伤为主的严重多发伤救治中的应用［J］. 中华急诊医学杂志, 2016, 25（2）: 233-235.

［2］Cole E, Gillespie S, Vulliamy P, et al. Multiple organ dysfunction after trauma［J］. Br J Surg, 2020, 107（4）: 402-412.

［3］蒋敏，王军，何飞. ECMO 技术对急性中毒导致心搏骤停的治疗进展［J］. 中华危重病急救医学, 2020, 32（9）: 1145-1148.

［4］Wisner D H, Victor N S, Holcroft J W, et al. Priorities in the management of multiple trauma: Intracranial versus intraabdominal injury Trauma［J］. J trauma, 1993, 35: 271-276.

［5］Thiel M. Inflammation and immunoparalysis: what are the differential criterial［J］. Anaesthesist, 2000, 49（5）: 466-468.

昏迷 – 腰椎术后 – 心肺复苏 – 肺栓塞 – 失血性休克

1. 病例摘要

患者，女性，62岁，外籍，主因腰椎术后3天，呼吸、心搏骤停，心肺复苏术后昏迷10小时余转入我院。患者入院前3天因腰椎管狭窄症于一私立医院行后路 L3 ~ S1 椎管减压椎弓根钉内固定术。术后于预防感染、甘露醇、地塞米松等对症支持治疗。术后第1天下床活动，复查血红蛋白72g/L，未予输血治疗。入我院当天凌晨3:00，患者出现烦躁，指末梢氧饱和度下降，吸氧后症状缓解。患者排气后仍腹胀明显，今晨给予灌肠，排出少量黄色稀便。并于9:00患者再次出现烦躁、口唇发绀，指末梢氧饱和度70%，给予氧气吸入后，患者症状稍缓解，指末梢氧饱和度升至90%。11:25呼吸科会诊过程中，患者突然出现呼吸心搏骤停，立即给予心肺复苏术及经口气管插管接呼吸机辅助呼吸，10分钟后恢复自主心律，但仍昏迷。查血红蛋白58g/L，给予红细胞2U及血浆400mL输注，再次复查血红蛋白48g/L。期间出现少尿，予呋塞米40mg静脉注射，仍无尿。复查超声示肝肾间隙积液，量不详。为进一步治疗，急入我院治疗。以"呼吸、心搏骤停心肺复苏术后"收入 ICU。（术前心电图示：窦性心律，不完全右束支传导阻滞，T波异常；心脏彩超及血流动力学无明显异常）既往二尖瓣脱垂病史，长期口服阿司匹林（具体不详）；糖尿病史多年（具体不详）；曾行肠道手术，术后出现产气荚膜杆菌感染（具体不详）。患者血型 RH 阴性。入院体格检查：体温36.0℃，心率90次/分，血压98/45mmHg，昏迷，经口气管插管，叩诊清，双肺呼吸音清，未闻及明显干湿啰音，无胸膜摩擦音，心界无明显扩大，心音有力，律尚齐，无心包摩擦音，腹膨隆，无肌紧张，肝脾肋下未及，双下肢无明显水肿。

辅助检查：血气分析：pH 7.047，二氧化碳分压71.2mmHg，氧分压88mmHg，碱剩余 –11mmol/L；血常规：白细胞计数 22.33×10^9/L，血红蛋白83g/L，血小板计数 19×10^9/L；肾功能：肌酐204.8μmol/L；脑钠肽24400pg/mL；肝功能：谷丙转氨

酶 6082U/L，谷草转氨酶 7093U/L，白蛋白 24.9g/L，总胆红素 30μmol/L；电解质：钾 5.8mmol/L，钠 144mmol/L，钙 1.64mmol/L，磷 2.51mmol/L，乳酸 10.76mmol/L；凝血功能：凝血酶原时间 33.1 秒，凝血酶原活动度 23%，国际标准化比值 3.28，活化部分凝血活酶时间 44.3 秒，纤维蛋白原 28.05μg/mL，*D*- 二聚体 8.22mg/L；心肌梗死快速：肌红蛋白 386.4ng/mL，肌酸激酶同工酶 4.66ng/mL，肌钙蛋白 T 0.204ng/mL；床旁超声示：右心增大、肺动脉高压、三尖瓣反流，左室明显受压，胸腔积液、腹腔积液；头、胸 CT：颅脑未见明显异常。双侧胸腔积液、双肺膨胀不全伴炎症（图52-1）；胸片：双肺渗出实变影。

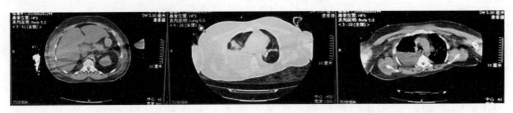

图 52-1　强化 CT（6 月 28 日）：双侧胸腔积液，渗出，尤右肺严重；腹腔积液

诊断：①心肺复苏术后，缺血缺氧性脑病；②急性肺栓塞？急性呼吸窘迫综合征（acute respiratory distresssyndrome，ARDS），肺部感染，呼吸衰竭；③腰椎椎管狭窄术后，失血性贫血，失血性休克，消耗性凝血病，弥散性血管内凝血；④2 型糖尿病，糖尿病肾病；⑤多器官功能障碍综合征（呼吸循环、肝肾功能、凝血功能）；⑥感染性休克。

2. 诊疗经过

入院后予亚低温、升压、抗感染、抑酸、输血、脏器保护、肺复张、俯卧位通气、支气管镜检查、连续静脉 - 静脉血液滤过（continuous veno-venous hemofiltration，CVVH）、有创监测（EV1000）、床旁重症超声及辅助通气等对症支持治疗。患者双侧胸腔积液，右侧尤甚，且大量腹腔积液，也严重影响呼吸功能，予抽取胸腹水。后患者氧合指数较前改善，右心衰逐渐好转，但左心功能及微循环功能障碍进行性加重，凝血功能、肝肾功能改善不明显，乳酸进行性升高，反复血压血氧下降，多器官功能衰竭状态。予持续大量去甲肾上腺素泵入，呼吸机参数上调至纯氧及高呼气末正压通气（positive end expiratory pressure，PEEP）状态，顺应性差，氧合极差，炎症指标进行性升高，双肺散在实变，双肺渗出，考虑重度 ARDS，肺部感染或血流感染，进一步加重引起脓毒症，予积极抗感染，治疗上美罗培南（美平）+ 替考拉宁 + 伏立康唑联合抗感染，予气管镜吸痰，人血白蛋白维持渗透压、输血小板、血浆、红细胞等对症支持治疗。后肺复张及俯卧位，短时间内已无法改善氧合。全院多学科联合会诊（6月29日、7月1日）。评估体外膜肺氧合（extracorporeal membrane oxygenation，ECMO）指征，可试行无肝素模式。积极预约熊猫血源，予输血支持。但患者血红蛋白仍进行性下降，循环呼吸急剧恶化，患者于7月2日21时23分，经抢救无效，宣布临床死亡。

3. 分析与讨论

肺栓塞是由于体循环的各种栓子脱落阻塞肺动脉及其分支引起肺循环障碍的临床病理生理综合征。最常见的肺栓子为血栓，于术后24～48小时内，腓静脉内血栓、盆腹腔静脉血栓或脂肪栓子是重要来源。巨大肺栓塞常见的表现为明显的呼吸困难、心动过速、心源性休克、心搏骤停则可导致死亡[1]。临床上表现多种多样，缺乏特异性，漏诊、误诊率极高[2]。

患者突发心搏骤停，其原因可能有肺栓塞严重影响呼吸循环功能[3]；其次术中、术后失血过多，引发休克。首先分析术后肺栓塞最有可能。入院后予充分通气后，患者氧合较好，肺部CT未见明显栓子，故不考虑大面积栓塞。但从术前超声、复苏后彩超及入外科ICU后床旁超声的动态变化及凝血等指标来看，肺栓塞仍不能除外。患者迅速进入弥散性血管内凝血（disseminated intravascular coagulation，DIC）阶段，纤溶亢进，入院后心脏彩超显示右心功能逐渐改善，提示较大肺栓塞可能急速自溶，或者肺动脉广泛末端较小栓塞溶解。患者肺栓塞来源可能为心腔脱垂物或术后脂肪栓子或血栓等，患者家属拒绝行尸检，故诊断无法明确。其次，术后失血性休克可能，患者术后有明显血红蛋白急剧下降，不除外失血性休克诱发心搏骤停。心肺复苏成功与否与心搏骤停原因、心搏骤停与心肺复苏间期、心肺复苏时心脏冠状动脉流量及氧供等相关，其中起决定作用的因素是能否及时恢复有效的自主循环，迅速将充足的含氧血液送往脑和冠状动脉，以防止血流中断引起的细胞损害[4-5]。失血性休克患者常常面临着失血过快致心脏灌注压低最终导致心搏骤停的危险。有效的自主循环的建立是随后脑复苏成功从而挽救生命的前提。ECMO是用于心脏直视手术时暂时替代心肺功能的一种技术[6]。体外膜肺氧合可以对呼吸功能衰竭或心功能衰竭的危重患者进行有效的呼吸或循环支持。本病例患者循环呼吸衰竭急剧恶化，具有ECMO指征[7]。经多学科联合会诊，考虑存在抗凝与出血，溶血、肝功能恶化，RH阴性血源能否跟上等问题。若行ECMO，应予无肝素模式，监测凝血功能。

此外，患者口鼻腔活动性出血，血小板急剧下降，严重凝血功能障碍，考虑消耗性凝血病继发DIC，呼吸循环衰竭，肝肾功能衰竭，病情进展导致多器官功能障碍综合征。患者有二尖瓣脱垂病史，但缓和无明显左心衰体征，彩超示下腔静脉充盈良好，不考虑主要病因为心源性休克。彩超引导下腹腔穿刺液位清亮腹水，不考虑腹腔出血，但不除外腹腔后积血可能。患者 6 月 25 日因腰椎管狭窄症行后路 $L_3 \sim S_1$ 椎管减压椎弓根钉内固定术，手术时间长，术中出血多，术后血红蛋白下降明显，启动出凝血机制。且术后腹胀明显，无内科明显诱因出现低氧血症及心搏骤停。

患者入院后 CT 示双侧胸腔积液、肺实变，术前术后无感染表现，分析可能存在左侧肺栓塞后继发肺水肿渗出。肺动脉再通后继发肺水肿，ARDS，导致患者氧合急剧恶化。

综上所述，对术后呼吸、心搏骤停患者，应重在预防，积极治疗，查找病因。在复杂机制影响下，对肺栓塞认识应该更深入，对休克病因尽早纠正。本患者稀有血型，在筹备血源上困难，需大量补充血制品，应更加重视稀有血型的紧缺的问题。

（朱海云　天津市中医药研究院附属医院；

李晨　中日友好医院；李银平　天津医院）

专业点评

该患者 62 岁，后路椎管减压术后。术后第一天 Hb 72g/L，有下床活动。术后 3 天静卧时烦躁，唇绀，经皮氧饱和度（SPO_2）70%，吸氧（SPO_2）90%，继而呼吸、心搏骤停，心肺复苏、气管插管呼吸机辅助 10 分钟后复跳，查 Hb 58g/L，输红细胞 2U 后 Hb 48g/L，入 ICU。长期口服阿司匹林。辅查血小板 $19 \times 10^9/L$；ALT 6082IU/L，AST 7093IU/L，总胆红素 30μmol/L；凝血功能异常，D- 二聚体 8.22mg/L；心超：右心大、肺动脉高压、三尖瓣反流，左室明显受压。入 ICU 后患者 Hb 仍进行性下降，循环呼吸恶化，死亡。

心搏骤停原因考虑：①失血性休克：患者长期服阿司匹林，术后 Hb 进行性下降，72g/L → Hb 48g/L（输红细胞 2U 后），血小板低，凝血功能差，入 ICU 后 Hb 仍进行性下降，结合手术部位不除外腹腔后积血可能；②肺栓塞：手术后 24 ~ 48 小时内，下肢静脉、盆腹腔静脉血栓或脂肪栓子是重要来源。大面积肺栓塞可影响血流动力学引起呼吸困难、心源性休克、心搏停搏。该患者发绀、低氧血症，心脏超声右心增大、肺动脉高压、左室明显受压。不除外有肺栓塞可能。

（张京岚　安贞医院）

参考文献

[1] Konstantinides S V, Torbicki A, Agnelli G, et al. 2014 ESC guidelines on the diagnosis and management of acute pulmonary embolism [J]. Eur Heart J, 2014, 35 (43): 3033-3069.

[2] 骆常强. 高龄患者骨科术毕出现肺栓塞致呼吸心搏骤停 1 例 [J]. 麻醉安全与质控, 2017, 1 (3): 146-147.

[3] Kurkciyan I, Meron G, Sterz F, et al. Pulmonary embolism as a cause of cardiac arrest: presentation and outcome [J]. Arch Intern Med, 2000, 160 (10): 1529-1535.

[4] Sun G K, Lee Y T, Pavk P W, et al. Improved survival aftercardiac arrest using emergent autop riming percutaneous cardiopulmonary support [J]. Ann Thorac Surg, 2006, 82 (2): 651-656.

[5] Arlt M, Philipp A, Iesalnieks I, et al. Successful use of a new hand-held ECMO system in cardiopulmonary failure and bleeding shock after thrombolysis in massive post-partal pulmonary embolism [J]. Perfusion, 2009, 24 (1): 49-50.

[6] 张志刚, 肖倩霞, 李斌飞, 等. 体外膜式氧合治疗严重低氧血症 5 例 [J]. 中国危重病急救医学, 2005, 17 (8): 503.

[7] 廖小卒. 体外膜肺氧合在失血性心搏骤停中的应用[J]. 海南医学, 2011, 22 (22): 36-38.

顺产后腹痛 – 呕血 – 肠扭转肠坏死

1. 病例摘要

患者，女性，32 岁，主因"足月产后 2 天，间断腹痛 1 天，加重半天"于 2019 年 12 月 28 日入院。既往 2000 年行阑尾切除术，2014 年 5 月行腹腔镜下双侧输卵管伞端分离术及盆腔粘连松解术，2017 年因"双侧输卵管积水"行腹腔镜下双侧输卵管切除术。孕 2 产 2，均为体外受精 – 胚胎移植。现病史：2019 年 12 月 26 日宫内妊娠 40+2 周，先兆临产入院，2019 年 12 月 26 日 23:36 在会阴保护下顺产一活婴，胎盘胎膜完整娩出，会阴 I 度裂伤。产时及产后 2 小时出血 160mL，产后小便自解顺利。27 日晨曾解大便 1 次，质软，成形，此后有排气。14:00 口服鲜益母草胶囊后出现下腹痛，自诉与子宫收缩痛相似，伴恶心、呕吐 1 次，呕吐物为胃内容物，未见咖啡色液体。14:53 急诊行床旁超声检查，提示：宫腔轻度分离约 0.3cm，双附件显示不清，盆腔未见明显液性暗区。予对症治疗后，症状缓解。哺乳后下腹痛加重，之后渐缓解。16:00 进食半碗粥，进食无特殊不适。23:00 再次出现呕吐，呕吐量约为 500mL，为胃内容物，伴腹部胀痛，尚可忍受。28 日 00:40 患者诉下腹痛加重，仍与宫缩疼痛相似，查生命体征平稳，腹软，略膨隆，下腹轻压痛，无反跳痛，子宫位于脐下 2 指，移动性浊音阴性，无呕吐，无发热，予解痉治疗后，腹痛较前缓解。1:20 患者突发呼吸急促，无胸闷、胸痛，无大汗淋漓，无发绀，仍有轻微腹痛，可忍受，立即行心电监护加氧饱和度监测，测血压 110/70mmHg，脉搏 157 次 / 分，呼吸 40 次 / 分，氧饱和度 99%。实验室急查：白细胞计数 38.40×10^9/L、血红蛋白 129g/L、血小板计数 247×10^9/L、中性粒细胞百分比 82.90%、谷草转氨酶 20.1U/L、谷丙转氨酶 19.2U/L、尿素氮 6.82mmol/L、空腹葡萄糖 13.47mmol/L、肌酐 137.16μmol/L、总蛋白 56.7g/L、白蛋白 31.9g/L、钾 4.40mmol/L、钠 130.91mmol/L、氯 104.93mmol/L、血淀粉酶 206.4U/L、总钙 2.04mmol/L、肌酸激酶 387U/L、乳酸脱氢酶 337.3U/L、B 型脑钠肽 133pg/mL、肌酸激酶同工酶（质量法）20.39ng/mL、全血肌钙蛋白 I 0.45ng/mL。请外科会诊，可疑不全肠梗阻。急查腹部 CT，考虑肠梗阻可能。

2. 诊疗经过

予胃肠减压、抑酸、补液等对症处理后，患者腹痛及呼吸急促等症状缓解。28 日 7:30 患者再次出现下腹痛，心慌，血压 110/70mmHg，脉搏 158 次 / 分，呼吸 34 次 / 分，氧饱和度 99%，胃肠减压引流暗红色胃液，常规提示隐血阳性（+++）。9 时许复查血常规：白细胞计数 30.90×10^9/L、血红蛋白 98g/L、血小板计数 204×10^9/L、中性粒细胞百分比 77.80%。9:35 患者面色苍白，口唇及上肢发绀，血压 114/65mmHg，脉搏 156 次 / 分，呼吸 34 次 / 分，氧饱和度 97%，更换面罩吸氧。急查胸腔、腹腔超声提示：腹腔肠管扩张、腹腔积液、左侧胸腔积液。B 超引导下行腹腔内穿刺抽出 5mL 不凝血。10:20 复查血常规示：白细胞 26.15×10^9/L、血红蛋白 64g/L、血细胞比容 0.21L/L、血小板 149×10^9/L。凝血酶原时间 16.2 秒、活化部分凝血活酶时间 44.9 秒、纤维蛋白原含量 1.57g/L、凝血酶时间 17.5 秒、$D-$ 二聚体 7228μg/L。10:27 急诊剖腹探查术，见腹膜紫蓝色，探查见腹盆腔内大量游离暗红色血性液体，同时所见小肠呈暗红色，吸出腹腔内大部分积血，探查盆腔，盆腔未见明显粘连及子宫内膜异位病灶，见子宫增大约 16 周孕大小，形态正常，子宫浆膜面完整，无出血，双侧卵巢外观未见异常，无出血，双侧输卵管缺如。将腹腔内 1700mL 血性液体彻底引流后，继续探查发现小肠系膜扭转 360°，被腹腔粘连带卡压，导致相应小肠不同程度的缺血坏死，松解粘连带后，复位小肠系膜，继续探查见距屈氏韧带 10cm 内的小肠有约 4cm 的小肠浆膜撕裂，予以间断缝合修补，观察 10 分钟后，见部分远端小肠逐步恢复血运及蠕动，但距离屈氏韧带 10cm 以远约 180cm 小肠仍缺血坏死，无蠕动，远端 230cm 小肠水肿明显，30 分钟后基本恢复正常的色泽及蠕动，行坏死小肠部分切除，小肠 - 小肠端侧吻合术，整理小肠，剩余小肠长约 240cm，手术顺利。2020 年 1 月 2 日术后病理结果回报提示：部分小肠标本中小肠肠壁黏膜下层及肠系膜内见多量小静脉内血栓形成，肠黏膜坏死，肠壁及肠系膜内见大量出血，肠系膜内淋巴结呈反应性增生，切缘处见小肠黏膜呈慢性炎，与手术诊断一致。1 月 3 日逐步恢复饮食，2020 年 1 月 9 日出院。共住院 14 天。

3. 分析与讨论

（1）产后腹痛的鉴别诊断：患者顺产后 14 小时出现下腹痛，产后腹痛最常见为宫缩痛，即产褥早期由子宫的阵发性收缩导致的下腹部疼痛，于产后 1 ~ 2 日出现，持续 2 ~ 3 天自然消失。与手术创伤引起的躯体痛不同，宫缩痛是一种内脏痛，疼痛位于机体深部，定位不准确，表现为阵发性的牵拉痛、绞痛，产后哺乳时最为明显。本患者腹痛产生时间、腹痛部位、性质及哺乳后加重等特点，均符合宫缩痛，但宫缩痛伴有呕吐者不多见，因患者有排便、排气，未引起临床医师足够重视。患者阵发性腹痛呈逐渐加重趋势，伴腹胀、呕吐胃内容物，腹痛发生 13 小时后，上腹部 CT 可见上腹部多发小肠肠管扩张积液，并见气液平面，腹腔多发液性密度影（图 53-1 ~ 图 53-2），肠梗阻诊断明确。患者发病时有腹痛、腹胀、呕吐的肠梗阻表现，但因处于产褥期，合并有宫缩痛，有排便及排气，掩盖病情，导致临床医师非常容易漏诊、误诊。孕产妇发生腹痛时，临床医师分析病因除了产科原因，还要多考虑外科因素。

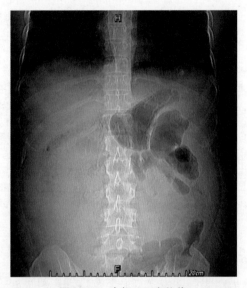

图 53-1　腹部 CT 定位像

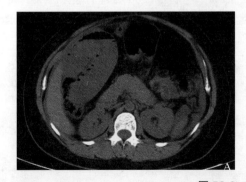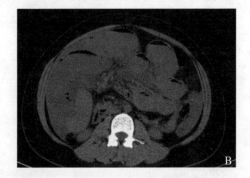

图 53-2　腹部 CT 气液平

（2）肠坏死原因：因患者上腹部 CT 平扫范围有限，未能观察到整个肠道情况，分析本患者肠梗阻原因：患者顺产，未应用镇静镇痛药物，有排便、排气，不支持麻痹性肠梗阻。根据患者腹痛、呕吐同时出现，影像学可见小肠肠管扩张，有排便、排气，若为机械性肠梗阻，考虑梗阻部位位于小肠以下，但位置不会太低，且为不全梗阻可能性大。患者既往有腹部手术史，可能存在肠粘连或粘连带牵拉及压迫肠管可能。患者保守治疗 4 小时后出现上消化道出血，伴血红蛋白急剧下降，腹腔穿刺为不凝血，提示腹腔内出血。患者 24 小时内出现腹痛、呕吐、消化道出血、腹腔内出血、血红蛋白进行性下降，病情进展迅速，根据患者产褥期，以腹痛、消化道出血为主要表现，腹部 CT 可见小肠梗阻表现，腹穿为不凝血，D- 二聚体明显升高，高度怀疑肠系膜动脉血栓导致急性小肠坏死。

　　小肠坏死是指因小肠血液供应不足导致肠壁局部组织不同程度的缺血坏死，引起一系列临床表现的器质性疾病[1]（图 53-3）。该病发病率呈逐年上升趋势，但不少最后经外科手术后病理证实为小肠坏死的病例却常常因为缺乏特异性表现而延误治疗时间。由于本病起病急骤，进展迅速，若得不到及时救治，其病死率高达 10% ~ 40%[2-3]。病理生理基础如下：病变早期肠腔缺血，肠蠕动力下降，肠壁渗出增加，肠腔扩张、积液，随着病变进一步发展，肠壁内神经受损害，张力丧失使肠腔扩张积气，肠道细菌过度增殖，细菌侵入肠壁黏膜下层和静脉，最后肠管因缺血坏死而溃疡穿孔[4]。目前研究表明，引起肠缺血的主要原因包括绞窄性 / 梗阻疝、肠粘连、肠扭转、肠系膜动脉栓塞、肠系膜动静脉血栓形成等[5]。急性小肠坏死的主要危险因素包括既往腹部手术史、高凝状态、腹腔炎症、既往肠系膜静脉血栓形成史、高龄（既往有冠心病、高血压、高血脂等）、吸烟、酗酒、恶性肿瘤、既往下肢深静脉血栓史、肝硬化及其他（如患系统性红斑狼疮等免疫系统疾病以及长期口服避孕药等）[6]。

　　急性小肠坏死患者主要表现为：①突发剧烈的腹痛，多为阵发性绞痛，持续较长时间不能缓解，解痉治疗无效；②恶心、频繁呕吐；③肛门停止排气排便；④有时柏油样便或血便也可出现，但上述症状均非特异性，通常仅以临床表现难以作出诊断，需结合既往病史、影像学检查等综合因素进行诊断。然而，起病早期患者腹部体征轻微与强烈的腹痛症状明显不符，随着病情的进展才逐渐出现腹膜刺激征，当叩诊移动性浊音阳性和腹腔穿刺抽出不凝血时多提示小肠坏死。若出现休克及中毒症状时已属不可逆性肠坏死，提示预后不良。

　　急性小肠坏死的早期诊断主要依赖于影像学检查，包括：①腹部 X 线平片：有不同程度肠梗阻的表现，可见肠道内不均匀积气及液平面，当出现肠管内半透明压迹、肠壁积气、腹部密度普遍增高和腹腔游离气体时提示肠坏死[7-8]；②腹部 B 超检查：敏感性达 85% ~ 90%，准确率为 50% ~ 80%，但肠腔积气时可影响其观察[9]；

③腹部CT检查：CT平扫多表现为肠腔不同程度的扩张、积气、积液及肠间、肠壁、血管积气，肠壁水肿。CT增强还可发现肠系膜动静脉充盈缺损，并可为医师选择手术方案提供证据[10]。此外，在实验室检查中，患者血常规检查提示白细胞计数不同程度升高（81.1%），部分患者可出现凝血功能障碍（27.7%）及血小板计数升高（5.6%）[11]。腹腔穿刺亦是一种简便快捷的诊查手段，腹腔穿刺出血性或乳糜样液体，在腹痛的鉴别诊断中起重要作用。

（3）肠扭转病因分析：本例患者急诊手术所见明确为小肠缺血坏死，原因为小肠系膜扭转伴腹腔粘连带卡压（图53-3），并非原发肠系膜血管病变。术后病理：小肠肠壁黏膜下层及肠系膜内见多量小静脉内血栓形成，肠黏膜坏死，肠壁及肠系膜内见大量出血，肠系膜内淋巴结呈反应性增生，切缘处见小肠黏膜呈慢性炎，不支持肠系膜动脉血栓，与手术所见一致。

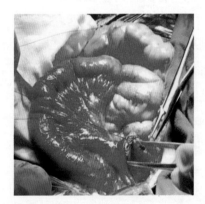 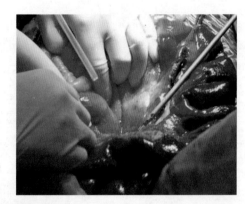

图53-3　术中小肠坏死

妊娠合并肠扭转少见，发生率为5.9/10万。好发时间为孕4～5月，宫体升入腹腔时，或孕8～9月胎头降入盆腔时，或产褥期腹压突然下降，子宫突然缩小，肠袢急剧复位而引起肠扭转[12]。该产妇产后子宫缩小致使肠袢急剧移位而引起肠扭转，腹腔粘连带卡压肠管使病情加重。本病临床症状和体征因梗阻部位、类型及发病早晚而不同。主要表现：①突发腹痛、阵发性加重，当阵发性转为持续性剧痛时应警惕肠绞窄。②高位小肠梗阻早期出现剧烈呕吐。③大肠梗阻早期即可出现显著肠扩张，可有压痛、反跳痛，移动性浊音阳性。④肠鸣音减弱或消失或呈高调金属音。处理绞窄性肠梗阻无论发生在何时均应尽快剖腹探查。非绞窄性肠梗阻可取胃肠减压、补液、应用抗生素等措施，严密观察下保守12～24小时不缓解及时手术治疗[13]。诊断未明确前禁用泻药及止痛剂。妊娠合并肠梗阻产妇病死率为20%～30%[14]。早期诊断、及时治疗是降低病死率的关键。妇产科医师应提高对肠梗阻的认识，早期诊断，正确治疗，以防危及生命。

（王蓓蕾，张玉想　解放军总医院第八医学中心）

专业点评

　　该患者是 1 例典型的肠扭转肠坏死，诊断明确，治疗成功。患者发病时腹痛、腹胀、呕吐的肠梗阻表现，但因处于产褥期，合并有宫缩痛，有排便排气，掩盖病情，导致诊治过程更加曲折。肠扭转肠坏死的典型临床表现为"痛吐胀闭"，但部分患者症状均非特异性，通常仅以临床表现难以作出诊断，需结合既往病史、影像学检查等综合因素进行诊断。患者起病早期患者腹部体征轻微与强烈的腹痛症状明显不符，随着病情的进展才逐渐出现腹膜刺激征，当叩诊移动性浊音阳性和腹腔穿刺抽出不凝血时多提示小肠坏死，若出现休克及中毒症状时已属不可逆性肠坏死，预后不良。肠扭转肠坏死治疗原则，对于非绞窄性可取胃肠减压、补液、应用抗生素等措施，严密观察下保守 12 ～ 24 小时不缓解及时手术治疗，对于绞窄性无论发生在何时均应尽快剖腹探查。妊娠合并肠扭转少见，发生率为 5.9/10 万，病死率为 20% ～ 30%，应早诊断、早治疗。因此，孕产妇发生腹痛时，临床医师分析病因除了产科原因，还要多考虑其他外科因素。该病例提示妇产科医师应提高对肠梗阻的认识，早期诊断早治疗，提高救治成功率。同时也强调了合理选择辅助检查及检查部位的重要性，本例患者早期行上腹部 CT 检查发现肠梗阻，在腹痛加重后及时剖腹探查，救治及时。

（邢丽华　郑州大学第一附属医院）

参考文献

［1］林三仁 . 消化内科学高级教程［M］. 北京 : 人民军医出版社 , 2009: 306-307.

［2］Glenister K M, Corke C F. Infarcted intestine:a diagnostic void［J］. ANZ J Surg, 2004, 74: 260-265.

［3］Corke C, Glenister K, Mlnitoring intestinal is-chaemia［J］. Crit Care Resusc, 2001, 3: 176-180.

［4］Ok Ino Y, Kiyosue H, Mori H, et al. Root of the small-bowel mesentery:correlative anatomy and CT features of pathologic conditions［J］. Radiographics, 2001, 21:

1475-1490.

［5］王来根，王元和，高瀚.急性小肠缺血坏死 54 例分析［J］.上海医学，1992, 15
（5）：283-284.

［6］张强.急性肠系膜静脉血栓的诊断与治疗［J］.中国实用外科杂志，2003, 23（4）:
200.

［7］Bradbury M S, Kavanagh P V, Bechtoldr E, et al. Mesenteric venous thrombosis:
diagnosis and noninvasive imaging［J］. Radiographics, 2002, 22: 527-541.

［8］徐健，陈建华，夏茜，等.肠系膜上静脉血栓形成致肠坏死的诊治分析（附 32
例报道）［J］.中国普外基础与临床杂志，2012, 19（4）：406-409.

［9］王长友，刘彩云，陈海龙.肠系膜血栓形成的影像学评价［J］.医学综述，
2005, 11（1）：91-93.

［10］Wiesner W, Khurana B, Ji H, et al. CT of acute bowelischemia［J］. Radiology,
2003, 226: 635-650.

［11］夏羽佳.急性小肠坏死 90 例临床分析［J］.临床急诊杂志，2014, 15（2）：
101-102.

［12］Davis M R, Bohon C J. Intestinal obstruc-tion in pregnancy.Clin Obstet Gynecol,
1983, 26: 832-842.

［13］罗世香，陆琼，董旭东.产后肠扭转肠坏死一例［J］.中华围产医学杂志，
2001, 4（4）：225.

［14］张璐芳，李诗兰，叶蓉华.妊娠合并小肠梗阻 2 例 [J]. 实用妇产科杂志，1996,
12 (06): 310.

产后弥散性血管内凝血 – 羊水栓塞致休克

1. 病例摘要

患者，女性，26岁，身高159cm，体重88kg，欲行择期剖宫产术入北京安贞医院。查体：体温36.8℃，心率80次/分，血压123/80mmHg，呼吸18次/分。心肺查体未见明显异常，胎儿未见明显异常。入院行常规检查。实验室检查回报未见明显异常。入院诊断：孕2产1，孕38周+，瘢痕子宫，妊娠期糖尿病，肥胖症。

2. 诊疗经过

2019年6月5日于腰麻下行"子宫下段剖宫产术"。14:22入室生命体征平稳，15:10胎儿顺利娩出。15:20关腹过程中突然出现心率下降致35次/分，血压和经皮血氧饱和度（SPO$_2$）无明显下降，予盐酸山莨菪碱及多巴胺静脉推注后，心率升至100次/分。15:30患者诉头痛，伴恶心、呕吐。心电监护示血压及SPO$_2$下降（最低至86%），心率104次/分。随后血压测不到。

立即启动抢救，甲泼尼龙160mg静推，同时紧急气管插管，呼吸机辅助呼吸，颈静脉穿刺置管，桡动脉穿刺持续有创血压监测，予多巴胺、阿托品、肾上腺素、去甲肾上腺素静脉输注治疗。并行动脉血气分析，血常规，凝血功能检查。血气分析：pH 7.299，二氧化碳分压40.3mmHg，氧分压95mmHg；血常规：血红蛋白95g/L（术前116g/L），血小板计数148×10^9/L（术前239×10^9/L）；凝血功能：凝血时间13.8秒，活化部分凝血活酶时间45.3秒，空腹血糖1.07g/L。患者突发低血压、低氧血症，实验室检查回报示纤维蛋白原减低，考虑"羊水栓塞，继发弥散性血管内凝血（DIC）"。启用大量快速输血，补液，纠酸，予纤维蛋白原、凝血酶原复合物纠正凝血功能。术中阴道出血共计3000mL，宫腔内置入球囊压迫止血（250mL），输注悬红12U、血浆1200mL、血小板2个治疗量，予纤维蛋白原16g、凝血酶原复合物2200U，甲泼尼龙1400mg。给予以上急救措施后，23:30患者生命体征渐平稳，转入外科监护室。

入监护室后，气管插管状态，呼吸机辅助呼吸，容控模式，潮气量（Vt）

500ml，频率 12 次 / 分，吸入气中的氧浓度分数（FiO₂）100%，呼气末正压通气（PEEP）8cmH₂O，氧合指数 192；去甲肾上腺素 0.03μg/（kg·min），肾上腺素 0.03μg/（kg·min）。生命体征：双侧球结膜水肿，双瞳孔等大，有光反射，心率 105 次 / 分，血压 112/68mmHg，呼吸 12 次 / 分，血氧饱和度（SPO₂）100%，心、肺、腹（−），四肢水肿，病理征（−），阴道持续出血，不凝。入室诊断：孕 38 周 +，产科羊水栓塞、弥散性血管内凝血、产后大出血、失血性休克、多脏器功能损伤（急性呼吸衰竭、急性胰腺炎、急性肝损伤）。监护室诊疗方案：①完善相关实验室、影像学检查；②镇静镇痛，基本生命支持，呼吸机辅助呼吸，血管活性药物维持循环；③根据血常规、凝血监测回报，予悬红、血浆、血小板、纤维蛋白原、凝血酶原复合物，补充凝血物质消耗。同时在纠正凝血功能基础上可予小剂量肝素泵入，减少微血栓形成；④心脏超声示，肺动脉主干及右肺动脉增宽，估测肺动脉收缩压 38mmHg。予罂粟碱改善肺高压状态；⑤尿少，经补充血容量及利尿剂治疗无效，考虑继发急性肾损伤，予肾脏替代治疗；⑥加强抗感染治疗，予三代头孢 + 左奥硝唑；⑦予激素、乌司他丁抑制过敏及炎性反应；⑧针对持续子宫出血，妇产科医师持续按摩子宫并予缩宫素 20U 促进子宫收缩，行子宫内探查，再次清理凝血块约 2500mL；⑨甘露醇 250mL，8 小时 / 次，静脉滴注，减轻脑水肿；⑩维持酸碱、电解质平衡；⑪ 预防应激性溃疡、营养支持及综合护理。

患者术后 24 小时，生命体征平稳，阴道出血逐步缓解，逐渐减停血管活性药物，神志转清，可交流。24 小时内监护室予悬红 16U，血浆 2400mL，血小板 2 个治疗量，予纤维蛋白原 32g、凝血酶原复合物 400U，重组人凝血因子Ⅶ a 1.5mg，补充凝血物质消耗。

术后第 5 天患者呼吸衰竭缓解，拔除气管插管；术后 1 周由持续性肾脏替代治疗改为间歇性肾脏替代治疗，逐渐延长停机时间；术后 11 天，有尿排出，尿量逐渐增加，停连续性肾脏替代治疗（continuous renal replacement therapy，CRRT）治疗；术后 27 天患者病情好转，转出监护室；术后 41 天患者出院。出院时一般情况良好，神情语利，肢体活动正常。1 年后随访，患者一般情况良好，慢性肾功能不全，药物保守治疗。

3. 分析与讨论

羊水栓塞是指在分娩过程中，羊水突然进入母体血液循环，而引起的急性肺栓塞、过敏性休克、弥散性血管内凝血、多器官衰竭或猝死的严重分娩并发症。通常发在分娩过程中或产后立即发生，大多发生在分娩前 2 小时以及产后 30 分钟之内，

70% 的羊水栓塞发生在分娩过程中。发病率（1.9 ～ 6.1）/10 万，发病突然、急、重，病死率高达 70% ～ 80%[1]。

中华医学会妇产科学分会产科学组在 2018 年发布的羊水栓塞临床诊断与处理专家共识指出，目前尚无国际统一的羊水栓塞诊断标准和有效的实验室诊断依据，建议的诊断标准如下。需以下 5 条全部符合：①急性发生的低血压或心搏骤停；②急性低氧血症：呼吸困难、发绀或呼吸停止；③凝血功能障碍：有血管内凝血因子消耗或纤溶亢进的实验室证据，或临床上表现为严重的出血，但无其他可以解释的原因；④上述症状发生在分娩、剖宫产术、刮宫术或是产后短时间内（多数发生在胎盘娩出后 30 分钟内）；⑤对于上述出现的症状和体征不能用其他疾病来解释[2]。

严格的鉴别诊断对于提高羊水栓塞诊断的准确度非常必要，主要包括产科疾病（如子痫、子宫破裂、胎盘早剥、急性大量出血、围生期心肌病等）、栓塞、心脏病、休克、局麻药中毒、椎管内麻醉平面过高、输血反应、误吸等。羊水栓塞尚缺乏明确统一的诊断标准，美国母胎医学会指南不推荐任何实验室诊断用于确诊或排除羊水栓塞。没有特异性的实验室诊断指标，主要是基于临床表现的排除性诊断[3]。显著的凝血功能障碍是区分羊水栓塞与其他疾病的主要指标。

发生羊水栓塞孕产妇的全身器官均可受损，除心、肺功能衰竭及凝血功能障碍外，肾脏和中枢神经系统是最常受损的器官和系统，存活的羊水栓塞孕产妇可出现肾功能衰竭和中枢神经系统功能受损等表现。一旦怀疑羊水栓塞立即按羊水栓塞急救。单纯依赖妇产科医师难以完成全程的有效救治，多学科密切协作参与抢救处理，及时、有效的多学科合作对于孕产妇抢救成功及改善其预后至关重要。

本例患者产后 20 分钟出现急性呼吸循环衰竭，基于患者既往无特殊心肺病史、血液病史，突然出现低血氧、低血压、继发凝血障碍的三联征表现，症状典型，完全符合国内 2018 的诊断标准，快速做出羊水栓塞的诊断。妇产科经验性的准确判断，为诊疗提供了正确的思路方向，并根据出血情况，做出了保留子宫的艰难决策。麻醉科的迅速反应，使患者得到了及时的生命支持，及时给氧和通气是非常关键，对患者的中枢神经预后起到了很好的效果。血库短时间内调动足量血液，影像科、检验科的快速协作，以及监护室后期完善的多器官保护措施，为该例患者提供的全面的有效的治疗保障。该例患者出院时评估，神经系统功能正常，肾功基本恢复。

本例诊疗过程中 DIC 的处理是重点。改良的妊娠期国际血栓与止血学会 DIC 评分系统可帮助产科医师早期做出 DIC 的诊断，简单实用，敏感度高。血小板计数：> 100×10^9/L（0 分），100×10^9/L（1 分），< 50×10^9/L（2 分）；凝血酶原时间或国际标准化比率（INR）增加：< 25%（0 分），25% ～ 50%（1 分），> 50%（2 分）；

纤维蛋白原水平：>2g/L（0分），<2g/L（1分），当评分≥3分时诊断DIC[4]。在诊断明确，血源有保障的情况下，在DIC的高凝期和低凝期早期可使用肝素来阻止DIC的进展，阻断和减少输注的凝血因子如纤维蛋白原、冷沉淀、血小板及新鲜冰冻血浆中凝血因子的消耗破坏，疏通微循环，改善重要器官的血供[5]。

综上所述，羊水栓塞罕见又致命，发病初期及时、高质量的生命支持，发病后期综合有效的多器官保护策略均至关重要。本例成功的多学科的合作，得益于我院定期的常规演练和案例评审，使抢救过程的流程化、规范化。

（徐敏，张京岚　安贞医院）

专业点评

羊水栓塞是产科特有的罕见并发症，其临床特点为起病急骤、病情凶险、难以预测，可导致母儿残疾甚至死亡。发病机制尚不明确，目前认为当母胎屏障破坏时，羊水成分进入母体循环，胎儿的异体抗原激活母体的炎症介质，发生炎症、免疫等"瀑布样"级联反应，可引起肺动脉高压、肺水肿、严重低氧血症、呼吸衰竭、循环衰竭、心搏骤停及孕产妇严重出血、弥散性血管内凝血、多器官功能衰竭等。其临床表现具有多样性与复杂性，缺乏特异性诊断标准，临床诊断具有一定难度。一旦怀疑羊水栓塞，需立即按羊水栓塞急救，及时有效的多学科协作对于提高孕产妇抢救成功率及改善预后至关重要。治疗主要采取生命支持、对症治疗和器官功能保护。本篇病历病史叙述详尽，对于患者疾病发生、快速诊断、初期急救，以及后续并发症诊治等过程叙述完整、条理性清晰；通过本文有助于提升读者对羊水栓塞的认知，加强对羊水栓塞诊治流程的了解。

（于湘友　新疆医科大学第一附属医院）

参考文献

［1］周伟，漆洪波．美国母胎医学会羊水栓塞指南（2016）要点解读［J］．中国实用妇科与产科杂志，2016，32（9）：864-867.

［2］中华医学会妇产科学分会产科组．羊水栓塞临床诊断与处理专家共识（2018）［J］．中华妇产科杂志，2018，53（12）：831-835.

［3］Society for Maternal-Fetal Medicine（SMFM）．Amniotic fluid embolism:

diagnosis and management［J］. Am J Obstet Gynecol, 2016, 215（2）: B16-24.

［4］Offer E. Disseminated intravascular coagulation in pregnancy clinical phenotypes and diagnostic scores［J］. Thrombosis Res, 2017, 151（Suppl 1）: s56-s60.

［5］苏放明. 羊水栓塞 DIC 的处理及肝素使用问题［J］. 中国实用妇科与产科杂志, 2019, 35（7）: 761-764.